耳鼻咽喉科常见病诊断与治疗

ERBIYANHOUKE CHANGJIANBING ZHENDUAN YU ZHILIAO

主编 王霞 王艳玲 杨洪涛 沙颖红
石红霞 李媛媛 韩闯举

黑龙江科学技术出版社

图书在版编目(CIP)数据

耳鼻咽喉科常见病诊断与治疗 / 王霞等主编. -- 哈尔滨：黑龙江科学技术出版社，2022.8
ISBN 978-7-5719-1596-4

Ⅰ. ①耳… Ⅱ. ①王… Ⅲ. ①耳鼻咽喉病－常见病－诊疗 Ⅳ. ①R76

中国版本图书馆CIP数据核字（2022）第158653号

耳鼻咽喉科常见病诊断与治疗

ERBIYANHOUKE CHANGJIANBING ZHENDUAN YU ZHILIAO

主　　编　王　霞　王艳玲　杨洪涛　沙颖红　石红霞　李媛媛　韩闯举
责任编辑　陈兆红
封面设计　宗　宁
出　　版　黑龙江科学技术出版社
　　　　　地址：哈尔滨市南岗区公安街70-2号　邮编：150007
　　　　　电话：（0451）53642106　传真：（0451）53642143
　　　　　网址：www.lkcbs.cn
发　　行　全国新华书店
印　　刷　山东麦德森文化传媒有限公司
开　　本　787 mm×1092 mm　1/16
印　　张　27.5
字　　数　694千字
版　　次　2022年8月第1版
印　　次　2023年1月第1次印刷
书　　号　ISBN 978-7-5719-1596-4
定　　价　208.00元

编委会

◎ 主　编

王　霞（兖矿新里程总医院）

王艳玲（德州市妇女儿童医院）

杨洪涛（莘县人民医院）

沙颖红（德州联合医院）

石红霞（淄博市桓台县中医院）

李媛媛（广东省深圳市宝安区福永人民医院）

韩闯举（解放军陆军第948医院）

◎ 副主编

徐会会（济宁市第三人民医院）

刘建光（河北省胸科医院）

路　磊（淄博市市立医院）

杨　森（遂宁市中心医院）

王东海（遂宁市中心医院）

刘乃斌（山东省青岛市城阳区人民医院）

前言
FOREWORD

当代医学科学技术的进展，促进了耳鼻咽喉科事业的发展，使耳鼻咽喉科疾病的诊疗进入了新时代。对某些疾病而言，更新换代的诊疗技术和手段甚至完全改变了传统的诊疗方式，拓宽了原有的诊疗范围，并有效提高了疾病的诊断率与治愈率。同时，随着我国医疗卫生事业改革的深入，物质生活与精神生活质量大幅提高，人们对健康的关注日益加深，也对就医环境、就医质量、就医规范等相关方面的问题提出了更高的要求。知识革命和技术进展要求耳鼻咽喉科医务人员要不断学习新理论，掌握新技能，以快速准确的诊断、最佳的治疗方案，更好地为患者服务。因此，我们特组织有经验的专家，精心编写了《耳鼻咽喉科常见病诊断与治疗》一书。

耳鼻咽喉各科有其各自的特点，且与临床各学科关系密切，不少全身性疾病具有耳鼻咽喉方面的症状，而耳鼻咽喉的一些疾病又是全身性疾病的表现。因此，要以整体观念学习并掌握耳鼻咽喉科专业知识，理解耳鼻咽喉科疾病与全身性疾病的关系，为适应临床医疗工作打下良好的基础。本书首先介绍了耳、鼻、咽、喉的应用解剖学及生理学，耳鼻咽喉疾病的常见症状，以及耳鼻咽喉疾病的常规检查；然后详细地讲解了耳、鼻、咽、喉各部的常见病与多发病。内容结合了近年来耳鼻咽喉科领域的新技术、新成果，在原有理论与技术的基础上有了更深层次的突破和拓展。本书内容翔实，语言精练，重点突出，既顺应了现代医学的发展需要，又能强化耳鼻咽喉科医务人员的基本技能，还能提高耳鼻咽喉科医师的诊治水平，适合各级医疗机构的耳鼻咽喉科医师及相关科室医务人员阅读。

由于编写人员较多、水平有限，且编者时间仓促、工作繁忙，加之收集、查阅的资料有限，书中难免存在不足之处，敬请各位读者批评指正。

《耳鼻咽喉科常见病诊断与治疗》编委会

2022 年 6 月

目录
CONTENTS

第一章　耳的应用解剖学及生理学

第一节　耳的应用解剖学

按解剖部位可将耳分为外耳、中耳、内耳三部分。外耳包括耳郭及外耳道。中耳包括鼓室、鼓窦、乳突及咽鼓管。内耳分骨迷路及膜迷路，膜迷路藏于骨迷路内，分为耳蜗、前庭及半规管。中耳及内耳皆位于颞骨内，其具体结构如外、中、内耳剖面图(图 1-1)。

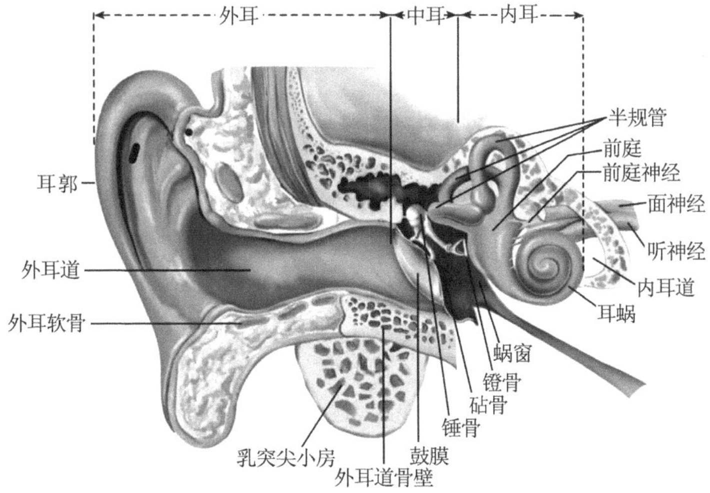

图 1-1　外中内耳关系示意

一、外耳

外耳包括耳郭、外耳道。外耳道起源于第一鳃沟，外胚层上皮向深部扩展成原始外耳道。围成外耳门的是第一鳃弓的后缘和第二鳃弓的前缘，从这两个鳃弓产生耳郭。

(一)耳郭

人的耳郭虽较某些低等哺乳动物的小并且多数不能活动，但仍有收集声波的功能。双侧耳郭协同集声对判断声源方向有帮助。其表面凹凸不平呈喇叭形，故有其自身的滤波特性，可随声波的入射角不同而改变声音的特性。

耳郭除耳垂外均由弹性软骨组成，外形似贝壳，一般两侧对称。耳郭借韧带、肌肉、软骨和皮肤附着于头颅侧面，一般与头颅约成30 ℃夹角。耳郭卷向外面的游离缘名耳轮，起于外耳门（外耳道口）上方的耳轮脚。耳轮的前方有一与其大致平行的弧形隆起，名对耳轮，其上端分叉成为对耳轮脚。耳轮与对耳轮之间有一狭窄而弯曲的凹沟，名舟状窝或耳舟。对耳轮前方深大的窝名为耳甲，它被耳轮脚分为上下两部，上部名耳甲艇，下部名耳甲腔，耳甲腔通入外耳门。佩戴助听器时，耳甲艇和耳甲腔是插入耳膜的部位，尤其是耳模耳甲艇部分若未嵌入其内，使声音从其四周泄露将引起助听器啸叫。外耳门前方有一突起名耳屏。对耳轮前下端与耳屏相对的突起名对耳屏。耳屏与对耳屏间的凹陷名耳屏间切迹。对耳屏的下方无软骨的部分名耳垂。

耳郭的神经支配复杂，有来自脑神经的三叉神经、面神经、舌咽神经和迷走神经的分支，以及来自颈丛的耳大神经和枕小神经的分支。其中耳大神经是支配耳郭的主要神经，因此，在施行耳郭固定术、皱纹切除术和腮腺手术时，应尽可能保留耳大神经。

耳郭血供丰富，由颈外动脉分支供应。耳郭前面主要由颞浅动脉分支供应，耳郭后面主要由耳后动脉的分支供应。耳后动脉有小分支穿过耳郭软骨与耳郭前面的颞浅动脉分支相吻合。耳郭静脉与动脉伴行，回流至颞浅静脉和耳后静脉。颞浅静脉汇入耳后静脉，最后汇至颈内静脉。耳后静脉汇入颈外静脉，有时耳后静脉经乳突导静脉与乙状窦交通，因此，外耳感染可以引起颅内并发症，但极罕见。

（二）外耳道

外耳道为一个一端封闭的管腔，由耳甲腔到鼓膜，是长25～35 mm的稍弯曲管道，外1/3为软骨部，内2/3为骨部。两部交界处管腔最窄称峡部。新生儿外耳道只有软骨部，骨部以后逐渐生长。

外耳道的皮肤较薄，与软骨膜和骨膜粘连较紧，所以当外耳道皮肤炎症肿胀时，疼痛较剧。软骨部皮肤含有类似汗腺构造的耵聍腺，能分泌耵聍，并富有毛囊和皮脂腺。

胚胎期如第一、二鳃弓发育障碍，可引起耳郭畸形，发生耳郭缺如、副耳郭、小耳、巨耳、耳前瘘管等。第一鳃裂未闭合，则可发生鳃裂囊肿或瘘管。瘘管内口位于峡部下壁，少数可通入中耳，外口位于胸锁乳突肌前缘下颌角平面。

外耳道的血液供应有颞浅动脉、耳后动脉及上颌动脉耳深支。颞浅动脉居耳轮脚前，切开皮肤后，易找到该动脉。

外耳的感觉神经分布较丰富，来自三叉神经、迷走神经、面神经、舌咽神经的分支和来自颈丛的耳大神经和枕小神经。

外耳的淋巴引流至耳郭周围淋巴结。耳郭前的淋巴流入耳前淋巴结与腮腺淋巴结，耳郭后的淋巴结流入耳后淋巴结，耳郭下部及外耳道下壁的淋巴流入耳下淋巴结、颈浅淋巴结及颈深淋巴结上群。

二、中耳

中耳介于外耳与内耳之间，包括鼓室、咽鼓管、鼓窦、乳突4个重要部分。中耳是声波传导的主要部分，结构虽小，但极为重要。

（一）鼓室

鼓室为颞骨内的一个含气空腔，形似六面体小盒。位于鼓膜与内耳外侧壁之间，向前借咽鼓管与鼻咽部相通；向后借鼓窦入口与鼓窦、乳突气房相通，其容积为1～2 mL。鼓室分为3部分：位于鼓膜紧张部上缘平面以上的部分，名上鼓室；位于鼓膜紧张部上、下缘平面之间的部分，名中鼓室；位于鼓膜紧张部下缘平面以下的部分，名下鼓室。鼓室的上径约 14 mm，前后径约 11 mm，内外径 2～6 mm，以鼓岬与鼓膜处内外径最短。

鼓室内容包括听小骨、肌肉、韧带、神经及血管。鼓室黏膜薄，血运丰富，覆盖鼓室骨壁、鼓膜内面及上述内容物表面，形成许多皱襞和小隐窝，隐窝开口皆向鼓室。

听小骨由锤骨、砧骨和镫骨连接而成听骨链（图 1-2），肌肉包括鼓膜张肌和镫骨肌，神经包括鼓室丛、面神经和鼓索神经，动脉血液主要来自颈外动脉，静脉流入翼静脉丛和岩上窦。

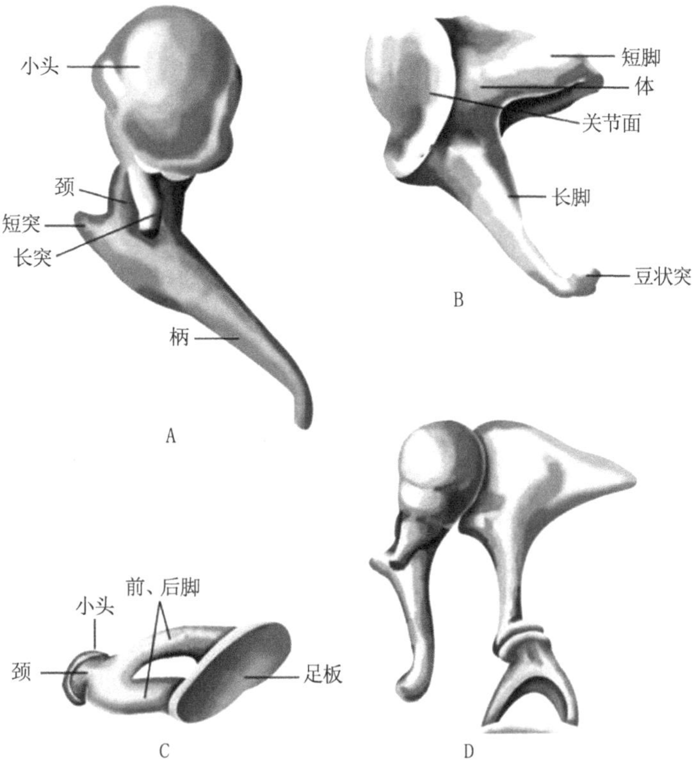

图 1-2　听小骨

A.锤骨；B.砧骨；C.镫骨；D.听骨链

（二）咽鼓管

咽鼓管为沟通鼓室与鼻咽的通道，全长 31～38 mm，平均 36 mm，由骨部（外 1/3）和软骨部（内 2/3）构成（图 1-3）。

咽鼓管的鼓室端开口称为鼓室口，位于鼓室前壁的上部、鼓膜张肌半管之下。鼻咽端的开口称为咽口，位于鼻咽侧壁，在下鼻甲后端之后 1 cm 处。咽鼓管在咽口处最宽，向外端逐渐变窄，在骨部和软骨部交界处最窄，称为峡部，内径 1～2 mm，从峡部向鼓口处又逐渐增宽。小儿咽鼓管较短，管腔较大，管的长轴与水平面交角小，近于水平，故鼻咽部炎症易经此管侵入鼓室而引起急性中耳炎。

正常情况下，在静息状态时，咽鼓管由于软骨的被动弹性和周围组织的压力而关闭，在吞咽、打哈欠时，由于邻近有关肌肉的收缩，使咽鼓管软骨部张开。与咽鼓管功能有关的肌肉有腭帆张肌、腭帆提肌、咽上缩肌和咽鼓管咽肌。

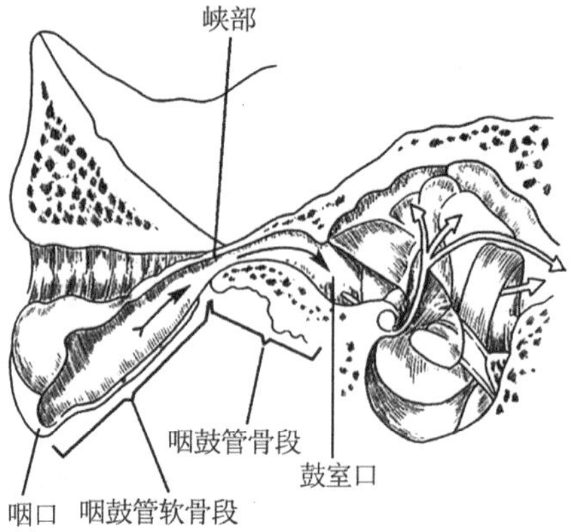

图 1-3 咽鼓管

(三)鼓窦

鼓窦为鼓室后上的含气腔，是鼓室与乳突气房间相互交通的枢纽。出生时即有，其变异较大，为乳突手术中应注意的重要标志。新生儿因乳突未发育，其位置较浅较高，居外耳道上方，距骨皮质仅 2～4 mm。成人距乳突筛区 10～15 mm，其大小及形状随乳突气化程度而不同，偶有因未发育或幼时炎症而无鼓窦，手术时应注意。鼓窦通上鼓室有 6 mm 圆形口，称鼓窦口。

(四)乳突

乳突位于颞骨后下部。乳突中含有气房，这些气房有重要的临床意义。出生时鼓窦已经存在，而乳突尚未发育，呈海绵状骨质，周岁时乳突才初具规模。乳突的气化通常始于胚胎后期，在婴幼儿时期及儿童期继续进行。

大多数乳突气房来自鼓窦的气化，小部分直接从下鼓室向内侧气化，经面神经管垂直段到达乳突区，因此有时面神经垂直段骨管可有裂缝。成人正常乳突含有许多蜂窝状气房，气房的大小和多少因人而异，在乳突的前、上部者一般较大，在下部者一般较小。

乳突气房后界与乙状窦和小脑相邻，向上借鼓室盖与大脑颞叶相邻。根据乳突气化的情况可将乳突分为 4 种类型(图 1-4)。

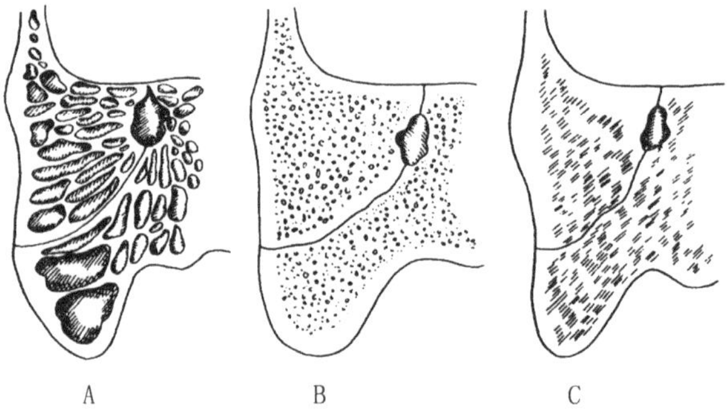

图 1-4 乳突类型

A.气化型；B.板障型；C.硬化型

1.板障型

气房小而多，类似颅骨的板障结构，骨皮质较厚。

2.气化型

乳突全部气化，气房发育完全，整个乳突由互相沟通的气房及与鼓窦相通的气房构成。气房较大，气房之间分隔的骨壁较薄，乳突外形也较大。由于此型乳突骨皮质较薄，感染时骨皮质易因炎性破坏而穿破，引起乳突表面的骨膜下脓肿，尤以小儿多见。

3.硬化型

乳突气房没有发育，乳突为致密的骨密质构成，鼓窦存在，但常较小。此型占 9.71%，双侧者 3.88%。

4.混合型

以上 3 型中任何 2 型或 3 型同时存在者。

三、内耳

内耳又称迷路，外有骨壳，名骨迷路，位于颞骨岩部内。骨迷路内包含膜迷路，膜迷路内含内淋巴液，膜迷路与骨迷路之间的空隙，称为外淋巴隙，含外淋巴液。

（一）骨迷路

由致密的骨质构成，可分为前庭、骨半规管和耳蜗，如图 1-5 所示。

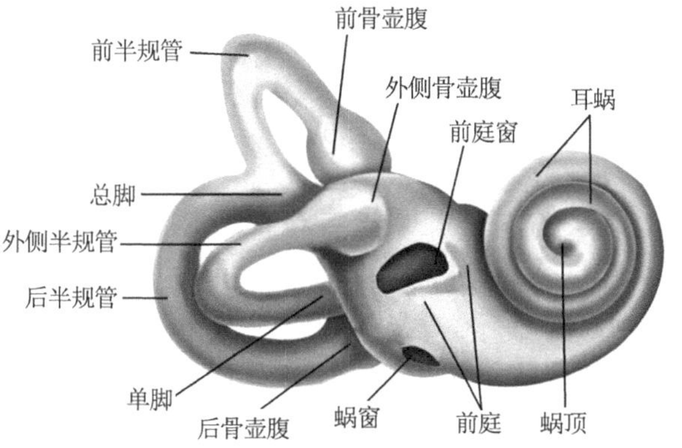

图 1-5　骨迷路（右）

1.前庭

前庭居于耳蜗与骨半规管间，为不规则椭圆形腔，直径约 4 mm，内纳椭圆囊和球囊。前下部较窄，与耳蜗前庭阶相通。后上部较宽，有骨半规管的 5 个开口。外壁为鼓室内壁，有前庭窗及蜗窗。上壁有面神经迷路段跨越。内壁为内耳道底，上有斜行的前庭嵴，嵴前下为球囊窝，后方为椭圆囊窝。两窝壁上方及嵴下方皆有许多小孔，有神经纤维通过。嵴的后方中部有前庭水管口，为内淋巴管口。

2.骨半规管

骨半规管位于前庭的后上方，每侧有 3 个约成 2/3 环形的小骨管，称为外（水平）、前（上）、后（垂直）骨半规管。每侧 3 个骨半规管互相垂直。每个骨半规管的两端均开口于前庭。一端稍膨大，称骨壶腹；前、后骨半规管的另一端合组成一总骨脚，外骨半规管的另一端称单骨脚。故 3 个骨半规管共有 5 个孔通入前庭。

3.耳蜗

耳蜗位于前庭前方，形似蜗牛壳，尖向外前方近咽鼓管处，底向内后方，构成内耳道底，底部有许多小孔，蜗神经穿过进入耳蜗。耳蜗由中央近似锥形的蜗轴和围绕蜗轴约 2 转的骨管组成。蜗轴有伸入骨性蜗管内的骨螺旋板将其分为上、下两部，上部为前庭阶，下部为鼓阶，两阶间有蜗管相隔，在蜗轴尖端借蜗孔相通，鼓阶借蜗窗与鼓室相通，由蜗窗膜封闭。前庭阶借前庭窗与鼓室相通，由镫骨底板及环状韧带封闭。在蜗窗附近有蜗水管内口，外淋巴液经此与蛛网膜下腔相通，蜗管长约 30 mm。

(二)膜迷路

膜迷路由膜管和膜囊组成，借纤维束固定于骨迷路内，悬浮于外淋巴中。膜迷路内充满内淋巴。可分为椭圆囊及球囊、膜半规管、膜蜗管，各部相互连通(图 1-6)。

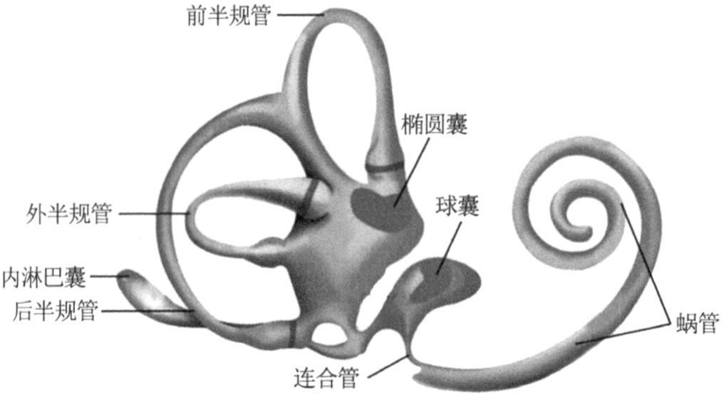

图 1-6　膜迷路

1.椭圆囊

借结缔组织、微血管及前庭神经与骨壁紧密相连，其后壁有 5 个开口通膜半规管，前壁有椭圆囊球囊小管与球囊相通，其底部前外侧有增厚的感觉上皮区，称椭圆囊斑，主要感受头在矢状面上的静平衡和直线加速度，影响四肢的屈伸肌的张力。

2.球囊

位于前庭的前内下方的球囊隐窝中，内前壁有前庭神经的终器，名球囊斑(位觉斑)。球囊下端经连合管与蜗管相通。

3.膜半规管

3 个膜半规管位于相应的骨半规管内，约占骨半规管腔隙 1/4。有 3 个膨大的膜壶腹，1 个单膜脚和1 个总膜脚，共 5 个开口与椭圆囊相通。在每个膜壶腹内有一横行的镰状隆起名为壶腹嵴，为平衡感受器。

膜蜗管为耳蜗内的膜性管道，其切面呈三角形。外侧壁为较厚的螺旋韧带，附着于前庭神经嵴与基底膜嵴间的螺旋管外侧壁上，上覆有血管丰富的假复层上皮，称血管纹。耳蜗骨管分成上下两部，上部称前庭阶，下部称鼓阶，两管中充满外淋巴液。在骨质螺旋板近底处有一薄膜，称前庭膜，由前庭膜、基底膜和一部分螺旋韧带围成膜质蜗管，管中充满内淋巴液。

(李媛媛)

第二节 听觉生理学

耳的主要功能为司听觉和平衡觉。听觉功能的高度敏感性一方面取决于内耳听觉感受器对振动能量所特有的感受能力,另一方面还有赖于中耳精巧的机械装置,后者将声波在空气中的振动能量高效能地传递到内耳。

一、声音传入内耳的途径

整个听觉系统是一个机械声学-神经生物学系统。从外耳集声、中耳传声至耳蜗基底膜振动及毛细胞纤毛弯曲为物理过程或称声学过程。毛细胞受刺激后引起细胞生物电变化、化学递质释放,神经冲动传至各级听觉中枢,经过多层次的信息处理,最后在大脑皮层引起听觉,可统称为生理过程。

声音可通过两种途径传入内耳,一种是通过空气传导,另一种是通过颅骨传导,在正常情况下,以空气传导为主。

(一)空气传导

声波的振动被耳郭收集,通过外耳道达鼓膜,引起鼓膜-听骨链机械振动,后者之镫骨足板的振动通过前庭窗而传入内耳外淋巴。此途径称空气传导,简称气导。声音的空气传导过程简示如图 1-7 所示。

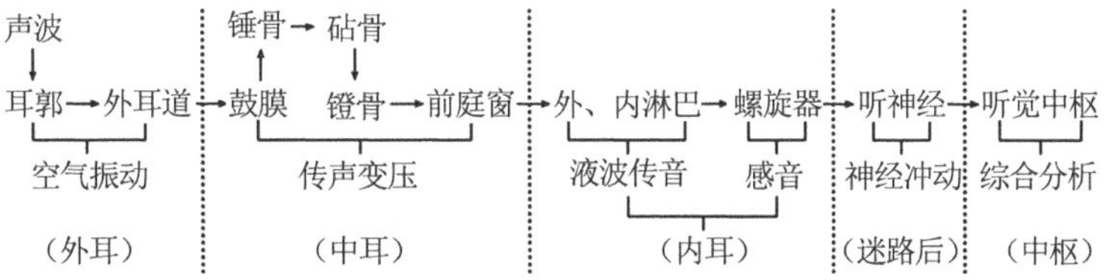

图 1-7 声音的空气传导过程简示

声波传入内耳外淋巴后转变成液波振动,后者引起基底膜振动(图 1-8),位于基底膜上的 Corti 器毛细胞静纤毛弯曲,引起毛细胞电活动,毛细胞释放神经递质激动螺旋神经节细胞树突末梢,产生动作电位。神经冲动沿脑干听觉传导径路达大脑颞叶听觉皮质中枢而产生听觉。

此外,鼓室内的空气也可先经圆窗膜振动而产生内耳淋巴压力变化,引起基底膜发生振动。这条径路在正常人是次要的,仅在正常气导的经前庭窗径路发生障碍或中断,如鼓膜大穿孔、听骨链中断或固定时才发生作用。

(二)骨传导

骨传导简称骨导,指声波通过颅骨传导到内耳使内耳淋巴液发生相应的振动而引起基底膜振动,耳蜗毛细胞之后的听觉传导过程与上述气导传导过程相同。骨导的方式有 3 种,包括移动式骨导、压缩性骨导和骨鼓径路骨导。前两种骨导的声波是经颅骨直接传导到内耳的,为骨导的主要途径;后一种骨导的声波先经颅骨、再经鼓室才进入内耳,乃骨导的次要途径。

1.移动式骨导

移动式骨导又称惰性骨导。声波作用于颅骨时,颅骨包括耳蜗作为一个整体反复振动,即做移动式振动。由于内耳淋巴液的惰性，故在每个振动周期中，淋巴液的位移稍落后于耳蜗骨壁。当耳蜗骨壁在振动周期中向上位移时，耳蜗淋巴液的位移暂时跟不上骨壁的位移，而使圆窗膜向外凸出；当耳蜗骨壁向下位移时，淋巴液使镫骨足板向外移位。在振动周期中，两窗相间地外凸，引起基底膜发生往返的位移而产生振动(图 1-9)。理论上，前庭窗与圆窗的活动劲度应相等，方可得到移动式骨导的最佳效果，但两窗活动在正常情况下并非相等，从而影响此效果。因此，在病理情况下，两窗的活动度差别越大，则移动式骨导的损失也越大。另外，在移动式骨导时，除淋巴液的惰性引起基底膜振动外，听骨链的惰性也参与了类似的作用。听骨链悬挂在鼓室与颅骨的连接并不牢固，当颅骨移动时，由于惰性而使整个听骨链的位移稍落后于耳蜗骨壁的位移。就镫骨足板与前庭窗的关系来看，上述因素使镫骨足板在前庭窗内的位移运动与在气导时的振动相同，其结果亦相当于正常气导的振动。声波频率低于 800 Hz(有谓低于 500 Hz)时，移动式骨导起主要作用。

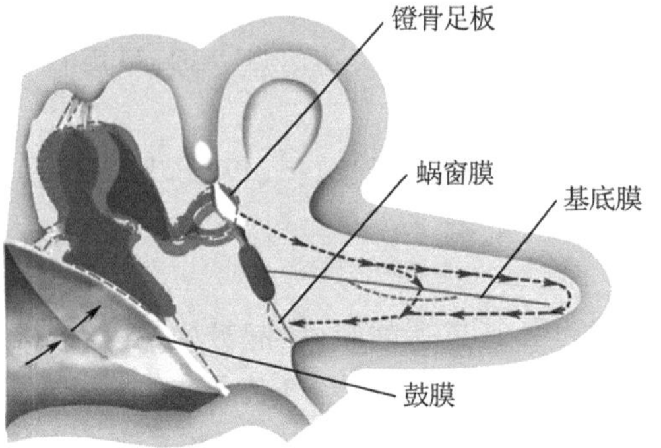

图 1-8　声音的传导途径

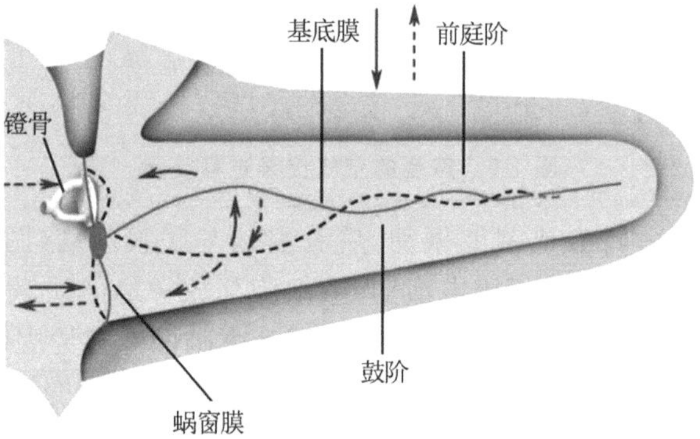

图 1-9　移动式骨导的耳蜗淋巴流动情况(基底膜随耳蜗淋巴流动变位示意)

2.压缩式骨导

声波的振动通过颅骨达耳蜗骨壁时，颅骨包括耳蜗骨壁随声波的疏密相呈周期性的膨大和压缩，即做压缩式振动。在密相时，耳蜗骨壁被压缩，但淋巴液的可压缩性很小，按理基底膜两侧的淋巴液亦同时并同等地受到压迫，在这种情况下，若镫骨底板和圆窗膜处于相同相位的振动，即同时向外或同时向内运动，则基底膜将处于静止状态，此时 Corti 器受到的机械振动刺激或微乎其微，或等于零。然而，由于圆窗的活动度大于前庭窗 5 倍，且前庭阶与鼓阶的容量之比为 5∶3，故在声波密相时，被压缩的骨壁促使半规管内的外淋巴被挤入容量较大的前庭阶，再流入容量较小的鼓阶，而圆窗膜活动度又大于镫骨足板，故基底膜向鼓阶(向下)位移。在声波疏相时，迷路骨壁弹回，淋巴液恢复原位，基底膜向上位移复原(图 1-10)。声波疏、密相的反复交替作用导致基底膜振动，形成对耳蜗毛细胞的有效刺激。因此，两窗活动度的差别越大，基底膜的位移也越大，由此所产生的有效刺激也越大。反之，则越小。根据这种机制，压缩式骨导随听骨链的抗力增加而加强，800 Hz 以上之声波的骨导主要采取此种方式。

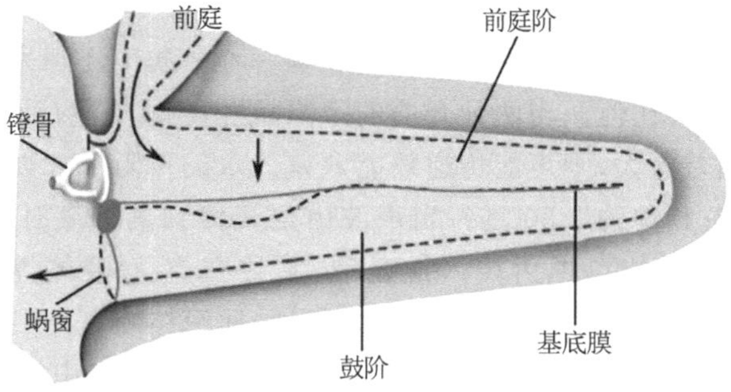

图 1-10　压缩式骨导耳蜗淋巴流动情况(基底膜向鼓阶内移位示意)

3.骨鼓径路骨导

颅骨在声波作用下振动时，可通过下颌骨小头或外耳骨壁，将其传至外耳道、鼓室及四周空气中，再引起鼓膜振动。后者再按正常气导方式将声波振动传入内耳。这种传导途径称骨鼓径路骨导。骨鼓径路骨导可能在人听取自身的说话声方面居于特殊地位。

二、外耳的生理

外耳包括耳郭和外耳道。外耳主要功能是将空气中的声波传播到鼓膜。外耳对空气介质传播来的声音有两个方面的影响：其一是对某些频率段的声波有增压作用，其二是有助于声源定位。此外，外耳道尚可保护中耳结构免受损伤。

(一)对声波的增压作用

头颅犹如声场中的一个障碍物。头颅可通过对声波的反射作用而产生声压增益效应，反射波在头的声源侧集聚而产生更强的声场，该现象称障碍效应。声压增益的大小既与头围和波长的比值有关，也与声波入射方位角有关。

耳郭不仅可收集声波到外耳道，它还对声压有增益效应。Shaw 的实验表明，耳甲可使频谱峰压点在 5.5 kHz 的纯音提高 10 dB 的增益。耳郭边缘部亦对较宽频谱范围的声波有 1～3 dB 的增益效应。

外耳道是声波传导的通道，其一端为鼓膜所封闭。根据物理学原理，一端封闭的圆柱形管腔对波长为其管长 4 倍的声波起最佳共振作用。人的外耳道长约 2.5 cm，其共振频率的波长为 10 cm，按空气中声速每秒 340 m 计算，人的外耳道共振频率应为 3.4 kHz，由于外耳道的内侧端为具有弹性的鼓膜封闭，并非坚硬的界面；外耳道实为呈 S 形的弯曲管道，而非圆柱形直管；加之耳郭的共振效应，以及头颅和耳甲等部位对声波的反射、绕射等效应，因此外耳道的实际共振频率尚需进行修正。Wiener 和 Ross 试验结果表明，人的外耳道共振频率峰值在 2.5kHz。Shaw 的试验支持该结论，同时还发现，外耳道共振频率峰值增益效应可达 11～12 dB。

(二)对声源的定位作用

人类声源定位最重要的线索是声波到达两耳时的强度差(IID)和时间差(ITD)。头颅可通过障碍效应和阴影效应(指波长与头颅大小相比相对较短的声波,从头颅侧方到达一耳时,该声波在头颅区域范围内被阻断,导致对侧耳声压减小的现象)而产生耳间强度差,协助声源定位。耳郭尚可通过对耳后声源的阻挡和耳前声源的集音而有助于声源定位。

三、中耳的生理

中耳的主要功能是将外耳道内空气中的声能传递到耳蜗的淋巴液。这种由气体到液体的声能转换是通过鼓膜与听骨链的振动来耦联的。声波从一种介质传递到另一种介质时透射的能量取决于这两种介质声阻抗的比值。当两种介质的声阻抗相等时,这两种介质之间的声能传递最有效,两种介质声阻抗相差愈大,则声能传递效能愈差。水的声阻抗大大高于空气的声阻抗。空气与内耳淋巴液的声阻抗相差约 3 800 倍,当声波由空气传到淋巴液时约有 99.9%的声能被反射而损失了,仅约 0.1%的声能可透射传入淋巴液中,故在空气-液体界面的传递中,约损失了 30 dB的声能。中耳的主要功能则是通过阻抗匹配作用,使液体之高声阻抗与空气之低声阻抗得到匹配,从而可将空气中的声波振动能量高效地传入内耳淋巴液体中去。这种功能是通过鼓膜和听骨链作为声波变压增益装置来完成的。

(一)鼓膜的生理功能

1.鼓膜的振动形式

鼓膜的振动频率一般与声波一致,但其振动形式则因声音的频率不同而有差异。

Helmholtz(1863)最早提出弧形鼓膜具有杠杆作用的假说。他认为鼓膜某些部位的振动幅度大于锤骨柄的振动幅度,类似杠杆作用,而使到达鼓膜的声压传至听骨链时被放大。然而,Békésy(1960)应用电容声探头直接研究人尸体鼓膜振动时观察到,当频率低于 2 400 Hz 的声波作用于鼓膜时,整个鼓膜以鼓沟上缘切线(锤骨前突与外侧突的连线)为转轴而呈门式振动。鼓膜不同部位的振幅大小不同,以锤骨柄下方近鼓环处振幅最大。Torndorf 和 Khanna(1970)采用激光全息摄影干涉仪技术观察猫的鼓膜振动模式,发现在低频声(比如<1 kHz)刺激时,鼓膜呈杠杆式振动;而在高频率时,鼓膜振动形式比较复杂,鼓膜呈分区段式振动,有相当面积区域的鼓膜振动未能被传送到锤骨柄。

2.鼓膜的增压效应

声波作用于鼓膜,通过听骨链之镫骨足板作用于前庭窗。根据水力学原理,若不考虑微量机械摩擦损耗,则作用于鼓膜上的总压力应与作用于前庭窗上的总压力相等。由于鼓膜的面积大大超过镫骨足板的面积,故作用于镫骨足板(前庭窗)单位面积上的压力大大超过作用于鼓膜上的压力。根据 Békésy 的测量,人的鼓膜面积约为 85 mm^2。由于鼓膜周边嵌附于鼓沟内,其有效振动面积约为其实际面积的 2/3,即鼓膜的有效振动面积约为 55 mm^2。而镫骨足板面积约为 3.2 mm^2,55∶3.2 等于 17 倍,即作用于鼓膜的声压传至前庭窗膜时,单位面积压力增加了17 倍。也就是说,在不考虑弧形鼓膜杠杆作用的前提下,鼓膜通过水力学原理可使传至前庭窗的声压提高 17 倍。此外,由于鼓膜振幅与锤骨柄振幅之比为 2∶1,所谓鼓膜的弧形杠杆作用可使声压提高 1 倍。

3.鼓膜-听骨链的单窗传导效应

声波传播至前庭窗和蜗窗之间的相位差(时差)对能否有效刺激内耳 Corti 器有很大的影响。Wever 等人(1950)动物实验观察到,前庭窗和蜗窗膜位移为反相(即前庭窗向内位移而蜗窗膜向外凸出)时,可使耳蜗听觉敏感度提高。因此,通过完整的鼓膜听骨链传音系统可保证声波对前庭窗的单窗传音功能。

(二)听骨链的生理

听骨链构成鼓膜与前庭窗之间的机械联系装置，其主要的生理功能是作为一个杠杆系统，将声波由鼓膜传至内耳，实现有效的阻抗匹配。

1.听骨链的杠杆作用

3个听小骨以特殊方式连接形成一弯形的杠杆系统。听骨链的运动轴相当于向前通过锤骨颈部前韧带、向后通过砧骨短突之间的连线上。以听骨链的运动轴心为支点，可将锤骨柄与砧骨长突视为杠杆的两臂，在运动轴心的两侧，听小骨的质量大致相等。但该杠杆两臂的长度不相等，锤骨柄与砧骨长突之比为1.3∶1.0。因此，当声波传至前庭窗时，借助听骨链杠杆作用可增加1.3倍。由此也可说明，听骨链杠杆力学机制对声压的增益作用尚有限，故在鼓室成形术中，应重视水力学机制在声压增益中的重要作用，即重视鼓膜面积与镫骨足板面积之比的作用。

2.听骨链的运动形式

鼓膜的振动传至锤骨柄的尖端时，当锤骨柄向内移的瞬间，锤骨头与砧骨体因其在转轴上的位置而向外转；砧骨长突及镫骨因位于转轴的下方，故其运动方向与锤骨柄一致而向内移。Békésy(1951)在人尸体上观察到，在中等强度声压作用时，镫骨足板沿其后脚的垂直轴(短轴)振动，故足板的前部振幅大于后部，呈类似活塞样运动，可有效地推动前庭阶中的外淋巴来回振动。当声强接近于痛阈时，镫骨足板沿其前后轴(长轴)呈摇摆式转动，此时，外淋巴液只在前庭窗附近振动，因而避免了强声引起的基底膜过度位移所造成的内耳损伤，然而，Guinan和Peake(1967)观察猫的镫骨足板运动形式，发现在一般声强范围(甚至在130 dB SPL)的低频纯音刺激，镫骨呈活塞式运动而无明显的沿轴枢式摇动。这种轴枢式摇动仅发生在声强极大时。

(三)中耳的增压效应

由上述可知，当外耳道内的声波由鼓膜经听骨链传至前庭窗时，中耳结构通过阻抗匹配作用，在三个阶段产生增压作用，即圆锥形鼓膜的弧形杠杆作用、鼓膜有效振动面积与镫骨足板之比的水力学机制作用，以及听骨链的杠杆作用。鼓膜有效振动面积与镫骨足板面积之比约17∶1，听骨链杠杆系统中锤骨柄与砧骨长突的长度之比为1.3∶1.0，故不包括鼓膜杠杆作用在内的中耳增压效率为17.0×1.3=22.1倍，相当于27 dB。若计入弧形鼓膜的杠杆作用，则整个中耳增压效率约为30 dB。因此，整个中耳的增压作用基本上补偿了声波从空气传入内耳淋巴液时，因两种介质之间阻抗不同所造成的30 dB的能量衰减。此外，中耳结构也具有共振特性。研究发现，听骨链对500～2 000 Hz的声波有较大的共振作用，呈带通功能。

由此可见，通过中耳、外耳道及耳郭对声波的共振作用及中耳的转换功能，使中耳及外耳的传音结构正好对语言频率的声波有最大的增益和传导效能。

(四)中耳病变对中耳传音增益功能的影响

中耳不同结构和不同程度的病变皆可影响中耳的阻抗匹配作用，甚至影响中耳经前庭窗的单窗传音功能，从而降低中耳的传音增益效能。

1.鼓膜穿孔对纯音听阈的影响

Payne和Githler(1951)的研究显示了猫耳鼓膜穿孔面积与部位对不同频率纯音听阈的影响。

2.听骨链中断对纯音听阈的影响

Wever和Lawrence(1954)通过记录耳蜗微音电位，观察听骨链功能丧失时，在三种不同情况下对中耳传音功能的影响(图 1-11)。第一种情况:声波直接作用前庭窗(曲线 A)导致约30 dB的听力损失。第二种情况:将鼓膜和听骨链全部除去(曲线 B),此时平均听力损失约 45 dB,较曲线 A 的听力损失加重 15 dB。此乃由于声波同时作用于两窗而造成两窗间声波相位差消失所致。第三种情况是听骨链中断而鼓膜完整(曲线 C),此时最大听力损失可达 60 dB。这种单纯听骨链中断造成的 60 dB 的听力损失除 30 dB 的中耳增压效益丧失和 15 dB 的两窗声压抵消作用外,尚有额外 15 dB 的听力损失是由于鼓膜对声压的衰减造成的。

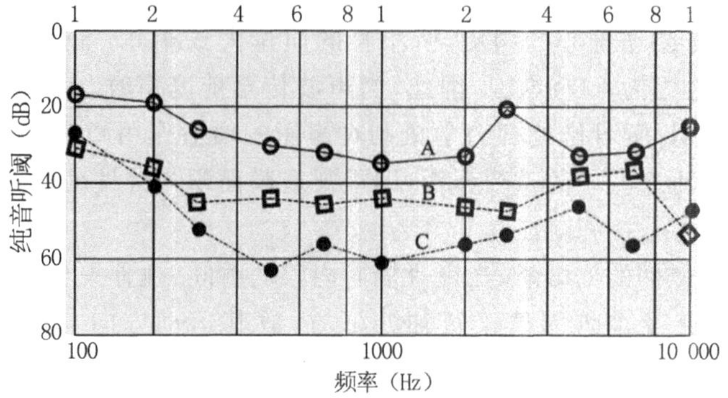

图 1-11 听骨链中断对纯音听阈的影响

3.中耳传音系统机械特性改变对纯音听阈的影响

凡能使中耳传音系统质量增加的疾病,可使高频区的听力损失明显。能使中耳传音系统劲度增加的疾病,可导致低频区的听力损失明显。值得强调的是,中耳传音结构的病变并非都表现为气导听阈提高。中耳传音结构病变所致中耳共振特性的改变亦可影响骨导听阈。如临床耳硬化患者出现以在 2 kHz 处骨导下降 15 dB 为特征的 Carhart 切迹,此乃中耳传音结构共振特性的改变所致。

(五)中耳肌肉的生理

中耳肌肉有两块:鼓膜张肌和镫骨肌。从解剖学角度来看,两者收缩时作用力的方向相拮抗:鼓膜张肌收缩时向前向内,使鼓膜向内运动;而镫骨肌收缩时向后向外,使镫骨足板以后缘为支点,前部向外跷起而离开前庭窗。

在受外界声或其他种类刺激时,可诱发中耳肌肉的反射性收缩,由声刺激引起的该反射活动称为中耳肌肉的声反射。后者习惯上在人体常仅指镫骨肌反射。鼓膜张肌的声反射阈一般比镫骨肌反射阈高15～20 dB。

1.镫骨肌反射的反射弧

分为同侧声反射弧和对侧声反射弧两条径路。

(1)同侧声反射弧:声刺激经中耳达耳蜗,耳蜗毛细胞兴奋性信号经由螺旋神经节双极细胞(1 级神经元)的中枢突传至耳蜗腹核(2 级神经元),耳蜗腹核神经元轴突部分经斜方体至同侧面神经运动核的内侧部、部分经斜方体至同侧内上橄榄核再传至同侧面神经运动核内侧部,面神经运动核神经元的轴突形成面神经,分出镫骨肌支支配同侧镫骨肌。

(2)对侧声反射弧:第 1、2 级神经元传导径路与同侧反射弧相同,同侧耳蜗腹核神经元轴突,经同侧内上橄榄核至对侧面神经运动核,再经对侧面神经及镫骨肌支支配对侧的镫骨肌。因此,声刺激一侧耳可引起双侧耳的声反射。

2.镫骨肌反射阈值

在语言频率范围，正常人健康耳的镫骨肌反射阈值为70～80 dB SPL(感觉级)，而且同侧耳镫骨肌反射阈值平均比对侧耳低5 dB(Møller 1961)。此外，双耳给声比单耳给声刺激诱发声反射的反射阈值低。在有重振的感音性聋患者中，声反射阈提高的幅度比听阈上升的幅度要小，即诱发声反射所需的声音强度感觉级比正常人要小，故根据听阈与反射阈值之间的差值可以判断有无重振及其程度。Metz 及 Jespen 等人认为两者阈值差低于60 dB者，表示有重振现象(Metz 重振试验)。此外，耳蜗以上部位病变者，其声反射阈值提高，有时声反射丧失。

在耳科正常人及感音性聋患者，500～1 000 Hz持续强声所引起的镫骨肌反射，在刺激开始后的10秒内收缩强度无明显衰减。而蜗后病变的耳聋患者因有病理性适应现象，镫骨肌收缩的强度衰减很快，衰减到开始收缩时的幅值的一半所需的时间称半衰期。Anderson 报道，蜗后病变者的镫骨肌反射半衰期在6秒以内。故镫骨肌反射的强度与持续时间对听神经病变的早期诊断有一定价值。

3.耳内肌反射性收缩的意义

耳内肌反射在听觉方面的意义尚未完全了解。耳内肌声反射被认为可通过对声强的衰减作用而保护内耳结构免受损伤。然而，由于声反射有一定的潜伏期，且具有破坏内耳结构的强声多为爆炸声或间歇期极短的脉冲声波，故声反射对内耳的保护作用尚有争议。但耳内肌声反射在持续性低频强声环境中对内耳有一定的保护功能。

(六)咽鼓管的生理

咽鼓管作为在正常情况下连接鼓室和咽部的唯一通道，它的主要功能有4个。

1.保持中耳内外压力平衡的作用

当鼓室内气压与外界大气压保持平衡时，有利于鼓膜及中耳听骨链的振动，维持正常听力。调节鼓膜两侧气压平衡的功能由咽鼓管完成。咽鼓管骨部管腔为开放性的；而软骨部具有弹性，在一般情况下处于闭合状态。当吞咽、打哈欠，以及偶尔在咀嚼与打喷嚏时，通过腭帆张肌、腭帆提肌及咽鼓管咽肌的收缩作用瞬间开放。其中腭帆张肌起主要的作用。当鼓室内气压大于外界气压时，气体通过咽鼓管向外排出比较容易；而外界气压大于鼓室内压时，气体的进入则比较困难。不同条件下咽鼓管开放所需的压力有异。

2.引流中耳分泌物的作用

鼓室黏膜及咽鼓管黏膜之杯状细胞与黏液腺所产生的黏液，可借咽鼓管黏膜上皮的纤毛运动，而被不断地向鼻咽部排出。

3.防止逆行性感染的作用

正常人咽鼓管平时处于闭合状态，仅在吞咽的瞬间才开放，来自鼻腔的温暖、洁净、潮湿的空气在鼻咽与口咽隔离的瞬间经过一个无菌区——咽鼓管再进入中耳。咽鼓管软骨部黏膜较厚，黏膜下层中有疏松结缔组织，使黏膜表面产生皱襞，后者具有活瓣作用，加上黏膜上皮的纤毛运动，可防止鼻咽部的液体、异物等进入鼓室。

4.阻声和消声作用

在正常情况下，咽鼓管的闭合状态可阻隔说话、呼吸、心搏等自体声响的声波经鼻咽腔、咽鼓管而直接传入鼓室。在咽鼓管异常开放的患者，咽鼓管在说话时不能处于关闭状态，这种阻隔作用消失，声波经异常开放的咽鼓管直接传入中耳腔，产生自听过响症状。此外，呼吸时引起的空气流动尚可通过开放的咽鼓管自由进入中耳腔而产生一种呼吸声，这种呼吸声还可掩蔽经外耳道传导的外界声响。

此外，正常的咽鼓管还可能有消声作用。由于咽鼓管外1/3段(咽鼓管骨部)通常处于开放状态，呈逐渐向内(向软骨部)变窄的漏斗形，且表面被覆部分呈皱襞状的黏膜，这些解剖结构特征在某种程度上类似于吸声结构。咽鼓管鼓室段的上述结构特征有利于吸收因圆窗膜及鼓膜振动所引起的鼓室内的声波。

四、耳蜗的听觉生理

(一)耳蜗的功能结构特点

耳蜗的结构在本章第一节中已有详细叙述，在此仅从听觉功能角度来简述耳蜗的功能结构特点。

(1)耳蜗形如蜗壳，人体耳蜗由一条骨性的蜗管围绕一锥形的蜗轴盘绕 $2\frac{1}{2}$～$2\frac{3}{4}$ 周所构成。若将骨性蜗管以非螺旋模式绘出，则可较容易地了解前庭阶、中阶(膜性蜗管)和鼓阶这3个管腔的关系。膜性蜗管是一条充满内淋巴的盲管；而前庭阶和鼓阶内充满外淋巴，两者可以在蜗顶处通过蜗孔相互交通。

(2)声波的感受器官——Corti器位于基底膜上。Corti器外毛细胞的纤毛顶端嵌入盖膜之中，而内毛细胞的纤毛与盖膜没有直接的接触。

(3)基底膜的内侧端附着于骨螺旋板的鼓唇，而盖膜之内侧端附着于骨螺旋板的前庭唇，故二者振动时的运动轴不同。

(4)人的基底膜长度约为31.5 mm，但其宽度则自耳蜗底周至耳蜗顶周逐渐增宽。在近镫骨处基底膜的宽度约0.04 mm，至蜗孔处宽度约达0.5 mm。

(5)毛细胞的长度自耳蜗底周至耳蜗顶周逐渐变长。因此，Corti器的质量可随毛细胞长度的增加而增加。

(二)耳蜗力学

当声音作用于鼓膜上时，声波的机械振动通过听小骨传递到前庭窗，这种振动随即引起耳蜗外淋巴液及耳蜗隔部的振动。耳蜗隔部是指耳蜗中将前庭阶与鼓阶分开的结构，由前庭膜和基底膜构成其边界，其间有Corti器及黏性液体(主要为内淋巴)。上述由前庭窗传入内耳的声波所引起的耳蜗外淋巴液及耳蜗隔部的振动使耳蜗液体向圆窗位移，它导致在基底膜产生一个位移波，这种位移波由耳蜗底部向顶部运行。

1.行波学说

Békésy在人和豚鼠尸体上进行了一系列的实验后提出行波学说。他根据实验绘出耳蜗隔部行波形式的振动图。当某种频率的声波刺激耳蜗时，耳蜗隔膜随声波的刺激以行波的形式振动。行波起始于镫骨处并向着耳蜗顶部的方向传导，行波的振幅在行波向耳蜗顶部移行的过程中逐渐增大，振幅在相应频率区达最大后，随之迅速衰减。行波的速度在行波向耳蜗顶部移行的过程中逐渐减慢，故行波的相位随着传导距离的增加而改变，其波长亦逐渐减小，但在耳蜗隔部上任何点的振动频率都与刺激声波的频率相同。

2.基底膜振动的非线性特征

Békésy的行波学说被Johnstone和Bovle(1967)、Johnstone和Taylor(1970)、Johnstone(1970)，以及Wilson和Johnstone(1975)等学者所证实。然而这些学者采用Mossbauer技术和

电容性波导探测技术观测到的基底膜行波振动的波峰较陡和窄，其调谐曲线较陡窄和尖锐。Rhode 的实验结果进一步表明，基底膜调谐曲线的锐度与动物耳蜗的生理状态有关，在生理状态下，基底膜表现出某种程度的带通滤波器的特性，基底膜振动呈非线性，对声音刺激更敏感。

（三）毛细胞转导

1.耳蜗的精细运动形式

（1）剪切运动：TerKuile（1900）提出 Corti 器网状层与盖膜相对运动的概念。当由声音刺激而产生耳蜗隔部上下振动时，盖膜和基底膜分别以骨螺旋板前庭唇和鼓唇为轴上下位移。这样，盖膜和网状层之间产生一种相对的辐射状位移，亦即剪切运动。盖膜与网状层之间的剪切运动可引起外毛细胞静纤毛弯曲。而内毛细胞的静纤毛则可随着盖膜与网状层之间的淋巴液的液流而弯曲。毛细胞纤毛的弯曲可引起毛细胞兴奋，从而诱发机械-电的换能过程。

（2）剪切运动的类型：上面介绍的产生于盖膜和网状层之间的侧向（基底膜横轴方向）的相对位移称辐射（横向）剪切。此外，还有一种沿基底膜纵轴方向的位移产生纵向剪切。

2.毛细胞转导模型

Davis（1965）提出解释耳蜗毛细胞功能的电阻调制及电池理论。该理论将耳蜗中阶的蜗内电位（EP）作为直流电源，即电池；毛细胞顶部表皮板相当于可变电阻。当基底膜振动时，产生于盖膜与网状层之间的剪切运动使毛细胞静纤毛弯曲或偏转，改变毛细胞顶端的膜电阻而调制进入毛细胞的电流，后者产生感受器电位。

3.毛细胞转导过程

Spoendlin（1968）和 Pickles 等人（1984）报道，毛细胞静纤毛之间存在有横向的交联结构。Pickles（1984）根据静纤毛之间的这种结构特征，以及其他研究进展提出毛细胞转导机制的假说。该假说认为，位于短静纤毛顶端与长静纤毛之间的横向交联结构可检测剪切运动，当静纤毛向长静纤毛方向弯曲时，位于短静纤毛顶部的横向交联结构被牵引向长静纤毛方向伸展，膜离子通道开启；而当长静纤毛向短静纤毛方向弯曲时，静纤毛之间的横向交联结构松弛而关闭膜离子通道。

从上述内容可归纳毛细胞转导过程如下：正的蜗内电位和负的毛细胞胞内静息电位共同构成跨过毛细胞顶部膜的电压梯度，耳蜗隔部的运动引起毛细胞静纤毛弯曲，后者通过牵引静纤毛之间的横向连接而使静纤毛离子通道开放，离子（主要是 K^+）顺着电压梯度进入毛细胞，引起毛细胞去极化，后者引起毛细胞释放化学递质而兴奋听神经纤维。近年来单离毛细胞膜离子通道的研究进展已揭示，钙离子参与毛细胞部分 K^+ 通道的调控，以及毛细胞神经递质的释放过程。

（四）听神经的生理功能

听神经的主要功能是将耳蜗毛细胞机-电转换的信息向听觉系统各级中枢传递。

1.单根听神经纤维对纯音的反应

在没有其他刺激时，听神经纤维对一个纯音的刺激总是表现为兴奋性的反应，从不出现抑制反应。当听神经纤维的特性频率或最佳频率为高频时，典型的调谐曲线由一个频率非常敏感的锐而窄的尖峰和一个频谱较宽的尾部组成，故单根听神经纤维具有带通滤波的特性。而且不同的听神经纤维有不同的特性频率。

2.单根听神经纤维对短声的反应

短声持续时间短，频谱能量较宽。听神经纤维对短声的反应亦显示其频率选择性。

3.单根听神经纤维对复杂声的反应

(1)双音压制:如前所述,听神经纤维对单个纯音的刺激仅表现为兴奋性反应,没有抑制性反应。然而,一个纯音的存在可影响听神经纤维对另一个纯音刺激的反应。如果恰当安排某两种纯音的频率和强度,则第二种纯音能抑制或压制听神经纤维对第一种纯音的刺激反应,该现象被称为双音压制。"双音压制"一词仅用于在耳蜗内的上述现象,因为它并非由抑制性突触所介导。

(2)掩蔽:指一种刺激可降低受刺激对象对另一种刺激的反应的现象。当环境中存在其他声音刺激时,人体就对某一特定的听力降低,这就是声学上的掩蔽现象。

(五)耳声发射

耳科学领域近20年来重大的研究进展之一是对耳声发射现象的探讨。Gold(1948)曾提出耳蜗能产生声能的假设。而Kemp(1978)则首次从外耳道检测到由耳蜗产生的声信号。凡起源于耳蜗并可在外耳道记录到的声能皆称耳声发射(OAEs)。根据刺激声的有无可将耳声发射分为自发性耳声发射(SOAEs)和诱发性耳声发射(EOAEs)。诱发性耳声发射按刺激声的种类可进一步分为瞬态诱发性耳声发射(TEOAE)、刺激频率性耳声发射(SFOAE),以及畸变产物耳声发射(DPOAEs)。SOAEs指在不给声刺激的情况下,外耳道内记录到的单频或多频、窄带频谱、极似纯音的稳态声信号。在听力正常人群50%～70%可测得SOAEs。TEOAE指由短声或短音等短时程刺激声诱发的OAE。由于TEOAE具有5～10 ms的潜伏期,Zwicker(1983)称之为延迟性诱发性耳声发射(DEOAEs)。又因TEOAE早先被Kemp报道,且被Kemp称为"回声",故有人称TEOAE为"Kemp回声"。SFOAE是指由单个低强度的持续性纯音刺激所诱发,在外耳道记录到频率与刺激频率相同的耳声发射信号。而DPOAEs是由两个不同频率但相互间呈一定频比关系的持续性纯音刺激所诱发的、频率与刺激频率不同的耳声发射信号,其频率与这两个刺激音的频率呈数学表达关系。

耳声发射的产生机制尚未阐明。许多实验结果表明,OAEs起源于耳蜗,与耳蜗外毛细胞的功能状态密切相关。OAEs的产生可能是一个主动的耗能过程,是耳蜗主动力学过程的一个现象。

(六)耳蜗生物电现象

除细胞内电位以外,在耳蜗尚可以引导出如下4种电位:①蜗内电位;②耳蜗微音电位;③和电位;④听神经动作电位。此4种耳蜗生物电位除蜗内电位以外,后3种皆由声波刺激所引起。

1.蜗内电位

Békésy(1952)首先从蜗管内淋巴记录到＋50～＋80 mV的静息电位(以前庭阶的外淋巴为参考视作零电位)。该电位即蜗内电位(EP),又称蜗内直流电位。

实验证明,蜗内电位是由血管纹细胞的主动分泌过程所形成,它有赖于血管纹中间细胞的钠-钾泵的作用。它是毛细胞跨膜电位差的组成成分,在毛细胞转导过程中有重要的意义。哺乳类动物蜗内电位对缺氧敏感。

2.耳蜗微音电位

基底膜振动经Corti器盖膜和表皮板之间的剪切运动,导致毛细胞纤毛交替性弯曲与复位,调制毛细胞顶部膜电阻呈交替性下降和增加,产生交流性质的毛细胞感受器电位,这就是耳蜗微音电位(CM)。耳蜗微音电位响应速度极快,潜伏期低于0.1 ms,无不应期,在人和动物语言频率范围内可重复刺激声的频率。

3.和电位

和电位(SP)也是感受器电位。它是在中等或较强声波刺激时,由毛细胞产生的一种直流性质的电位变化。和电位包括正 SP(+SP)及负 SP(-SP)两种成分。声刺激强度较低时+SP 较明显,随着刺激强度增加,-SP 渐占优势。Davis 等(1958)认为外毛细胞受声音刺激后产生+SP,而-SP 由内毛细胞产生,与耳蜗隔部的不对称性有关。

试验和临床研究表明,膜迷路积水的情况下,-SP 的幅值相对增加。

4.听神经动作电位

听神经动作电位(AP)是耳蜗对声音刺激所发生的一系列反应中的最后一个反应。它是耳蜗换能后所产生的电信号,它的作用是向中枢传递声音信息。从听神经干,或从耳蜗附近(如蜗窗电极)引导出的电位是许多听神经纤维同步排放的电能,通过容积导体传导到电极部位的电位变化,称听神经复合动作电位(CAP)。它是一个先负后正的双相脉冲波。由短声刺激时,可获得听神经纤维同步排放较好的 CAP。典型的 CAP 由两个或两个以上的负相波峰组成,它们分别被称为 N_1、N_2、N_3……

CAP 对缺氧、代谢抑制剂等药物比较敏感。由于 CAP 容易引导记录,它早已被广泛地应用于动物实验并被列为临床听力学检查内容之一。

五、耳蜗传出神经系统功能

耳蜗传出神经系统的功能尚未完全阐明,Wiederhold 和 Kiang(1970)报道,电刺激橄榄耳蜗束可抑制由低至中强度声刺激诱发的听神经动作电位,提示传出神经可影响耳蜗听觉功能。Warrev 和 Liberman(1989)研究表明,对侧声刺激可通过传出神经系统抑制同侧耳听神经对声刺激的反应。Mott 等人(1989)和 Collet 等人(1990)报道,对侧耳声刺激尚可抑制同侧耳的自发性和诱发性耳声发射振幅。

目前一般认为,橄榄耳蜗束在减轻噪声对内耳的损伤,以及提高耳蜗在噪声环境中对声音的分辨能力等方面有一定的作用。

六、听觉中枢生理

与听觉中枢有关的结构包括蜗神经核、上橄榄核、斜方体核、外侧丘系核、下丘、内侧膝状体和听觉皮层等。

(一)听觉皮层下各级神经核团及听觉皮层生理

1.蜗神经核生理

Pfeiffer(1966)根据神经元对短纯音刺激的反应类型,将蜗神经核的神经元分为 4 型:①初始样细胞;②"给声"反应细胞;③"斩波"细胞;④暂停和建立反应细胞。

蜗神经核神经元的调谐曲线在频率选择性方面与听神经类似,仅后腹核的"给声"反应细胞之调谐曲线较宽。蜗神经核神经元对单音刺激可表现为兴奋和抑制两种不同的效应,故调谐曲线既可为兴奋反应的阈值,亦可为抑制反应的阈值。

2.上橄榄核复合体生理

上橄榄核复合体(SOC)由 4 个亚核组成。实验表明,上橄榄内侧核及外侧核细胞可识别双耳传来的声信号中的强度差和时间差。提示上橄榄核复合体可对声音信息进行处理,在声源定位方面起着重要的作用。

3.外侧丘系核

外侧丘系核区域的细胞反应类型与上橄榄核内冲动传入区域细胞的反应特性类似。

4.下丘

下丘神经元的排列有明显的频率分布特征，并可分辨声信号的耳间时间差和强度差。故在处理声音信息及进行声源定位方面也起着非常重要的作用。

5.内侧膝状体

在听觉传导通路中，内侧膝状体是大脑听觉皮层以下的最高一个神经核团，它的神经元投射到听觉皮层。内侧膝状体多数神经元为双耳敏感性，对双耳间声信息的时间差和强度差敏感。内侧膝状体神经元调谐曲线的宽窄变化较大，某些神经元对单个纯音成分不反应，但对复杂声较敏感。

6.大脑听觉皮层

与听觉传导通路中其他神经核团的神经元一样，听觉皮层神经元对双耳传入冲动的反应可表现为双耳兴奋性；或一耳兴奋性，而另一耳呈抑制性。这些神经元在处理传入信息、进行声源定位方面可能起重要的作用。频率分辨是中枢听觉处理的基础，其机制包括部位编码和时间编码。部位编码机制是以各频率特异性反应的神经元在听觉皮层有一定规律的排列为基础，时间编码机制是以听神经纤维以神经冲动发放的模式对声音刺激的时间模式进行编码为基础。言语和其他复杂声音的识别包括了双重机制。

(二)听觉中枢生物电现象

声刺激引起听觉末梢和中枢神经系统的诱发电位称听性诱发电位或听性诱发反应(AEPs或AERs)。听性诱发反应的分类方法有数种，如根据电反应的性质，可分为瞬态反应、持续反应；根据电反应的潜伏期和时程，可分为初反应、快反应、中反应、慢反应及迟反应。

由于听性诱发电位可客观反映听觉末梢或听觉中枢神经系统的功能状态，数种听诱发电位已被列为临床听力检查内容。

(三)听觉与认知功能听觉通路

除了存在自下而上，转化外界的信息并传导至听觉中枢的上行通路外，还存在自上而下，由中枢向耳蜗传导的下行传导通路。心理、情感等心理物理学因素参与了较高层面的下行通路，人类能够利用认知功能来处理感知到的听觉信号。如果声音信号清晰，大脑将更有能力利用这些信息，反之，聆听非常费劲时认知功能将降低。当上行传导通路受损时，下行传导通路会通过增强注意力、注重上下文的语境信息、最大限度利用短时记忆功能和应用以前获得的知识。听觉损失将会影响记忆力、言语理解和其他的认知的缺陷。这些理论对于听觉的康复具有积极的意义。

(王　霞)

第三节　平衡生理学

前庭系统生理学是研究前庭系统功能及其正常活动规律的科学。

一、维持平衡功能的3个信息系统

在日常生活中，人体主要依靠前庭、视觉和本体感觉这3个系统的外周感受器感受身体位置、运动及外界的刺激，向中枢传送神经冲动，经平衡中枢信息整合处理后，传出指令达相应的运动神经核，通过各种反射性运动，维持身体在空间适宜的位置，亦即维持平衡。

前庭感受器感受头的运动及头位相对于重力方向的信号：半规管壶腹嵴感受头的旋转运动，即感受头部角加速度运动刺激；而耳石器感受头部直线加速度运动刺激。重力也属于一种直线加速度运动，当头倾斜时，耳石器可感受头部相对于重力方向的改变。因此，可将所有作用于人体、并可引起前庭平衡反应的外力，分为角加速度运动和直线加速度运动两大类。

视觉感受器主要提供头部相对于环境物体位置的变化，以及头部相对于周围物体运动的信息。这些信息有助于中枢神经系统确定从耳石器传入的信号是由头部相对于重力方向的倾斜刺激而引发，还是因头部线性运动刺激所产生的。

而体感系统通过位于肌腱、关节和内脏的本体感受器，感受身体的位置和运动，以及身体各部位的相对位置和运动。比如，体感信息可帮助中枢神经系统区别头部旋转的信号是头部相对于颈部的运动所刺激而产生，还是由躯体在腰部的弯曲所引起。

因此，身体平衡的维持是由前庭系统、视觉系统及本体感觉系统三者传入信息与平衡整合中枢相互协调来完成的。如果这3个系统中有任何一个系统发生了功能障碍，在代偿功能出现后，依靠另外两个系统的正常功能尚可使人在一般的日常生活中维持身体平衡。倘若这3个系统中有2个系统发生功能障碍，则在日常生活中难以维持身体平衡。例如，前庭功能障碍的患者在黑暗环境中或闭目时行走常感不稳，此乃前庭系统和视觉系统皆不能向中枢神经系统提供信息之故。就维持平衡功能而言，上述3个系统中以前庭系统最为重要。

二、前庭感受器的生理

前庭感受器包括3个半规管、椭圆囊和球囊。

(一)前庭毛细胞兴奋的机制

毛细膜对不同离子的通透具有选择性。胞膜这种离子通透选择性是通过膜离子通道的开放与关闭来实现的。实验观察到，在生理性刺激时，毛细胞顶部表皮板电阻的变化与静纤毛的弯曲角度有关。兴奋性刺激引起毛细胞膜电位的电压变化称发生器电位，后者引起毛细胞释放神经递质，神经递质作用于传入神经末梢，调节传入神经的排放率，前庭传入神经纤维形成神经电活动传入各级前庭中枢。因此，毛细胞参与机械-电转导过程。前庭毛细胞的静纤毛尚可随钙离子浓度的改变而改变其劲度，这可能与静纤毛结构中含有肌动蛋白有关。

(二)半规管的生理功能

膜半规管的内径约0.4 mm，管腔内充满内淋巴。膜半规管管腔内的内淋巴在膜壶腹处被壶腹嵴帽所阻断。壶腹嵴帽为一弹性结构膜，它从壶腹嵴表面延伸至壶腹的顶壁而将内淋巴阻断。前庭毛细胞之纤毛埋于嵴帽内。半规管主要感受正负角加速度的刺激。当头位处于静止状态时，嵴帽两侧的液压相等，壶腹嵴帽处于中间位置。在正或负加速度的作用下，膜性半规管内的内淋巴因惰性或者惯性作用产生逆旋转方向或者顺旋转方向的流动。故壶腹嵴帽可随内淋巴的流动而倾斜位移，继之使埋于嵴帽内的毛细胞纤毛倾斜位移而刺激毛细胞，实现机械-电转换功能。

1.半规管的排列特征

人体每个半规管皆形成直径为6.5 mm的2/3周弧形管。这6个半规管环的排列有如下3个特性:①每侧的3个半规管所围成的平面基本上互相垂直;②两侧外半规管在同一平面上,一侧前半规管与对侧后半规管互相平行;③半规管平面与眼外肌平面相近。故从半规管总效应来看,可感受空间任何方向(平面)的角加(减)速度。而且当头部在空间任何一个平面上做旋转运动时,都将引起两侧与运动平面平行的半规管的综合反应,若角加速度平面与各半规管平面都不平行,则所引起的反应将随作用于各半规管的分力而定。

2.半规管力学及其反应机制

当半规管随角加速度运动而旋转时,管中的内淋巴液在运动初起时由于惰性作用,其运动落后于旋转的管壁,即在角加速度刚刚开始的一段时间内,内淋巴相对于半规管来说,是处于逆旋转方向的流动状态;随后由于管壁的摩擦力的带动,内淋巴才逐渐顺旋转方向流动;当半规管从角加速或角恒速运动变为角减速运动时,内淋巴又因惯性作用,在一段时间内仍以较大的速度顺原旋转方向流动。在上述情况下,因壶腹嵴始终都是随着角加(减)速度的方向运动着的,故内淋巴必将从一侧或另一侧冲击随半规管旋转的壶腹嵴,使壶腹嵴帽发生偏斜、在壶腹嵴上做切线式位移。壶腹嵴帽相对于毛细胞表皮板平面的偏斜和位移所产生的剪切力作用于顶端埋于嵴帽的毛细胞纤毛,使毛细胞纤毛偏斜弯曲,启动毛细胞转导过程。当内淋巴流动停止或变为恒速运动时,壶腹顶可依靠其自身的弹性而逐渐恢复到正常位置。壶腹嵴帽完全恢复到正常位置后,刺激亦告终止,此时身体即使仍处于恒速运动状态中,壶腹嵴顶并不发生偏斜或位移,换言之,壶腹嵴帽不能感受恒速运动。

Flourens(1842)报道,给鸽的半规管造孔并刺激膜迷路时,可诱发出特征性的头部运动,头部运动的平面与受刺激的半规管平面相同。Ewald(1892)明确阐述了半规管平面和内淋巴流动方向与诱发性眼震和头部运动方向之间的关系,这些发现被后人称之为Ewald定律(Ewald laws)。

(1)诱发性眼震和头部运动所在的平面一致,总是发生在受刺激半规管的平面和内淋巴流动的方向上。

(2)在外半规管,内淋巴向壶腹流动时引起较强的反应(眼震或头部运动),而内淋巴离壶腹流动时引起较弱的反应,反应的强弱之比为2∶1。

(3)在后半规管,内淋巴离壶腹流动时引起较强的反应,而内淋巴向壶腹流动时引起较弱的反应。因此,内淋巴的流动方向与后半规管的反应强弱关系,恰与其在外半规管的情况相反。

对前庭终器的超微结构研究发现,前庭毛细胞的纤毛分布及毛细胞排列都有一定规律,即前庭毛细胞呈极性的排列方式。外半规管壶腹嵴毛细胞之动纤毛都位于靠近椭圆囊的一侧,而前、后半规管壶腹嵴的毛细胞之动纤毛都位于远离椭圆囊的一侧。前庭毛细胞感受外力作用时有方向敏感性:当内淋巴流动等外力作用使静纤毛束向动纤毛方向弯曲时,毛细胞去极化而兴奋;当静纤毛束在外力作用下呈离开动纤毛方向弯曲时,毛细胞超极化而处于抑制状态。因此,壶腹嵴毛细胞的极性排列类型及毛细胞感受外力的方向敏感性,可能是Ewald定律的功能解剖基础。

半规管在静止时是否对肌张力的维持起作用,至今尚无定论。对半规管是否能接受直线加速度运动的刺激,目前仍有争议。然而,Schuknecht(1969)报道了2例良性阵发性位置性眩晕的病理发现:其椭圆囊、球囊和壶腹嵴感觉上皮无异常,仅后半规管壶腹嵴顶有耳石物质沉着。而旨在使沉积物从壶腹嵴顶脱落的头部运动练习可加速这种患者自愈。因此,良性阵发性位置性眩晕可被视为半规管对线性加速度敏感的一个例证。

(三)耳石器的生理功能

椭圆囊和球囊又称耳石器。其主要功能是感受直线加速度运动的刺激,由此引起位置感觉、反射性地产生眼球运动及体位调节运动等,维持人体静平衡。

1.耳石器的排列特征

椭圆囊斑略与外半规管平行,球囊斑略与同侧前半规管平行。椭圆囊斑和球囊斑的空间排列形式,以及耳石器毛细胞沿着弧形微纹极性排列的特性,使耳石器可感受各个方向的直线加速度运动的刺激,重力也是直线加速度运动的一种形式。当人体直立时,椭圆囊斑感受左、右方向直线加速度运动的刺激,以及前后方向直线加速度运动的刺激。球囊在这种体位时则感受头-足轴向直线加速度运动的刺激,以及前后方向直线加速度运动的刺激。

在直线加速度运动(包括重力)的作用下,由于耳石膜中耳石的比重远重于其周围的内淋巴的比重,其惰性引起耳石膜发生逆作用力方向的位移,通过在耳石膜与囊斑毛细胞表皮板之间产生的剪切力牵引毛细胞纤毛,引起毛细胞纤毛弯曲,从而启动毛细胞转导过程。耳石器毛细胞机械-电换能转导过程与半规管大致相同,最后通过调节传入神经纤维的电活动而向各级前庭中枢传导。

2.耳石器力学及功能

直线加速度运动刺激耳石器可反射性地产生眼球运动和体位调节运动。耳石器受刺激引起的眼球运动可使头部运动时眼球向相反方向移动,这在保持视觉清晰方面有重要意义,而耳石器受刺激时的体位调节是通过改变四肢肌张力,从而调整身体的姿势和体位,这在维持身体平衡方面有重要作用。另外,一些研究结果表明球囊可感受次声波的刺激。

三、前庭中枢生理

来自前庭外周器官(半规管和耳石器)的前庭神经电活动信号传至前庭神经核,前庭神经核将前庭外周器官的信号向上传至大脑皮层平衡中枢,引起位置及平衡感觉。

(一)前庭神经核及其传导束的生理

前庭神经核仅有部分神经元直接接受前庭神经的投射,而前庭神经核的大部分神经元接受来自颈部、脊髓、小脑、网状结构,以及对侧前庭神经核的传入投射。前庭神经核对来自上述各处传入的信息进行分析和处理。通过传出通路将传出信号送达各处有功能联系的神经核团和神经元(如眼运动神经核,脊髓前角运动神经元),引起各种前庭反射。因此,前庭神经核不仅是一个传入平衡冲动信号的中继站,也是一个将身体各处不断传来的平衡冲动信息进行综合分析和处理的场所。

1.前庭与眼外肌运动核的联系

刺激半规管和耳石器都可通过前庭眼束引起眼球运动,称前庭眼反射(VOR)。前庭眼反射的功能意义是在头部运动时,使眼球向与头部运动相反的方向移动,以便保持清晰视力。这样,在一定限度的运动速度范围内能使人们看清眼前的物景。前庭眼反射现象已被应用于临床检查前庭功能,如旋转试验、冷热试验等,通过诱发性眼震电图来检查前庭功能状态。

2.前庭与脊髓前角运动神经元的联系

前庭脊髓束的主要功能是控制颈肌、躯干和四肢肌肉的运动,刺激前庭可引起前庭脊髓反射(VSR),前庭脊髓反射的功能意义是通过调节颈部、躯干及四肢抗重力肌肉的肌张力和运动来稳定头部和身体。前庭脊髓反射受小脑和高级神经中枢的控制。由于前庭脊髓反射的肌肉反应的复杂性，且影响前庭脊髓反射的因素很多，故在利用前庭脊髓反射作为观察项目（如倾倒、颈部侧转等）来检查前庭功能时，其准确性往往不及眼震电图。

3.前庭与小脑间的关系

前庭小脑束可将体位变动刺激前庭外周器官所产生的冲动传至小脑。小脑可经过小脑传出通路对眼外肌、颈部、躯干和四肢肌肉的反射性运动和肌张力状态进行反射性调节，以纠正偏差、维持平衡；并配合大脑皮层的冲动，使得在运动中仍能如常地随意动作。

4.前庭与脑干网状结构的联系

该通路与前庭刺激引起的自主神经系统反应有密切关系。

5.前庭与大脑皮层的联系

近年来研究发现，前庭皮层通路至少有三级突触：①前庭神经核；②丘脑；③大脑皮层。电刺激人体上雪氏回及下顶内沟可引起旋转感或者身体不平稳感。

（二）刺激前庭的反应

前庭神经核与眼运动核、脊髓前角运动神经元、小脑、脑干网状结构及大脑皮层等有着广泛而复杂的联系。前庭感受器受刺激后，通过各级中枢及其投射的联系，可引起眩晕、眼震、平衡失调、倾倒及自主神经反应。当前庭系统发生疾病时，可以出现上述症状。病变发生在前庭神经核以下者，因病理性刺激均先上传到前庭神经核，继而影响到所有上述各传导束，故可产生全部前庭异常反应，如眩晕、眼震、平衡失调、错指物位、呕吐等；或者产生近于全部的前庭异常反应，此乃各种前庭反应的阈值有所不同之故。这种情况，称前庭反应协调。病变发生在前庭神经核以上者，则因很难使所有的传导束都受到影响，故可只出现一部分前庭异常反应，而另一部分前庭反应仍保持正常，称前庭反应分离，上述两种情况对于前庭系统病变的定位诊断很有帮助。因此，这些内容成为临床诊断前庭系统疾病的重要根据和观察项目。

四、前庭传出神经系统生理

电生理实验表明，前庭传出神经系统对前庭传入神经系统有兴奋和抑制两种不同的影响。Goldberg 等人（1980）报道，电刺激鼠、猴前庭传出神经系统可引起多数前庭传入神经的自发性电活动排放率增加，仅对不到 1%的前庭传入神经自发性电活动呈抑制性效应。然而，当传入神经因受刺激而表现兴奋性或抑制性反应时，刺激传出神经可减少传入神经受刺激反应的增益。神经药理学研究发现，乙酰胆碱对蛙前庭传入神经自发性电活动也表现为兴奋性和抑制性两种不同的效应。前庭传出神经系统的功能意义尚有待阐明。

五、前庭系统几种特殊生理现象

由于前庭神经核在中枢神经系统内有较广泛的联系，前庭神经系统的生理功能及其在病理状态下的表现都比较复杂，许多现象及其机制至今尚未完全阐明。本节就疲劳、适应、习服、代偿及冲动复制等现象简略介绍如下。

（一）疲劳现象

对于持续存在或反复给予的刺激，前庭系统出现反应性降低或消失的现象，称疲劳。疲劳现象的特点：如将刺激强度增大，疲劳程度也随之加重，将刺激停止后，疲劳现象消失缓慢。经数分钟至数小时休息后，疲劳现象可完全消失。疲劳现象产生的部位可能在前庭神经突触处。

(二)习服现象

前庭习服指前庭系统由于受到一系列相同的刺激所表现为反应性逐渐降低或衰减的现象。前庭习服产生后可存在数周至数月，如以后继续刺激则可使之延续很久。前庭习服产生的具体部位和机制尚不清楚，一般认为它产生于前庭中枢。

(三)适应现象

临床上常将适应与习服相混淆。前庭适应指前庭眼反射系统对任何改变了的刺激，进行相应的调整，以获得最佳的前庭眼反射反应。适应的发生除了前庭冲动传入，尚需视觉信号参与，现认为前庭适应控制产生于小脑。

(四)前庭功能代偿现象

单侧迷路功能急性丧失所引起的症状可在数天至数周内消失，大多数人在一个月以内可正常工作，这就是迷路功能丧失后的代偿现象。

(五)冲动复制

当机体受到复杂而有节律的综合刺激时，中枢神经系统即可将这种传入的前庭冲动作为母型加以复制，以便加以对抗和控制。在刺激消失后，这种前庭冲动的复制尚可保留数小时至数天，以致外来刺激虽已消失，机体还存在着与受刺激时相似的前庭反应。

(六)运动病

运动病指因运动而引起的一种综合征，包括眩晕、出汗、恶心、呕吐、流涎增加、打哈欠及全身不适等一组症状。运动病常常因前庭系统受刺激而引起，但也可由视觉刺激(如持续的视动刺激)所产生。太空病是运动病的一种，乃在太空中由头部主动运动所引起。

(王艳玲)

第二章　鼻的应用解剖学及生理学

第一节　鼻的应用解剖学

鼻分为外鼻、鼻腔和鼻窦三部分。外鼻位于面部正中间，鼻腔被鼻中隔分为左右两个，鼻腔的前上部、两侧和后部和共有 4 对鼻窦，分别为额窦、筛窦、上颌窦和蝶窦。

一、外鼻

外鼻由骨和软骨构成支架，外覆以软组织和皮肤。

(一)外鼻形状

外鼻形似一个基底向下的三棱锥体，上窄下宽。前棱上端位于两眶之间，与额部相连，称为鼻根；向下为鼻梁；前棱的下端为鼻尖；鼻梁的两侧为鼻背；鼻尖两侧的半圆形隆起称为鼻翼；三棱锥体的底部为鼻底；鼻底被鼻中隔的前下缘及大翼软骨的内侧脚构成的鼻小柱分成左右两个前鼻孔。鼻翼向外侧与面颊交界处有一浅沟称为鼻唇沟。

(二)外鼻骨性支架

骨部支架上方为额骨的鼻部——鼻骨，两侧为上颌骨额突。额骨的鼻骨切迹与鼻骨相连，成为鼻骨的坚强支撑点。

鼻骨成对，其上缘、外侧缘和下缘分别与额骨、上颌骨额突、鼻外侧软骨上缘连接，鼻骨后面的鼻骨嵴与额嵴、筛骨垂直板和鼻中隔软骨连接。鼻骨上端窄而厚，下端宽而薄，在外力作用于鼻根部时，容易发生鼻骨骨折，故临床上的鼻骨骨折多数发生在下 2/3 处，如鼻骨下端发生内沉，可造成鞍鼻。

鼻骨下缘、上颌骨额突内缘和上颌骨腭突游离缘共同围成梨状孔，鼻骨下缘为梨状孔的最高点，如果此处特别高耸，则称为驼峰鼻。

(三)外鼻软骨支架

外鼻软骨支架主要由鼻外侧软骨(隔背软骨)和大翼软骨组成，另有数目不等的小软骨，如籽状软骨的小翼软骨参与，借助于致密的结缔组织附着在梨状孔边缘，各软骨之间也通过结缔组织连接，故该支架弹性很大，在一般外力作用下，变形后可以恢复原形，不易导致局部畸形。由于其形状、大小和结构的不同，故构成了人类各家族和种族的鼻型特点(图 2-1)。

鼻外侧软骨又名隔背软骨鼻背板，位于鼻梁与鼻背的侧面，上方连接鼻骨下缘和上颌骨额突，两侧鼻外侧软骨的内侧缘，在鼻中线会合并连接鼻中隔软骨的前上缘。隔背软骨的底面观呈"↑"，两侧翼为鼻外侧软骨，中间为鼻隔板，即鼻中隔软骨。大翼软骨又名下侧鼻软骨，呈马蹄形，外侧脚构成鼻翼支架，左右内侧脚夹住鼻中隔软骨前下缘构成鼻小柱支架。小翼软骨和籽状软骨，统称为鼻副软骨，充填于鼻外侧软骨和大翼软骨之间。

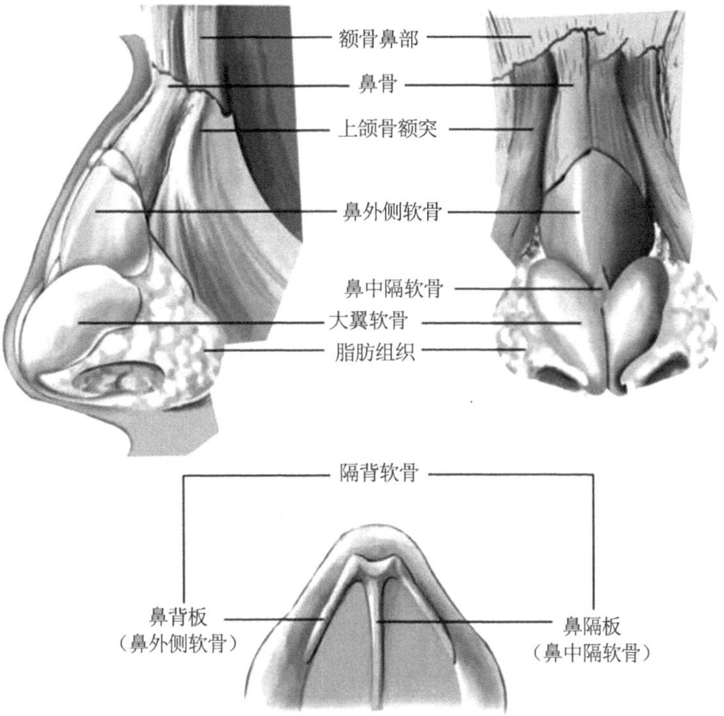

图 2-1　外鼻的软骨支架，侧、前、底面观

（四）外鼻皮肤

外鼻部皮肤厚薄不一，鼻根、鼻梁及其侧面皮肤较薄，皮下组织较疏松，可以出现皱纹。鼻尖、鼻翼和鼻前庭皮肤较厚，与下方的纤维组织和软骨膜连接紧密，炎症时皮肤肿胀压迫神经末梢，引起比较剧烈的疼痛。外鼻部皮肤含有较多汗腺和皮脂腺，上部皮肤含汗腺较多，下部含皮脂腺较多，以鼻尖和鼻翼最明显，是粉刺、痤疮、疖肿及酒渣鼻的好发部位。

（五）外鼻神经

有感觉神经和运动神经。感觉神经为三叉神经眼神经的末梢神经鼻睫神经和上颌神经的分支眶下神经所支配，以上颌神经为主。运动神经主要为面神经颊支，支配鼻部运动。

（六）外鼻血管及淋巴

1.动脉

外鼻的动脉主要来自鼻背动脉、筛前动脉、额动脉、面动脉、上唇动脉、眶下动脉的分支。

2.静脉

外鼻的静脉分别经内眦静脉、面前静脉汇入颈内静脉。但内眦静脉可经眼上、下静脉与海绵窦相通，面部静脉管内无瓣膜，血液可上下流通，故当鼻面部感染或疖肿时，若治疗不当或用力挤压，则可引起海绵窦血栓性静脉炎或其他颅内并发症。

3.淋巴

外鼻的淋巴管汇集于下颌下淋巴结、耳前淋巴结和腮腺淋巴结。

二、鼻腔

鼻腔由鼻中隔分为左右各一，每侧鼻腔分为鼻前庭和固有鼻腔两部分。每侧鼻腔为一前后开放的狭长腔隙，冠状切面呈三角形，顶部较窄，底部较宽，前起于前鼻孔，后止于后鼻孔。

（一）鼻前庭

鼻前庭为介于前鼻孔和固有鼻腔之间的空腔，位于鼻腔最前段，起于鼻缘，止于鼻内孔（鼻阈），鼻大翼软骨的弧形隆起为鼻前庭的支架。鼻内孔较前鼻孔狭小，为鼻腔最狭窄处，对鼻的呼吸功能有重要影响。

鼻前庭被覆皮肤，富于粗硬的鼻毛，并富有皮脂腺和汗腺，在男性尤为丰富，鼻前庭较易发生疖肿，且疼痛剧烈。前鼻孔由鼻翼的游离缘、鼻小柱和上唇围绕而成。

（二）固有鼻腔

固有鼻腔简称为鼻腔，前界为鼻内孔，后界为后鼻孔，由内、外、顶、底四壁组成。

1.鼻腔内侧壁

鼻腔内侧壁为鼻中隔，有骨部和软骨部两部分。骨部为筛骨垂直板和犁骨，软骨部为鼻中隔软骨和下侧鼻软骨内侧脚。软骨膜和骨膜外面覆盖有黏膜（图 2-2）。鼻中隔常有轻度偏曲、嵴突和距状突，在不伴有症状时可以不进行处理。

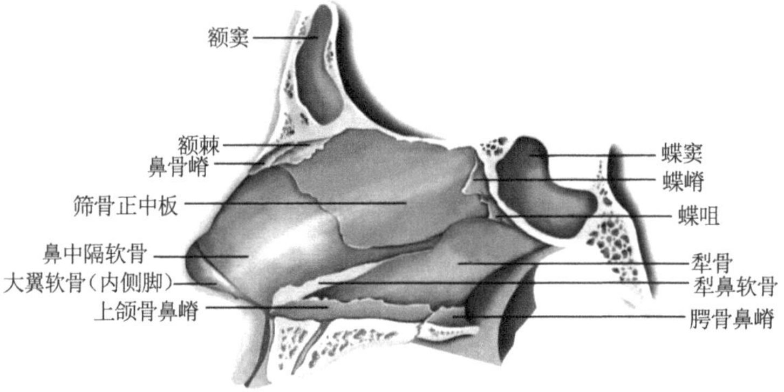

图 2-2　鼻中隔的组成

利氏动脉区（利特尔区）：由颈内动脉和颈外动脉系统的分支在鼻中隔最前下部分黏膜内血管汇集成丛，称为利特尔区，此处黏膜常发生上皮化生，并呈现小血管扩张和表皮脱落，因此最易出血，大多数鼻出血皆源于此，故亦称鼻中隔易出血区。

2.外侧壁

外侧壁是鼻解剖结构中最为复杂的区域，也和鼻窦炎的发病有密切关系，分别由上颌骨、泪骨、下鼻甲骨、筛骨、腭骨垂直板及蝶骨翼突构成。外侧壁上有突出于鼻腔中的 3 个呈阶梯状排列的骨性组织，游离缘皆向内下方悬垂，分别为上鼻甲、中鼻甲、下鼻甲。下鼻甲为独立的骨质，中、上鼻甲为筛骨的一部分。下、中、上鼻甲大小皆递次缩小 1/3，前端的位置又依次后退 1/3。各鼻甲的外下方均有一裂隙样空间，称为鼻道，故有上、中、下三鼻道，各鼻甲与鼻中隔之间的共同狭窄腔称总鼻道（图 2-3、图 2-4、图 2-5）。

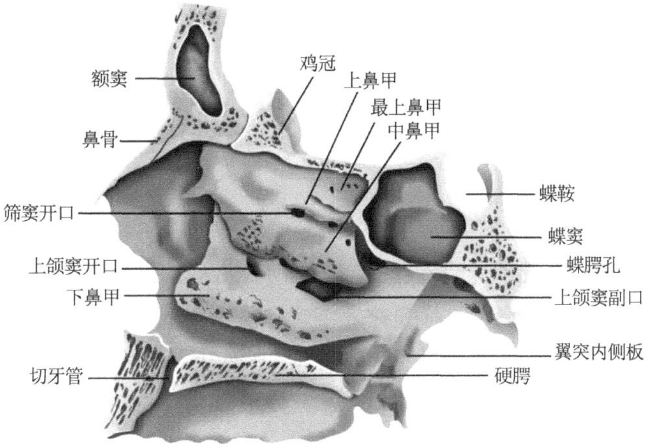

图 2-3　**鼻腔外侧壁的骨性组成**

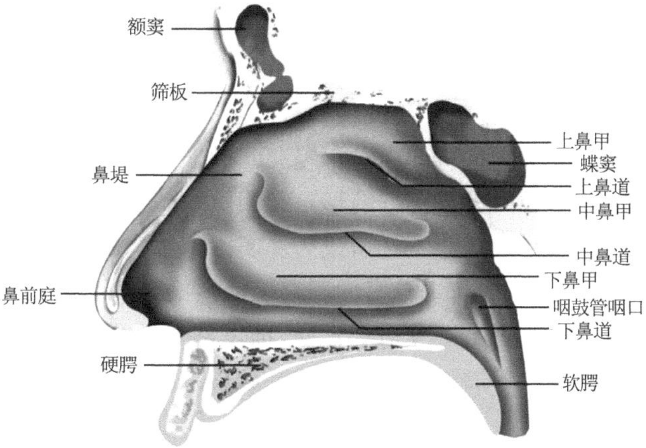

图 2-4　**鼻腔外侧壁的黏膜结构**

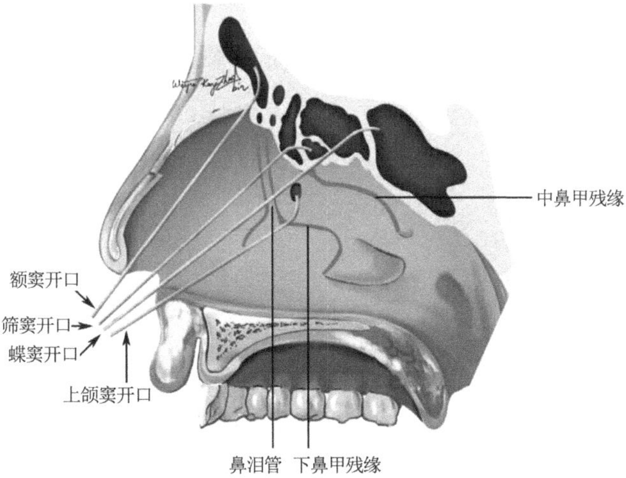

图 2-5　**鼻腔外侧壁切除鼻甲之后各窦开口**

由于鼻甲及鼻道的形成，缩小了鼻腔空间，增加了鼻腔黏膜的表面面积，在鼻腔的生理功能上有着非常重要的意义。

(1)上鼻甲及上鼻道：上鼻甲属于筛骨的一部分，位于鼻腔外侧壁后上方，为各鼻甲中最小，有时仅为一黏膜皱襞。后组筛窦开口于上鼻道。上鼻甲内后上方有一凹陷称蝶筛隐窝，为蝶窦的开口处。

(2)中鼻甲及中鼻道：中鼻甲亦属筛骨的一部分，分成前后两部分，分别为垂直部及水平部，中鼻甲前端附着于筛窦顶壁和筛骨水平板连接处的前颅底，下端游离垂直向下，是气流进入鼻腔后首先冲击的部位；中鼻甲后端延续到筛窦之下方，与颅底无直接的骨性连接。中鼻甲后部在向后延伸中，逐渐向外侧转向，附着在纸样板后部，并向上连接于前颅底，称为中鼻甲基板，是支撑和固定中鼻甲的一个重要结构。中鼻甲基板将筛窦分成前组筛窦和后组筛窦，其生理作用是能减少前组鼻窦的炎症向后组鼻窦扩散。

中鼻甲是重要的手术解剖标志，手术操作应严格保持在中鼻甲的外侧进行，其内侧为筛板，筛板的损伤可导致脑脊液鼻漏，是鼻腔手术的一个严重并发症。中鼻甲后端附着处的后上方，离后鼻孔上缘的上、后方约 12 mm 处为蝶腭孔所在，有蝶腭动脉和蝶腭神经通过。局麻下鼻内镜手术时阻滞该处神经和血管，能有效减少出血和缓解疼痛。

中鼻甲的解剖变异较多，有中鼻甲气化或筛窦气房发育延伸到中鼻甲内形成筛甲气房，造成中鼻甲前端过度膨大；中鼻甲反向弯曲，即中鼻甲呈弧形突向中鼻道；中鼻甲前端骨质增生。中鼻甲的气化和曲线异常是常见的中鼻道解剖畸形，可导致中鼻道的狭窄和阻塞，影响中鼻道正常的黏液纤毛传输功能，妨碍鼻窦的通气和引流，成为鼻窦阻塞性炎症的重要因素。

中鼻道位于中鼻甲之下外侧，为前组鼻窦的开口引流所在，也是鼻内镜手术进路中最重要的区域，其解剖结构复杂，中鼻道外侧壁上有两个隆起，前下隆起为钩突；后上隆起为筛泡，在两个隆起之间有一半月状裂隙，称为半月裂，半月裂向前下和后上扩大呈漏斗状，名筛漏斗，筛漏斗以钩突为内界，筛泡为外界，向内经半月裂、中鼻道与鼻腔相通，前界为盲端，前上端为额隐窝，额窦引流口开放于此，其后为前组筛窦开口，最后为上颌窦开口(图 2-6)。

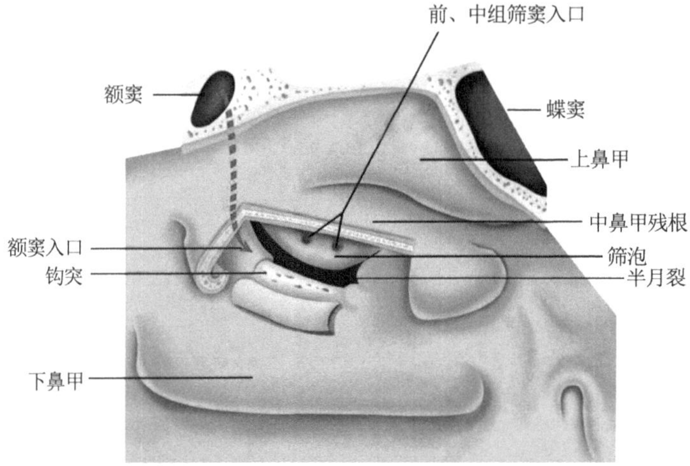

图 2-6　中鼻道外侧壁

窦口鼻道复合体(OMC)：中鼻甲、中鼻道及其附近的区域解剖结构的异常和病理改变与鼻窦炎的发病最为密切，这一区域称为窦口鼻道复合体。它是以筛漏斗为中心的附近区域，包括筛漏斗、钩突、筛泡、半月裂、中鼻道、中鼻甲、前组筛房、额窦口及上颌窦自然开口等一系列结构。这一区域的解剖发生异常，如钩突肥大，中鼻甲肥大，泡性中鼻甲，中鼻甲反向弯曲，筛泡肥大等，均会影响前组鼻窦的通气和引流，导致鼻窦炎的发生。

(3)下鼻甲及下鼻道：下鼻甲骨为独立呈水平状卷曲的薄骨，附着于上颌骨内侧壁和腭骨垂直板，其上缘中部的泪突与泪骨相连，并与上颌骨腭突后面的骨槽共同形成鼻泪管。上缘后部的筛突连接中鼻道钩突的尾端，共同参与上颌窦自然口和鼻囟门的构成。

下鼻甲后端距咽鼓管咽口 1.0～1.5 cm，故下鼻甲肿胀或肥大时，病变的下鼻甲可影响咽鼓管鼻咽开口，导致咽鼓管功能障碍。

下鼻甲之外侧、附着部和鼻腔外侧壁之间为下鼻道，是各鼻道中最宽长者，其外侧壁常向上颌窦内膨隆。下鼻道呈穹隆状，其顶端有鼻泪管开口，距前鼻孔 3.0～3.5 cm。在下鼻道上颌窦开窗时，应控制进针部位，不要损伤鼻泪管鼻道开口。距离下鼻甲前端 1～2 cm 的下鼻甲外侧壁骨质较薄，是上颌窦穿刺的最佳进针位置。

3.顶壁

顶壁呈穹隆状，甚为狭小，分为三段：前段倾斜上升，为额骨鼻部及鼻骨的背侧面；中段呈水平状，为分隔颅前窝与鼻腔的筛骨水平板，又称筛板，筛板薄而脆，为嗅区黏膜的嗅丝通过，在外伤或手术时易发生损伤，导致脑脊液鼻漏；后段倾斜向下，由蝶窦前壁构成。

4.底壁

底壁即硬腭的鼻腔面，与口腔相隔。前 3/4 由上颌骨腭突，后 1/4 由腭骨水平部组成。

5.后鼻孔

后鼻孔是鼻腔与鼻咽部的通道，左右各一，被鼻中隔分隔，由蝶骨体下部(上)、蝶骨翼突内侧板(外)、腭骨水平部后缘(下)和犁骨后缘(内)构成，上覆黏膜，在成人呈椭圆形，高 25.0 mm，宽 12.5 mm，双侧后鼻孔经鼻咽部交通。

(三)鼻腔黏膜

前起鼻前庭内鳞状上皮和柱状上皮的过渡区，向鼻腔内延伸，广泛分布于鼻腔各壁和鼻道，与鼻咽部、鼻窦和鼻泪管黏膜连续，按各部位组织学构造和生理功能不同，分为嗅区黏膜和呼吸区黏膜两部分。

1.嗅区黏膜

嗅区黏膜分布在鼻腔顶中部，向下至鼻中隔上部和鼻腔外侧壁上部等嗅裂区域。为假复层无纤毛柱状上皮，由支持细胞、基底细胞和嗅细胞组成。嗅细胞为具有嗅毛的双极神经细胞，顶部的树突呈棒状伸向细胞表面，末端膨大呈球状(嗅泡)，并发出 10～30 根纤毛，感受嗅觉。基部伸出细长轴突，形成无髓鞘神经纤维，通过筛骨水平板进入颅内，止于嗅球。

2.呼吸区黏膜

(1)鼻腔前 1/3 自前向后的黏膜上皮为鳞状上皮、移行上皮、假复层柱状上皮，鼻腔后 2/3 为假复层纤毛柱状上皮，由纤毛细胞、柱状细胞、杯状细胞、基底细胞组成。

(2)鼻黏膜呼吸区上皮的纤毛细胞分布以鼻底最为密集，越向鼻腔上部分布越稀少。每个纤毛细胞表面有 200 根左右纤毛。鼻腔黏膜的纤毛向鼻咽部摆动，鼻窦内的纤毛向鼻窦开口自然摆动。这种方向一致的整体运动可以将进入鼻腔鼻窦的细菌、病毒、灰尘、污染颗粒等有害物质，以及鼻腔鼻窦的分泌物运送到咽部咽下或吐出，是鼻腔非特异性保护功能的重要功能单位。

(3)鼻腔黏膜下层具有丰富的杯状细胞、黏液腺和浆液腺，为鼻分泌物的主要来源之一，鼻分泌物在黏膜表面形成随纤毛运动而向后移动的黏液毯，黏液毯由外层的黏蛋白和内层供纤毛运动的水样层构成。黏液毯是鼻黏膜重要的保护机制之一。鼻分泌物同样是鼻腔特异性与非特异性化学保护物质的主要来源，如免疫球蛋白、溶菌酶等。

三、鼻腔的血管、淋巴和神经

(一)动脉

动脉主要为来自颈内动脉的分支眼动脉和颈外动脉的分支上颌动脉(图 2-7、图 2-8)。

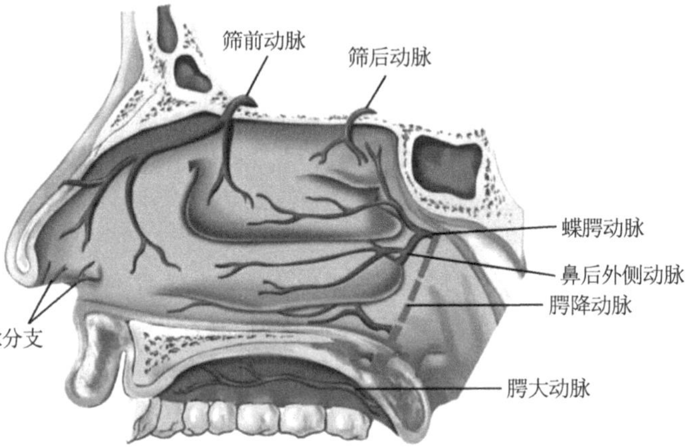

图 2-7　鼻腔外侧壁动脉

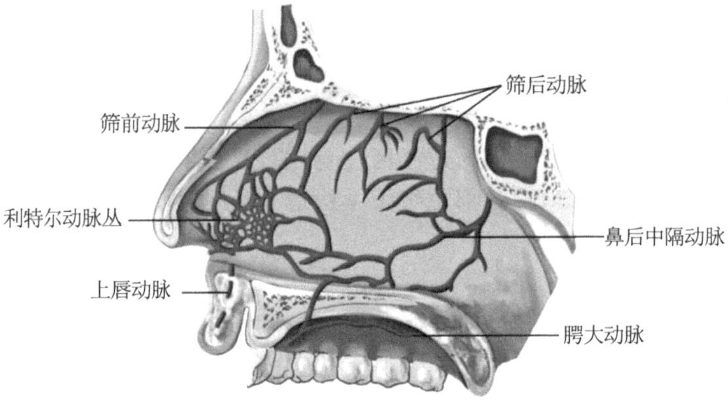

图 2-8　鼻中隔动脉

1.眼动脉

眼动脉自视神经管颅口前 5 mm 从颈内动脉分出，走行在视神经管的下外方，入眶后，分出筛前动脉和筛后动脉，分别穿过相应的筛前孔和筛后孔进入筛窦，紧贴在筛窦顶壁的骨冠内，在筛窦内侧进入前颅窝，并在鸡冠旁骨缝中进入鼻腔。筛前动脉供应前组筛窦、额窦、鼻腔外侧壁和鼻中隔前上部，筛前动脉颅底附着处为额隐窝的后界，是鼻内镜额窦手术的重要解剖标志。筛后动脉供应后筛、鼻腔外侧壁和鼻中隔的后上部。

2.上颌动脉

上颌动脉在翼腭窝内分出蝶腭动脉、眶下动脉和腭大动脉供应鼻腔。其中蝶腭动脉是鼻腔的主要供血动脉。蝶腭动脉经蝶腭孔进入鼻腔，分成内侧支和外侧支。外侧支分成鼻后外侧动脉，进而分成下鼻甲支、中鼻甲支和上鼻甲支，供应鼻腔外侧壁后部、下部和鼻腔底。内侧支（鼻腭动脉），经蝶窦开口的前下方分成鼻后中隔动脉，分布于鼻中隔后部和下部。在鼻内镜手术中，在中鼻甲后端附着处的外上方行神经、血管阻滞，可达到有效地减少出血和麻醉的作用。鼻腭动脉、筛前动脉、筛后动脉、上唇动脉和腭大动脉在鼻中隔前下部黏膜下相互吻合，形成动脉丛，称为利特尔动脉丛，是鼻出血的最常见部位。

（二）静脉

鼻腔前部、后部和下部的静脉汇入颈内、外静脉，鼻腔上部静脉经眼静脉汇入海绵窦。鼻中隔前下部的静脉构成静脉丛，称为克氏静脉丛，为鼻部常见出血部位。在老年人下鼻道外侧壁后部近鼻咽部有扩张的鼻后侧静脉丛，称为鼻咽静脉丛，是鼻腔后部出血的重要来源。

（三）淋巴

鼻腔前 1/3 的淋巴管与外鼻淋巴管相连，汇入耳前淋巴结，腮腺淋巴结及颌下淋巴结。鼻腔后 2/3 的淋巴汇入咽后淋巴结和颈深淋巴结上群。鼻部恶性肿瘤可循上述途径发生淋巴结转移。

（四）神经

鼻腔的神经包括三类，分别为嗅神经、感觉神经和自主神经（图 2-9、图 2-10）。

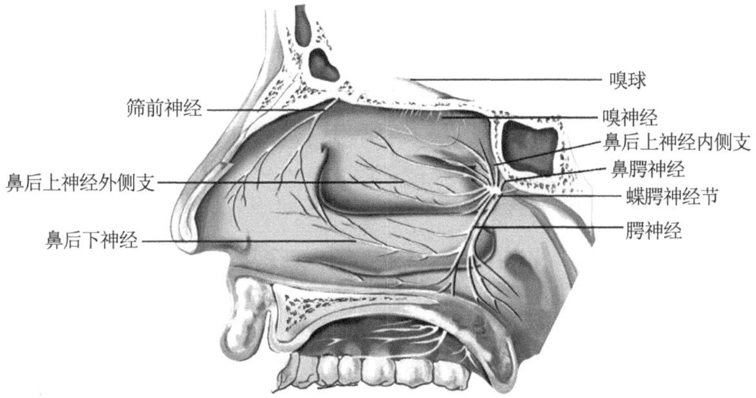

图 2-9　鼻腔外侧壁的神经

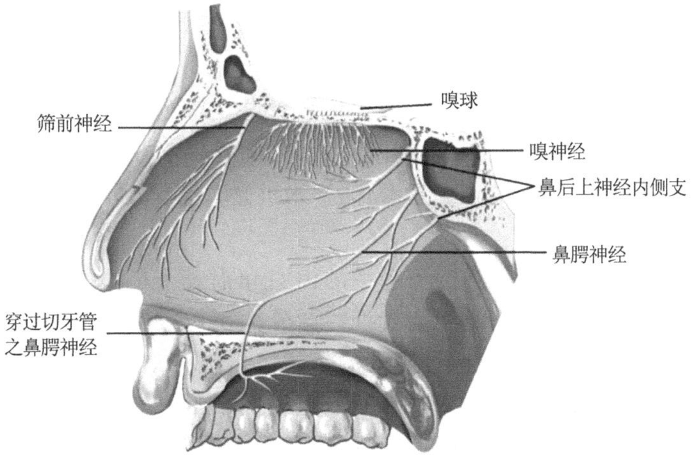

图 2-10　鼻中隔的神经

1.嗅神经

嗅神经分布于嗅区黏膜，嗅神经中枢突汇集成嗅丝，经筛孔到达嗅球。

2.感觉神经

感觉神经为三叉神经之眼神经和上颌神经的分支。

(1)眼神经：眼神经分出鼻睫神经，分成筛前神经和筛后神经，与同名动脉伴行，进入鼻腔分布于鼻中隔和鼻腔外侧壁前、上部。

(2)上颌神经：穿过或绕过蝶腭神经节后分出蝶腭神经，经蝶腭孔进入鼻腔分成鼻后上外侧支和鼻后上内侧支，分布于鼻腔外侧壁后部、鼻腔顶和鼻中隔。鼻后上内侧支有一较大的分支称为鼻腭神经，斜行分布于鼻中隔上。

(3)自主神经：自主神经主管鼻黏膜血管的舒缩，有交感神经和副交感神经。交感神经来自颈内动脉交感神经丛组成的岩深神经，副交感神经来自面神经分出的岩浅大神经，其在翼管内组成翼管神经，经蝶腭神经节后进入鼻腔。交感神经主管鼻黏膜血管收缩；副交感神经主管鼻黏膜血管扩张和腺体分泌。

四、鼻窦

鼻窦是鼻腔周围颅面骨中的一些含气空腔，左右成对，共有 4 对，依其所在颅骨命名，称为上颌窦、筛窦、额窦和蝶窦，依照窦口引流的位置、方向和鼻窦的位置，又将鼻窦分为前组鼻窦和后组鼻窦。前组鼻窦包括上颌窦、前组筛窦、额窦，窦内引流至中鼻道，后组鼻窦包括后组筛窦和蝶窦，后组筛窦引流至上鼻道，蝶窦引流至蝶筛隐窝。

（一）上颌窦

上颌窦为 4 对鼻窦中最大者，平均容积 13 mL，有 5 个壁。

1.前壁

前壁中央薄而凹陷，称为尖牙窝，行上颌窦 Caldwell-Luc 手术时经此进入上颌窦腔。在尖牙窝上方，眶下缘之下 12 mm，正对瞳孔有一骨孔称眶下孔，眶下神经和同名血管从此分出。

2.后外壁

后外壁与翼腭窝及颞下窝毗邻，上颌窦肿瘤破坏此壁时，可侵犯翼内肌，导致张口受限。在严重鼻出血时，可经此壁结扎上颌动脉。

3.内壁

内壁为中鼻道和下鼻道外侧壁的大部分，在接近鼻腔底部处骨质较厚，愈向上愈薄，在下鼻甲附着处最薄，是经下鼻道上颌窦穿刺的最佳部位。内壁的后上方邻接后组筛窦，称为筛上颌窦板，为经上颌窦途径行筛窦开放术(Lima 手术)的手术进路。上颌窦自然开口位于上颌窦内侧壁前上方。

上颌窦内侧壁有一骨性裂孔，前界为下鼻甲的泪突和泪骨下端，后界为腭骨垂直板，上界是与筛窦连接的上颌窦顶壁，下界为下鼻甲附着处。此骨性窦口被钩突和下鼻甲的筛突呈十字形的连接分割成四个象限。其中前上象限是真正的上颌窦自然开口，其余 3 个象限被双层黏膜和致密结缔组织封闭，称为鼻囟门。上颌窦自然开口直径大小不一，平均 2.8 mm。经鼻内镜上颌窦自然口扩大时，可通过寻找钩突尾部的后上方，或者下鼻甲中部上缘上方的后囟门来定位、扩大上颌窦口。

4.上壁

上壁为眼眶的底部，外伤引起的眶底爆折，常常导致眶内容下垂到上颌窦内，引起眼球活动障碍、复视、眼球内陷。

5.底壁

底壁相当于上颌牙槽突，常低于鼻腔底部，为上颌突各骨壁中骨质最厚者，与上列第二尖牙及第一、二磨牙根部有密切关系，其牙根常与上颌窦腔仅由一层菲薄骨质相隔，有时直接埋藏于窦内黏膜之下，故牙根尖感染容易侵入窦内，引起牙源性上颌窦炎。

（二）额窦

额窦位于额骨的内、外两层骨板之间，在筛窦的前上方，左右各一，有大约2%的额窦未发育。额窦在出生时还未形成，6个月至2岁开始向额骨中气化，4岁有豌豆大小，6～7岁额窦向上发展更快，10～12岁具有临床重要性，20岁发展至成人形态。额窦通过额窦口与额隐窝相通，额隐窝的前界为鼻丘气房的后壁，后界为筛泡和泡上气房的前界，根据钩突上端的附着位置不同，其内界和外侧界的构成不同，如钩突附着在纸样板，则钩突上端和部分纸样板成为额隐窝的外侧界，如附着在颅底、中鼻甲和钩突上端分茬，则钩突上端和部分中鼻甲的上端组成额隐窝的内侧界。由此可见，钩突上端的附着方式决定了额隐窝的引流状态，通过判断钩突上端的附着方式便于寻找额窦口的位置。

（三）筛窦

筛窦位于鼻腔外上方筛骨内，是鼻腔外侧壁上部与眼眶之间、蝶窦之前、前颅底之下的蜂窝状气房结构，为4对鼻窦中解剖关系最复杂、变异最多、与毗邻器官联系最密切的解剖结构。

筛窦气房根据其发育不同，气房数量可为4～17个至8～30个，筛窦被中鼻甲基板分出成前组筛房与后组筛房。前组筛窦开口于中鼻道，后组筛窦开口于上鼻道。

1.外侧壁

筛窦的外侧壁为眼眶的内侧壁，由泪骨和纸样板组成。鼻内镜手术时，如果损伤纸样板，容易导致眶筋膜破裂和眶脂肪脱出于筛窦内，术后眼眶青紫，严重时有损伤眼内直肌导致眼球活动障碍和复视，视神经损伤导致严重视力下降和失明。纸样板上缘与额骨连接处为额筛缝，相当于筛顶水平，从前向后依次为Dacron点、筛前动脉孔和筛后动脉孔。

2.内侧壁

筛窦内侧壁为鼻腔外侧壁之上部，附有上鼻甲和中鼻甲。

3.顶壁

内侧与筛骨水平板连接，外侧与眶顶延续，筛顶上方为前颅窝。筛顶与筛板的连接有水平型（即筛顶与筛板是延续的），高台型（筛顶与筛板之间形成一高度差），倾斜型等方式。在外伤和手术时，这一位置很容易造成损伤，引起脑脊液鼻漏。筛板和筛顶连接处的下方为中鼻甲的颅底附着处。在鼻手术时，如果用钳夹住中鼻甲反复摇动，也很容易损伤筛板。

4.下壁

下壁为中鼻道上部结构，如筛泡、钩突、鼻丘气房等。

5.前壁

前壁由额骨筛切迹、鼻骨迹和上颌骨额突组成。

6.后壁

后壁与蝶窦毗邻，后组筛窦变异极大，如果最后组筛窦气化到蝶窦上方，称为蝶上筛房。如果视神经管隆突在最后组筛窦的外侧壁形成突向窦内的隆起，称为视神经隆突，具有该结节的最后筛房，称为Onodi气房。

（四）蝶窦

蝶窦位于蝶骨体内，居鼻腔最上后方。由于气化程度不一，大小和形态极不规则。蝶窦在3岁开始发育，6岁大部分已发育。成人蝶窦的平均大小为：高20 mm，宽18 mm，前后长12 mm，容积7.5 mL。Van Alyea(1951)将蝶窦分成4型：甲介型(5%)、鞍前型(4.5%)、鞍基底型(23.5%)和枕鞍型(67%)。卜国铉(1965年)将蝶窦分成8型：未发育型、甲介型、鞍前型、半鞍型、全鞍型鞍枕型、额面分隔型和冠面分隔型。蝶窦分型的临床意义在于可以指导经蝶窦垂体瘤手术的术式选择。甲介型和鞍前型或需在手术导航仪的引导下经蝶窦垂体瘤切除术。

蝶窦各壁的毗邻：蝶窦外侧壁结构复杂，与海绵窦、视神经管、颈内动脉毗邻。在气化良好的蝶窦，视神经管和颈内动脉在外侧壁上形成隆起，骨壁菲薄甚至缺如，鼻内镜手术容易导致视力损害和大出血。顶壁上方为颅中窝的底壁，呈鞍型，称为蝶鞍。蝶鞍上方为脑垂体。前壁参与构成鼻腔顶壁的后份和筛窦的后壁，上方有蝶窦开口开放到蝶筛隐窝，前壁的前方有中鼻甲的后端附着。后壁骨质甚厚，毗邻枕骨斜坡。下壁为后鼻孔上缘和鼻咽顶，翼管神经位于下壁外侧的翼突根部。

（杨洪涛）

第二节　鼻颅的相关解剖学

鼻腔顶部的筛骨水平板（筛板），额窦后壁、筛窦顶壁，以及蝶窦的上、后、侧壁均与颅相毗邻，通常我们将此区域颅底称为鼻颅底。由于这一解剖关系的确立，临床上对于一些源于鼻腔鼻窦疾病侵及颅，或颅鼻沟通性疾病，或靠近鼻的颅内疾病，可经鼻-鼻窦进路进行外科处理，在取得好的疗效同时，又能达到微创的目的。

一、鼻前颅底

额窦的后壁即为颅前窝前壁的一部分，当额窦气化好扩展到颞骨前缘时，颅前窝前壁的大部分均可为额窦的后壁，有时过度气化的额窦可侵及眶上，可占据额骨大部。额窦的后壁一般较薄，额窦黏膜与硬脑膜之间仅有极薄的骨板相隔，其黏膜静脉与硬脑膜和蛛网膜的静脉相通。额窦板障层的Breschet静脉向内走行汇入上矢状窦。并有可能存在骨裂隙，额窦的感染可因此侵入颅内。

鼻腔顶壁的筛板和筛窦的顶壁（筛顶）共同组成前颅底的中央部分。筛窦静脉可流入眼静脉而汇入海绵窦。

筛板也称为筛骨水平板，筛板薄、有多个小孔，即筛孔，嗅神经穿过筛孔进入颅内。筛板的宽度为1.0～4.3 mm，其中前段较窄，中段最宽。筛板外侧和筛顶相连，由中鼻甲附着处将它们分界。

筛顶为筛窦的顶壁，额骨眶板的内侧部分。其内侧与筛板相连接，外侧延续额骨眶板的外侧部分，即眶顶壁。筛顶与筛板的连接关系，对于经鼻颅底手术有着重要的意义，一般有以下几种方式：①高台式，筛顶以台阶式与筛板相连接。②倾斜式，筛顶由外向内逐渐倾斜至筛板并相连接。③不规则型，由前向后，筛顶与筛板的连接关系出现变化，或前为高台式，中、后为倾斜式，反之也可。④双侧不平衡式或有称为混合式，一侧为高台式，另一侧为倾斜式。其中以高台式和倾斜式最为常见(图 2-11)。

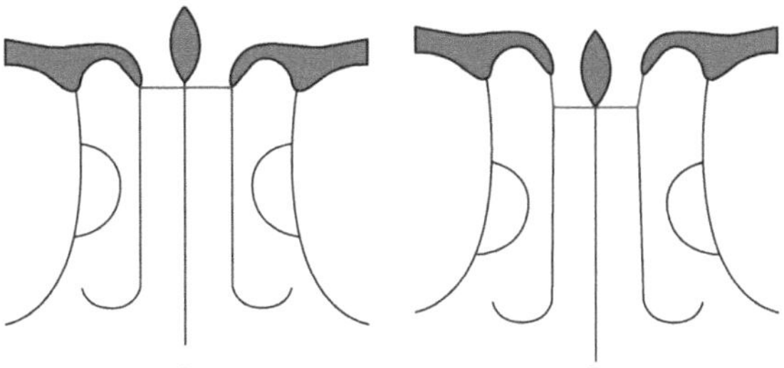

图 2-11　筛板与筛顶连接关系示意

A.倾斜式；B.高台式

二、鼻中颅底

鼻中颅底区域主要是蝶窦区域的毗邻，蝶窦居颅底深部，与中颅窝的蝶鞍，颈内动脉、海绵窦、视神经管、视交叉，以及第Ⅲ、Ⅳ、Ⅴ、Ⅵ对脑神经等重要结构的关系极为密切。蝶窦黏膜静脉一部分流入眼静脉，另一部分汇入海绵窦。由于蝶窦本身的气化变异及其与后组筛窦解剖关系的多变异性，使之与上述多种重要结构的毗邻也相应变化。

蝶窦顶壁：气化良好的蝶窦，其顶壁与整个蝶鞍底部毗邻，即为鞍底。蝶鞍内容脑垂体。蝶鞍前方有鞍结节，其后方突起为前床突。前床突的正前方是视交叉，两侧紧邻视神经的颅内口。蝶鞍后部为鞍背，其两角圆球状突起是后床突。鞍背与枕骨基底部即为蝶窦的后壁，共同构成斜坡，上接脑桥，下接延髓。蝶鞍两侧为海绵窦。

蝶窦外侧壁：此壁外侧毗邻的重要结构由上而下分别是视神经、颈内动脉和海绵窦。当蝶窦过度气化时，外侧壁骨质菲薄甚至缺如，上述重要结构可以仅于蝶窦黏膜下凸入窦腔内，是发生失明、大出血等重大外科并发症的最危险的解剖变异。

蝶窦的解剖变异需注意三点：①依蝶窦的气化程度，其与蝶鞍的位置关系有所变化，气化类型有甲介型(6％)，鞍前型(36％)，鞍型(48％)。②蝶窦内隔的变化较大，不宜将蝶窦中隔作为蝶窦中线位置。但与鼻中隔后缘相接的蝶骨咀或称蝶骨嵴则可作为判断蝶窦的中线位置。③后组筛窦与蝶窦的关系变异，当后组筛窦气化较好时，可发展成蝶窦上筛房，此时蝶窦外侧壁外的重要颅底结构与蝶窦的位置关系可发生相应变化。

三、鼻侧颅底(鼻与翼腭窝)

翼腭窝位于上颌骨(或者说是上颌窦后壁)与翼突之间，为一狭窄的骨性间隙，其前界为上颌骨，后界为翼突及蝶骨大翼之前面，顶为蝶骨体下面，内侧壁为腭骨的垂直部。此窝上部较宽，向下渐窄，窝内容有颌内动脉、上颌神经及蝶腭神经节。

翼腭窝后上经圆孔与颅腔交通，其内上经蝶腭孔与鼻腔交通，其下方接翼腭管，与鼻腔外侧壁毗邻。临床上将上颌窦后壁打开即可进入到翼腭窝。

(杨洪涛)

第三节 鼻眼的相关解剖学

眼眶为一四边锥形的骨性结构，容纳眼球及眶内容物，底边朝前为眶口，眶口约 35.4 mm×38.1 mm，眶深 40～50 mm，容积 25～28 mL。眼眶有 4 个壁：上壁、下壁、内侧壁和外侧壁。鼻腔、鼻窦与眼的关系非常密切，许多结构为鼻眼所共有。眼眶的前上方为额窦，眼眶内侧的前部为前组筛窦，后部为后组筛窦，视神经与蝶窦毗邻；下壁为上颌窦的顶壁。

一、鼻窦与视神经管

视神经管由蝶骨小翼和蝶骨体构成，位于蝶窦外、上侧壁的圆形骨性管道，但在某些情况下可位于后组筛窦的外侧壁。内侧壁平均长度约 10 mm，直径 4～6 mm，管内有视神经、眼动脉和交感神经纤维通过。视神经管分颅口和眶口，由于视神经管与后组筛窦和蝶窦的紧密关系，为经鼻内镜视神经减压术提供了良好的解剖学依据和通道。同时，在慢性鼻窦炎、特别是后组筛窦和蝶窦感染时容易引起视神经炎。

视神经管在鼻窦外侧壁形成的隆起称为视神经结节，具有视神经结节的最后组筛房称为 Onodi 气房。视神经结节的形态变异较大，可以分成 3 种类型。

（一）管型

视神经管有 1/3 以上的管周突出于窦腔内，出现率约 30%。

（二）半管型

视神经管有 1/3 以下出现在窦腔内，出现率约 20%。上述两种情况在行经鼻内镜鼻窦手术时容易造成视神经损伤。

（三）压迹型

视神经管在窦内略为隆起，出现率约为 50%。

二、鼻窦与眶内侧壁

筛窦与眶之间由一层薄骨板相隔，其骨性部从前向后依次为：上颌骨额突、额骨、鼻突、泪骨、筛骨纸样板和蝶骨，上方以额筛缝与额骨眶板连接，在额筛缝内自前向后有 Dacryon 点、筛前动脉孔、筛后动脉孔。下界以颌筛缝与上颌骨眶壁连接。纸样板非常菲薄，在鼻窦手术时很容易损伤，导致眶内脂肪脱出、内直肌损伤、眶内出血和血肿。

三、鼻腔与泪囊

泪道包括泪小点、泪小管、泪总管、泪囊和鼻泪管，其中泪囊和鼻泪管与鼻腔的关系最密切。泪囊位于前后泪嵴之间的泪囊窝内，由上颌骨额突和泪骨组成，前泪嵴属于上颌骨额突，位于泪囊前方；后泪嵴属于泪骨，较薄。泪囊的后内侧以泪骨为界与鼻丘气房和前筛房毗邻，泪囊长 12～15 mm，宽 4～7 mm，上端为盲端，在内眦上 3～5 mm，下端逐渐变窄，移行于鼻泪管。泪囊的后壁相当于钩突上端前部附着缘的前方，上界相当于中鼻甲前端附着处。泪囊内侧壁与鼻腔之间有两层结构：鼻腔黏骨膜、上颌骨额突和泪骨。

鼻泪管延续泪囊向下，开口于下鼻道顶端，总长 15～20 mm，直径 3～7 mm。

（杨洪涛）

第四节　鼻的生理学

一、外鼻的生理

外鼻位于颅面的中央，其形状随着人种或种族的不同而有一定的差异。外鼻的外形和轮廓高低的均衡及其与面部各结构或器官之间的匀称关系，对人的容貌有着十分重要的影响，鼻翼的活动有助于面部表情和鼻阻力的调整。

二、鼻腔的生理

鼻腔主要有呼吸、嗅觉功能，另外还有共鸣、反射、吸收和排泄泪液等功能。外界空气经过鼻腔处理后，才适合人体的生理需求，否则易引起呼吸道不适。

（一）呼吸功能

鼻腔为呼吸道的首要门户，在机体与外界环境的接触中起着重要的作用。

1.对气体的引流作用

鼻腔吸入的空气在鼻内孔处受到阻力后便分为两股气流，即层流和紊流。层流从鼻内孔朝后上方向弧形流向后鼻孔再散开，为鼻腔气流的大部分，与通气量关系甚大，亦是肺部进行气体交换的主要部分。层流与鼻腔黏膜接触面积最广，可以充分发挥鼻腔调节湿度和温度的作用。紊流形成于鼻内孔的后方，是呈旋涡状而又不规则的气流，为吸入空气的小部分，有利于气体充分汇合，增加气体与鼻腔黏膜之间的相互接触，可使鼻腔更有效地发挥对气体的引流作用。

2.鼻阻力的产生和生理意义

阻力是维持正常鼻通气的重要前提，鼻阻力由鼻瓣区的多个结构形成。鼻瓣区包括鼻中隔软骨前下端、鼻外侧软骨前端和鼻腔最前端的梨状孔底部。同时，鼻阻力与下鼻甲的大小也有很大的关系。鼻内或鼻瓣区产生的鼻阻力为全部呼吸道阻力的 40%～50%，其有助于吸气时形成胸腔气压，使肺泡扩张以增加气体交换面积，同时也使呼气时气体在肺泡内停留的时间延长，以留有足够的气体交换时间。因此，正常鼻阻力的存在对充分保护肺泡气体交换过程的完成是重要的。如果鼻腔阻力降低（如萎缩性鼻炎、下鼻甲过度切除），可出现肺功能下降；鼻阻力过大（如肥厚性鼻炎），也会造成鼻腔通气不足，影响呼吸和循环功能。

3.鼻周期或称生理性鼻甲周期

正常人两侧下鼻甲黏膜内的容量血管呈交替性和规律性的收缩与扩张，表现为两侧鼻甲大小和鼻腔阻力呈相应的交替性改变，但左右两侧的鼻总阻力仍保持相对的恒定，2～7 小时出现一个周期，称为生理性鼻甲周期或鼻周期。鼻周期对呼吸无明显影响，所以正常人常不自觉，但如果两侧鼻腔不对称（如鼻中隔偏曲），两侧在周期收缩阶段的最小阻力不相等，总阻力发生显著变化，出现周期性明显鼻塞。生理性鼻甲周期的生理意义在于促使睡眠时反复翻身，有助于解除睡眠的疲劳。

4.温度调节作用

人体的温度与外界的温度不同，当吸入的气体温度太低，会对下呼吸道的黏膜造成大的伤害，鼻腔的作用就是将吸入鼻腔的外界空气调节到近似正常体温，以保护下呼吸道黏膜不受损害，这一功能多依赖于鼻腔广大而迂曲的黏膜和丰富的血液供应所维持。

5.湿度调节作用

鼻黏膜中含有大量的腺体，在 24 小时呼吸期间分泌约 1 000 mL 液体，其中 70%用以提高吸入空气的湿度，少部分向后流入咽部。常用口呼吸者，会出现口干舌燥。

6.过滤及清洁作用

鼻前庭的鼻毛由四周伸向前鼻孔中央，对空气中较粗大的粉尘颗粒及细菌有阻挡和过滤作用。较小的尘埃颗粒吸入鼻腔后可随气流的紊流部分沉降，或随层流散落在鼻黏膜表面的黏液毯中，不能溶解的尘埃和细菌随鼻黏膜的纤毛摆动到达后鼻孔，进入咽腔，被吐出或咽下。

7.黏膜纤毛系统的作用

人类鼻腔、鼻窦黏膜大部分为假复层柱状黏膜上皮，每个柱状上皮细胞有 250～300 根纤毛，长度 5～7 μm，平均直径 0.3 μm，每根纤毛朝鼻咽部方向摆动的频率大约 1 000 次/分。在纤毛的表面覆盖了一层黏液毯，其主要成分为无机盐、黏多糖、黏蛋白、溶菌酶，95%为水，黏液毯以每分钟 5 mm 的速率形成自前向后的黏液波，这一现象对维持鼻腔正常清洁功能起到重要的作用。

8.防御作用

空气中含有灰尘、细菌和真菌等，但吸入空气达到鼻腔后部时，几乎无细菌存在，说明鼻腔黏膜对吸入空气的清洁、防御作用非常重要。较粗颗粒被鼻毛阻挡，吸入鼻腔后也可被喷嚏反射所清除。较细的尘粒和细菌附着在黏液毯上，借助于上皮纤毛运动，向后排至鼻咽部，为鼻腔的第一道防御线。鼻黏液中含有"溶菌酶"，具有抑菌和溶解细菌的作用，加上白细胞的噬菌作用，称为鼻腔的第二道防御线。鼻腔的 pH 能影响溶菌酶的作用和纤毛运动，正常鼻分泌物的 pH 为 5.6～6.5，溶菌酶在酸性环境中能保持最有效功能，这与鼻腔内细菌的存在与否有一定的关系。文献报道，鼻分泌物的 pH 在 6.5 以下者，鼻腔细菌培养为阴性，若酸碱度为碱性，鼻腔可出现细菌。

（二）嗅觉功能

嗅觉功能主要依赖于鼻腔嗅区黏膜和嗅细胞，嗅觉起到识别、报警、增加食欲和影响情绪的作用。

（三）发声共鸣功能

鼻腔在发声时起共鸣作用，使得声音悦耳动听，鼻腔阻塞出现鼻塞性鼻音，腭裂出现开放性鼻音，鼻音为语音形成的重要部分。

（四）鼻的反射功能

鼻腔内神经分布丰富，当鼻黏膜遭受到机械性、物理性或化学性刺激时，可引起广泛的呼吸和循环方面的反应。反应的程度取决于刺激的强度，强度从打喷嚏到呼吸心跳停止。鼻腔最重要的反射有鼻肺反射和喷嚏反射。鼻肺反射以鼻黏膜三叉神经为传入支，广泛分布于支气管平滑肌的迷走神经为传出支，以三叉神经核和迷走神经核为中枢核，形成反射弧。鼻肺反射是鼻部疾病引起支气管病变的原因之一。喷嚏反射的传入支为三叉神经，当鼻黏膜三叉神经末梢受到刺激时，发生一系列的反射动作，如深吸气，悬雍垂下降，舌根上抬，腹肌和膈肌剧烈收缩，声门突然开放，气体从鼻腔急速喷出，借以清除鼻腔中的异物和刺激物。

（五）鼻黏膜的其他功能

1.免疫功能

鼻黏膜是局部黏膜免疫系统的重要组成部分，黏膜内的免疫活性成分在上呼吸道黏膜防御方面起着重要的作用。鼻黏膜的上皮细胞（杯状细胞）、黏膜下腺体（浆液腺细胞、黏液腺细胞），分泌性细胞（浆细胞）不仅产生分泌物，且可由血管渗出血浆蛋白、或由细胞合成和分泌免疫物质，这些成为鼻黏膜免疫系统构成的基础。

来源于鼻黏膜的各种具有免疫防御功能的物质可分为非特异性与特异性两大类，前者为天然免疫物质主要为溶菌酶、乳铁蛋白，后者则是在抗原的刺激下产生如免疫球蛋白 A 和 G（IgA、IgG）。二者共同构成鼻黏膜的免疫屏障。

2.增加吸收的有效面积

人类鼻腔黏膜表面积约 150 cm^2，呼吸区黏膜表层上皮细胞约有许多微绒毛，可增加吸收的有效面积，鼻黏膜上皮下层有丰富毛细血管、静脉窦、动-静脉吻合支，以及毛细淋巴管交织成网，使吸收的药物可迅速进入血液循环。

3.排泄泪液功能

泪液通过泪小点、泪小管、泪总管、泪囊和鼻泪管到达下鼻道的顶部。

三、鼻窦的生理

目前对鼻窦生理学的了解还不十分透彻，相关研究资料也不多，按照经典的观点认为鼻窦具有下述4 项生理功能。

（1）增加呼吸区黏膜面积，促进对吸入空气的加温加湿作用。

（2）对声音的共鸣作用。

（3）减轻头颅重量。

（4）缓冲冲撞力，保护重要器官。

（王艳玲）

第三章　咽喉的应用解剖学及生理学

第一节　咽的应用解剖学

咽位于颈椎前方，为呼吸道和消化道上端的共同通道，上宽下窄、前后扁平，略呈漏斗形。上起颅底，与颅底之间隔有咽腱膜，横径约 3.5 cm；下至 C_6 下缘平面，于环状软骨下接食管入口，横径约 1.5 cm；全长约 12 cm。前壁不完整，由上而下分别与鼻腔、口腔和喉相通；后壁扁平，与椎前筋膜相邻；两侧与颈内动脉、颈内静脉和迷走神经等重要的血管、神经毗邻。

一、咽的分部

咽根据其位置，自上而下可分为鼻咽、口咽和喉咽三部分(图 3-1、图 3-2)。

(一)鼻咽

鼻咽属上呼吸道的一部分(图 3-3)，又称上咽。顶部位于蝶骨体和枕骨基底部下方，下至软腭游离缘平面，略呈不规则的立方形，垂直径 5.5～6.0 cm，横径和前后径随年龄增长变化较大。向前经后鼻孔通鼻腔，后面平对第 1、2 颈椎，向下经鼻咽峡续口咽。可分为六个壁，即前、后、顶、左右两侧和底壁。其中顶壁向后壁移行，形似穹隆，两壁之间无明显界线，常合称为顶后壁。

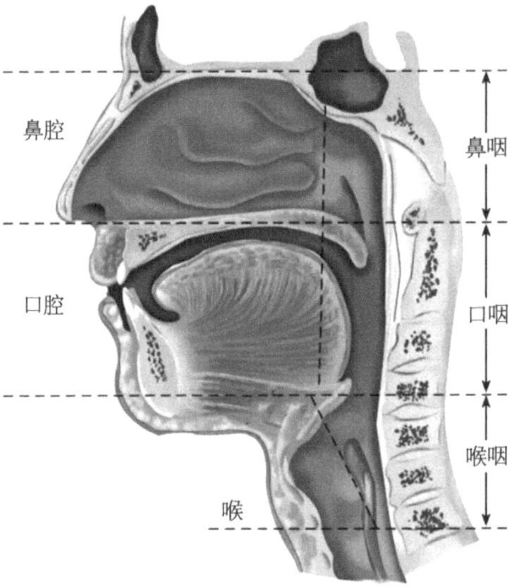

图 3-1　咽的分部

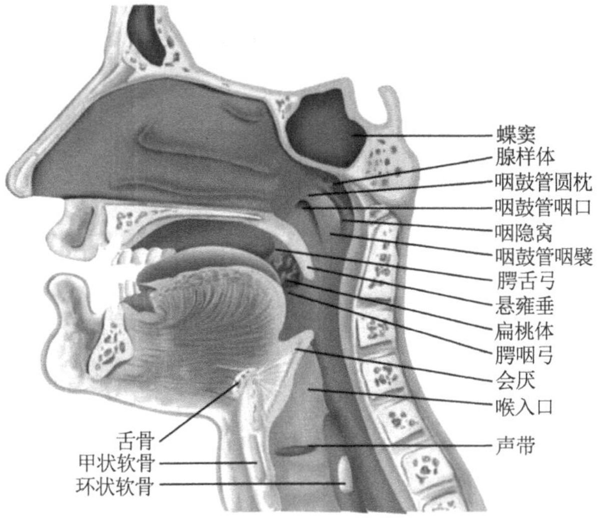

图 3-2 咽部矢状面解剖结构

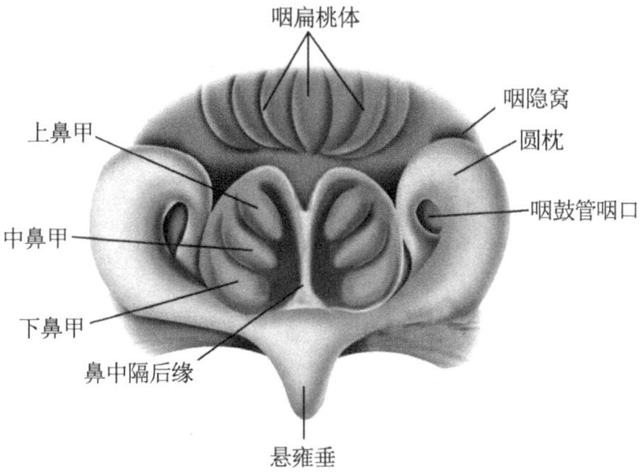

图 3-3 鼻咽

1.顶后壁

顶后壁由蝶骨体、枕骨底部和 $C_{1\sim2}$ 构成。鼻咽顶外侧靠近颅底的破裂孔和岩尖，封闭破裂孔的纤维组织与咽腱膜相连，肿瘤组织易借此通道侵入颅内。顶部与后壁移行处黏膜内有丰富的淋巴组织集聚，称腺样体，又称咽扁桃体。若腺样体肥大，使鼻咽腔变小，可影响鼻呼吸，或阻塞咽鼓管咽口，引起耳鼻闭塞感或听力减退。

2.侧壁

侧壁左右对称，主要结构有咽鼓管咽口及咽隐窝。

(1)咽鼓管咽口：两侧下鼻甲后端向后 1.0～1.5 cm 处各有一开口，略呈三角形或喇叭形，即为咽鼓管咽口，其后上方有一唇状隆起称咽鼓管圆枕，它是寻找咽鼓管咽口的标志，咽鼓管咽口周围的散在淋巴组织称咽鼓管扁桃体，咽鼓管是鼻咽通向中耳的管道，具有重要的生理功能。

(2)咽隐窝：为咽鼓管圆枕后上方的凹陷。其上方紧邻颅底破裂孔，此处是鼻咽癌的好发部位。

3.前壁

前壁的正中是鼻中隔后缘，两侧为后鼻孔，经此通鼻腔。

4.底壁

底壁由软腭背面及其后缘与咽后壁之间围成的“鼻咽峡”所构成，并经此与口咽相通。吞咽时，软腭上提与咽后壁接触，关闭鼻咽峡，鼻咽与口咽暂时隔开，防止饮食向鼻咽腔逆流。

(二)口咽

口咽是口腔向后方的延续，又称中咽。它介于软腭游离缘与会厌上缘平面之间，习惯称的咽部即指此区。

向前经咽峡与口腔相通。所谓咽峡，是由上方的悬雍垂和软腭游离缘、下方舌背、两侧腭舌弓和腭咽弓所围成的环形狭窄部分。腭舌弓又名前腭弓，腭咽弓又名后腭弓，两弓之间为扁桃体窝，腭扁桃体即位于其中(图 3-4)。两侧腭咽弓后方各有纵行条索状淋巴组织，称为咽侧索。口咽后壁平对 $C_{2\sim3}$。

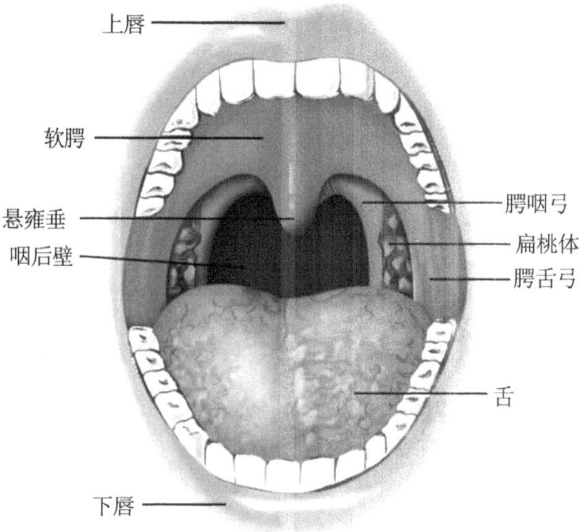

图 3-4 口咽

口腔顶盖称腭。前 2/3 为硬腭，由上颌骨腭突和腭骨水平部组成；后 1/3 为软腭，由腭帆张肌、腭帆提肌、腭舌肌、腭咽肌、悬雍垂肌等肌肉组成。口腔下方为舌和口底部。舌由肌肉群组成。舌背表面粗糙，覆盖复层扁平上皮，与舌肌紧密相连。后端有盲孔，为胚胎甲状舌管咽端的遗迹。舌后 1/3 即舌根，上面有淋巴组织团块，称舌扁桃体。舌下面的舌系带黏膜结缔组织突出于中央，向下移行于口底，两侧有颌下腺开口。

(三)喉咽

喉咽又称下咽。上起会厌软骨上缘，逐渐缩小形如漏斗，下至环状软骨下缘平面接食管入口，该部位有环咽肌环绕。后壁平对第 3～6 颈椎；前面自上而下有会厌、杓状会厌襞和杓状软骨所围成的入口，称喉入口，经此通喉腔。在会厌前方，舌会厌外侧襞和舌会厌正中襞之间，左右各有两个浅凹称会厌谷，异物易嵌顿停留于此处。在喉入口两侧各有两个较深的隐窝名为梨状窝，梨状窝下端为食管入口(图 3-5)，喉上神经内支经此窝入喉并分布于其黏膜下。两侧梨状窝之间，环状软骨板之后称环后隙。

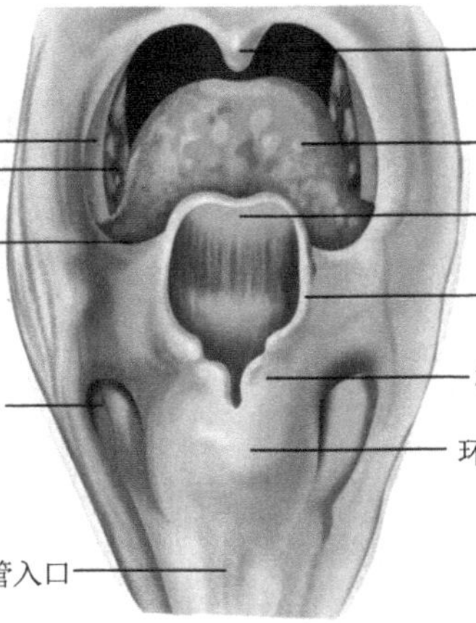

图 3-5 喉咽

二、咽壁的构造

(一)咽壁的分层

咽壁由内至外有 4 层,即黏膜层、纤维层、肌肉层和外膜层。纤维层与黏膜层紧密附着,无明显黏膜下组织层。

1.黏膜层

咽的黏膜与鼻腔、口腔、喉和咽鼓管黏膜相延续。鼻咽部的黏膜主要为假复层纤毛柱状上皮,固有层中含混合腺。口咽和喉咽的黏膜均为复层鳞状上皮,除含有丰富的黏液腺和浆液腺外,还有大量的淋巴组织聚集,与咽部的其他淋巴组织共同构成咽淋巴环。

2.纤维层

纤维层又称腱膜层,介于黏膜和肌层之间,主要由颅咽筋膜构成。上端较厚接颅底,下部逐渐变薄,两侧的纤维层在咽后壁正中线上形成坚韧的咽缝,为两侧咽缩肌附着处。

3.肌肉层

咽的肌肉按其功能的不同,分为 3 组(图 3-6)。

(1)咽缩肌组:咽缩肌主要包括咽上缩肌、咽中缩肌和咽下缩肌 3 对。咽缩肌纤维斜行,自下而上依次呈迭瓦状排列,包绕咽侧壁及后壁。两侧咽缩肌相对应,在后壁中线止于咽缝。各咽缩肌共同收缩时可使咽腔缩小。吞咽食物时,咽缩肌由上而下依次收缩,将食物压入食管。

(2)咽提肌组:咽提肌包括茎突咽肌、腭咽肌及咽鼓管咽肌。3 对咽提肌纵行于咽缩肌内面下行,并渐次分散入咽壁,收缩时可使咽、喉上举,咽部松弛,封闭喉口,开放梨状窝,使食物越过会厌进入食管,以协调吞咽动作。

(3)腭帆肌组:包括腭帆提肌、腭帆张肌、腭舌肌、腭咽肌和悬雍垂肌。该组肌群收缩时上提软腭,关闭鼻咽腔,同时,也使咽鼓管咽口开放。如发生麻痹,吞咽时软腭不能上举隔开咽腔的鼻部和口部,食物将向鼻咽、鼻腔反流(图 3-7);亦可由于咽鼓管功能受限出现中耳症状。

4.外膜层

外膜层又称筋膜层,覆盖于咽缩肌之外,由咽肌层周围的结缔组织组成,上薄下厚,是颊咽筋膜的延续。

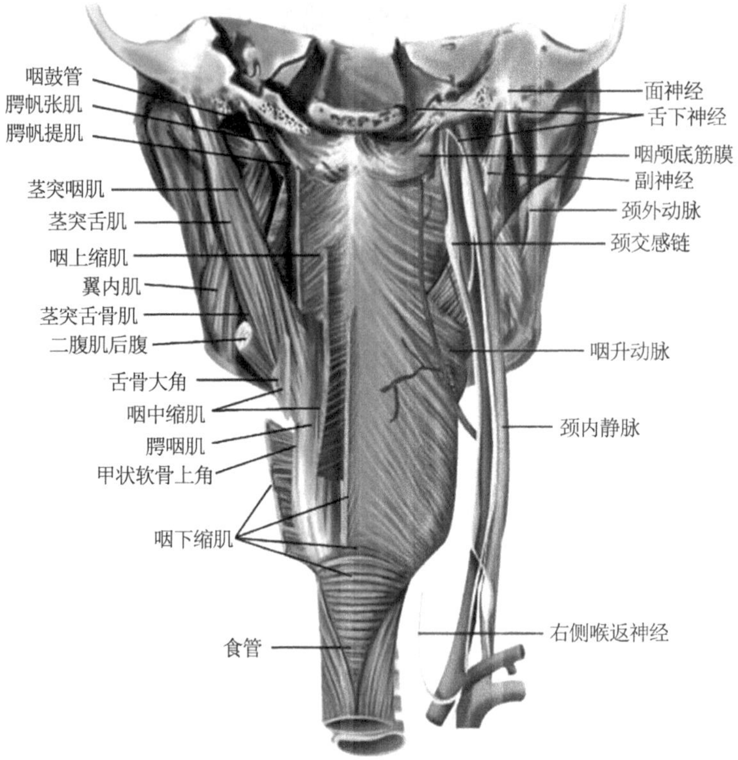

图 3-6　咽肌后面观

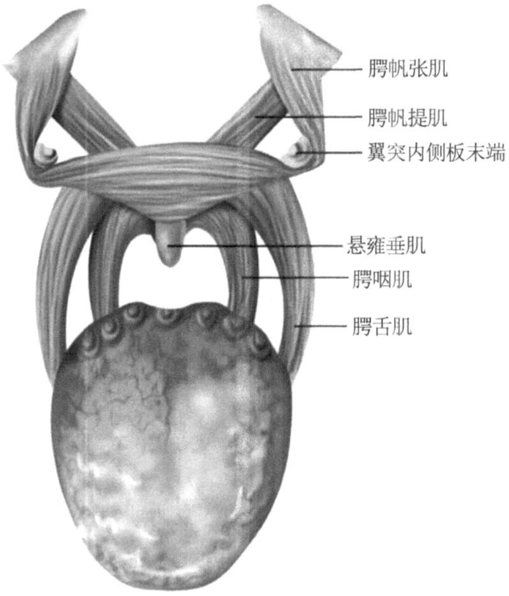

图 3-7　腭帆肌组示意

(二)筋膜间隙

咽筋膜与邻近筋膜之间的疏松组织间隙。较重要的有咽后隙、咽旁隙(图 3-8)。这些间隙的存在，有利于吞咽时咽腔的运动，并可协调头颈部的活动。咽间隙的存在既可限制某些病变的发展，将病变局限于一定范围之内，又可为某些病变的扩散提供途径。

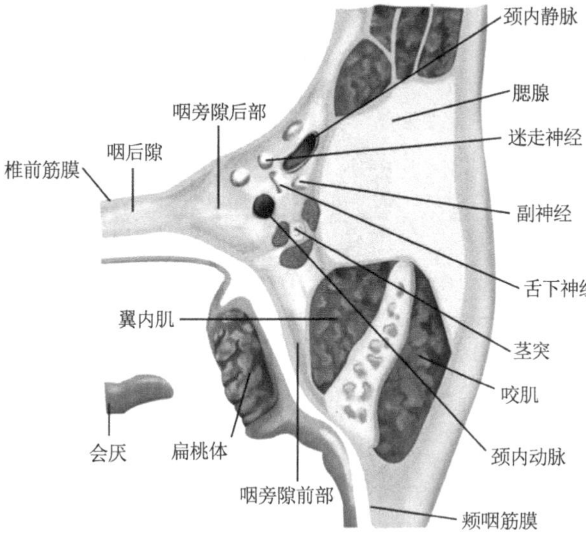

图 3-8　咽的筋膜间隙

1.咽后隙

咽后隙位于椎前筋膜与颊咽筋膜之间，上起颅底，下至上纵隔，相当于第 1、2 胸椎平面，两侧仅以薄层筋膜与咽旁间隙相隔，中线处被咽缝将其分为左右两部分，每侧咽后间隙中有疏松结缔组织和淋巴组织。在婴幼儿期，咽后隙有较多淋巴结，儿童期逐渐萎缩，至成人时仅有极少淋巴结。扁桃体、口腔、鼻腔后部、鼻咽、咽鼓管及鼓室等处的淋巴引流于此。因此，这些部位的炎症可引起咽后淋巴结感染，形成咽后脓肿，咽后脓肿常见于 1 岁以内婴幼儿。

2.咽旁隙

咽旁隙又称咽侧间隙或咽上颌间隙。位于咽后隙的两侧，左右各一，形如锥体。锥底向上至颅底，锥尖向下达舌骨。内侧为颊咽筋膜和咽缩肌，与扁桃体相邻；外侧为下颌骨升支、腮腺深面及翼内肌；后界为颈椎前筋膜。茎突及其附着肌肉将此间隙分为两部分，前隙较小，内有颈外动脉及静脉丛通过，内侧与扁桃体毗邻，扁桃体炎症可扩散至此隙；后隙较大，内有颈内动脉、颈内静脉、舌咽神经、迷走神经、舌下神经、副神经、交感神经干等通过，另有颈深淋巴结上群位于此隙，咽部感染可向此隙蔓延。

咽旁隙向前下与下颌下隙相通；向内、后与咽后间隙相通；向外与咬肌间隙相通。咽旁隙的炎症可循上述通道向其他筋膜间隙扩散。

三、咽的淋巴组织

咽黏膜下淋巴组织丰富，较大淋巴组织团块呈环状排列，称为咽淋巴环，主要由咽扁桃体（腺样体）、咽鼓管扁桃体、腭扁桃体、咽侧索、咽后壁淋巴滤泡及舌扁桃体构成内环，其淋巴流向颈部淋巴结。这些淋巴结间又互相交通，自成一环，称外环，主要由咽后淋巴结、下颌角淋巴结、颌下淋巴结、颏下淋巴结等组成（图 3-9）。咽部的感染或肿瘤不能为内环的淋巴组织所局限时，可扩散或转移至相应的外环淋巴结。

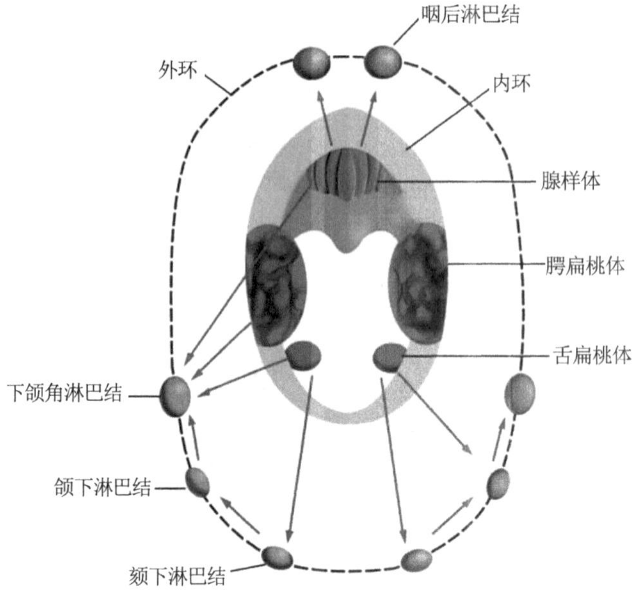

图 3-9 咽淋巴环

咽部淋巴均流入颈深淋巴结。鼻咽部淋巴先汇入咽后淋巴结，再流入颈深上淋巴结；口咽部的淋巴主要汇入下颌角淋巴结；喉咽部淋巴管穿过甲状舌骨膜，汇入颈内静脉附近的淋巴结。

（一）腺样体

腺样体又称咽扁桃体，位于鼻咽顶壁与后壁移行处，形似半个剥皮橘子，表面不平，有5～6条纵形沟隙，居中的沟隙最深，在其下端有时可见一囊状小凹，称咽囊，为胚胎早期上皮随脊索顶端退化凹陷而成，随年龄增长大多逐渐消失，仅少数保留至成年。如咽囊开口堵塞可形成囊肿，炎症时称为咽囊炎。腺样体自出生后即存在，6～7岁时最显著，一般10岁以后逐渐萎缩。

（二）腭扁桃体

腭扁桃体又称扁桃体，位于口咽两侧腭舌弓与腭咽弓围成的三角形扁桃体窝内，为咽淋巴组织中最大者。3～5岁时淋巴组织增生，腭扁桃体可呈生理性肥大，中年以后逐渐萎缩。

1.扁桃体的结构

扁桃体是一对呈扁卵圆形的淋巴上皮器官，可分为内侧面（游离面）、外侧面（深面）、上极和下极。扁桃体内侧游离面朝向咽腔，表面有鳞状上皮黏膜覆盖，其黏膜上皮向扁桃体实质陷入，形成6～20个深浅不一的盲管，称为扁桃体隐窝，常为细菌、病毒存留繁殖的场所，易形成感染"病灶"（图3-10）。除内侧面外，其余部分均由结缔组织所形成的被膜所包裹。外侧面与咽腱膜和咽上缩肌相邻，咽腱膜与被膜间有疏松结缔组织，形成一潜在间隙，称扁桃体周围隙。扁桃体切除术时，此处易剥离，扁桃体周围脓肿即在此间隙发生。扁桃体上、下均有黏膜皱襞，上端称半月襞，位于腭舌弓与腭咽弓相交处；下端称三角襞，由腭舌弓向下延伸包绕扁桃体前下部构成。

扁桃体为淋巴组织构成，内含许多结缔组织网和淋巴滤泡间组织。构成扁桃体包膜的结缔组织深入扁桃体组织内，形成小梁（支架），在小梁之间有许多淋巴滤泡，滤泡中有生发中心，其间淋巴细胞多呈丝状分裂。滤泡间组织为发育期的淋巴细胞。

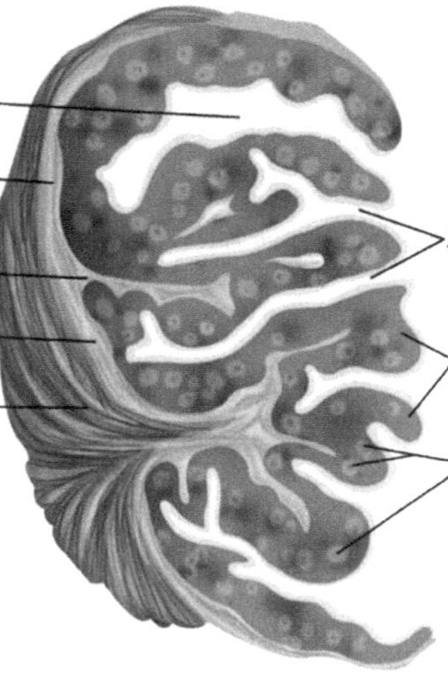

图 3-10　**腭扁桃体冠状切面**

2.扁桃体的血管

腭扁桃体的血液供应十分丰富，动脉有 5 支，均来自颈外动脉的分支：①腭降动脉为上颌动脉的分支，分布于扁桃体上端及软腭。②腭升动脉为面动脉的分支。③面动脉扁桃体支。④咽升动脉扁桃体支。以上 4 支均分布于扁桃体、腭舌弓及腭咽弓。⑤舌背动脉，来自舌动脉，分布于扁桃体下端。其中面动脉的扁桃体分支分布于腭扁桃体实质，是主要供血动脉(图 3-11)。其他各支仅分布于邻近的黏膜及肌肉中，并不穿过包膜深入扁桃体中。

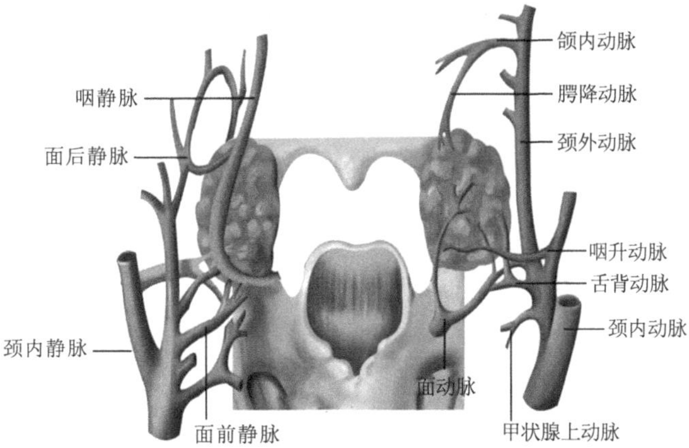

图 3-11　**扁桃体血管分布**

扁桃体静脉血先流入扁桃体包膜外的扁桃体周围静脉丛，经咽静脉丛及舌静脉汇入颈内静脉。

3.扁桃体的神经

扁桃体由咽丛、三叉神经第二支(上颌神经)及舌咽神经的分支共同支配。

(三)舌扁桃体

舌扁桃体位于舌根部，呈颗粒状，大小因人而异，含有丰富的黏液腺。有短而细的隐窝，隐窝及周围的淋巴组织形成淋巴滤泡，构成舌扁桃体。

(四)咽鼓管扁桃体

咽鼓管扁桃体常简称为管扁桃体，为咽鼓管咽口后缘的淋巴组织，炎症肥大时可阻塞咽鼓管咽口而致听力减退或中耳感染。

(五)咽侧索

咽侧索为咽部两侧壁的淋巴组织，位于腭咽弓后方，呈垂直带状，由口咽部上延至鼻咽，与咽隐窝淋巴组织相连。

四、咽的血管及神经

(一)动脉

咽部的血液供应来自颈外动脉的分支，有咽升动脉、甲状腺上动脉、腭升动脉、腭降动脉、舌背动脉等。

(二)静脉

咽部的静脉血经咽静脉丛与翼丛流经面静脉，汇入颈内静脉。

(三)神经

咽部神经主要有舌咽神经、迷走神经和交感神经干的颈上神经节所构成的咽丛，司咽的感觉和相关肌肉的运动。其中腭帆张肌则受三叉神经第三支即下颌神经支配，其他腭肌由咽丛支配。感觉神经为蝶腭神经节分支；腭大神经分布到硬腭、牙龈及牙槽突内面；腭中神经分布在软腭后外侧及扁桃体上极；腭小神经分布在软腭后边缘。

(石红霞)

第二节　喉的应用解剖学

一、喉的软骨

构成喉支架的软骨共有 9 块，形状大小不同。单个而较大的有甲状软骨、环状软骨及会厌软骨；成对而较小的有杓状软骨、小角软骨、楔状软骨。此外，尚有数目不定的籽状软骨及麦粒软骨(图 3-12)。

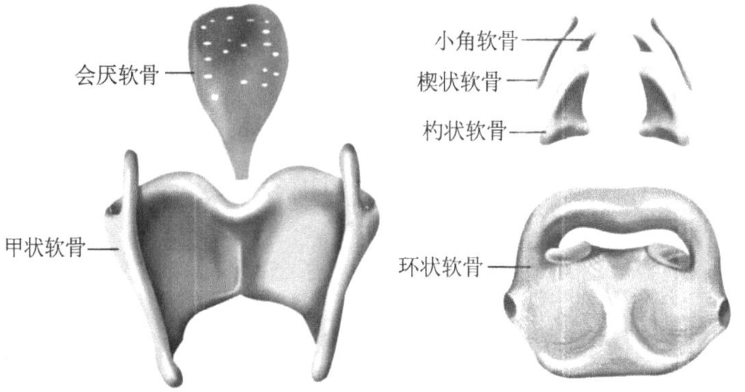

图 3-12　喉软骨

(一)会厌软骨

会厌软骨位于舌骨及舌根后面，在喉入口之前，上宽下窄形如树叶；其下部窄段称为会厌软骨茎(柄)，下端借甲状会厌韧带连接于甲状软骨交角内面上切迹下方。软骨上缘游离，在成人多呈圆形，平展，在儿童则其两侧缘向内卷曲，较软。会厌结节是会厌黏膜及其下的结缔组织形成的隆起，位于会厌喉面的根部，紧接室襞在甲状软骨附着处的上方。会厌软骨的前后覆以黏膜称会厌，为喉入口的活瓣，吞咽时会厌向前下封闭喉入口，保护呼吸道免受食团侵入。

(二)甲状软骨

甲状软骨为喉软骨中最大的一块，由左右对称的四方形甲状软骨板组成，构成喉前壁和侧壁的大部分(图 3-13)。甲状软骨板的前缘在正中线上互相融合构成前角，后缘彼此分开。在正中融合处的上方呈 V 形切迹，称甲状软骨切迹，为颈部手术的一个重要标志。两块甲状软骨板在前缘会合形成一定的角度，此角度在男性近似直角，上端向前突出，称为喉结，为成年男性的特征；在女性则近似钝角。甲状软骨两板的后缘钝圆，有茎突咽肌和咽腭肌附着。甲状软骨板的外侧面自后上向前下有一斜线，为甲状舌骨肌、胸骨舌骨肌及咽下缩肌的附着处。斜线上端名甲状上结节，下端名甲状下结节。两侧翼板后缘各向上下延伸形成甲状软骨上角及下角。上角借甲状舌骨侧韧带与舌骨大角连接。下角内侧面有关节面与环状软骨形成环甲关节。

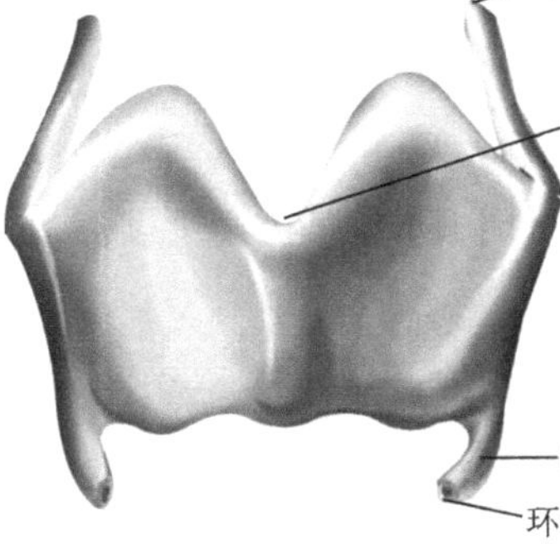

图 3-13　甲状软骨

(三)环状软骨

环状软骨是喉部唯一呈完整环形的软骨，对于支撑呼吸道保持其通畅特别重要，是形成喉腔下部的前壁、侧壁，特别是后壁的支架(图 3-14)。如被损伤，常后遗喉狭窄。其前部细窄，名环状软骨弓，垂直径为 5～7 mm；后部高而呈方形，为环状软骨板，垂直径为 2～3 cm，构成喉后壁的大部。环状软骨板的上缘两侧各有一长圆形关节面，与杓状软骨构成环杓关节。每侧板弓相接处的外侧各有一关节面，与甲状软骨下角形成环甲关节。板的背面正中有一条自上而下的纵嵴，名正中嵴，食管纵肌部分纤维附于此。在嵴的两侧各有一浅凹，称板凹，为环杓后肌的起始处。

环状软骨弓的上缘与甲状软骨下缘之间为环甲膜，膜前皮下有一淋巴结，称喉前淋巴结，可因喉癌转移而肿大。环状软骨下缘借环气管韧带与第一气管环相连。环状软骨弓也为施行气管切开手术的重要标志，其位置有年龄上的差异，3 个月的婴儿其高度约相当于第四颈椎下缘平面，6 岁时降至 C_5 以下，青春期降至 C_6 平面。

(四)杓状软骨

杓状软骨亦称披裂软骨。形如三棱锥体,可分为尖、底、两突及三面。位于环状软骨板上缘的外侧,两者之间构成环杓关节。大部分喉内肌起止于此软骨。杓状软骨的基底呈三角形,前角名声带突,为声韧带及声带肌的附着处;外侧角名肌突,环杓侧肌及部分甲杓肌外侧部的肌纤维附着于其侧部,环杓后肌附着于其后部,杓肌附着于其底部的后内角。杓状软骨前外侧面不光滑,此面的下部有甲杓肌和环杓侧肌的部分肌纤维附着。内侧面较窄而光滑,构成声门后端的软骨部分,约占声门全长的1/3。

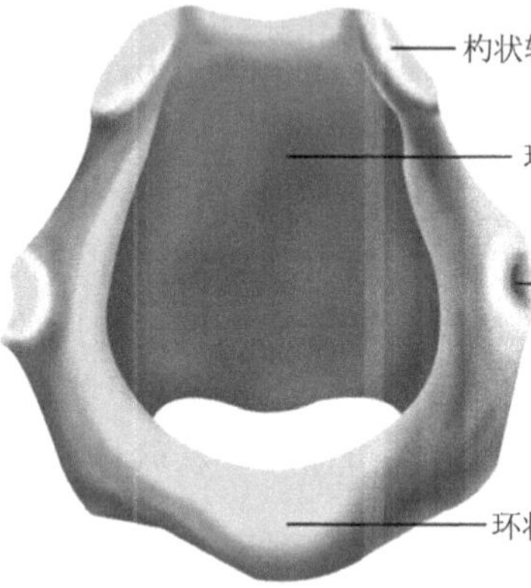

图 3-14 环状软骨正面观

(五)小角软骨

小角软骨是细小的软骨,位于杓状软骨顶端,居杓会厌襞后端。从表面观察该处黏膜较膨隆,称小角结节。

(六)楔状软骨

楔状软骨位于杓会厌襞内,小角软骨之前。可能缺如。

(七)麦粒软骨

麦粒软骨为纤维软骨。包裹于舌骨甲状侧韧带内。

在喉的软骨中,甲状软骨、环状软骨和杓状软骨的大部分为透明软骨,可发生骨化;会厌软骨、甲状软骨中央部、杓状软骨声带突和尖及籽状软骨为弹性软骨,其余均属纤维软骨,只发生钙化。甲状软骨于18岁即可开始出现骨化。最先发生于后下角,逐渐向上向前发展,两侧翼板的中央最后发生骨化。骨化程度男性较女性明显。环状软骨骨化无明显性别差异,多先自背板上缘开始,多不发展至下缘。杓状软骨亦可完全骨化,一般男性多于女性,两侧常对称发生。喉软骨对保存喉功能很重要,软骨表面均覆有软骨膜,喉软骨及软骨膜对癌向喉内发展有暂时性的限制作用,每一种保存喉功能的手术都应考虑保留甲状软骨和其他软骨。故研究喉癌对喉软骨侵犯的部位、范围,能为临床手术指示方向。

喉软骨的关节活动:喉软骨有两对关节,即一对环甲关节和一对环杓关节。

环甲关节:由甲状软骨下角内侧面的关节面与环状软骨弓板相接处外侧的关节面构成。此对关节是甲状软骨和环状软骨之间的两个共同支点,如两软骨前部的距离缩短,则后部的距离就有所增加,从而使环状软骨板后仰,附着于背板上的杓状软骨也随之后仰,使声带的张力增加,配合了声门的闭合。如环甲关节活动障碍,必将影响声带的弛张,使发声时声门裂不能紧闭,出现梭形缝隙。若一侧环甲关节活动障碍,或两侧活动不对称,在发声时,声门出现偏斜,后部偏向患侧或活动较差一侧。

环杓关节：由环状软骨板上部的关节面与杓状软骨底部的关节面构成。环杓关节是一对更为灵活的关节，对声门的开闭起重要作用，环杓关节的活动形式有两种：一种认为杓状软骨在环状软骨上活动，主要以其垂直轴为中心，向外或向内做回旋运动以开闭声门；另一种认为杓状软骨是沿着环状软骨背板两肩上的关节面呈上下、内外、前后滑动，两侧杓状软骨互相远离或接近以开闭声门。回旋运动和滑动两者是密切相关的。与此同时，杓状软骨还有一定程度的向内或向外偏跨的配合活动。

二、喉的韧带及膜

喉体的各软骨之间有纤维状韧带组织相连接，主要如下（图 3-15、图 3-16）。

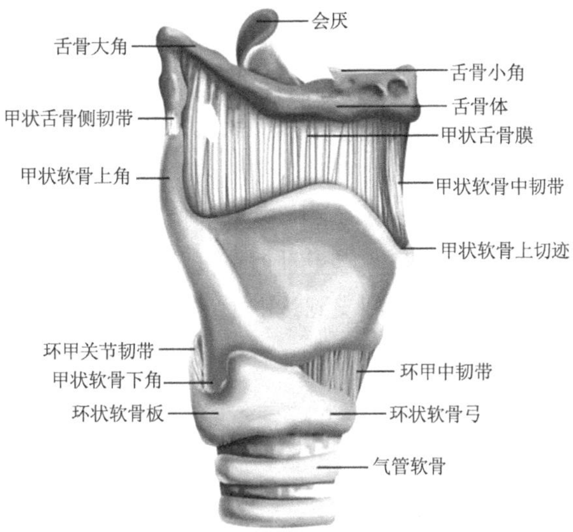

图 3-15　喉的韧带结构

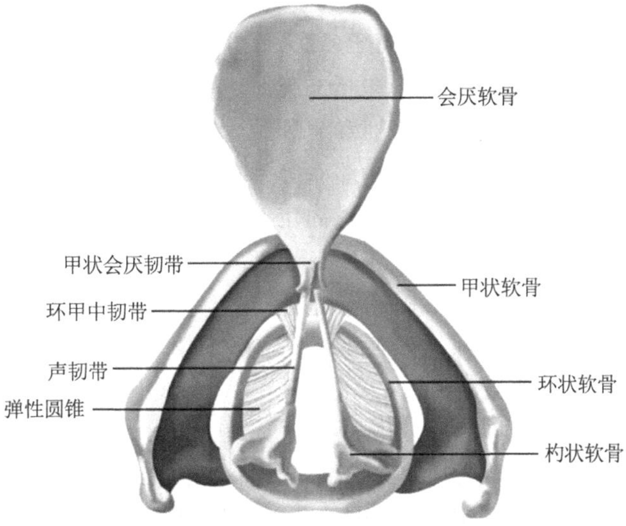

图 3-16　喉弹性圆锥

甲状舌骨膜为连接舌骨与甲状软骨上缘的薄膜，由弹性纤维组织构成。膜的中央部分增厚，名甲状舌骨中韧带，两侧较薄，有喉上神经内支及喉上动脉、静脉经此穿膜入喉。膜的后外侧缘增厚部分名甲状舌骨侧韧带。

喉弹性膜为一宽阔展开的弹性纤维组织，属喉黏膜固有层的一部分，分上、下两部。自喉入口以下至声韧带以上者为上部，较薄弱；在室襞边缘增厚的部分，名室韧带。室韧带前端附着于甲状软骨交角内面、声韧带附着处的上方，后端附着于杓状软骨前外侧面的中部。

下部为喉弹性圆锥，为一层坚韧而具弹性的结缔组织薄膜，其下缘分为两层，内层附着于环状软骨的下缘，外层附着于环状软骨的上缘。向上，此膜前方附于甲状软骨交角内面的近中间处，后附着于杓状软骨声带突，其上缘两侧各形成一游离缘，名声韧带（图 3-16）。在甲状软骨下缘与环状软骨弓上缘之间，弹性圆锥前部的、可伸缩的、裸露在两侧环甲肌之间的部分，名环甲膜，其中央增厚而坚韧的部分称环甲中韧带，为环甲膜切开术入喉之处。

甲状会厌韧带连接会厌下端与甲状软骨，由弹性纤维组成，厚而坚实。

舌会厌正中襞为自会厌舌面中央连接舌根的黏膜襞。其两侧各有舌会厌外侧襞。在舌会厌正中襞与外侧襞之间，左右各有一凹陷，称会厌谷。吞咽时流质及半流质食物常将其充满。也为易藏异物之处。

杓会厌襞自会厌两侧连向杓状软骨，构成喉入口的两侧缘。在此襞后外下方，每侧有一凹陷，名梨状隐窝，尖锐异物也易停留此处。喉上神经经此窝的前襞和底部，在黏膜下形成一斜向内下行走的襞，称喉上神经襞，然后分出细支到达喉上部。于梨状隐窝内涂抹表面麻醉剂可麻醉喉上神经，临床上常用。

环杓后韧带为环杓关节后面的纤维束。

环气管韧带为连接环状软骨下缘与第 1 气管环的纤维膜。

三、喉的肌肉

喉的肌肉分为喉外肌及喉内肌两组，均为横纹肌，除杓横肌为单块外，均成对存在。

（一）喉外肌

喉外肌将喉与周围结构相连，包括附着于颅底、舌骨、下颌骨、喉及胸骨的肌肉。以舌骨为中心可分为舌骨上肌群和舌骨下肌群。前者包括二腹肌、茎突舌骨肌、下颌舌骨肌和颏舌骨肌；后者包括胸骨舌骨肌、胸骨甲状肌、甲状舌骨肌和肩胛舌骨肌。其作用是使喉体上升或下降，同时使喉固定，并对吞咽、发声起辅助作用。咽中缩肌等舌骨上方的肌肉可使喉随舌骨上升而上升。发声时，则在胸骨甲状肌的共同作用下，当舌骨固定时，使甲状软骨向前、下方倾斜，从而增加声带的张力。

（二）喉内肌

喉内肌起点及止点均在喉部，收缩时使喉的有关软骨发生运动。依其功能分成以下 4 组（图 3-17、图 3-18）。

1.使声门张开

使声门张开的主要为环杓后肌。该肌起于环状软骨背面之浅凹，止于杓状软骨肌突之后部。环杓后肌收缩拉杓状软骨的肌突向内下方，声带突则向外转动，使声门开大，并使声带紧张。环杓后肌为喉内肌中唯一的外展肌，如两侧同时麻痹，则可能发生窒息。

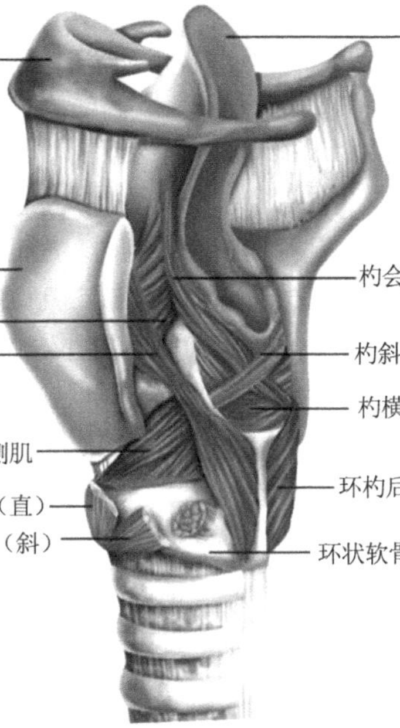

图 3-17　喉内肌

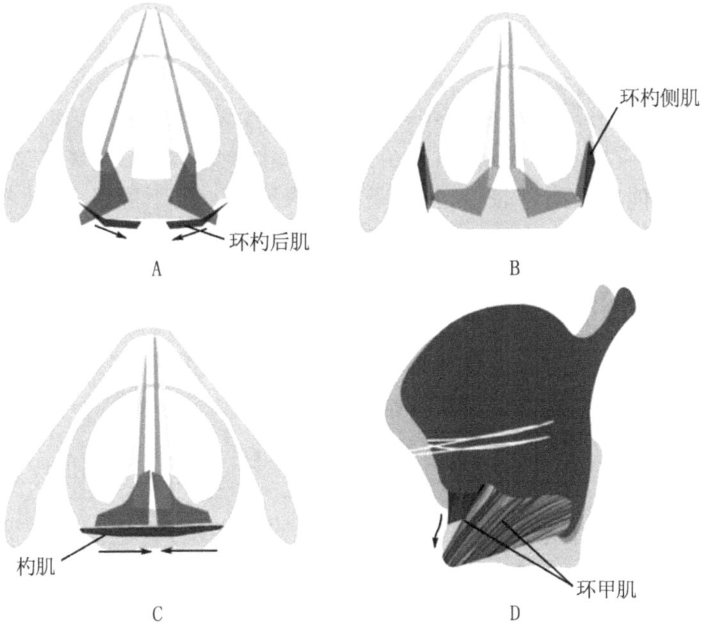

图 3-18　喉肌功能示意

A.环杓后肌收缩使声带外展，声门开大；B.环杓侧肌收缩时使声带内收，声门关闭；C.杓肌收缩亦使声带内收，声门关闭；D.环甲肌及甲杓肌收缩，使声带紧张

2.使声门关闭

使声门关闭的有环杓侧肌和杓肌。环杓侧肌紧贴在弹性圆锥的外面，外侧被甲状软骨所遮盖。其起于环状软骨弓两侧的上缘，向上、向后止于杓状软骨肌突的前面。收缩时，声带突内转，

向中央会合，使声带内收、声门裂的膜间部关闭，声带稍显弛缓，声门裂的后 1/3（软骨间部）则成三角形张开。杓肌为杓横肌和杓斜肌的合称。杓横肌起于一侧杓状软骨后外侧缘，止于对侧杓状软骨后外侧缘；杓斜肌成 X 形位于杓横肌后方，起于一侧杓状软骨肌突，止于对侧杓状软骨顶端。杓肌收缩时使两块杓状软骨靠拢，以闭合声门裂后部。

3.使声带紧张和松弛

使声带紧张和松弛的有环甲肌和甲杓肌。环甲肌起于环状软骨弓的前外侧，向上止于甲状软骨下缘。该肌收缩时甲状软骨和环状软骨弓接近，以环甲关节为支点，增加杓状软骨和甲状软骨之间的距离，将甲杓肌拉紧，使声带紧张度增加，并略有使声带内收的作用。也有人认为：当发声时，环咽肌收缩，使环状软骨在脊柱前固定不动，而甲状软骨下缘向环状软骨弓接近；当吞咽时，环状软骨弓向甲状软骨下缘靠近。甲杓肌包括由甲状软骨至杓状软骨的所有肌纤维，起自甲状软骨板交角的内面及环甲中韧带，止于两处：其一止于声韧带及声带突的部分，名甲杓肌内侧部或声带部（也称声带肌或甲杓内肌）；其二止于杓状软骨外侧缘和肌突前内侧的部分，名甲杓肌外侧部，也称甲杓侧肌。甲杓肌收缩时使杓状软骨内转，以缩短声带（使声带松弛）及兼使声门裂关闭。甲杓肌、声韧带及其黏膜组成声带，发声的音调与甲杓肌等的紧张度有关。

4.使会厌活动的肌群

使会厌活动的肌群主要有杓会厌肌和甲状会厌肌。杓会厌肌为一部分杓斜肌绕杓状软骨顶部延展至杓会厌襞而成。该肌收缩使喉入口收窄。甲状会厌肌为甲杓肌一部分延展于声带突及杓状软骨之外侧缘达杓会厌襞及会厌软骨外侧缘而成，收缩使喉入口扩大。

四、喉的黏膜

喉黏膜由上皮层和固有层两层组成，喉弹性膜是固有层的一部分。

喉黏膜与喉咽及气管的黏膜相连续，在会厌喉面、小角软骨、楔状软骨及声带表面的黏膜表层与深层附着甚紧，其他各处附着较松，特别是杓会厌襞及声门下腔最松，故易发生肿胀或水肿。喉黏膜极为敏感，受异物刺激可引起咳嗽，将异物咳出。在声带、杓状软骨间切迹、会厌的舌面与部分喉面、部分的杓会厌襞，以及室襞的游离缘等处属复层鳞状上皮，其余各处属纤毛柱状上皮，与气管黏膜相同。

除声带游离缘外，喉黏膜内有大量混合性腺体，特别在会厌根部的舌面，杓会厌襞的前缘和喉室小囊等处更为丰富，分泌黏液以润滑声带。

五、喉腔

喉腔是由喉支架围成的管状腔，上与喉咽腔相通，下与气管相连。以声带为界，将喉腔分为声门上区，声门区和声门下区三部（图 3-19）。

1.声门上区

声门上区位于声带上缘以上，其上口呈三角形，称喉入口，由会厌游离缘，杓会厌襞和位于此襞内的楔状软骨，小角结节及杓状软骨间切迹所围成。声门上区之前壁为会厌软骨，二侧壁为杓会厌襞，后壁为杓状软骨。介于喉入口与室带之间者，又称喉前庭，上宽下窄，前壁较后壁长。

（1）室带：亦称假声带，左右各一，位于声带上方，与声带平行，由黏膜、喉腺、室韧带及少量肌纤维组成，外观呈淡红色。前端起于甲状软骨板交角内面，后端止于杓状软骨前面。室带厚约

4 mm，男性长 18 mm，女性长 14 mm。发声时边缘呈凸面向上的弧形，喉入口开大，黏液流出，使声带润滑；呼吸时边缘展直，喉室入口成窄隙状。

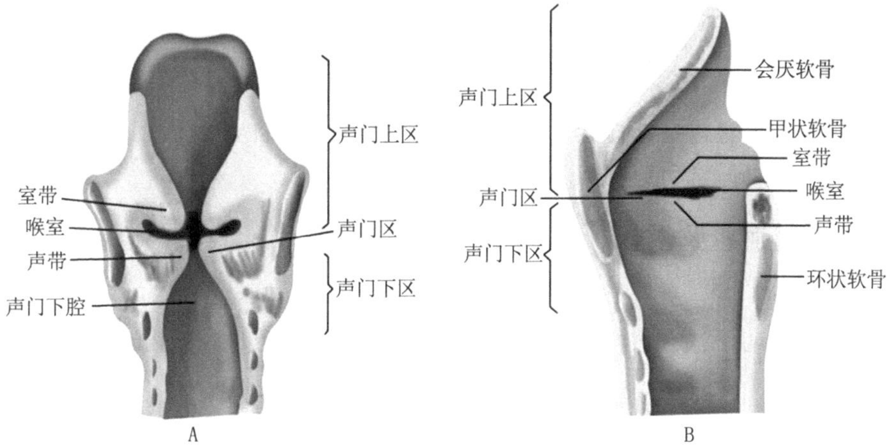

图 3-19 喉腔的分区

A.喉的额状切面后面观；B.喉的矢状切面内面观

（2）喉室：位于声带和室带之间，开口呈椭圆形的腔隙，其前端向上向外延展成一小憩室，名喉室小囊或喉室附部，属喉囊退化的残余部分，其大小和范围具有个体和年龄差异。此处有黏液腺，分泌黏液，润滑声带。

声门上区又可分为两个亚区：上喉区和上喉区以外的声门上区。前者包括舌骨上会厌舌面，两侧杓会厌襞。后者包括舌骨下会厌喉面、室带及喉室。

2.声门区

声门区位于声带之间，包括两侧声带、前连合、杓状软骨和后连合。

声带：位于室带下方，左右各一，由声韧带、声带肌和膜组成。在间接喉镜下声带呈白色带状，边缘整齐。前端位于甲状软骨板交角的内面，两侧声带在此融合成声带腱称前连合。声带后端附着于杓状软骨的声带突，故可随声带突的运动而张开或闭合。声带张开时，出现一个等腰三角形的裂隙，称为声门裂，简称声门。空气由此进出，为喉最狭窄处。声门裂的前 2/3 介于两侧声韧带之间者称膜间部，后 1/3 介于两侧杓状软骨声带突之间者称为软骨间部，此部亦即所谓后连合。男性声带较女性长。成年男性的声带平均长度约为 21 mm，成年女性声带长度约为 17 mm。X 线拍片测量声带生理长度，则分别为成年男性平均 20 mm，成年女性 15 mm。日本平野实对尸体声带测量的结果：新生儿声带全长为 2.5～3.0 mm，膜部长 1.3～2.0 mm，软骨部长 1.0～1.4 mm，无性别差异。变声期声带因喉部迅速增大而被拉长，此时增长较多，并出现男大于女的差异。到 20 岁时，声带基本停止增长，男性全长 17～21 mm，女性为 11～15 mm；膜部男性长 14.5～18.0 mm，女性为 8.5～12.0 mm。软骨部男性长 2.5～3.5 mm，女性为 2～3 mm。

声带结构可分为上皮层、固有层和声带肌，由浅入深依次为：①上皮层，为复层鳞状上皮；②固有层浅层，又称任克层（Reinker layer），为疏松结缔组织；③弹力纤维层；④胶原纤维层；第 3、4 层构成固有层深层即声韧带；⑤肌肉层，即声带肌。声带肌的肌束纤维走行与人体其他部位肌束纤维走行不同，它有纵、横、斜三向走行。平野实（1981）将 5 层结构分为 3 部：第 1、2 层组成被覆层；第 3、4 层组成过渡层；第 5 层为体层（body）。声带在发声运动时，因环甲肌、声带肌的不同作用，各部由于不同声高、不同声强而产生不同形式的运动。发胸声时，声带肌收缩比环甲肌有力，声带本体部变硬及弹性增高，被覆层松弛，黏膜波明显。发假声时，声带肌不收缩或轻微收缩，而环甲肌用力收缩，因此声带本体部和被覆层都被动拉紧，保持同样张力，声带振动时黏膜波消失，上述现象在喉动态镜下可清楚观察到。

3.声门下区

声门下区为声带下缘以下至环状软骨下缘以上的喉腔，该腔上小下大。此区黏膜下组织疏松，炎症时容易发生水肿，常引起喉阻塞。

六、喉的神经、血管及淋巴

（一）喉的神经

喉的神经主要有两个：喉上神经和喉返神经，均为迷走神经的分支（图 3-20）。另还有交感神经。

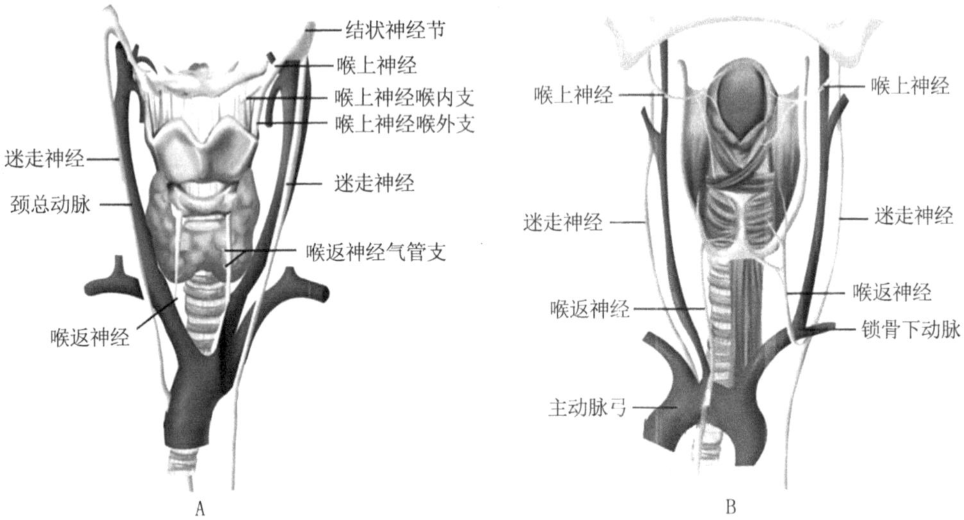

图 3-20　**喉的神经**

A.正面观；B.背面观

1.喉上神经

喉上神经分为内、外两支。外支主要为运动神经，支配环甲肌及咽下缩肌，但也有感觉支穿过环甲膜分布至声带及声门下区前部的黏膜。内支主要为感觉神经，在喉上动脉的后方穿入甲状舌骨膜，分布于会厌谷、会厌、声门后部的声门裂上、下方，口咽，小部分喉咽及杓状软骨前面等处的黏膜。也可能有运动神经纤维支配杓肌。内支有分支与喉返神经的后支吻合。

喉上神经受损时，喉黏膜感觉丧失，由于环甲肌瘫痪，声带松弛，音调降低。

2.喉返神经

迷走神经下行后分出喉返神经，两侧径路不同。右侧在锁骨下动脉之前离开迷走神经，绕经该动脉的前、下、后，再折向上行，沿气管食管沟的前方上升，在环甲关节后方进入喉内；左侧径路较长，在迷走神经经过主动脉弓时离开迷走神经，绕主动脉弓部之前、下、后，然后沿气管食管沟上行，取与右侧相似的途径入喉。喉返神经主要为运动神经，但也有感觉支分布于声门下腔、气管、食管及一部分喉咽的黏膜。

喉返神经分支变异甚多，一般在环甲关节后面或内面分为前、后两支，但也常在环状软骨以下处进行喉外分支者。据北京市耳鼻咽喉科研究所解剖组的观察，喉返神经绝大多数在喉外即开始分支，但真正入喉者均为两支。后支进入环杓后肌，支配环杓后肌及杓肌，与喉上神经内支的分支吻合；前支在环甲关节后面上行进入环杓侧肌，支配除环甲肌、环杓后肌及杓肌以外的喉内各肌。总之，喉返神经（包括前、后支）乃支配除环甲肌以外的喉内各肌。有人认为，喉返神经也有运动神经纤维支配环甲肌。

喉返神经左侧径路较右侧长，故临床上受累机会也较多。单侧喉返神经损伤后出现短期声音嘶哑，若为双侧损伤则使声带外展受限，常有严重呼吸困难，需做气管切开。

3.交感神经

交感神经由颈上神经节发出的咽喉支，通过咽神经丛，分布到喉的腺体及血管。

（二）喉的血管

喉的血管来源有两个：一为甲状腺上动脉（来自颈外动脉）的喉上动脉和环甲动脉（喉中动脉）；一为甲状腺下动脉（来自锁骨下动脉）的喉下动脉。喉上动脉在喉返神经的前下方穿过甲状舌骨膜进入喉内。环甲动脉自环甲膜上部穿入喉内。喉下动脉随喉返神经于环甲关节后方进入喉内。静脉与动脉伴行，汇入甲状腺上、中、下静脉。

（三）喉的淋巴

喉腔各区的淋巴分布引流情况见图 3-21，其与喉癌的局部扩展及向颈部转移有密切关系。

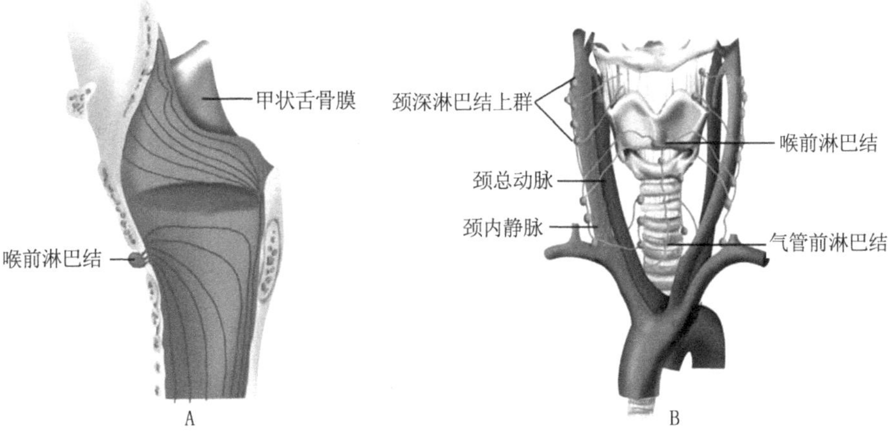

图 3-21　喉的淋巴

喉的淋巴分成两个高度分隔的系统，即浅层和深层淋巴系统。

1.浅层淋巴系统

浅层淋巴系统为喉的黏膜内系统，左右互相交通。

2.深层淋巴系统

深层淋巴系统为喉的黏膜下系统，左右互不交通。声门区几乎没有深层淋巴组织，故将声门上区和声门下区的淋巴系统隔开，又因左右彼此互不交通，故喉的深层淋巴系统可分成 4 个互相分隔的区域：即左声门上，左声门下，右声门上及右声门下。婴儿和儿童淋巴管更发达，既稠密又粗大。随着年龄的增长，喉的淋巴组织有某种程度的退化。

喉腔各区的淋巴分布引流情况：①声门上区，淋巴组织最丰富，淋巴管稠密而粗大。除喉室外，此区的毛细淋巴管在杓会厌襞的前部集合成一束淋巴管，穿过梨状窝前壁，向前向外穿行，伴随喉上血管束穿过甲状舌骨膜离喉；多数（约 98%）引流至颈总动脉分叉部和颈深上淋巴结群，少数（约 2%）引流入较低的淋巴结群和副神经淋巴结群。喉室的淋巴管穿过同侧的环甲膜、甲状腺进入颈深中淋巴结群（喉前、气管旁、气管前和甲状腺前淋巴结）和颈深下淋巴结群。②声门区，声带几乎无深层淋巴系统，只有在声带游离缘有稀少纤细的淋巴管，故声带癌的转移率极低。③声门下区，较声门上区稀少，亦较纤细。可分为两部分：一部分通过环甲膜中部进入喉前淋巴结和气管前淋巴结（常在甲状腺峡部附近），然后汇入颈深中淋巴结群；另一部分在甲状软骨下角附近穿过环气管韧带和膜汇入颈深下淋巴结群、锁骨下、气管旁和气管食管淋巴结群。

环状软骨附近的声门下淋巴系统收集来自左右两侧的淋巴管，然后汇入两侧颈深淋巴结群。故声门下癌有向对侧转移的倾向。

七、喉的间隙

喉有 3 个间隙，即会厌前间隙、声门旁间隙和任克间隙。这些间隙与喉癌的扩展有密切关系。

（一）会厌前间隙

此间隙形如倒置的锥体，上宽下窄，位于会厌之前，可分为上、前和后界。

1.上界

上界为舌骨会厌韧带，此韧带表面有黏膜被覆，构成会厌谷之底部。

2.前界

前界为舌骨甲状膜和甲状软骨翼板前上部。

3.后界

后界为舌骨平面以下的会厌软骨。

会厌前间隙内充满脂肪组织。会厌软骨下部有多个穿行血管和神经的小孔和会厌前间隙相通，故会厌癌易循这些小孔向该间隙扩展。有学者认为，由于会厌软骨下部和会厌柄甚窄，故会厌前间隙的后界不仅有会厌软骨（构成后界的中部），且有左右两侧之方形膜构成后界之两侧部分。因此，会厌前间隙不仅在会厌之前，亦包绕在会厌之两侧，故建议此间隙应称为会厌周围间隙，更为确切。

（二）声门旁间隙

声门旁间隙左右各一，位于甲状软骨翼板内膜和甲杓肌之间，上和会厌前间隙相通。有前外、内、内下和后界（图 3-22）。

1.前外界

前外界为甲状软骨翼板前部内膜。

2.内界

内界为喉弹性膜之上部、喉室、甲杓肌。

3.内下界

内下界为弹力圆锥。

4.后界

后界为梨状窝内壁黏膜转折处。

该间隙狭长，上通会厌前间隙，下达三角形膜。有学者通过 100 例的整喉连续切片，观察了该间隙特点，建议以喉室外下角水平假想线为界，将该间隙分为上、下两个部分。上部属声门上区，下部属声门区。声门上癌常通过会厌前间隙发展到声门旁间隙，再经声门旁间隙发展至声门区。贯声门癌亦易向深层浸润侵及此间隙；由于此间隙位处喉的深层，故临床不易诊断。该间隙受侵犯常是喉部分切除术失败的原因。

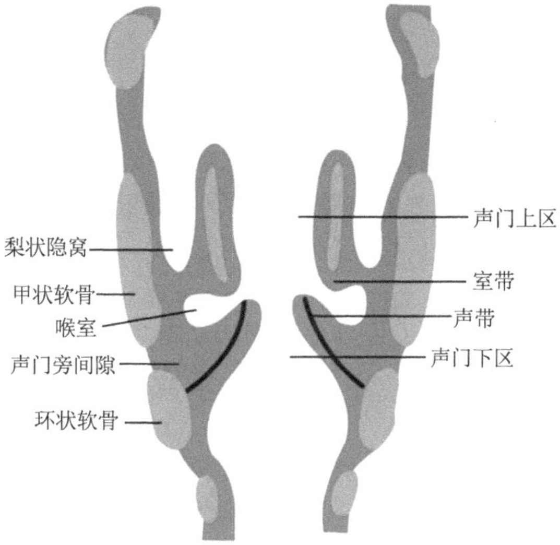

图 3-22　声门旁间隙

（三）任克间隙

任克间隙是潜在性的微小间隙，左右各一。位于声带游离上皮下层和声韧带之间，占声带游离缘之全长。正常时该间隙难以辨认，炎症时上皮下层水肿，该间隙扩大。声带息肉即形成于此。

（王艳玲）

第三节　咽喉的生理学

一、咽的生理学

咽为呼吸和消化的共同通道，除呼吸、吞咽功能外，还具有协助构音、保护和咽淋巴环的免疫等重要功能。

（一）呼吸功能

正常呼吸时空气经由鼻咽、口咽、喉咽、气管支气管进到肺部，由于鼻黏膜具有血管丰富的海绵状组织，经鼻吸入的空气时，其气温已接近体温，湿度已达75%饱和点。虽然咽部黏膜的黏液腺和杯状细胞的分泌唾液等也能湿润吸入的空气，但与鼻黏膜相比，咽对吸入空气的调温、调湿作用相对较弱。同时鼻咽黏膜为柱状纤毛上皮，含有杯状细胞，黏膜表面黏液毯与鼻腔黏膜黏液毯连成一片，有较强的黏稠性，对吸入气流中的尘粒、细菌等有吸附作用；黏液毯中的溶菌酶，具有抑制与溶解细菌的作用；上皮的纤毛运动将黏液毯不断推向口咽，使黏液被咽下或吐出，由此保持对吸入空气的滤过、清洁作用。

(二)言语形成

咽腔为共鸣腔之一,发音时,咽腔和口腔可改变形状,产生共鸣,使声音清晰、和谐悦耳,并由软腭、口、舌、唇、齿等协同作用,构成各种语音。正常的咽部结构及发音时对咽部形态大小的相应调整,对清晰、和谐的发音起重要作用。

(三)防御保护功能

防御保护功能主要通过咽的吞咽、呕吐反射来完成。吞咽时,通过吞咽反射可封闭鼻咽和喉,避免食物反流入鼻腔或吸入气管;但当异物或有害物质接触咽部时,诱发咽反射则发生恶心、呕吐,有利于排出异物及有害物质。来自鼻腔、鼻窦、下呼吸道的正常或病理性分泌物,或借咽的反射功能吐出,或咽下由胃酸将其中的微生物消灭。

(四)调节中耳气压功能

咽鼓管咽口的开放,与咽肌的运动,尤其是吞咽运动密切相关。吞咽动作不断进行,咽鼓管不断随之启闭,以维持中耳内气压与外界大气压平衡,这是保持正常听力的重要条件之一。

(五)扁桃体的免疫功能

人类的扁桃体、淋巴结、消化道集合淋巴小结和阑尾等均属末梢免疫器官,扁桃体生发中心含有各种吞噬细胞,可吞噬消灭各种病原体。同时,扁桃体可以产生多种具有天然免疫力的细胞和抗体,如T淋巴细胞、B淋巴细胞、吞噬细胞及免疫球蛋白等,可以清除、消灭从血液、淋巴或组织等途径侵入机体的有害物质。

出生时扁桃体尚无生发中心,随着年龄增长,免疫功能逐渐活跃,特别是3～5岁时,因接触外界变应原的机会较多,扁桃体显著增大,此时的扁桃体肥大应视为正常生理现象。成年后,扁桃体的免疫活动趋于减退,体积逐渐缩小。

(六)吞咽功能

吞咽动作是由许多肌肉参与的反射性协同运动。吞咽时使食物进入消化道,吞咽过程可分为三期:即口腔期、咽腔期和食管期。吞咽动作一经发动即不能中止。吞咽中枢位于延髓的网状结构内,靠近迷走神经核。参与吞咽反射的传入神经包括来自软腭、咽后壁、会厌和食管等处的脑神经传入纤维。

二、喉的生理学

喉是发声器官,又是呼吸道的门户。其主要功能是呼吸、发声、保护和吞咽。

(一)呼吸功能

喉部不仅是呼吸空气的通道,其对气体交换的调节亦有一定作用。声门为喉腔最狭窄处,通过声带的运动可改变其大小。平静呼吸时,声带位于轻外展位(声门裂大小约13.5 mm)。吸气时声门稍增宽,呼气时声门稍变窄。剧烈运动时,声带极度外展,声门大开(声门裂宽度约为19 mm),使气流阻力降至最小。呼出空气时受到阻力,可以增加肺泡内压力,有利于肺泡与血液中的气体交换。血液的pH及二氧化碳分压可以影响声门的大小,因此,喉对肺泡的换气及保持体液酸碱的平衡也有辅助作用。

喉黏膜内存在化学感受器,当它受到刺激时,反射性地影响脑干呼吸中枢控制呼吸功能,当喉黏膜受氨气和烟雾等刺激时,可反射性地使呼吸减慢变深。这些化学感受器是由脱髓鞘的传入神经纤维支配,经喉返神经传入中枢。

肺的传入神经系统可以反射性影响喉的肌肉运动,因而影响呼吸功能。如支气管和细支气管壁的黏膜上皮内有肺刺激感受器。当它们受到化学刺激物的刺激时，可激活小的有髓鞘的迷走神经传入纤维，传入中枢，通过疑核运动神经元，激活喉运动神经元，控制喉内收肌及外展肌的活动，达到呼气时增加喉阻力，吸气时降低喉阻力。

（二）发声功能

正常人在发声时，先吸入空气，然后将声带内收，拉紧，并控制呼气。自肺部呼出的气流冲动靠拢的声带使之振动即发出声音。声音的强度决定于呼气时的声门下压力和声门的阻力。声调决定于振动时声带的长度、张力、质量和位置。至少有 40 条肌肉参与了发声。

喉部发出的声音称为基音，受咽、口、鼻，鼻窦（共称上共鸣腔）、气管和肺（共称下共鸣腔）等器官的共鸣作用而增强和使之发生变化，成为日常听到的声音。

喉的发声机制：根据空气动力-肌弹力学说，声音的产生决定于呼出气流的压力与喉内肌肉的弹性组织力量之间的互相平衡作用；这种平衡作用的变动，可以改变声调、声强及音质。发声时，先吸气，使声带外展到中间位或外侧位。开始呼气时喉内收肌收缩，两侧声带互相靠近，以对抗呼出气流的力量，使二者平衡。当声门逐渐缩小时，呼出气流的速度会逐步加快。因为声带之间气流速度增快，则声带之间的气体压力会随之降低，这就是 Bernonlli 效应。由于在声带之间形成了相对真空，双侧声带被牵拉接近，一旦声带靠拢在一起，完全阻塞气道，声门下方的气体压力增加，直到压力增加到足以使声门开放为止。当声门开放，声门下压力降低，声带因弹性及 Bernonlli 效应而回复关闭，这种现象重复得非常快，形成一个人声音的基本频率，重复得愈快，声调愈高，反之亦然。

（三）保护功能

喉的杓会厌襞、室带和声带，类似瓣状组织，具有括约肌作用，能发挥保护下呼吸道的功能。杓会厌襞含有甲杓肌及杓间肌纤维，当它收缩时会关闭喉入口，可以防止食物、呕吐物及其他异物落入呼吸道。喉室带的下面平坦，上面则成斜坡状。当室韧带外侧的肌纤维收缩时，室带内缘可以相互接触，关闭喉的第 2 个入口，因其上斜、下平的外形，喉室带也有活瓣的作用，气流易进难出，在咳嗽反射时，室带关闭迅速，为时短暂；但在固定胸部时，动作缓慢，关闭持久。室带的主要功能为增加胸腔内压力，完成咳嗽及喷嚏动作，大小便、呕吐、分娩及举重时，要求固定胸部升高腹腔压力，此时室带的括约肌作用极为重要。切除声带之后、室带的作用更显出重要性。声带上面平坦，下面呈斜面，可阻碍空气进入，当声门下气压升高时，易使声门开放，空气难进易出，与喉室带作用相反。声带关闭可以抵抗咽腔内气压 13 kPa，而使空气不能进入。两侧声带接近后在其下方形成圆拱形轮廓，两侧室带接近后在其下方形成形态相似方向相反的圆拱形轮廓，使闭合的声门区不致为自上而下或自下而上的气流所冲开。声带和室带对气流的阻抗能力大小不同，声带抵抗自上而下的气流冲开声门的能力可数倍于室带抵抗气流自下向上冲开声门的能力，故喉阻塞时呼吸困难以吸气性呼吸困难为主。声带的括约肌作用，组成第 3 道防线。

（四）吞咽功能

吞咽时，喉头上升，喉入口关闭，呼吸受抑制，咽及食管入口开放。这是一个复杂的反射动作。食物到达下咽部时，刺激黏膜内的阈值的机械感受器，冲动经咽丛、舌咽神经和迷走神经的传入纤维到达延髓的孤束核，继至脑干的网状系统和疑核。疑核通过传出神经纤维，使内收肌收缩，同时抑制环杓后肌的活动，使声门紧闭，声带拉紧；而脑干的网状系统抑制吸气神经元，使呼吸暂停；如果食物进入喉的入口（常发生于婴儿）则会刺激喉上区域黏膜的感受器而增强这种反射。

喉外肌亦参与吞咽反射，正常吞咽时，由于甲舌肌的收缩和环咽肌的松弛，使甲状软骨与舌骨接近，喉头抬高。

通过X线观察，当食团积聚于会厌上时，喉和舌骨向上，同时舌骨旋转，其大角呈水平位，使会厌倒向咽后壁，阻止食物外溢；在吞咽时，随着食团向下移动，舌骨体更向甲状软骨靠近，此时喉腔前后径约为平静呼吸时的1/3。喉关闭运动的最后动作是位于食团通道中的会厌突然下降，关闭喉入口。

（五）喉的循环反射系统

主动脉的压力感受器的传入纤维，经过喉的深部组织、交通支、喉返神经感觉支，传至中枢神经，形成反射弧。喉内这些神经如果受到刺激则会减慢心率或出现心律不齐，喉内表面麻醉，不会消除这种反射，因为神经纤维位置深；但当施行气管插管和喉、气管支气管镜检查使喉部扩张时，则会引起这一反射，此反射可用阿托品抑制。

除上述功能外，喉部可通过关闭声门，提高腹腔和胸腔的压力来完成咳嗽、呕吐、排便、分娩和上肢用力的动作。正常吸气时，负压增大，便于静脉血流回心脏；呼气时，正压加大，便于动脉血流出心脏。吸气性呼吸困难时，静脉回流受阻，头颈部静脉扩张，可致发绀。

（六）情绪表达作用

喉对情绪表现有关，如哭泣、号叫、呻吟、惊叹、大笑等，均可因喉的合作而表现，没有喉的合作，仅依赖面部的表情与手势，极难表达生动的情绪。

（王东海）

第四章　耳鼻咽喉疾病的常见症状

第一节　耳部疾病的常见症状

一、耳痛

耳痛为一常见症状，一般有跳痛、压迫性胀痛、针刺样痛、刀割样痛、撕裂痛、牵拉痛等。疼痛可以呈阵发性、间歇性或持续性。依据病因分类如下。

(一)原发性耳痛

1.外耳

耳软骨膜炎、耳郭冻伤、外耳道异物、外耳道疖、外伤、急性弥漫性外耳道炎、坏死性外耳道炎等。

2.中耳

鼓膜外伤、大疱性鼓膜炎、急性化脓性中耳炎、损伤性中耳炎、中耳癌等。

(二)继发性耳痛

1.耳周淋巴结炎、颈部转移瘤等

耳周淋巴结炎、颈部转移瘤等刺激耳大神经、枕小神经引起耳痛。

2.颞下颌关节及其附近组织疾病

如颞下颌关节炎、腮腺炎等，通过耳颞神经引起耳痛。

3.口腔和鼻部疾病

如鼻-鼻旁窦炎、上颌窦肿瘤、龋齿、牙周炎、舌前2/3溃疡和肿瘤、口底肿瘤等，均可通过三叉神经耳颞支引起反射性耳痛。

4.咽部疾病

如扁桃体术后、咽部肿瘤、咽部脓肿、咽部溃疡等，舌咽神经受累，传至鼓室丛引起反射性耳痛。

5.喉部疾病

如喉结核、喉癌、喉软骨膜炎等，通过喉上神经、迷走神经耳支引起反射性耳痛。

(三)神经性耳痛

较常见的为膝神经节病毒感染引起耳带状疱疹，如病毒性神经炎，受累神经的走行部位发生剧烈疼痛，其次舌咽神经痛发作时也常伴有耳痛。

二、耳鸣

耳鸣是指患者耳内或头内有声音的主观感觉，但其体外环境中并无相应声源，是听觉功能紊乱所致的一种常见症状。是一种在没有外界声、电刺激条件下，人耳主观感受到的声音。耳鸣在听觉中枢的主要机制是听神经纤维与各级中枢神经元自发放电节律失常。

长期以来，耳鸣常被分为主观性耳鸣和客观性耳鸣两类，前者指耳鸣的声音仅能被患者自己感觉到，而不为检查者所听到；后者指患者和检查者都可听到耳鸣的声音，部分肌源性患者在鼻内镜下可观察到耳鸣和肌肉收缩一致。因耳鸣是患者的一种主观症状，并不单纯取决于耳鸣患者的病理生理状态，故“主观性耳鸣”“客观性耳鸣”的分类法在临床上的使用价值有其局限性。按病变部位则可将耳鸣分为耳源性耳鸣和非耳源性耳鸣，前者由听觉系统内的病变引起，后者则由听觉系统以外的疾病如贫血、高血压等引起。按病因则可分为生理性耳鸣和病理性耳鸣，前者为在正常生理状态下，处于安静环境时听到身体内部器官、脏器维持其自然活动状态和血液流动时动脉受压所产生的脉动性声音或呼吸声、咽鼓管开放的声音等，后者则为外界机械性、感染性、噪声、慢性药物性等引起的耳鸣。

三、耳漏

耳漏又称耳溢液，外耳道有异常的液体积存或外流，是耳病常见症状。可根据耳漏的性质、色泽和气味、化验结果等进行分析，确定诊断。耳漏的性质随疾病的不同而异，同一疾病的不同阶段又可相互转化。

（一）浆液性

浆液性耳漏如外耳道湿疹、变应性中耳炎等，浆液性炎性渗出。

（二）黏液性

分泌性中耳炎时，黏液腺分泌亢进，渗出液中黏液成分增多，含有黏液素，可拉成细丝。

（三）脓性

耳疖、弥漫性外耳道炎、化脓性腮腺炎向外耳道破溃、化脓性中耳炎急性期。

（四）水样

清水样耳漏，多为脑脊液耳漏，或来自前庭外淋巴。先天性缺损、蜗窗或前庭窗破裂、颅底骨折可致。

（五）脂性

外耳道皮肤耵聍腺分泌量过多，呈油脂性，为正常生理现象。状如臭豆腐白色成团的为胆脂瘤。

（六）血性

血性耳漏见于鼓膜外伤、颞骨骨折、大疱性鼓膜炎、颈静脉球瘤、中耳癌等。

四、耳聋

一般将听力损失统称为耳聋。耳聋的病因与临床特征极其复杂，耳聋可能是一种独特的疾病，也可能是许多外耳、中耳、内耳疾病，以及邻近器官或全身疾病在听觉系统的表现、反映或症状。

耳聋可按病变的性质分为器质性聋、功能性聋及伪聋三类。按发病的时间特点可分为突发性聋、进行性聋和波动性聋。通常多按病变部位分为传导性聋、感音神经性聋与混合性聋三类。

(一)传导性聋

传导性聋的病变主要在外耳与中耳，由外耳道或中耳传音装置发生障碍影响声波传导所致。传导性聋的骨导听力基本属正常范围，可出现自听增强等症状。

(二)感音神经性聋

病变位于 Corti 器的毛细胞、听神经或各级听中枢，则对声音感受及神经冲动传导等发生障碍，因而引起感音神经性聋，并常有重振现象。病变位于听神经及其传导路径者称神经性聋(蜗后性聋)，病变发生于大脑皮质听中枢者称中枢性聋。

(三)混合性聋

混合性聋是由于传音系统和感音神经系统均受损害，根据病变部位不同及侵犯程度不同，可以表现以传音为主或以感音为主的混合性聋。混合性聋发生于既有外耳和/或中耳病变，又有 Corti 器毛细胞或听神经病变而引起的同时具有传导性聋与感音神经性聋者，例如，长期患慢性化脓性中耳炎者，既有因鼓膜穿孔、听小骨破坏所致的传导性聋，又可因长期毒素吸收、损伤耳蜗毛细胞而引起感音性聋。

(四)伪聋

伪聋又称诈聋，指的是听觉系统无病而自称失去听觉，对声音不做应答的表现。或者是听力仅有轻微损害，有意夸大其听力损失程度者。伪聋的动机很复杂，表现多样。客观听力检查法如声导抗、听觉诱发电位及耳声发射等能准确识别，但确诊前有必要与功能性聋鉴别。

(五)功能性聋

功能性聋又称精神性聋或癔症性聋，属非器质性聋。患者常有精神心理创伤史，表现为单侧或双侧听力突然严重丧失，无耳鸣或眩晕，可突然治愈或经暗示治疗而快速恢复。

五、共济失调

共济失调是指在肌张力正常情况下出现的运动协调障碍，即随意运动幅度及协调发生紊乱，以致不能维持躯体姿势与平衡。检查时，首先要排除肌肉瘫痪和视觉调节障碍所导致的共济失调。试验包括 Romberg 试验、轮替试验、指鼻试验、踏步试验、闭目行走试验等。临床上有以下几种共济失调。

(一)感觉性共济失调

感觉性共济失调指躯体、四肢有深部感觉障碍，不能向中枢传入信息反映躯体位置。其特征是睁眼时症状不明显，闭眼或在黑暗中加重，下肢症状明显。发生的病因有周围神经变性、后根病变、后束病变、脑干病变、脑血管病变、顶叶损害等。

(二)前庭性共济失调

前庭性共济失调指的是因前庭性障碍引起共济失调，患者出现站立不稳、眩晕、眼震、失去平衡，但无肢体运动障碍。其损害可能在内耳迷路、前庭核或中枢。

(三)小脑性共济失调

小脑性共济失调指小脑各传出、传入神经遭受破坏，出现平衡障碍，站立、步态不稳，肢体共济失调，出现辨距困难、轮替试验障碍、运动起止延迟和连续运动障碍，有小脑性眼震。

(四)混合性共济失调

混合性共济失调指的是几种原因引起的共济失调并存。

六、眩晕

眩晕是一种运动性或位置性幻觉，是指患者感到自身或外界静止的景物沿一定方向与平面旋转、摇摆或漂浮感，是空间定向感觉障碍，多在周围或中枢前庭系突然发生病变时产生，是临床上常见的症状之一。依发病部位将眩晕分为以下几种。

(一)中枢性眩晕

发病缓慢，多为左右摇晃、上下浮动感，呈进行性，持续时间较长，可达 10 天以上，发作与头位变化无关，一般不伴有耳鸣及听力减退，常有各种不同类型的眼震和其他中枢系统损害的症状，如听神经瘤、小脑肿瘤等。

(二)耳源性眩晕

常突然发病，感觉自身及周围景物旋转或摇摆，头位改变时加重，持续时间短，数十分钟到数小时不等，常伴耳鸣、听力减退，多有水平性眼震，常伴有恶心、呕吐等自主神经症状，有自行缓解和反复发作倾向，如梅尼埃病、迷路炎、耳毒性药物中毒等。

(三)全身疾病性眩晕

表现不一，有的为漂浮感，有的为麻木感，或感倾斜及直线晃动等，可见于高血压、严重贫血、心脏病、脑外伤后遗症、低血糖、神经官能症、颈源性眩晕、眼性眩晕等。

(刘建光)

第二节　鼻部疾病的常见症状

一、鼻塞

鼻塞即经鼻通气不畅，鼻塞可分为完全或部分阻塞、交替性、体位性、间歇性、进行性加重和持续性。有单、双侧之分。

持续性鼻塞在新生儿需考虑先天性后鼻孔闭锁；儿童持续性鼻塞多为腺样体肥大所致，可出现所谓“腺样体面容”，单侧多见于异物或肿瘤；极少数为鼻咽部畸胎瘤。成人见于鼻息肉、肥厚性鼻炎、鼻中隔偏曲等；单侧且进行性加重者多为鼻肿瘤，若伴有血性鼻涕者，应警惕恶性肿瘤的可能。交替性鼻塞见于急性鼻炎及慢性单纯性鼻炎。间歇性鼻塞多见于血管舒缩性鼻炎或变应性鼻炎。

全身性疾病如甲状腺功能减退、糖尿病等内分泌功能紊乱性疾病，全身血管舒缩失调及长期服用降压药等也可引起鼻塞。此类疾病的治疗应以治疗原发病为主。

二、鼻漏

鼻漏是指鼻分泌物过多从前、后鼻孔流出的现象。在正常情况下，鼻黏膜的腺体如浆液腺、黏液腺、杯状细胞和嗅腺都会产生少量黏液，以维持鼻腔黏膜纤毛运动，调节吸入空气的温度和湿度。当鼻部有病变时,分泌物的量和性质均可发生变化。

(一)水性鼻漏

水性鼻漏分泌物稀薄,呈透明清水样,为血管渗出液及黏液混合分泌物,多见于急性鼻炎早期、变应性鼻炎发作期。前者分泌物中含有脱落上皮细胞、黏蛋白、少数红细胞;后者则含有嗜酸性粒细胞和少量黏蛋白。脑脊液鼻漏亦呈水样,无黏性,检测含葡萄糖在 1.7 mmol/L 以上即可确诊。

(二)黏液性鼻漏

黏液性鼻漏呈半透明状,内含黏蛋白。常见于慢性鼻炎和慢性鼻-鼻旁窦炎。

(三)黏脓性鼻漏

黏脓性鼻漏为黏液和脓的混合物,由细菌感染引起,较黏稠,脱落的黏膜上皮细胞及浸润的多形核白细胞为其主要成分。常见于急性鼻炎恢复期、慢性鼻-鼻旁窦炎。若牙源性上颌窦炎常为恶臭黄绿色脓性鼻漏。

(四)血性鼻漏

血性鼻漏即鼻分泌物中含有血液,常见于鼻真菌感染、外伤、异物及鼻腔、鼻窦、鼻咽肿瘤等。如有血性鼻漏应做鼻腔、鼻窦检查,必要时做全身检查,以明确出血部位及原因。

三、鼻出血

鼻出血原因甚多,既可为鼻腔局部疾病所致,也可为全身疾病在鼻部的表现。鼻出血多为单侧,亦可为双侧,出血量多少不一,轻者可鼻涕中带血,重者可引起失血性休克,多次反复出血则可导致贫血。

(一)局部原因

1.外伤

外力碰撞、儿童挖鼻等可导致外伤性鼻出血,根据出血多少采取不同的处理方法,轻者只需简单压迫或鼻腔填塞即可止血,重者如损伤大动脉或外伤形成假性动脉瘤破裂,可出现致死性鼻出血。

2.鼻中隔偏曲

鼻中隔偏曲多发生在嵴或矩状突附近或偏曲的凸面,因该处黏膜较薄,易受寒冷空气的影响。黏膜较干燥,以致破裂出血。偶有偏曲的凹面因黏膜干燥出血。鼻中隔穿孔也常鼻出血。

3.肿瘤

良性肿瘤如血管瘤,恶性如鼻腔鳞癌、鼻咽癌等均可导致鼻出血。

4.鼻腔鼻旁窦炎症

干燥性鼻炎、萎缩性鼻炎、急性鼻炎、真菌性鼻旁窦炎等常为少量鼻出血的病因。鼻腔结核、麻风及梅毒等,可因有黏膜糜烂、溃疡、肉芽或形成鼻中隔穿孔等引起出血。

5.气候因素

在高原地区,因相对湿度过低,气候干燥,引起鼻黏膜干燥结痂所致反复发作性鼻出血。

6.异物

异物多见于儿童,多为一侧性鼻出血。某些动物性鼻腔异物,如水蛭等,则可反复引起大量出血。

(二)全身因素

1.急性发热性传染病

如上呼吸道感染、流行性感冒、麻疹、猩红热、伤寒及腮腺炎等。多因高热,鼻黏膜剧烈充血、肿胀,以致毛细血管破裂出血,故一般鼻出血发生在发热期,量较少,出血部位多在鼻腔前段。

2.血液疾病

(1)凝血功能异常:如血友病,大量应用抗凝药物、纤维蛋白形成障碍,异常蛋白血症及结缔组织病等。

(2)血小板量或质的异常:如血小板减少性紫癜、白血病、再生障碍性贫血等。这种鼻出血乃因毛细血管壁受到损害改变所致,故一般属于渗透性出血,多为双侧性,呈筛眼状多处渗血,持续不断,汇成片状,血块收缩不佳。

3.循环系统疾病

(1)动脉压过高:如高血压、动脉硬化症、肾炎等,其他如用力过猛、情绪剧烈波动、气压急剧变化,均可因一时性动脉压升高而发生鼻出血。出血前可有头痛、头晕等预兆。出血来势甚猛,但又可突然停止。常为一侧性。急、慢性肾炎虽可发生鼻出血,但以萎缩肾及发生尿毒症时为显著。

(2)静脉压增高:患慢性气管炎、肺气肿及肺源性心脏病者,当剧烈咳嗽或气喘发作时,鼻腔静脉曲张亦为鼻出血常见原因。出血部位多位于下鼻道后方的鼻咽静脉丛。其他如二尖瓣狭窄、纵隔肿瘤及上腔静脉高压患者亦常发生鼻出血。

4.维生素缺乏

(1)维生素 C 缺乏:维生素 C 缺乏可使血管壁的细胞间质胶原蛋白减少,血管脆性和通透性增加,因而易致出血。

(2)维生素 B_2 及维生素 P 缺乏:亦可引起鼻出血。

(3)维生素 K 缺乏:维生素 K 与凝血酶原形成有关,若缺乏维生素 K 则凝血酶原时间延长,易发生鼻出血。

5.肝脾疾病及风湿病

肝脾疾病及风湿病均可引起鼻出血,其中尤以肝硬化发生鼻出血者最常见。风湿热引起鼻出血者多见于小儿。

6.化学品及药物中毒

磷、汞、砷、苯等中毒可破坏造血系统的功能,引起鼻出血,长期服用水杨酸类药物,可致血内凝血酶原减少,以致手术后创面渗血。

7.内分泌失调

在月经前数天及月经期内,血中雌激素含量减少,鼻黏膜血管扩张,因此有少数妇女于月经期出现鼻出血。

8.遗传性出血性毛细血管扩张症

患者在鼻中隔前方、手指尖、鼻尖和舌尖等处,有小动脉及小静脉扩张现象,易反复发生鼻出血,常有家族性易出血史。

临床上有部分患者找不到鼻出血的确切病因,而鼻出血控制后不再出血,此类鼻出血称为特发性鼻出血。

四、嗅觉障碍

嗅觉是具有气味的微粒即嗅素随吸入气流进入鼻腔，接触嗅区黏膜，刺激嗅细胞产生神经冲动，经嗅神经、嗅球、嗅束传至皮层中枢所产生的感觉功能。人嗅觉通路的任何部位发生病变都会影响嗅觉功能，产生嗅觉障碍。

常见的嗅觉障碍有3种：嗅敏感度降低，也称为嗅觉减退或丧失；嗅觉过敏；嗅觉倒错。

（一）嗅觉减退或丧失

一般可分为呼吸性和感觉性两种。

1.呼吸性嗅觉减退或丧失

呼吸性嗅觉减退或丧失又可分为阻塞性和非阻塞性两种。前者如鼻甲肥大、鼻孔闭锁、鼻息肉、鼻肿瘤等原因，使携带嗅素的气流受阻，达不到嗅区所致；后者是鼻腔虽无阻塞但呼吸气流方向改变，不经嗅区所致；如气管切开或全喉切除术后等。此类情况在体格检查时容易找到原因。

2.感觉性嗅觉减退或消失

感觉性嗅觉减退或消失又可分为末梢性和中枢性两种。前者包括嗅黏膜嗅区神经末梢病变，如萎缩性鼻炎、中毒性嗅神经炎、有害气体损伤、老年性退变等。此类患者多有嗅觉同一反应，即用很强烈的气味可引起嗅觉，但患者不能分辨，认为是同一种气味。中枢性又称颅内型，多为颅底骨折、嗅沟脑膜瘤、基底脑膜炎、脑脓肿、脑血管疾病等所致。

（二）嗅觉过敏

患者对气味的敏感性增强，轻微的气味即感到极为强烈，难以忍受，甚至引起头痛、呕吐等，多为嗅神经炎、嗅神经退化的早期表现。此外，神经衰弱，妇女妊娠、月经时也可以出现嗅觉过敏。

（三）嗅觉倒错

甲种气味被嗅成乙种气味，香味被嗅成臭味时，称为嗅觉倒错。无气味感觉有气味时，称为幻嗅。常见于神经官能症、癫痫、神经分裂症，以及内分泌失调者。

五、鼻源性头痛

鼻源性头痛即由于鼻病所引起的头痛，一般分为感染性和非感染性。

（一）感染性鼻源性头痛

感染性鼻源性头痛常见于急性鼻-鼻旁窦炎，其头痛常有一定的部位和时间，如急性额窦炎晨起即额部头痛、逐渐加重，午后转轻；而急性上颌窦炎则晨起轻，午后眶下部疼痛加重；在低头弯腰、引起鼻黏膜充血时则头痛加重；而在鼻黏膜使用血管收缩药和表面麻醉药后，头痛可以减轻。

（二）非感染性鼻源性头痛

非感染性鼻源性头痛见于萎缩性鼻炎、鼻中隔偏曲及鼻腔鼻窦肿瘤等。

鼻源性头痛的特点为多具有鼻部症状，如鼻塞、流涕等；当去除鼻部因素，如使用表面麻醉药对鼻中隔骨棘接触下鼻甲黏膜进行麻醉时，头痛可以缓解。

（韩闯举）

第三节 咽部疾病的常见症状

咽症状主要由咽及其邻近器官的疾病引起，也可能是全身性疾病的局部表现，主要有咽痛、咽感觉异常、吞咽困难、声音异常及饮食反流等。

一、咽痛

咽痛是最常见的症状之一，可由咽部疾病或其邻近器官疾病引起，也可以是全身疾病的伴随症状。咽黏膜和淋巴组织的急、慢性炎症，咽部溃疡，咽部创伤（异物、擦伤、烫伤），特异性感染（结核、白喉），恶性肿瘤，茎突过长，以及某些全身疾病（白血病、单核细胞增多症）等，均可有咽痛，但疼痛的程度有差别。剧烈疼痛者多见于急性炎症、咽间隙化脓性感染、喉咽癌等。疼痛可放射到耳部，并因疼痛而不愿咽下食物。

在临床上可见到两种情况：自发性咽痛和继发性咽痛。前者在咽部平静状态无任何动作时出现，常局限于咽部某一部分，多由咽部疾病引起；后者由咽部各种活动如吞咽、进食或压舌板等器械的刺激引起。举凡咽部黏膜和淋巴组织的急、慢性炎症，咽部创伤、溃疡、异物，特异性感染（结核、白喉），恶性肿瘤，茎突过长，颈动脉鞘炎，颈部纤维组织炎，咽肌风湿性病变，以及某些全身性疾病（白血病、艾滋病）等，均有不同程度咽痛。

二、咽感觉异常

咽感觉异常是指喉咽部有异物、堵塞、贴附感、瘙痒、干燥等感觉异常症状，常见于咽及周围组织的器质性病变，如慢性炎症、咽角化症、扁桃体肥大、悬雍垂过长、茎突过长、肿瘤、反流性食管炎、会厌囊肿等（图 4-1）；功能性因素，多与恐惧、焦虑等精神因素有关，也可因内分泌功能紊乱引起。

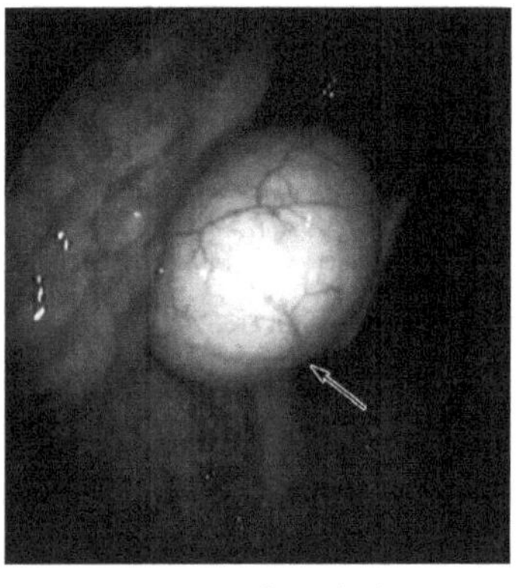

图 4-1 会厌囊肿

三、吞咽困难

吞咽困难是指正常吞咽功能发生障碍。吞咽困难的程度，轻者感觉吞咽不畅，进硬食发噎，饮食正常；中度只能进半流食；重者只能进流食，或完全阻塞滴水不入。引起吞咽困难的原因大致分为以下 3 种类型。

(一)功能障碍性

有剧烈咽痛如急性化脓性扁桃体炎、扁桃体周脓肿、咽后脓肿、急性会厌炎、会厌脓肿的患者，因疼痛不敢吞咽往往伴有吞咽困难，其程度亦随疼痛的轻重而异。某些先天性畸形如后鼻孔闭锁、腭裂等，出生后即有吞咽困难。

(二)梗阻性

咽部或食管狭窄、肿瘤或异物，妨碍食物下行，尤以固体食物难以咽下，流质饮食尚能通过。食管内梗阻如先天性食管蹼、先天性食管狭窄、食管瘢痕狭窄、食管异物、环后癌、食管癌、食管下咽憩室、食管腔外压迫如颈椎骨质增生、甲状腺瘤、巨大咽旁肿瘤、颈部广泛淋巴结转移瘤、纵隔肿瘤等。

(三)神经麻痹性

因中枢性病变或周围性神经炎所致咽肌瘫痪，引起吞咽困难，进食液体时更为明显。如两侧锥体束病变、假性延髓性麻痹、锥体外系损害、脑炎、脊髓灰质炎、脊髓空洞症、脑出血、脑栓塞等。

儿童突然发生吞咽困难，应考虑食管异物。中年以上患者发生吞咽困难，并逐渐加重，应先考虑食管癌。曾有吞服腐蚀剂病史或有食管异物创伤史，可能为瘢痕性狭窄，因情绪激动而诱发吞咽困难，并反复发作，应考虑贲门失弛缓症。出现伴发症状亦有诊断意义，如吞咽困难伴发呃逆，应考虑食管末段病变，如癌、膈疝或贲门失弛缓症。如先有嘶哑，后有吞咽困难，可能喉部病变累及喉返神经及下咽部。如有饮水呛咳，应考虑气管食管瘘。吞咽后反流，引起咳嗽，可能由于贲门失弛缓症或下咽食管憩室食物反流。

四、声音异常

咽腔是发声的共鸣腔，腭与舌是协助发声的重要器官，与声音的清晰度和音质音色密切相关。如有缺陷和病变时，所发声音含混不清(语言清晰度极差)或音质特色和原来不一样(音色改变)，或是在睡眠状态下发出不应有的音响(打鼾)，统称为声音异常。

口齿不清与音色改变。唇齿舌腭有缺陷时，对某些语音发声困难或不能，导致口齿不清。腭裂、软腭瘫痪等患者，发声时不能闭合鼻咽，出现开放性鼻音；而腺样体肥大、后鼻孔息肉、肥厚性鼻炎、鼻咽部肿瘤等病因使共鸣腔阻塞时，则出现闭塞性鼻音。咽腔内有占位性病变(脓肿或肿瘤)，发音缺乏共鸣，说话时如口内含物，吐字不清，幼儿哭声有如鸭鸣。

五、饮食反流

当饮食不能顺利通过咽部进入食管而反流到口腔、鼻咽和鼻腔时，称之为饮食反流。见于以下疾病。

(一)咽

咽肌瘫痪、咽后脓肿、扁桃体周脓肿、腭裂、喉咽部肿瘤等。

(二)食管

食管畸形、食管憩室、食管狭窄、食管扩张症、反流性食管炎等。

(三)胃

胃肠神经官能症、胃炎、胃癌、胃扩张。

(四)其他

如内分泌失调、大脑功能失调、甲状腺功能减退、原发性慢性肾上腺皮质功能减退、营养缺乏症、酸碱平衡失调等亦可导致胃肠功能紊乱,也会引起反流。

(王东海)

第四节　喉部疾病的常见症状

一、呼吸困难

呼吸运动受呼吸中枢调节,保持正常的呼吸功能主要依靠有节律的呼吸运动、呼吸道通畅、完好的肺血循环和肺泡气体交换功能。以上任何环节障碍都可引起呼吸困难。过度运动及过度疲劳时可出现生理性呼吸困难,咽喉、气管、支气管及小支气管阻塞,缺氧、酸碱失衡、肺病变及下呼吸道分泌物潴留,均可引起呼吸困难。

二、声嘶

声音嘶哑是喉疾病最常见症状之一,轻者仅有音调变低、变粗,重者发音嘶哑,只能发耳语,甚至完全失声。应注意声音嘶哑发生的时间、程度、性质、间歇性或持续性,有无诱因、继续加重等。声嘶的主要原因如下。

(一)喉疾病

1.喉先天性畸形

如先天性喉蹼、喉气囊肿、喉软骨畸形等。

2.喉炎性疾病

如急、慢性喉炎,喉结核,喉梅毒。咽白喉常有发声无力,假膜形成、黏膜肿胀,则声嘶加重。

3.声带息肉、声带小结、声带囊肿

声带息肉、声带小结、声带囊肿为引起声嘶的常见疾病,声嘶的程度与其生长的位置、大小有关,一般呈渐进性声嘶,转为持续性。

4.肿瘤

如乳头状瘤、纤维瘤、血管瘤、喉癌等。良性肿瘤如乳头状瘤、喉纤维瘤等可出现缓慢进行性声嘶,而喉癌等恶性肿瘤声嘶短期内进行性加重。

5.喉代谢性疾病

如喉淀粉样变。

6.外伤

各种原因喉外伤影响到声带或环杓关节活动。

(二)声带运动神经受损

迷走神经走行较长,外伤、手术、肿瘤侵犯在离开颈静脉孔至分出喉返神经之前的任何部位,都可能引起周围性喉麻痹;脑出血、脑梗死、颅内肿瘤等可引起中枢性喉麻痹。

(三)癔症性声嘶

癔症性声嘶哑多为突发性,可自耳语、发声困难以至完全失声。声带正常,在发声时不能向中线靠拢,呈长三角形声门裂。但患者哭笑、咳嗽声正常而响亮。声嘶恢复快,易再发。封闭等暗示治疗有效。

三、吞咽困难

中枢神经系统及咽部神经丛支配下的咽喉参与和协调吞咽活动,任何一个环节发生疾病,均可导致吞咽困难。由口腔、咽部或喉部疾病引起的吞咽困难主要由吞咽疼痛或机械性的障碍造成,在口腔咽喉疾病中又以咽部疾病引起的吞咽困难为主。口腔疾病主要为妨碍吞咽动作的病变,如血管神经性水肿、舌部肿瘤浸润、第三磨牙萌出等。引起吞咽困难的喉部疾病如下。

(一)感染性疾病

(1)急性会厌炎或会厌脓肿等急性炎症。

(2)浸润型、溃疡型喉结核侵及会厌、杓状会厌襞、杓状软骨时,可引起吞咽疼痛和困难。

(3)喉软骨膜炎、喉水肿等由于杓状软骨、梨状隐窝肿胀和疼痛,引起吞咽功能障碍。

(二)喉肿瘤

晚期喉肿瘤侵及咽喉、同侧梨状隐窝、杓状会厌襞等处,发生溃烂并发感染时,常出现吞咽困难。喉癌、环后区癌侵及食管口时,则吞咽困难更为严重。

(三)喉神经麻痹

如喉神经受损,进食时失去保护性反射作用,食物和唾液常误咽入气管,发生呛咳,出现吞咽困难,常并发吸入性肺炎。

四、喉痛

喉痛为一常见症状。喉痛的程度因喉病变的性质、进程、范围及个人的耐受程度而异。轻者仅发生在说话、吞咽或咳嗽时。较重的喉痛,可以是持续性的、剧烈的疼痛,患者常可拒绝饮食,唾液自口中流出,甚至可引起营养不良及水和电解质的平衡紊乱等。喉痛的性质有钝痛、隐痛、牵拉痛、针刺样痛、刀割样痛、撕裂样痛或搏动样痛。喉痛可以单独发生,也可以伴有其他症状,如呛咳、吞咽障碍、呼吸困难、声音嘶哑、喉鸣等。引起喉痛的常见喉疾病如下。

(一)喉急性炎症

如急性喉炎、急性会厌炎、喉黏膜溃疡、喉软骨膜炎、喉脓肿等,均可引起喉部较剧烈的疼痛。喉急性炎症有时可伴有局部触痛,吞咽动作时喉部移动,使疼痛加重,并可放射至耳部。

(二)喉慢性炎症

喉非特异性炎症,一般无疼痛,有时仅有轻度干痛、胀痛,而且常在用嗓过多时加重。喉部特异性感染以喉结核较特殊,疼痛剧烈,合并放射性耳痛。慢性喉炎的患者常觉喉部微痛不适,伴有干燥感。

(三)喉肿瘤

喉良性肿瘤和早期恶性肿瘤多无疼痛,肿瘤晚期或肿瘤溃烂合并感染时可出现疼痛。

(四)喉外伤

喉外伤包括喉异物伤、严重挫伤、喉软骨骨折和黏膜撕裂,放射治疗后亦可引起喉痛。长期鼻饲管刺激,在环状软骨和杓状软骨后面可发生压迫性溃疡。喉内麻醉插管时间过久或插管太粗，压迫喉内黏膜，可形成溃疡，同样直接前连合喉镜和气管镜检查损伤喉内黏膜等，均可引起喉痛，吞咽时加重，并反射至耳部。

(五)喉关节病变

如环杓关节炎，常伴发于全身疾病，如类风湿关节炎、痛风等。

五、喉鸣

喉鸣是气道狭窄的表现。吸入性喉鸣是指狭窄在从鼻腔到声门上区；呼出性喉鸣是指狭窄在声带之下，由气管、支气管所产生；双重喉鸣是吸气、呼气均出现喉鸣者，狭窄在声带区或在其下部。喉鸣者常伴有不同程度的吸气性阻塞、呼气性阻塞或呼吸均有阻塞的症状。喉部可触及振动感，可出现呼吸困难、缺氧、发绀等。

常见的喘鸣原因为喉畸形、外伤和理化性损伤所致的瘢痕狭窄及喉、气管异物，或是喉炎等特殊传染病，变态反应性喉水肿，喉良、恶性肿瘤，喉痉挛及声带麻痹也常引起喘鸣。

六、咯血与呕血

咯血是指喉部及以下的呼吸器官出血，经咳嗽动作从口腔排出。常见有喉部刺痒，咳出为鲜血或随痰咳出混有血迹，咯血量多时，呈泡沫状血自口或口和鼻喷出，若遇较大血块阻塞，可发生窒息。咳出物呈碱性，往往在数天后痰内仍有血迹。呕血则为上消化道的出血刺激胃部而引起的反射性恶心，血液经口腔呕出者。呕血前常出现上腹部不适、疼痛及恶心。呕血可为鲜红、暗红或咖啡色，混有食物残渣。大量快速的呕血可导致急性大失血而危及生命。

(一)咯血的常见病因

1.上呼吸道病变

口腔中有出血灶，舌根、扁桃体、鼻咽、鼻腔、鼻窦的出血，鼻部及鼻窦肿瘤、鼻腔鼻窦真菌感染等。

2.喉部病变

喉癌、喉乳头状瘤、喉结核、喉血管瘤、喉溃疡、喉梅毒及喉麻风。

3.气管支气管病变

气管炎、支气管炎、支气管扩张、气管肿瘤、气管内异物。

4.肺部病变

肺结核、肺癌、肺脓肿等。

(二)呕血的常见病因

食管癌、食管穿孔、食管炎、食管异物、食管溃疡、食管静脉曲张症、胃十二指肠溃疡、胃部肿瘤、小肠的病变、肝硬化、血液系统疾病、寄生虫病、尿毒症、某些急性传染病等。

(刘建光)

第五章　耳鼻咽喉疾病的常规检查

第一节　耳部疾病的常规检查

一、一般检查方法

(一)视诊

1.观察耳郭的外形、大小、位置等

注意有无先天性耳畸形，如副耳郭、招风耳、小耳畸形等，有无耳郭缺损。

2.观察有无先天性耳前瘘管

耳前瘘管常位于耳轮脚前，可见瘘口；第一鳃裂瘘管，常与耳前瘘管相似，但多能发现另一瘘口，可位于耳郭、耳后、外耳道内、颈部等。

3.观察耳郭有无炎性表现

如耳郭红肿多为炎性表现或冻伤；有无局限性增厚、簇状疱疹、糜烂等。

4.观察耳郭有无瘢痕

如瘢痕瘤有无移位；耳后脓肿可将耳郭推向前方。

5.观察耳郭有无增生的赘生物、色素溃疡等

如基底细胞癌等。

6.观察耳郭后沟的变化，有无消失等

如耳后骨膜下脓肿。

7.外耳道口的变化

有无闭锁、狭窄；有无新生物、耵聍、胆脂瘤皮屑；有无红肿、水疱、糜烂等；有无毛囊疖肿；有无分泌物，并根据分泌物的性质大致推断外耳道及中耳的疾病，如外耳道癌、中耳癌等可有血性分泌物，清水样分泌物考虑脑脊液耳漏。

(二)触诊

可用单手拇指和示指触摸单侧耳郭，有无增厚、波动感、硬化等，局限性增厚波动感而无红肿可为浆液性软骨膜炎表现，又称耳郭假囊肿；红肿伴随波动感和触痛可为脓肿表现；单手或双手拇指按压触摸双侧乳突表面，观察有无压痛、皮下肿块等，有压痛可能有乳突炎的表现，外耳道炎、中耳炎可能有乳突皮下淋巴结的肿大；耳后骨膜下脓肿可有隆起、触痛和波动感的表现；耳郭

后下至前下皮下肿块要考虑腮腺肿瘤的可能;耳屏前按压后张口疼痛可为颞下颌关节炎的可能。

二、耳影像学检查

(一)X线检查

1.颞骨侧位片

许氏位或伦氏Ⅱ位。

2.颞骨轴位片

颞骨轴位片即梅氏位。

3.内耳道位片

内耳道经眶位。

4.其他投照体位

如颞骨后前斜位(斯氏位)、颞骨额枕位(汤氏位)等。

目前,X线检查大多被CT检查所取代。

(二)CT检查

1.CT平扫

常规高分辨CT平扫。

2.必要时结合冠状位或矢状位重建

多平面重建(MPR)是最常用的临床技术。

3.其他

3D重建技术,如听骨链及岩骨最大密度投影(MIP)和表面遮蔽显像法(SSD)等技术,可将耳部骨结构放大,更容易观察病变的细微变化和立体影像。

(三)磁共振成像

1.2D或3D血管成像技术

可显示迷走血管与听神经之间的位置关系。

2.内耳3D水成像技术

可清晰显示神经、前庭耳蜗膜迷路和半规管的三维结构。

三、耳内镜检查

(一)电耳镜

电耳镜是自带光源的放大耳镜,开启光源,置入外耳道,能清晰地观察鼓膜的细微病变。置入外耳道的耳镜头部分可随耳道的大小调换,有一次性使用和反复使用的两种,反复使用者再次使用时须消毒,防止细菌或病毒传播。电耳镜携带方便,无须其他光源,尤其适用卧床患者、儿童等,使用前须清理外耳道耵聍。配备鼓气球的电耳镜还可观察鼓膜的运动状态。

(二)耳内镜

耳内镜有硬管耳内镜和纤维耳内镜两种,由镜头、镜体、光源接口三部分组成,硬管耳内镜头有0°、30°、70°3种视角;可配备摄像系统和显像系统,既可观察外耳道、鼓膜的细微形态变化,又可摄像留存资料,便于进行外耳道、鼓膜、鼓室病变的手术操作。纤维耳内镜对观察鼓室隐匿部位及耳蜗内部细微结构有较大的优势。

(三)咽鼓管镜

可用30°的硬质耳内镜或纤维耳内镜从鼓膜穿孔部位进入鼓室，观察咽鼓管鼓口区及周围的情况。咽鼓管软骨段观察则比较困难，也可从鼻咽部观察咽鼓管咽口情况，纤维耳内镜可经咽口进入咽鼓管内观察，配合咽鼓管内鼓气，可观察到软骨段黏膜变化情况。

四、前庭功能检查方法

前庭功能检查主要通过自发性或诱发性体征观察，提供前庭系统的功能状况，可为疾病的定位诊断和职业选择提供依据。而且由于前庭系统与眼、脊髓、小脑、自主神经等系统间存在广泛联系，涉及多个科室的相关疾病，因此，对疾病的鉴别诊断可提供有价值的帮助。检查内容应当包括自发性眼震、凝视性眼震、跟踪性眼震、视动性眼震、位置性眼震、前庭性眼震及平衡能力评估。

(一)眼震检查

眼震是临床各种前庭反应中最明显和重要的体征之一。眼震是一种不自主、无意识而多数为有节律的眼球往返震荡运动。眼震可分为自发性和诱发性两类，前庭系统受到病理性刺激所引起的眼震称为眼震，而眼震多属病态表现。在前庭器官接受冷热或旋转等生理刺激之后所诱发的眼震反应，称为诱发性眼震。

眼震检查通常在自然光线下采取肉眼观测法。检查者指端距患者双眼距离应为30～60 cm，先引导患者直视，随后分别向左、右、上、下和左上、右上的斜角方向注视。注视角度应小于45°，大于45°可诱发眼肌极位性眼震或称末位性眼震。前庭性眼震的快相朝向一侧；无快慢相的摆动性眼震多见于先天性眼性疾病；小脑疾病的眼震亦可为钟摆样或水平型、旋转型眼震。斜型眼震和垂直型眼震、向左右注视都出现快相的分离型眼震，属于中枢性眼震。

眼震还可通过Frenzel眼镜或红外线视频眼罩来观察与记录。

眼震电图描记法是利用皮肤电极法来观察眼震，角膜相对于视网膜呈正电位，网膜相对于角膜呈负电位，两者构成一电位差轴，故当在眼球周围皮肤处各放置一对电极时，眼运动即可记录到周围电场发生电位变化，即为眼震电图。

(二)旋转检查

旋转试验属于生理性刺激，它使半规管感受角加速度刺激。旋转刺激是两侧迷路受刺激后的综合反应，不能对单侧迷路进行评估，且试验设备复杂、费用昂贵。

常用刺激方法有角加速度旋转试验和正弦谐波加速度试验。其临床意义在于：在角加速度旋转下出现眼震向一侧的优势偏向，当角加速度增大时，优势偏向减弱或消失的现象称为前庭重振。主要反映前庭反应的活动度不足，提示前庭周围性病变所致。前庭减振是指只有在高强度刺激下才出现的优势偏向现象，多见于中枢性病变如脑血管性病变、后颅底肿瘤等。

(三)平衡检查

前庭系统的主要功能是保持躯体肌肉张力，达到人体平衡，因此，前庭系统病变可使姿势与步态受影响。检查平衡功能的方法很多，包括静态平衡和动态平衡检查。

1.静态平衡

(1)闭目直立检查法：受试者直立，两脚并拢，两手手指互扣于胸前并向两侧拉紧，观察受试者睁眼及闭眼时躯干有无倾倒。平衡功能正常者无倾倒，为阴性。迷路或小脑病变者出现自发性倾倒。

(2)过指试验:检查者与受试者面对而坐,检查者双手置于前方,伸出双示指。请受试者抬高双手,然后以检查者的两示指为目标,用两示指同时分别碰触。测试时睁眼、闭目各做数次,然后判断结果。正常无论睁眼或闭眼双手能准确接触目标,无过指现象,迷路及小脑病变时出现过指现象。

2.动态平衡

动态平衡的基本原理是前庭神经系统经内侧纵束向头部投射影响眼肌运动,经前庭脊髓束向尾端投射维持躯干和下肢肌肉兴奋性。在缺乏视觉信息和足踝本体感觉信息输入的情况下,前庭反馈是主要的姿势摆动调制因素。

(1)踏步试验:在地面上画两个半径为 0.5～1.0 m 的同心圆圈,并按每 30°画一直线将圆圈分为 12 等份。受试者蒙上眼睛站立在圆心中,双臂向前平伸,然后以每分钟 80～110 步的平均速度原地踏步 100 次,每次踏步都要将大腿抬平。观察踏步时躯干有无摇晃不定,头和躯干的相对位置有无变化、两手臂的位置有无升降或偏斜。脚步移行的距离。

(2)行走试验:受试者蒙眼,向前和后退走 5～10 步,观察起步态,并计算起点与终点之间的偏差角。偏差角大于 90°者,表示两侧前庭功能有显著差异。

(四)前庭功能检查结果评定

前庭功能状态的评定目前还没有公认的、统一的方法。临床实践表明,各项前庭功能检查结果变异性很大,因此,在评定各项前庭功能检查结果时,要考虑各种因素对检查结果的影响,尤其要重视患者的临床表现。

1.前庭外周异常前庭功能检查特点

一侧半规管功能减弱提示该侧前庭功能减弱,或对侧前庭功能受激惹增强;优势偏向提示患者处于急性期,或前庭通路某部位存在异常(不能定位);有固视抑制现象。

2.前庭中枢性异常前庭功能检查特点

(1)出现睁眼凝视眼震、反向凝视眼震、向下凝视眼震。

(2)扫视跟踪、平稳跟踪等异常,视动性眼震异常。

(3)视觉抑制失败。

五、听力检查

临床听功能检查法分为两类:一类为主观测听法,包括秒表试验、音叉试验、各种纯音测听及言语测听等;另一类为客观测听法,包括非条件反射和条件反射测听、阻抗测听、电反应测听和耳声发射测试等。

(一)音叉试验

音叉试验是鉴别耳聋性质的常用方法之一。常用 C 调倍频程音叉,其振动频率分别为 128 Hz、256 Hz、512 Hz、1 024 Hz 和 2 048 Hz,其中以 256 Hz、512 Hz 的音叉最常用。常用的检查方法如下。

1.林纳试验

林纳试验(RT)又称气骨导对比试验,是比较同侧受试耳气导和骨导的检查方法。取 C_{256} 音叉,振动后置于受试耳乳突鼓窦区测试其骨导听力,待听不到声音时记录时间,并立即将音叉移置于外耳道口外侧 1 cm 处,测试其气导听力,待听不到声音时记录时间。

结果判断:气导(AC)比骨导(BC)时间长(AC>BC),为 RT“+”,见于正常人或感音神经性聋者。骨导比气导时间长(BC>AC),为 RT“-”,或骨导、气导时间相等(BC=AC),为 RT“±”,均见于传导性聋者。

2.韦伯试验

韦伯试验(WT)又称骨导偏向试验,是比较两耳骨导听力强弱的方法。取 C_{256} 或 C_{512} 音叉。振动后置于前额或头顶正中,让受检者比较哪一侧耳听到的声音较响。记录时用“→”表示偏向侧,用“=”表示无偏向。

结果判断:若两耳听力正常或两耳听力损害的性质和程度相同,为 WT=;传导性聋时,患耳骨导比健耳强,为 WT→患耳;感音神经性聋时,健耳听到的声音较强,为 WT→健耳。

3.施瓦巴赫试验

施瓦巴赫试验(ST)又称骨导对比试验,为比较正常人与受检者骨导时间的方法。将振动的 C_{256} 音叉交替置于受检者和检查者的乳突部鼓窦区进行测试,比较两者骨导时间的长短。

结果判断:正常者两者骨导时间相等,为 ST“±”:若受检者骨导时间较正常人延长,为 ST“+”,为传导性聋;若受检者骨导时间较正常人短,则为 ST“-”,为感音神经性聋。

4.盖莱试验

盖莱试验(GT)为检查鼓膜完整者镫骨有无固定的试验方法。将振动的 C_{256} 音叉放在鼓窦区,同时以鼓气耳镜向外耳道交替加压和减压。

结果判断:若受检者能感觉到声音的强弱波动。即加压时骨导声音减低,减压时恢复,为 GT(+),表明镫骨活动正常:若加压、减压时声音无变化,则为 GT(-),表示镫骨底板固定。

(二)纯音听阈测试

纯音是一种单一频率成分的声音;听阈是指在规定条件下,在特定给声条件测试中能察觉一半以上次数最小声压级的声音。它反映了受试者在安静环境下,通过耳机及骨导振子给声,能听到的各个频率最小声音的听力级。纯音听阈可记录在听力表上制成听力图。横轴表示频率,纵轴表示听力损失的分贝(dB)数。骨导与气导之间差异>10 dB HL 且骨导在正常范围为传导性听力损失。气、骨导一致(或≤10 dB HL)且都在正常范围之外为感音神经性听力损失。骨导与气导之间差异大于 10 dB HL,但骨导在正常范围之外为混合性听力损失。

在纯音测试时有时需要掩蔽,其目的是为了去除非测试耳参与而得到真实的被检查耳阈值。掩蔽时机应根据测试耳的给声强度与耳间衰减的差值是否大于非测试耳的骨导阈值而定。通常采用 Hood 平台法,注意在测试时要避免掩蔽噪声强度太小(不能达到掩蔽的目的)和掩蔽噪声太大(传至测试耳产生过度掩蔽)。

(三)言语测听法

言语测听法是指用言语信号作为声刺激来检查受试者对言语的听阈和识别言语能力的测听方法。检查内容包括言语听阈和言语识别率。前者又包括言语察觉阈和言语识别阈。言语察觉阈指能察觉 50%测试言语信号的言语听力级;言语识别阈指能听懂 50%测试言语信号的言语听力级;言语识别率则为对测听材料中的言语信号能正确听清的百分率。把不同言语级的言语识别率绘成曲线,即成言语听力图。在蜗后(听神经)病变时,纯音听力虽较好,言语识别率却极低。解放军总医院耳鼻咽喉科研究所开发的标准化普通话(单音节、扬扬格词、短句及噪声下语句)言语测听材料,经大量的全国各方言区的多中心临床验证,已能满足临床上对言语测听的信度、效度和实用性的要求。

(四)声阻抗-导纳测试

声阻抗-导纳测试法是客观测试中耳传音系统和脑干听觉通路功能的方法。国际上已逐渐采用声导抗一词代替声阻抗-导纳之称。基本检查项目有鼓室导抗图、静态声顺值及镫骨肌声反射。

1.鼓室导抗图

鼓室导抗图测定在外耳道压力变化影响下鼓膜及听骨链对探测音顺应性的变化。

方法:将耳塞探头塞入受试耳外耳道内,压力高速增加至+1.96 kPa(+200 mmH_2O),鼓膜被向内压紧,声顺变小,然后将外耳道压力逐渐减低,鼓膜渐回原位而变松弛,声顺值增大,至外耳道与鼓室内压相等时,声顺最大。此后,外耳道变成负压,鼓膜又被向外吸紧,声顺变小。声顺随外耳道压力改变而发生的变化呈峰形曲线,即为鼓室导抗图或鼓室功能曲线。

(1)A 型:正常型,峰压点在 0 daPa 附近,±50 daPa 范围内,−100 daPa 被认为异常。声导抗峰值正常范围,成人 0.30～1.65 mL;儿童 0.35～1.40 mL。此图形见于具备以下 3 个条件者:完整的正常鼓膜,运动正常;有适当的中耳含气腔;正常的咽鼓管功能。

(2)Ad 型:声导纳增高型,振幅高于正常,峰点正常。见于鼓膜松弛或鼓膜愈合性穿孔、听骨链中断、合并鼓膜松弛及咽鼓管异常开放等中耳传音系统活动增高。

(3)As 型:声导纳降低型,鼓膜活动度降低,振幅低于正常。见于耳硬化症、听骨链鼓膜瘢痕粘连、听骨固定和鼓膜明显增厚等中耳传音系统活动受限。

(4)B 型:声导抗无变化型或平坦型,改变外耳道内气压时鼓膜及中耳系统不活动,劲度明显增高,鼓室内基本无气腔或气腔极小。图形曲线平坦无峰。见于鼓室积液及鼓膜粘连、鼓室极大肿物、鼓室内肉芽充填、中耳明显粘连,也见于鼓膜穿孔、耵聍栓塞、探头口接触外耳道壁时。

(5)C 型:鼓室负压型,峰点位于−100 daPa 以下,见于咽鼓管功能不良、鼓室负压。

2.静态声顺值

静态声顺值为外耳道与鼓室压力相等时的最大声顺,即鼓室导抗图峰顶与基线的差距。正常静态声顺值分布范围在 0.30～1.60,个体差异较大,受各种中耳疾病影响较多,不宜单独作为诊断指标。

3.镫骨肌声反射

一定强度(阈上 70～100 dB)的声刺激可引起双侧镫骨肌反射性收缩,从而增加听骨链和鼓膜的劲度而使中耳声顺发生变化。镫骨肌声反射测试可用来鉴别该反射通路上的各种病变,临床上可用于鼓室功能状态的客观检测、脑干病变的定位、听神经瘤诊断、非器质性耳聋的鉴别、面神经瘫痪的定位诊断与预后评价,以及听阈的客观估计等。Metz 重振试验和声反射衰减试验用于耳蜗性聋和蜗后性聋的鉴别。在选配助听器时,声反射阈还可作为确定合理增益和饱和声压级的参考。

(五)电反应测听法

电反应测听法(ERA)是利用现代电子技术记录声刺激诱发的听觉系统电位变化的方法。适用于婴幼儿及不能配合检查的成年人的听阈测定、功能性聋与器质性聋的鉴别、耳蜗及蜗后病变的鉴别、听神经瘤及某些中枢病变的定位诊断。常用的电反应测听法有耳蜗电图描记和听性脑干反应测试。

1.耳蜗电图

耳蜗电图是指记录声刺激后源自耳蜗及听神经的近场电位的方法,属短潜伏期诱发电位的范围。耳蜗电图可记录到 3 种电位。

(1)动作电位:为基底膜上所有单神经元动作电位的总和,主要由一组负波(N_1～N_3)组成。对短声引起的,来自全基底膜的神经动作电位称为全神经动作电位,而对具有频率特性刺激声所引起的电位,称为复合动作电位。

(2)耳蜗微音电位:主要产生于耳蜗基底回的外毛细胞。

(3)总和电位:为蜗内非线性的多成分电位的总和,因基底膜不对称活动而产生,故振幅与基底膜位移成正比。

耳蜗电图是临床听力测试法中唯一能了解单耳功能状态之方法,它不需要对非测试耳进行掩蔽以防止交叉听力的发生,可对患耳进行定性及定位诊断。但是,针电极的使用患者一般难以接受,外耳道鼓膜电极安放有一定难度,而电极安放良好与否对记录的结果有明显的影响。因此,在临床应用受到一定限制。

2.听性脑干反应

听性脑干反应(ABR)属于 AEP 的快反应范畴,是记录声刺激后潜伏期 10 毫秒之内的一系列神经源性电活动。ABR 在 1 毫秒至 10 毫秒潜伏期内依次出现Ⅰ、Ⅱ、Ⅲ、Ⅳ、Ⅴ、Ⅵ、Ⅶ个反应波,其中Ⅰ、Ⅲ、Ⅴ波最明显。一般认为:Ⅰ波来自听神经;Ⅱ波源自蜗核;Ⅲ波源自上橄榄复合体,Ⅳ波来自外侧丘系,Ⅴ波源自下丘,Ⅵ波源自内侧膝状体,Ⅶ波来自丘脑。

反应波形的辨认与解析如下。

(1)基本波形的认识:正常 ABR 表现为在刺激后 10 毫秒内出现 7 个正峰。在听阈测定时,Ⅴ波的识别极为重要,但在病变的定位诊断上,Ⅰ、Ⅲ、Ⅴ波的辨认也很重要,正常耳各波之间,时间间隔约为 1 毫秒。波形中,以Ⅴ波最稳定,且振幅最高,在正常人耳,即使在低于 5～10 dB 时,也可见Ⅴ波出现。

(2)波潜伏期及波间期:刺激声开始至波出现时间称为波潜伏期,各波之间的时间间隔为波间期。当刺激声强度降低时,波潜伏期延长,但早期电位受刺激声强度的影响比晚期电位为明显。

Ⅰ～Ⅴ波间期也称脑干传导时间或中枢性传递时间。由于刺激声强度降低,致Ⅰ波潜伏期延长比其后成分更为明显,故Ⅰ～Ⅲ波间期及Ⅰ～Ⅴ波间期缩短,但较不明显。波潜伏期及波间期,尤其是波间期是判断 ABR 正常与否之重要参数。

(3)耳间差:双耳波潜伏期、波间期、振幅比较,是判断正常与否的另一重要参数。波潜伏期、波间期的耳间差,如超过 0.4 毫秒则为异常。

听性脑干反应检测一般采用短声刺激,主要反映 3 000～4 000 Hz 的听力阈值,缺乏频率特异性。短纯音有一定的上升、下降时间,时程从数毫秒至数十毫秒不等,有较好的频率特异性,因此,短纯音就成为平衡诱发神经同步化反应和频率特异性的较好刺激声信号。短纯音 ABR 评估听阈具有客观性、频率特性、准确度高的特点,并且不受睡眠和镇静药物的影响。短纯音 ABR 主要用于婴幼儿早期听力损失的确诊与听阈评估、助听器验配的评估、伪聋的鉴定等。

3.耳声发射

Kemp 于 1978 年首次从外耳道检测到由耳蜗产生的声信号,将其定义为一种产生于耳蜗,经听骨链及鼓膜传导释放入外耳道的音频能量,称为耳声发射(OAE)。它反映了耳蜗内的主动机械活动。根据刺激声的有无可将耳声发射分为自发性耳声发射(SOAE)和诱发性耳声发射(EOAE)。诱发性耳声发射按刺激声的不同又可分为瞬态诱发性耳声发射(TEOAE)、刺激频率性耳声发射(SFOAE)及畸变产物耳声发射(DPOAE)。SOAE 指在不给声刺激的情况下,外耳道记录到的单频或多频、窄带频谱、极似纯音的稳态声信号,在听力正常人群 50%~70%可测得 SOAE。TEOAE 指由短声或短音等短进程刺激声诱发的 OAE。SFOAE 是指由单个低强度的持续性纯音刺激所诱发,在外耳道记录到频率与刺激频率相同的耳声发射信号。DPOAE 则是由两个不同频率但相互间呈一定频比关系的持续性纯音刺激所诱发的、频率与刺激频率不同的耳声发射信号,其频率与这两个刺激音的频率呈数学表达关系。耳声发射具有非线性(强度增长呈非线性)、锁相性(耳声发射的相位取决于声刺激信号的相位,并跟随刺激相位的变化而发生固定的相位变化)、可重复性、稳定性。耳声发射代表耳蜗内主动耗能的机械活动,是耳蜗主动力学过程的一个现象。

由于诱发性耳声发射检测具有客观、无创、简便、灵敏等优点,目前在临床上主要用于新生儿、婴幼儿的听力筛查、对耳蜗性聋做出早期定量诊断、鉴别耳蜗性聋和蜗后性聋等。

(王　霞)

第二节　鼻部疾病的常规检查

一、一般检查法

(一)外鼻检查

检查鼻及鼻腔时,需按照一定的顺序仔细检查,以免遗漏。主要通过观看和触摸来完成。

注意观察外鼻有无畸形,属何种畸形。例如,鼻翼有否塌陷,前鼻孔是否狭窄或闭锁,外鼻是否存在红、肿、皮肤增厚、变硬触痛或鼻翼翕动等。

(二)鼻前庭检查

注意观察鼻前庭皮肤有无红肿、糜烂、结痂或皲裂,观察有无新生物。

(三)鼻腔检查

鼻腔检查分两种,即前鼻镜检查法和后鼻镜检查法。

1.前鼻镜检查法

检查者将前鼻镜放入鼻前庭内,张开上下两叶,扩大前鼻孔,右手扶持受检者头部,随检查需要变动头位,依次检查鼻腔各部。先让受检者头位稍低(第一位置),由下至上顺序观察鼻底、下鼻道、下鼻甲、鼻中隔前下部,再让受检者头后仰 30°(第二位置),检查中鼻道、中鼻甲及嗅裂和鼻中隔中部,再让受检者头后仰至 60°(第三位置),观察鼻中隔上部、鼻丘、中鼻甲前上。注意观察黏膜颜色、有无肿胀;鼻道分泌物有无及其性状;鼻中隔有无偏曲及鼻腔有无新生物。正常鼻黏膜为淡红色,表面光滑湿润而有光泽。急性炎症时黏膜呈鲜红色,有黏性分泌物。慢性炎症时黏膜呈暗红色,下鼻甲前端有时呈桑葚状,分泌物为黏脓性,变应性鼻炎的黏膜苍白水肿或呈淡紫色,分泌物水样清稀。萎缩性鼻炎黏膜萎缩、干燥,失去正常光泽,被覆脓痂,中、下鼻甲缩小。中鼻道、嗅裂有脓性分泌物是鼻窦病变所致。

2.后鼻镜检查法

用以观察鼻中隔后缘,鼻后孔,中、下鼻甲后端及后鼻孔畸形等疾病的情况。并同时可观察鼻咽部及咽鼓管情况。

二、内镜检查

鼻内镜技术的发展使得鼻科领域产生了巨大的变革。鼻内镜包括 0°、30°、45°、70°等多种视角镜，镜管直径有用于成人的 4 mm 和用于儿童的 2.7 mm 内镜。

（一）操作步骤

（1）患者正坐或平卧位，头部固定。

（2）检查者站立于被检查者右前方，正对监视器。

（二）持镜方法

一般左手持镜，右手可同时进行活检等其他操作，持镜手法可根据个人的习惯采用不同方式，但以适于鼻内镜手术操作时的持镜方式为宜。

（三）检查步骤

内镜先从总鼻道沿鼻底平行向后缓缓推进，同时注意经过部位有无异常，穿过后鼻孔，进入鼻咽部，分别观察鼻咽顶后壁、侧壁、咽隐窝、隆突、咽鼓管咽口等；然后将内镜慢慢向外退出，镜头稍稍向上，观察蝶筛隐窝、中鼻道、鼻顶、嗅裂，最后退出时观察鼻中隔前端及鼻前庭。也可进镜后先观察鼻前庭、中隔前端、中鼻甲、钩突、中鼻道、嗅裂、蝶筛隐窝，最后检查鼻咽部。

三、嗅觉检查

（一）简单测试法

利用日常能产生气味的嗅素如乙醇、醋、樟脑、酱油等作为测嗅素，通常以水为对照物，通过检查受检者对各种测试物的鉴别，简单测试嗅觉功能。

（二）嗅阈检查

通过大样本统计得到多数人可嗅到的最低嗅素浓度，依据一定划分梯度将嗅素分为不同的浓度，通过受检者对每种嗅素的辨别能力测出其最低辨别阈，也可以 7×10 小方格绘出嗅谱图，使结果更为直观。

（三）嗅觉诱发电位测定

嗅觉诱发电位是检测嗅觉的一项客观而灵敏的电生理指标，可用于嗅觉减退、嗅觉倒错和婴幼儿、脑损伤患者的嗅觉水平的检查；用于术中监测嗅觉的变化，常用于颅前窝手术和某些涉及筛顶容易伤及嗅觉系统、引起嗅觉功能障碍的鼻部手术。术后应用嗅觉诱发性电位检查嗅觉水平，可以客观评价手术效果。嗅觉水平的下降可以是某些疾病发生的前兆，如帕金森病、阿尔茨海默病、多发性硬化、颞叶癫痫等疾病早期往往伴有嗅觉水平的下降，嗅觉诱发电位可用于该类疾病早期诊断的参考。

四、影像学检查法

（一）X 线平片

1.鼻骨正侧位

鼻骨正侧位用于诊断鼻骨有无骨折，观察鼻骨骨折的部位，有无错位等，该方法简便、费用低，但由于重叠过多，细微骨折容易漏诊。

2.鼻窦枕颏位和枕额位

鼻窦枕颏位(亦称 Water 位)和枕额位(亦称 Caldwell 位)主要显示额窦、筛窦和上颌窦,观察窦腔形态、大小、黏膜及窦壁骨质情况。目前鼻窦 X 线平片在临床上应用很少,基本上被 CT 检查所取代。

(二)CT 检查

常规采用薄层高分辨 CT 扫描,同时结合冠状位重建图像,必要时采用多平面重建(MPR),可显示病变鼻窦的位置、范围、解剖学致病因素、鼻腔鼻窦黏膜病变程度,观察有无骨质吸收或骨折,了解窦口-鼻道复合体是否通畅,还可根据某些 CT 特征对鼻旁窦炎性质进行确定,例如在密度增高的窦腔内出现钙化斑就是真菌性鼻旁窦炎的特征。鼻腔 CT 仿真内镜(CTVE)可清楚显示鼻腔解剖结构,尤其是窦口-鼻道复合体,还可显示鼻腔内占位性病变的范围及其与周围结构的关系,与鼻腔纤维内镜检查的结果有较高的一致性。

(三)MRI 检查

鼻腔鼻窦 MRI 检查能比 CT 更清晰地显示鼻部软组织疾病。如显示鼻腔鼻窦肿瘤及其对周围软组织的侵犯情况,能准确地判断肿瘤向颅内扩散的情况,观察鼻窦内软组织占位性病变的范围、程度及与周围肌肉、血管等组织的解剖关系。另外,MRI 还可用于导向活检,是帮助制订治疗计划和选择手术进路的重要依据。MRI 结合增强扫描通常可对良性肿瘤做出较为准确的鉴别诊断。缺点是 MRI 检查不能较好地显示解剖学骨性标志和变异,可结合 CT 三维重建,综合评估肿瘤分期。

(徐会会)

第三节　咽部疾病的常规检查

一、一般检查法

(一)咽部视诊

受检者正坐张口,平静呼吸。检查者用压舌板掀起唇颊,观察牙、牙龈、硬腭、舌及口底有无出血、溃疡及肿块,然后手持压舌板,轻轻压下舌前 2/3,观察口咽部形态;黏膜的色泽,有无充血、分泌物、假膜、溃疡、新生物等;软腭是否对称及其活动情况;咽后壁有无淋巴滤泡及咽侧索有无红肿;扁桃体的大小及腭舌弓、腭咽弓的情况,若用拉钩将腭舌弓拉开,则能更好看清扁桃体真实情况;用压舌板挤压腭舌弓,检查隐窝内有无干酪样物或脓液溢出。

(二)咽部触诊

受检者正坐,头微前倾,检查者立于受检者右侧,右手戴手套或指套,用示指自右口角伸入咽部检查。触诊适用于咽部肿块的诊断,确定病变的部位、大小、表面特征、硬度、活动度,检查有无波动,波动、压痛及与颈部的关系。触诊还可用于诊断茎突过长及确定小儿腺样体大小。但遇有咽部脓肿可疑者,触诊应慎用,以免脓肿破裂、误吸而窒息的危险。

(三)颈部触诊

由于咽部与颈部的关系密切,颈部淋巴结肿大常提示某些咽部疾病的存在,故应仔细检查颈部。检查时患者正坐，两臂下垂，头略低。检查者立于受检者身后，用两手指尖按顺序进行触诊，应两侧同时进行，以便对照。先从颏下及下颌下区淋巴结开始，然后沿胸锁乳突肌前缘至胸骨处，分别检查颈深淋巴结上群、中群和颈前淋巴结，最后检查颈后三角及锁骨上淋巴结。检查的内容包括有无肿胀和肿块，肿块的大小、硬度、活动度、有无压痛、肿块与周围有无粘连、是否有搏动感等。

（四）间接鼻咽镜检查

被检者正坐，张口适度，咽反射敏感者，检查前用丁卡因行表面麻醉。左手持压舌板，压下舌前 2/3，暴露咽后壁，右手持加温而不烫的鼻咽镜，镜面朝上，由口角伸入口内，置于软腭及咽后壁之间（图 5-1），勿触及周围组织，以免因咽反射而妨碍检查，调整镜面角度，可观察到软腭背面、鼻中隔后缘、后鼻孔、各鼻道及鼻甲后端，还有咽鼓管圆枕、咽鼓管咽口、咽隐窝及腺样体（图 5-2）。检查时应注意鼻咽黏膜有无充血、粗糙、出血、溃疡、隆起及有无新生物等。

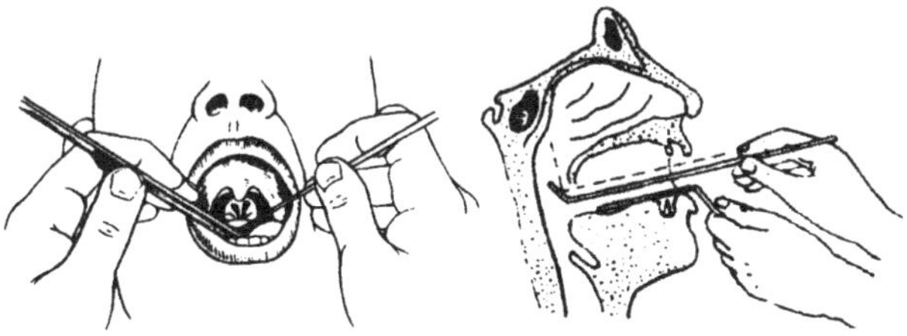

图 5-1 间接鼻咽镜检查法

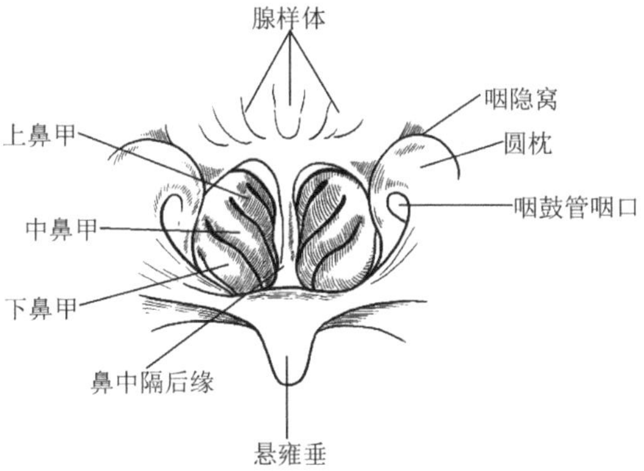

图 5-2 间接鼻咽镜下的正常镜像

（五）间接喉镜

间接喉镜是临床最常用和便捷的喉咽部检查方法。咽反射敏感、舌根高、会厌上抬差等患者，应用此检查喉咽部暴露欠佳。

二、内镜检查法

（一）硬管内镜检查

鼻内镜镜管较细，鼻腔黏膜经收缩麻醉后，将内镜经鼻底放入鼻咽部，转动镜管以观察鼻咽各部。经口内镜镜管较粗，经口越过软腭而置于口咽部，使镜管末端窗口向上观察鼻咽部。

（二）纤维（电子）内镜检查

纤维（电子）内镜是一种软性内镜，可弯曲，经鼻腔导入后，能随意变换角度而观察到鼻咽部全貌,准确度更高。检查前应清理干净鼻内分泌物,并以1%丁卡因行鼻腔及鼻咽黏膜表面麻醉。

三、影像学检查法

(一)X线检查

X线检查主要有侧位检查和颅底位检查,由于分辨率有限,基本被CT扫描所代替。

造影检查主要有喉咽部(梨状隐窝)造影,是梨状隐窝病变的首选检查方法。受检者吞服150%～200%(W/V)双重造影钡悬浮液,分别摄充盈期,静止期正、侧位和左右斜位片,观察会厌谷、梨状隐窝和食管入口部形态。为更好地显示上述结构,还可做改良瓦尔萨尔瓦动作,即服钡后让受检者捏鼻闭口用力向外屏气,把口颊及咽部吹胀起来,摄取正、侧位片。CT和MRI也能较好地显示其解剖结构,但显示功能情况不如造影。

(二)CT扫描

CT扫描包括平扫和增强扫描。鼻咽部与颅底关系密切,故检查鼻咽部要包括颅底,并选用软组织窗位和骨窗位同时观察,以了解颅底骨和其他骨结构的情况。因咽部结构都为软组织,病变与咽旁间隙和颈部大血管关系密切,因此,咽部检查均需增强扫描,对病变的定位、定性及与周围结构的关系有很大帮助,并能鉴别血管和淋巴结。

咽部CT扫描时必须嘱患者缓慢平静呼吸,不能做吞咽动作和讲话,以免产生伪影。

鼻咽、口咽、喉咽具体扫描方法如下。

1.鼻咽部CT扫描

(1)横断面扫描:患者仰卧位,听眦线垂直于扫描台面。先摄取头颈部侧位定位片,扫描范围自蝶骨体部至硬腭平面,层厚及层间距均为5 mm,扫描条件为130 kV,160 mA。欲了解颈部淋巴结情况,以10 mm层厚及间距向下扫描至舌骨平面。

增强扫描采用静脉注80～100 mL碘造影剂,注射速度为2～3 mL/s,注入50 mL后开始连续扫描。

(2)冠状面扫描:患者仰卧,头下垂,后仰,使听眦线尽量与台面平行(可适当调整机架角度),扫描范围自翼板前缘至第1颈椎前缘,层厚及层间距均为5 mm。自多排螺旋CT广泛应用以来,冠状面扫描有逐渐被横断面扫描冠状面重建取代之势。

2.口咽部CT扫描

(1)横断面扫描:体位同鼻咽部扫描,扫描范围自硬腭至会厌软骨上缘,层厚及层间距均为5 mm。欲了解淋巴结情况,以10 mm层厚及层间距向下扫描至第3颈椎下缘。

(2)冠状面扫描:与鼻咽部相同。

3.喉咽部CT扫描

(1)横断面扫描:患者仰卧位,下颌上抬,先摄取头颈部侧位定位片,扫描平面与声带平行,如无法确定声带走行方向,扫描平面可与中部颈椎间隙保持一致;扫描范围自舌骨上会厌上缘至声门下区以下(即环状软骨下缘以下),相当于第3颈椎上缘至第6颈椎下缘;层厚、间隔均为5 mm。

(2)冠状面扫描:可通过横断面扫描冠状面重建来获得冠状面图像。

(三)MRI检查

磁共振成像(MRI)是20世纪80年代继CT后影像学又一次重大进展。它具有优良的组织分辨率及多方位的成像能力和各种成像序列，对咽部正常解剖及病变的显示比 CT 更清晰、更全面。MRI 图像可清晰显示鼻咽部的黏膜部分、深部结构，所以，MRI 既有利于浅表病变的检出，又有助于估计病变的浸润深度。脂肪在 T_1、T_2 加权图像上均呈高信号，鼻咽部咽旁间隙围以脂肪组织，它的消失或移位均提示病变的存在且可判断病变部位，这要比 CT 敏感得多。

咽部成像常选自旋回波序列进行扫描。线圈选择头部、颈部线圈。以横断面为基本方向，同时辅以矢状面或冠状面。咽部成像常选用自旋回波序列，T_1 加权像采用重复时间(TR)为 400～700 毫秒，回波时间(TE)为 15～30 毫秒，T_2 加权像 TR 为 2 000～4 000 毫秒，TE 为 60 毫秒、90 毫秒或 120 毫秒。层厚 3～5 mm，矩阵 256×256 或根据需要更高 FOV 18～44 cm。为减少呼吸运动伪影，扫描时要叮嘱患者避免吞咽动作，并根据扫描方位的不同在扫描范围上、下方或前方施加饱和带。增强扫描参数与平扫相同。

(四)核医学成像

咽部 PET-CT，可用于恶性肿瘤病变的分期。

（路 磊）

第四节 喉部疾病的常规检查

一、喉常规检查

(一)喉专科检查

首先观察喉外部有无畸形、大小是否正常、位置是否在颈前正中部、两侧是否对称。应注意喉部有无肿胀、触痛、畸形及颈部有无肿大的淋巴结或皮下气肿等。触诊时用拇指、示指按住喉体向两侧推移，可触及正常喉关节的摩擦和移动感，如病变累及喉内关节，这种感觉往往消失。

(二)间接喉镜检查

间接喉镜检查是临床最常用、最简便的检查法。检查时让受检者正坐，上身稍前倾，头稍后仰，张口，将舌伸出。检查者先调整额镜对光，使焦点光线能照射到悬雍垂，然后用纱布包裹舌前部 1/3，避免下切牙损伤舌系带，以左手拇指(在上方)和中指(在下方)捏住舌前部，把舌拉向前下方，示指推开上唇，抵住上列牙齿，以便固定。再用右手按执笔姿势持间接喉镜，稍稍加热镜面，使不起雾，但切勿过热，以免烫伤黏膜。将喉镜伸入咽内，镜面朝向前下方，镜背紧贴悬雍垂前面，将软腭推向上方，避免接触咽后壁引起恶心。检查者可根据需要，略转动和调整镜面的角度及位置，首先检查舌根、舌扁桃体、会厌谷、喉咽后壁、喉咽侧壁、会厌舌面及游离缘、杓状软骨及两侧梨状隐窝等处。

然后嘱受检者发"一"的声音，使会厌上举，此时可观察到会厌喉面、杓状会厌襞、杓间区、室带与声带及其闭合情况。

二、喉内镜检查

(一)硬管内镜检查

经口越过软腭而置于口咽部，使镜管末端窗口向上观察鼻咽部，向下观察咽喉。

(二)电子(纤维)内镜检查

检查前清理干净鼻内分泌物,1%丁卡因鼻腔及鼻咽黏膜表面麻醉,然后自鼻腔进入;管径较粗或鼻腔狭窄者也可口服黏膜麻醉药,自口腔进入,通过变换角度清晰地观察到咽、喉部全貌。

(三)频闪喉镜检查

声音的基频通过喉麦克风、声频放大器、差频产生器最后传至弧光灯,弧光灯按同样的频率发射间断的光束,这样不管基频高低,闪光的频率始终与声带振动频率一致或保持一定的差值。这样使快速振动的声带运动显像成相对变慢的、可视的运动像或静止像,从而观察到声带的振动过程及规律。频闪喉镜能检查到黏膜的细小病变,有助于早期发现声带癌、声带息肉、声带小结、声带白斑、声带麻痹等。

三、嗓音声学检查

发声是喉的重要功能之一,喉疾病往往出现发声障碍。嗓音声学检测可分为两种:主观听觉检查和客观声学检查。

(一)主观嗓音声学检查

日本音声言语医学学会制定了 GRBAS 作为声音嘶哑的听觉评价,G 为嘶哑的综合程度;R 是粗糙型,当声带肿胀变软,双侧振动不均,如声带息肉容易出现此型;B 是气息型,声门闭合不全呼出气流较大,易出现此型,如声带麻痹可出现此型;A 是无力型,声带变薄、张力不足、松弛变软可出现此型,声带麻痹有时也为此型;S 是紧张型,当声带变硬,用力发声可出现此型,声带癌多呈此型。GRBAS 每一型又分为 4 度:0 为正常,1 为轻度,2 为中度,3 为重度。由于听觉评价属于主观评价,每个评价者的主观判断会有一定的差异,故要 3 人组成的专业人员独立地进行判断,取其平均值作为结果。

(二)客观嗓音声学检查

嗓音声学频谱仪采用电子仪器测量、分析各种参数,对嗓音客观地进行声学评价。

1.频率

频率是声带振动的固有频率,以 Hz 表示,即每秒钟声带振动的次数。频率参数中最有代表性的是基频(F_0)。F_0 受年龄和性别的影响较大,在实际应用中应根据不同的对照组正常值来做出判断。

2.音域

音域是指发最高和最低声之间的频率范围,因为最高声分为真声最高音和假声最高音,人的音域也分为真声音域和假声音域,音域值用八度或半音(2 个频率为 2 的 12 次方根的频率间的频程)作单位。

3.声强

声强是与嗓音的响度感觉有关的物理单位,用分贝(dB)表示。声门下压力越大,推动声带振动的幅度越大,产生的声强也越大。

4.共振峰

嗓音共振峰是由声带与口唇之间的共振腔产生,唇、齿、舌的位置可以控制共振腔的大小,共振峰所在的频率位置及共振峰中的泛音决定嗓音的音质和音色,故共振峰在嗓音声学检查中作用较大。

5.微扰

微扰分为频率微扰和振幅微扰，Jitter代表着嗓音信号周期随时间出现的微小变异。有研究发现嗓音微扰与声带振动的规律、振幅、黏膜波、声门闭合状态呈正相关。

四、喉肌电图

喉肌电图检查是研究喉肌肉细胞和神经生物电活动，借以判断喉神经肌肉系统功能状态的一种检测手段，为临床喉及嗓音疾病中神经病变定位、损害程度诊断、术中神经监测及预后判断等提供科学依据。检查时将记录电极插入相应的喉内肌，用肌电图仪记录其自发电位和诱发电位，可定性和半定量诊断神经肌肉的受损程度，从而判断声带活动障碍是单纯由于关节活动障碍、肌肉受累等机械性原因所致，还是由于喉神经损伤所致，抑或两者同时存在。

五、影像学检查

影像学检查在喉部疾病的诊断中有重要作用，目前采用的方法有常规X线检查、CT和MRI检查。

（一）常规X线检查

常用的有喉正侧位片，主要用于诊断喉部金属和动物骨异物。

（二）CT检查

CT检查包括横断面扫描、增强扫描及三维重建。喉外伤时通过平扫和三维重建技术可显示有无喉软骨骨折、错位，喉腔内有无黏膜撕脱、黏膜下血肿及外伤后喉腔阻塞的情况。显示各种良、恶性肿瘤时，通过平扫、增强和三维重建技术可以确定肿瘤累及范围，有无声门旁结构侵犯；区别颈部淋巴结和颈部原发肿块的前因后果关系。

（三）MRI检查

MRI对软组织的显示优于CT，对喉软骨的显示不如CT。因此，目前MRI对喉部检查的主要作用是确定病变的范围，特别是显示肿瘤边界及肿瘤向上、下方的延伸情况、喉内肌肉系统原发和微小的早期肿瘤侵犯情况及与周围组织的关系、颈部淋巴结转移情况等，均优于CT成像。主要用于在内镜下不能发现的喉癌、在正常黏膜下生长的喉内肿瘤。对肿瘤的分期及预后估计至关重要。

（王艳玲）

第六章　耳部常见疾病

第一节　耳先天性畸形

由于遗传、染色体畸变、内外环境等各种因素的影响，如孕期(特别是孕早期)母体病毒感染、用药、胚胎在宫内受到挤压、放射性损伤及父母吸烟、饮酒等危险因素，外耳、中耳和内耳均可发生畸形。其中耳郭和外耳道及中耳的畸形常同时存在。是头颈部先天性畸形中最常见者。据统计，新生儿发病率为 1/20 000～1/10 000。而中耳和内耳畸形共存者比较少见，这可能与膜迷路发源于听囊，鼓室则源于第 1 咽囊有关。耳畸形还可合并颌面和其他器官、组织的畸形，而称为各种先天性畸形综合征。

一、先天性耳前瘘管

先天性耳前瘘管是一种临床上常见的先天性外耳疾病，为第 1、2 鳃弓的耳郭原基在发育过程中融合不全所致。家系调查证实其遗传学特征为常染色体显性遗传。根据国内抽样调查发现，该病发病率为 1.2%，男女比例为 1∶1.7，单侧与双侧发病之比为 4∶1，较少合并其他耳部畸形。瘘管的开口很小，多位于耳轮角前；少数可在耳郭的三角窝或者耳甲腔(图 6-1)，平时可无症状，甚至一生无感染或自觉症状，不以为疾。如出现感染，方引起注意和接受治疗。

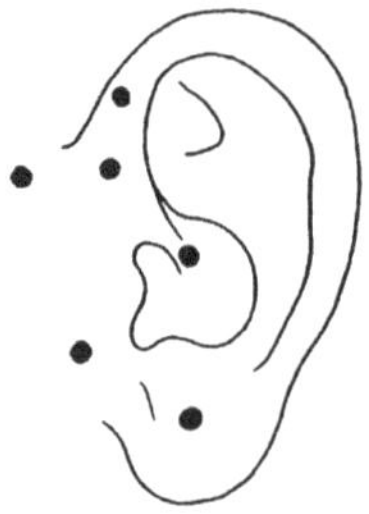

图 6-1　先天性耳前瘘管开口部位

(一)病理

先天性耳前瘘管为一狭窄的盲管(窦道)，深浅长短不一，可呈分支状，长度为 1～3 mm，可穿过耳轮脚或耳郭部软骨，深至外耳道软骨与骨部交界处或者乳突表面。管壁被囊复层鳞状上皮，具有毛囊、汗腺、皮脂腺等组织，管腔内常有脱落上皮、细菌等混合而成的鳞屑或豆渣样物，有臭味。管腔可膨大成囊状，如发生化脓性感染，可形成局部脓肿。

（二）症状与检查

一般无症状。按压时可有少许稀薄黏液或乳白色皮脂样物自瘘口溢出，微臭，局部微感瘙痒不适。如发生感染，则局部及其周围组织发生红肿、疼痛，而形成脓肿，脓肿穿破后溢浓，可如此反复发作形成瘢痕。感染时间长时，瘘管口附近皮肤可发生溃烂，肉芽，或形成数个溢脓小孔。瘘管较长、伸展较远者，如深部发生感染，可在远离瘘口处发生脓肿。

（三）诊断

根据病史与局部检查，一般无困难。按其瘘口位置与瘘管走向，可与第一鳃沟瘘管相鉴别。急性感染与溃疡不愈时需要与皮肤疖肿或颈部淋巴结炎和淋巴结结核性溃疡等相鉴别。

（四）治疗

无感染或无任何症状者，通常不需要治疗。

耳前瘘管切除术如出现局部瘙痒，有分泌物溢出者，宜行手术切除。对反复发生感染的瘘管，或因感染引起皮肤溃烂者，应手术切除，但需先控制急性炎症。局部有脓肿者应切开引流，待炎症控制后再手术。手术方法如下。

（1）先以钝头弯针插入瘘口，注入 2%亚甲蓝溶液少许，注射后稍加揉压，将多余的染料擦干净，以免污染手术视野，也有利于亚甲蓝向深部或分支浸润。

（2）瘘管周围以 1%普鲁卡因做皮下浸润麻醉。小儿可在基础麻醉加局部麻醉下进行。

（3）在瘘管口周围做一梭形切口，切开皮肤。沿蓝染的瘘管向深处分离，注意勿将瘘管分破，分断，以免瘘管内容物溢出污染手术视野，或切除不彻底。分离中可用组织钳提起已分离出的瘘管，再循此继续分离，直达盲端。如有分支，也需全部予以分离，切除。

（4）如果术中发现瘘管的另一端通向鼓室或者外耳道深部，则需循窦道延长切口，将耳郭向下翻转，方能使手术视野得以良好暴露。

（5）如皮肤溃烂，但溃烂面积不大，可在急性炎症控制后，将瘘管及皮肤溃烂面一并切除，然后缝合皮肤，可达治愈目的。

二、第 1 鳃沟瘘管

第 1 鳃沟瘘管也称先天性耳颈瘘管，是第 1 鳃沟发育异常所致。胚胎发育第 4 周时，第一鳃沟逐渐深陷，其背部成为原始外耳道，中部形成耳甲腔，腹侧端消失。若胚胎第 2～4 个月期间，第 1 鳃沟腹侧消失不全，即可形成与外耳道关系密切的外胚层组织残留。可同时伴发耳郭及外耳道畸形。

（一）病理

病理特征与先天性耳前瘘管基本相同，但瘘口位置与瘘管走向不同。外瘘口多位于患侧下颌角附近、耳郭后下或乳突尖下方；内口或者盲端多位于或指向同侧外耳道的后壁和下壁。可表现为囊肿、瘘管或窦道等形式。

（二）临床表现

瘘管开口一般于出生时即已存在，多位于患侧下颌角附近、耳郭后下方或乳突尖前下方，有约针眼大的皮肤凹陷或小口，常易忽略。位于外耳道壁的瘘口尤其难察觉，多数在出生后数月或数年，甚至出现症状后始被发现。按表现形式不同，可分为下列几种类型。

1.瘘管型

瘘管型有内外两个开口。外口在患侧耳垂下方或胸锁乳突肌前与下颌角后方连线的某一部位,内口可因发育障碍出现的胎龄不同而有所区别。因开口位置不同可分为两种。

(1)单纯瘘管型:由第1鳃沟发育异常形成,其内口在外耳道骨部与软骨部交界处。

(2)复合瘘管型:发育障碍出现在闭锁膜形成之前,第1咽囊与第1鳃沟之间沟通,瘘管之内口可追溯至由咽囊发育而成的鼓室腔或咽鼓管。

2.囊肿型

囊肿型表现为耳垂后下方进行性增大之囊性包块,与表面皮肤无粘连,常在腮腺浅叶深面,部分包在腮腺内,与面神经颞骨外主干段相邻。并发感染时,出现局部红、肿、热、痛等。炎症消退后包块可以缩小,但不消失。如形成脓肿,在耳下区皮肤溃破排脓后形成久治不愈的瘘管。

3.窦道型

窦道型也表现为耳后或耳垂下方包块,但有窦道与外耳道相连,即在患侧外耳道软骨部与骨部有瘘口残存,形成由外耳道狭部伸向耳郭后方或下方之窦道。因窦道狭小,窦道腔内排除物长期蓄积在窦道远端,可致盲端膨大形成囊袋状,如感染严重,局部皮肤破溃,可在耳后或耳下区形成瘘管。

(三)诊断

根据病史和局部检查,一般可做出诊断。依瘘口位置、走向及是否存在内口等情况,与先天性耳前瘘管相鉴别。表现为耳后包块,或者因继发感染破溃成瘘时,应注意与化脓性中耳炎之耳后脓肿、腮腺囊肿、皮脂腺囊肿、耳后淋巴结炎、淋巴结结核等相鉴别。

(四)治疗

手术彻底切除瘘管或者窦道是治愈该病的唯一方法。若有感染,需先行抗感染治疗;有脓肿形成者先切开引流,经换药抗感染治疗,控制炎症后行切除术。

手术一般在全身麻醉或局部麻醉下进行。可先经瘘口注入少许亚甲蓝溶液,表浅而较短的瘘管可沿其行程做纵形切口,并于瘘口周围做小的梭形切口。而对于大部经过腮腺或位于腮腺内的瘘管或囊肿,为了避免面部的损伤,可采用与腮腺切除术相似的切口,即上自耳屏前或耳垂后,下达下颌角稍微向下的水平,沿胸锁乳突肌前缘纵形切口。手术中应特别注意观察瘘管与面神经的解剖关系。

手术可能出现的并发症主要有外耳道瘢痕狭窄、面神经损伤和腮腺漏,应尽量避免发生。外耳道皮肤和软骨切除不宜过多,如缺损较大,需同期植皮,碘仿纱条填压。正确地选择切口,采用亚甲蓝示踪瘘管行程,熟悉面神经和腮腺的解剖及细致分离是防止面神经损伤和腮腺漏发生的技术保障。尤其对复发病例,更应提高警惕,精细操作。

三、先天性耳郭畸形

耳郭在胚胎第3周开始由第1鳃弓和第2鳃弓发生,第6周初具雏形。由于耳郭的各个部分(如耳屏、耳垂、对耳轮、对耳屏等)是从两个鳃弓上六个分离的小丘状结节为中心衍生发育而成,所以其外形可以有很大的变异。

耳郭的先天畸形又称耳郭发育不全,可表现在耳郭的大小、位置和形状三方面的异常。单侧畸形较多见,为双侧的3～6倍,男性比女性多发,具体分类如下(图6-2)。

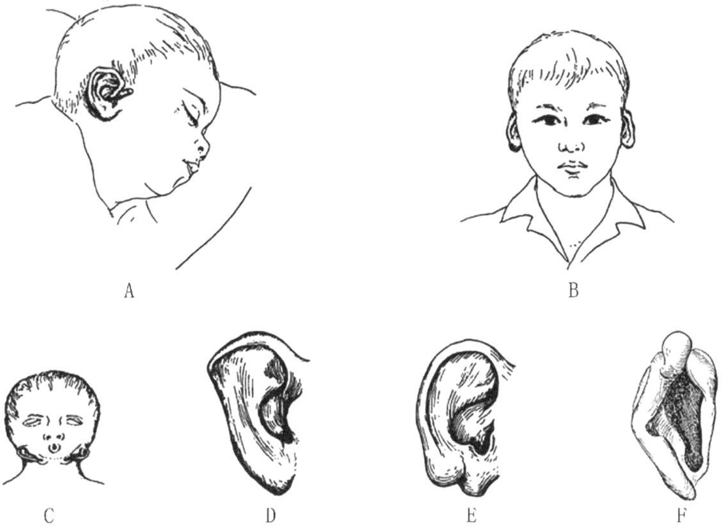

A　　B　　C　　D　　E　　F

图 6-2　先天性耳郭畸形

A.副耳郭;B.猫耳;C.颊耳合并颌小畸形;D.猿耳;E.耳垂分叉;F.耳郭裂开

(一)分类

1.隐耳

耳郭部分或全部隐藏于颞侧皮下,触诊时于局部皮肤的下面可能触及隐藏耳郭的软骨支架。

2.移位耳

耳郭向下或向前等各个方向移位,形态基本正常或有轻微畸形。

3.招风耳

耳郭向前倾斜,颅耳角增大达 150°或 150°以上,对耳轮和三角窝消失,舟状窝失去正常形态,耳郭上部扁平,而耳垂和耳屏的位置正常。

4.杯状耳

对耳轮和三角窝明显内陷,耳轮向前过度弯曲,耳郭形如杯状。

5.猿耳

耳郭上缘与后缘交界处出现一向后的三角形突起,如猿耳之耳尖,故得此名。

6.大耳

耳郭的某一部分过度发育。全耳郭肥大少见。

7.副耳

耳屏前方或颊部或颈部有一个或数个大小不一、形态各异的肉赘样突起,突起内可能有软骨。

8.小耳

按 Marx 分类法,可将小耳分为 4 度。

Ⅰ度:耳郭各部均已发育,但耳郭较小,上半部可向前下卷曲。

Ⅱ度:耳郭仅为一由皮肤包裹软骨构成的不规则条形突起,有正常耳郭的 1/2 或 1/3 大,附着于颞颌关节后方或后下方,耳屏可正常。

Ⅲ度:耳郭处仅有零星而不规则的软组织突起,部分软组织突起内有软骨,位置可前移或下移。

Ⅳ度：无耳，无任何耳郭结构，颞侧平滑。

(二)治疗

对招风耳、杯状耳、大耳等畸形，宜在5～6岁时做整形术(图6-3)，因为此时耳郭的大小近似成人，手术干扰对耳郭未来的发育影响不大。由于小耳畸形一般均伴外耳道闭锁，所以Ⅱ度以上小耳的耳郭成形术大多与外耳道及中耳成形术同期或分期进行。如果外耳道及中耳成形术无手术适应证，则耳郭成形术可单独实施。耳郭成形术的方法有两种。

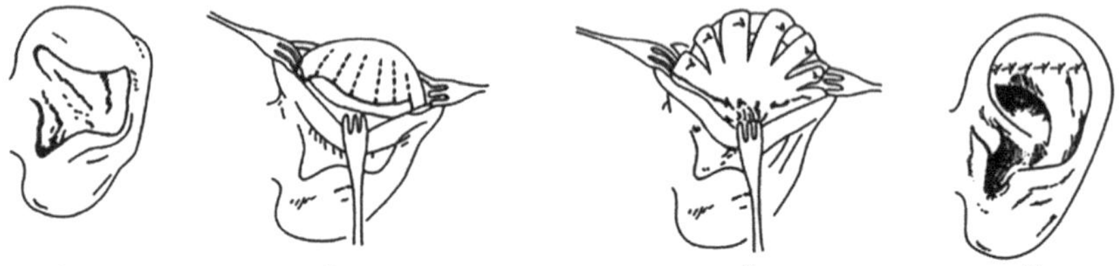

A　B　C　D

(1)

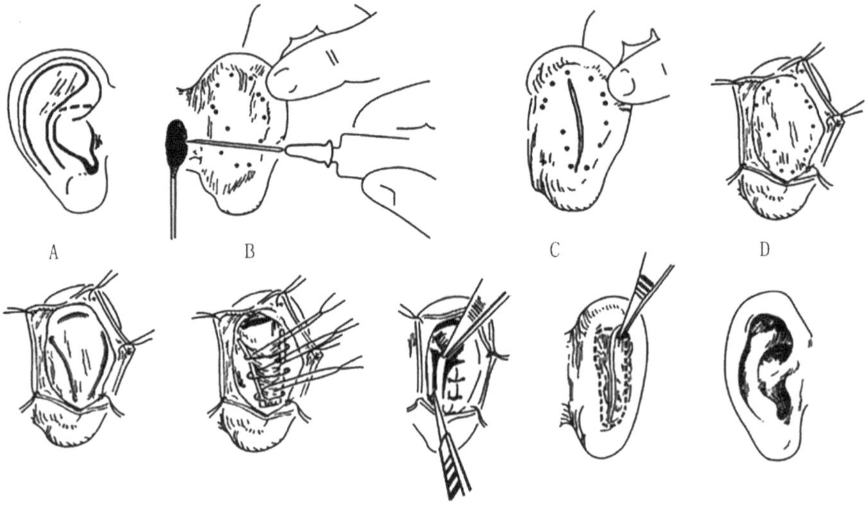

A　B　C　D

E　F　G　H　I

(2)

(1)杯状耳矫正术(仿Musgrave)：A.杯状耳；B.提起耳郭上部，在其背面的软骨折叠处做横切口，暴露卷曲的耳轮及舟状窝软骨，并在该软骨上做数条放射状切口，使其直立，呈扇形展开；C.切除一条耳甲腔软骨，将其缝合于展开的扇形耳轮边缘；D.缝合切口。

(2)招风耳矫正术(仿Converse改良法)：A.用亚甲蓝描绘出对耳轮的位置；B.在此轮廓上逐次用注射针头穿透耳郭全层后，在针头上涂抹少量亚甲蓝，再退出，形成点状的对耳轮轮廓；C.在对耳轮轮廓背面的中央做纵向切口；D.暴露软骨膜上的亚甲蓝标记点；E.沿标记点纵行切开软骨，但保留对侧软骨膜；F.将切开的条状软骨两侧用丝线缝合成管状，此即未来的对耳轮及对耳轮脚的软骨支架；G.切除一条耳甲腔边缘的软骨，使耳郭与颅侧壁的距离缩短至2 cm左右，切缘与F.所做之管缝合2～3针；H.切除多余的皮肤，缝合切口；I.矫正后的耳郭

图6-3　耳整形术

(1)以患者自体游离的肋软骨作为支架，经过雕刻和塑形后植入皮下，一期或分期再造新耳郭，但成形后新耳郭形状与正常耳郭往往相距甚远，美容效果不理想。手术时机的选择应注意。①患者自身有足够的肋软骨供耳郭成形之用。②新耳郭的大小应近似于成年人。一般认为，

6 岁儿童耳郭的体积约为成人的 80%～90%，此时成形的耳郭可与对侧耳郭同时生长。

(2)佩戴耳郭假体由于高质量人工材料和相应染料的成功研制，耳郭假体近年来有了快速发展。安装时首先通过手术在外耳道口附近植入金属框架，用于固定佩戴的假体。假体可以根据患者另一正常耳的大小和肤色进行制作，佩戴后其外观可酷似正常耳郭。如假体日久老化，还可更换新的假体。

四、先天性外耳道狭窄与闭锁

外耳道的先天畸形又称外耳道发育不全，是由胚胎期第 1 和第 2 鳃弓之间的第 1 鳃沟发育障碍所致。外耳道的先天畸形可分为外耳道狭窄和外耳道闭锁。外耳道闭锁常合并小耳畸形，仅在少数情况下，耳郭发育正常；而小耳畸形不合并外耳道闭锁者，却很罕见。此外，外耳道发育不全还常常合并中耳畸形。本病单侧较多见。

(一)分型

外耳道的先天性畸形可分为轻度狭窄、高度狭窄和闭锁三型。

1.轻度狭窄

可为整个外耳道全部狭窄，或软骨段和/或峡部狭窄，而骨性外耳道正常。本型较常见。

2.高度狭窄

软骨段仅为一瘘道；鼓骨发育不良，以致骨段外耳道仅由一裂隙状孔道所代替。鼓室外侧壁由骨质形成完全性或不完全性闭锁板。

3.外耳道闭锁

外耳道软骨段由软组织填充。骨性外耳道由致密骨或松质骨或充满气房的气化骨代替。闭锁外耳道的骨质来源于不同的邻近部位：多数为颞骨鳞部的尾侧突起，或由乳突向前伸展达颞颌关节，少数由增生畸形的鼓骨形成闭锁的外耳道。在乳突前伸的病例，几乎大都合并鼓骨缺失，乳突前壁和畸形的下颌骨髁状突形成不典型的颞颌关节，此时由于髁状突向鼓室内突出，以致鼓室狭窄，此为鼓室狭小的原因之一。

(二)并发症

本病可合并先天性和后天性原发性胆脂瘤。

(三)诊断

见先天性中耳畸形。

(四)治疗

见先天性中耳畸形。

五、先天性中耳畸形

鼓室和咽鼓管由第 1 咽囊发育而来，鼓室起源于第 1 鳃沟，一般认为锤骨和砧骨来自第 1 鳃弓，镫骨来自第 2 鳃弓。

先天性中耳畸形常常合并外耳的畸形，但是也可能单独存在，即单纯中耳畸形；也可合并内耳畸形。先天性中耳畸形包括鼓室、听小骨、咽鼓管、面神经和耳内肌等畸形。这些畸形可以单独发生，也可能有某些畸形同时出现；其中以鼓室畸形和在颞骨行程中的面神经畸形较为多见。

(一)鼓室畸形

外耳道闭锁者，大都合并鼓膜缺失，或仅有少量遗迹性结缔组织；外耳道狭窄常合并小鼓膜；

鼓膜先天性囊肿则罕见。除鼓膜外，鼓室其他各壁较常见的畸形为先天性骨质缺裂，如天盖或鼓室底部的先天性缺失，可合并硬脑膜下垂或颈静脉球向鼓室内突出；鼓室内壁的前庭窗和/或蜗窗狭窄、闭锁、无窗等，而窗裂则少见。颞骨发育不全时，鼓室的长度和宽度也会出现不同的改变，鼓室变小，鼓室不再分为上、中、下三部，鼓室完全缺失却很少见；此外还可出现 Korne 隔：鼓室被纵行或横行的骨-膜性隔板分为内、外或上、下两室，纵行分隔者，畸形的听骨可居外室，两窗位于内室。

(二)听小骨畸形

在听小骨畸形中，3 个听骨均未发育的很罕见，而单个听骨或两个听骨畸形的较多见。合并外耳道闭锁者，以锤砧骨骨性融合并与闭锁板固定最为常见，其次是砧骨长脚、豆状突畸形，砧镫关节中断或被一个纤维带所代替，锤骨柄缺失或弯曲，锤砧关节中断，锤骨头有骨索固定于上鼓室，锤骨柄和鼓沟间骨桥形成，砧骨体和相邻的骨壁或砧骨窝固定等。镫骨的畸形有头部断裂或缺失，足弓增粗，两弓融合，足板固定，足板裂孔，环状韧带缺失，镫骨上结构完全缺失等。在单纯的中耳畸形中，镫骨和前庭窗的畸形较常见(图 6-4)。

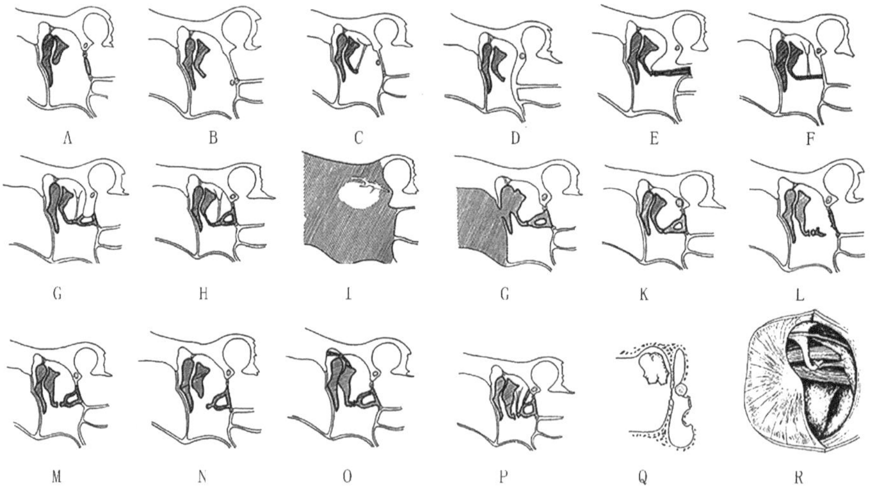

图 6-4　先天性鼓室畸形举例

A.砧骨长突、镫骨肌、锥隆起缺如，镫骨只有底板，可活动，两窗正常；B.砧骨长突发育不全，镫骨缺如，前庭窗及窗龛缺如，面神经鼓室部向下移位至前庭窗与蜗窗之间；C.镫骨、镫骨肌、锥隆起、前庭窗缺如，砧骨长突末端与鼓室后上壁之间有索状物相连，面神经鼓室部向下移位；D.镫骨、镫骨肌、锥隆起、前庭窗、蜗窗缺如，鼓岬膨隆呈半球状(骨迷路发育异常)；E.镫骨肌、锥隆起、蜗窗缺如，镫骨细小瘦长，位于裂隙状前庭窗龛内，能活动，上鼓室内壁骨质隆起，鼓岬呈半球形膨隆；F.前庭窗及窗龛缺如，镫骨为一小柱，固定于平坦的前庭部骨壁上；G.面神经管鼓室部前 1/3 呈半球形，压迫镫骨前脚及底板；H.砧骨长突远端由软纤维组织构成；I.无鼓室；J.锤骨、砧骨融合成块，合并外耳道骨段闭锁；K.面神经管缺损；L.砧镫关节分离，镫骨脚缺如；M.环韧带缺如，砧镫关节分离，镫骨底板固定；N.砧镫关节分离；O.砧骨与上鼓室外侧壁有骨桥连接，砧镫关节分离；P.砧镫关节分离，镫骨后脚与面神经管有棒状骨连接；Q.纵行膜-骨隔将鼓室隔成内、外两腔，畸形的听骨在外腔，两窗在内腔；R.左耳面神经鼓室部无骨管，面神经极粗，分成两束，压在镫骨底板上

(三)面神经畸形

颞骨发育不全时，常合并面神经畸形，中耳畸形较重时，合并面神经畸形的机会亦较多，但中耳畸形的严重程度并不和面神经畸形的严重程度相关。常见的面神经畸形有骨管全部或部分缺裂，多发生于鼓室段，面神经可从裂孔中疝出，甚者，裸露的面神经可覆盖于前庭窗上，表面仅有

薄层黏膜覆盖；面神经骨管狭窄时可合并先天性不全面瘫。面神经行程亦可发生异常，如鼓室段向下移位，或呈球形，压迫于镫骨前脚；锥曲段向后上延长、移位，在鼓室段和乳突之间形成锐角；锥曲向前下移位时，可遮盖前庭窗；垂直段可向前移位。此外，面神经还可形成异常的分支，如鼓室段可分为两支，一支位置正常，另一穿行于鼓岬上；垂直段也可分为两支或数支；也有面神经骨管行程正常，而面神经深藏于鼓岬上的另一骨管中；鼓索小管亦可出现高位或低位异常。面神经入中耳前之主干亦可有发育不全等畸形，但不多见。

（四）咽鼓管畸形

严重的外耳道畸形常合并咽鼓管畸形，如全程闭锁，狭窄或软骨段畸形，圆枕低平，咽口闭锁或鼓口骨质异常增生，以及先天性憩室、小息肉，水平移位等。

（五）其他畸形

鼓室内肌可出现畸形，其中镫骨肌合并锥隆起发育不全有不少记载，还可出现双镫骨肌，镫骨肌腱缺失，镫骨肌行走方向异常、过长或过短、骨化及附着点异位、锥隆起粗大、延长等。单独的鼓膜张肌缺失罕见。此外，面神经管内尚可出现多余的肌肉，凭借骨板与面神经分隔。

鼓窦的位置、大小可出现异常，或完全缺如，乙状窦前置或外置，颅中窝下垂。乳突的气化和中耳畸形的严重程度一般呈平行的关系。但是在个别病例，这种关系并不存在，例如，在颅面骨发育不全中，乳突严重发育不全，但却常常合并发育正常或仅有轻度畸形的中耳。

（六）检查

(1)全面的体格检查：由于外、中耳畸形常合并其他部位、特别是颌面部畸形，因此不应忽略全面的体格检查，如上、下颌骨，毛发及发际，眼，脊柱，手（足）指（趾），心血管等，若有畸形，应详细记载，必要时进一步做有关的专科检查。

(2)听力学检查：婴幼儿做电反应测听，能够配合检查的儿童可做纯音听力检测。由于 3 个听小骨和 2 个不同的畸形可引起不同程度和不同类型的听力障碍，目前有不少关于中耳畸形的分类，分析它们与听力损失的关系，以达到在术前对畸形的种类做出预测的目的。但意见尚未统一。

(3)颞骨高分辨率薄层 CT，必要时 MRI 扫描取轴位和冠状位，必要时结合三维重建，了解外耳道是否完全闭锁，若为后者，则观察外耳道区为致密骨或气化骨，鼓室的位置及大小，听骨链发育状况，面神经有无畸形，乳突气化及鼓室充气情况。如鼓室由均匀一致的阴影所充满，乳突为无任何气房的松质骨，说明咽鼓管可能有严重畸形。还应注意内耳和内耳道、听神经有无畸形等。

（七）治疗

外耳道及中耳畸形应以手术治疗为主，通过外耳道中耳重建术，达到提高听力的目的。若因内耳和/或内耳道、听神经畸形或鼓室及乳突完全未气化，无望提高听力，手术即失去意义。有残余听力而不能手术或不愿手术者，可佩戴植入式助听器，也可在外耳道成形术后佩戴耳内式助听器。但凡合并胆脂瘤者，无论畸形如何，均应即时手术治疗。

至于手术时机的选择，目前趋于一致认为，双耳畸形时，可以在学龄前(6 岁左右)选择一耳手术。基于小儿分泌性中耳炎发病率较高，咽鼓管功能障碍等，容易导致手术失败，所以单耳畸形以在成年后手术为宜。

外耳道中耳重建术可分为手术径路和传音功能重建两个重要的部分。

1.手术径路

由于畸形的鼓室腔常常狭小,位置异常,鼓窦及鼓窦入口的位置和大小亦有变异,加之外耳道闭锁,因此,如何能较快而安全地进入鼓室,即成为耳外科医师在选择手术径路时应该考虑的。进入鼓室的路径有两种。

(1)鼓窦径路:即经典的径路。按乳突开放术的步骤,先找到鼓窦,逐次开放上鼓室,暴露听骨,然后磨去鼓室外侧的闭锁板,开放乳突气房。术后可遗留一宽大的空腔。

(2)直入式径路:又称前上径路。从闭锁的外耳道外侧开始,由外而内磨去外耳道区内的骨质,直达鼓室。由于该径路不开放乳突气房,故形成的新外耳道比较接近正常的解剖生理关系,并可减少术后乳突腔的感染机会,只要病例选择适当,手术并不如想象中的那么危险。

2.传音功能重建术

按听骨链重建术和镫骨手术的基本原则施行。

六、先天性内耳畸形

正常人在出生前,耳蜗形态已发育成熟。如内耳胚胎的正常发育受阻,发生畸形,即出现先天性感音神经性聋。应用高分辨率 CT 成像技术发现,约有 20%的先天性感音神经性聋患者骨迷路存在细微或严重的畸形。

内耳骨迷路的畸形可见于 1 侧,也可双耳同时受累,且以双侧畸形较多,约占 65%。内耳的先天畸形可为遗传性,或母孕早期患感染性疾病,或受 X 射线、微波、电磁辐射、药物中毒等伤害,致使内耳发育障碍。

(一)分类

目前对内耳先天畸形的认识主要是从放射学检查和少量颞骨尸检报告中获得的,虽然通过高分辨率 CT 扫描和内耳膜迷路 MR 水成像技术,可以观察到内耳骨迷路或膜迷路轮廓的变异,但是对其细胞水平、分子水平的异常目前还是无知或知之甚微的。因此,内耳畸形的分类法目前并不全面,有待进一步完善。

1.传统分类法

(1)米歇尔畸形是内耳发育畸形中最严重的一种,内耳可完全未发育。在某些病例,颞骨岩部亦未发育。属常染色体显性遗传。常伴有其他器官的畸形和智力发育障碍。颞骨 CT 图像上应与脑膜炎所致之骨化性迷路炎鉴别。

(2)蒙底尼畸形:耳蜗底周已发育,但第 2 周及顶周发育不全;耳蜗水管及内淋巴管、前庭池可合并畸形;半规管亦可缺如或大小不一;以及两窗畸形等。在此基础上,有些病例可出现继发性迷路窗膜破裂。CT 图像上耳蜗扁平,除底周外,其余仅表现为一骨痿样结构。为常染色体显性遗传。单耳或双耳受累。可伴发短颈畸形综合征,甲状腺耳聋综合征,额部白化、鼻根增宽、耳聋综合征,以及颌面部发育不全等。有残余听力者,可早期佩戴助听器。

(3)宾-亚历山大畸形:骨迷路发育正常,蜗管分化不全,主要病变在底周螺旋器及螺旋神经节。属常染色体显性遗传。患者高频听力损失严重,而低频残余听力尚可利用。

(4)赛贝畸形:赛贝畸形为常染色体隐性遗传。是最轻的内耳畸形。本型骨性迷路及膜性迷路的上部结构,包括椭圆囊及半规管均发育正常,畸形仅限于蜗管和球囊,故又称耳蜗球囊畸形。耳蜗螺旋器常有分化不全,如盖膜蜷缩,前庭膜塌陷,基底膜上仅由一堆未分化的细胞构成小丘状隆起,血管纹出现发育不全和细胞增生的交替区。球囊壁扁平,感觉上皮发育不全。可伴有其他器官的畸形。

2.Jackler 分类法(1987)

(1)耳蜗未发育或发育不全。①内耳未发育:内耳(包括耳蜗和前庭终器)完全缺如(相当于 Michel 畸形)。②耳蜗未发育:耳蜗缺如,前庭和半规管正常或发育不全。③耳蜗发育不全:小耳蜗,前庭和半规管正常或发育不全。④耳蜗分隔不全:耳蜗小,耳蜗内的分隔部分或完全缺如;前庭和半规管正常或发育不全。⑤共同腔:又称囊状耳蜗,耳蜗和前庭形成一个共同的大腔,内部结构不全;半规管正常或发育不全。

(2)耳蜗正常。①前庭-外半规管发育不全:前庭扩大,外半规管短而宽,其余半规管正常。②大前庭水管:前庭水管扩大,合并正常的半规管,前庭正常或扩大。

3.Sennaroglu 分类法(2002)

(1)耳蜗畸形。①米歇尔畸形:耳蜗和前庭结构完全缺如。②耳蜗未发育:耳蜗完全未发育。③共同腔畸形:耳蜗和前庭区仅出现一囊腔,前庭和耳蜗完全未分化。④耳蜗发育不全:前庭和耳蜗已分开,但其体积较正常者小,发育不全的耳蜗犹如从内耳道萌出的小芽。⑤Ⅰ型分隔不全:耳蜗内缺少完整的蜗轴和筛区,以致外形呈囊状。合并一大的囊状前庭。⑥Ⅱ型分隔不全:耳蜗仅 1 周半,其中周和顶周融合为一囊状的顶端。合并一扩大的前庭和大前庭水管。

(2)前庭畸形:前庭畸形分为米歇尔畸形,共同腔畸形,前庭未发育,前庭发育不全和前庭扩大。

(3)半规管畸形:半规管畸形分为半规管缺如,发育不全和扩大。

(4)内耳道畸形:内耳道畸形分为缺如,狭窄和扩大。

(5)前庭水管和蜗水管畸形:前庭水管和蜗水管畸形分为扩大和正常。

(二)临床表现

1.听力障碍

先天性内耳畸形大都患有较严重的耳聋,多数出生时即为极重度聋或重度聋,内耳或耳蜗未发育的 Michel 畸形,出生后听不到任何声响。共同腔和耳蜗发育不全者多为极重度聋。Mondini 畸形因耳蜗底周已发育,可能保留部分高频听力。单纯性前庭水管扩大者出生时听力即差,亦可正常,正常者直至幼年或青年时期出现突聋或波动性耳聋。

2.耳鸣

少见。

3.眩晕

前庭器畸形时,可有眩晕和/或平衡失调,但不多见。大前庭水管综合征患者受到强声刺激时,可出现眩晕和眼震(Tullio 现象)。

4.脑脊液耳漏或脑脊液耳、鼻漏

某些内耳先天畸形如 Mondini 畸形、共同腔、前庭水管扩大等,在内耳和蛛网膜下腔之间、内耳和中耳之间有先天性瘘管存在,可发生脑脊液耳漏或耳、鼻瘘,在人工耳蜗植入术中可出现井喷。

(三)检查

1.颞骨高分辨率 CT

颞骨薄层 CT 扫描及三维重建可显示内耳骨迷路的多种畸形。耳蜗或包括耳蜗和前庭终器在内的整个内耳甚至岩骨均未发育者很少见。若耳蜗和前庭缺如,在该处出现一椭圆形空腔时,即为共同腔,共同腔内可能存在少量感觉上皮。Mondini 畸形在 CT 扫描中的特点是耳蜗较小,呈扁平状,仅可见及底周或一周半。耳蜗畸形严重者耳蜗仅如一单曲小管或小囊。CT 扫描中还可观察前庭水管是否扩大。

2.膜迷路 MR 三维重建及水成像

可显示内耳膜迷路的全貌及其立体形态,鼓阶与前庭阶、中阶影像是否均匀、完整,以及蜗轴的发育、耳蜗内的液体体积,纤维化及骨化等。

3.家系调查

家系调查应做到全面、真实,并对存活者进行必要而尽可能详细的检查,特别是听力学检查。调查后画出家系图。并尽可能做致聋基因的筛查。

(四)治疗

根据患者的听力水平、CT 和/或MRI 所见,选配助听器或人工耳蜗植入术。

(李媛媛)

第二节　外耳疾病

一、外耳湿疹

湿疹是一种常见的皮肤病,主要特征为瘙痒、多形性皮疹,易反复发作。皮肤上可出现弥漫性潮红、红斑、丘疹、水疱、糜烂、渗液、结痂及鳞屑等损害,消退后一般无永久性痕迹,少数可有色素沉着。湿疹性反应与化脓性炎症反应不同,组织学上表现为淋巴细胞而非多形核白细胞浸润,有浆液性渗出、水疱形成等。

外耳湿疹是指发生在耳郭、外耳道及其周围皮肤的多形性皮疹。小儿多见,一般可分为急性、亚急性和慢性 3 类。

(一)病因

湿疹的病因和发病机制目前尚不十分清楚,可能与变态反应、精神因素、神经功能障碍、内分泌失调、代谢障碍、消化不良等有关。毛织品、鱼虾、牛奶、肠寄生虫及病灶感染等是可能的变应原,潮湿、高温可为诱因。慢性中耳炎的脓液、患者的泪液或汗液刺激耳部皮肤可引起本病。外耳湿疹也可为面部和头皮湿疹的一部分。高温和化学药物刺激等职业因素也可致病。

(二)临床表现

1.急性湿疹

局部剧痒,常伴有烧灼感,婴幼儿因不能诉说,可表现有各种止痒动作,烦躁不安,不能熟睡。如出现继发感染,则感疼痛、体温升高。病损如累及外耳道深部皮肤及鼓膜表面,则可有耳鸣和轻度传导性聋。检查可见外耳皮肤红肿,散在红斑、粟粒状小丘疹及半透明的小水疱。水疱抓破后,即出现红色糜烂面,并流出淡黄色水样分泌物,分泌物干燥凝固后形成痂皮,黏附于糜烂面上。急性湿疹一般经 2～3 周可治愈,但愈后容易复发。

2.亚急性湿疹

亚急性湿疹常因急性湿疹久治未愈迁延所致。局部瘙痒,但症状比急性湿疹轻,红肿和渗液不剧，可出现鳞屑和结痂。

3.慢性湿疹

慢性湿疹常因急性、亚急性湿疹反复发作或久治不愈发展而来。表现为外耳道皮肤增厚、粗糙、表皮皲裂、苔藓样变、脱屑及色素沉着等。自觉剧痒，常有反复的急性发作。

（三）治疗

1.一般治疗

（1）让家属及患者正确了解湿疹的知识，积极主动配合治疗，细心寻找病因，予以排除。

（2）对病因不明者，注意调整饮食，吃清淡食物，保持胃肠道功能正常，忌饮酒，避免进食具有较强变应原性的食物，如鱼虾、蟹等，改变或停用奶制品。

（3）避免搔抓，忌用热水、肥皂等清洗，禁用刺激性药物。

（4）急性、亚急性期间暂缓预防注射和接种牛痘。

2.局部治疗

依“湿以湿治、干以干治”的原则，分以下 3 种情况进行处理。

（1）比较干燥、无渗出液者：可涂用 1%～2%甲紫糊剂、10%氧化锌软膏、抗生素可的松软膏等，保护创面，以便结痂脱落愈合。干痂较多时，先用 3%过氧化氢溶液清洗。皮肤增厚者可试涂敷 3%水杨酸软膏，以期皮肤变薄，或用局部浅层 X 线照射，可收到满意效果。

（2）渗出液较少者：先涂擦 2%甲紫液，干燥后涂布甲紫糊剂或氧化锌糊剂。

（3）渗出液较多者：用 3%过氧化氢溶液或炉甘石洗剂清洗渗出液及痂皮，再用 3%硼酸溶液或 5%醋酸铝溶液湿敷，待渗出液减少后，再用上述药物治疗。

3.全身治疗

（1）继发感染时，全身和局部应用抗生素。

（2）服用抗过敏药物，如仙特明或氯雷他定（开瑞坦）片或糖浆、严重者可用地塞米松等糖皮质激素。

（3）渗液特别多时，可静脉注射 10%葡萄糖酸钙，补充维生素 C。

二、耳郭化脓性软骨膜炎

耳郭化脓性软骨膜炎是指耳郭软骨膜的急性化脓性炎症，软骨因血供障碍而逐渐坏死。病情发展比较迅速，可致耳郭畸形，应积极诊治。

（一）病因

常见的病因如下。

1.耳郭外伤后继发感染

耳郭外伤后继发感染如裂伤、切割伤、钝挫伤、昆虫叮咬伤、冻伤及烧伤等继发感染，耳郭血肿的继发感染亦可导致本病。

2.外耳及邻近组织感染的扩散

外耳及邻近组织感染的扩散如外耳道疖、外耳道炎及外耳湿疹、皮炎的继发感染扩散等。

3.手术

中耳乳突手术做耳内或耳后切口，修补鼓膜取耳屏软骨膜时经创口感染；或耳郭假性囊肿、血肿穿刺抽液时消毒不严；耳郭整形术后继发感染等。

绿脓杆菌及金黄色葡萄球菌为主要致病菌。脓肿形成后，脓液聚积于软骨膜和软骨之间，继之软骨缺血坏死，耳郭支架破坏而致耳郭畸形。

（二）临床表现

常有明确的病因。起病初觉耳郭胀痛及灼热感。检查时可见耳郭红肿、增厚、坚实，弹性消失，触痛明显。继之红肿加重，持续性剧烈疼痛不断加剧，患者烦躁，坐卧不安，喜用手护耳部唯恐被触及，可伴有体温升高、食欲减退等全身中毒症状。耳郭表面呈暗红色，有脓肿形成者可见局限性隆起，触之有波动感，皮肤溃破后，溃破处有脓液溢出。

（三）诊断

根据病史和临床表现，诊断不难。

（四）鉴别诊断

1.复发性多软骨炎

该病无感染病灶，可反复发作，但从不形成脓肿，可有全身其他部位的软骨炎。

2.耳郭假性囊肿

耳郭局限性隆起，但不充血，疼痛不明显。

（五）治疗

(1)早期脓肿尚未形成时，全身应用大剂量适当的抗生素，以控制感染，局部可用鱼石脂软膏外敷或漂白粉硼酸溶液湿敷，促进局部炎症消退。

(2)脓肿已形成者，应立即在全身麻醉下行手术治疗。方法：沿耳轮内侧的舟状窝做弧形切口，切口应超出红肿的皮肤，充分暴露脓腔，剥离耳郭皮瓣，直至见到正常软骨，清除脓液，做细菌培养及药物敏感试验，刮除肉芽组织，切除坏死软骨。如能保存耳轮部位的软骨，可避免日后耳郭畸形，保存部分软骨，则可保留部分耳郭形态。但不能因此而姑息，以致炎症不能控制而需再次手术。术中可用抗生素溶液冲洗术腔，置有多个细孔的小管于术腔内，将皮肤贴回创面，对位缝合，管口自切口最上和最下端伸出，适当加压包扎。术后第 2 天自管上端用抗生素溶液每天冲洗 2～3 次，至局部和全身症状消退后，可拔出小管，加压包扎，此时多可愈合。如局部仍有红肿，疼痛较剧，多因术中清除病灶不充分，需再次手术。经上述治疗后，临床上仍有部分患者最后遗留耳郭畸形，应引起注意。

（六）预防

(1)耳部手术和局部治疗时应严格消毒，遵循无菌操作原则。

(2)对耳郭的各种外伤，均要彻底清创，严防继发感染。

(3)积极治疗外耳感染性疾病。

三、耳郭假性囊肿

耳郭假性囊肿又名耳郭非化脓性软骨膜炎、耳郭浆液性软骨膜炎、耳郭软骨间积液等，是指耳郭外侧面的囊肿样隆起，内含浆液性渗出物。发病年龄以 30～50 岁者居多，男性多于女性，多发生于一侧耳郭。

（一）病因

耳郭假性囊肿是一种软骨内的无菌性浆液性渗出性炎症。病因尚不明了，可能与局部受到某些机械性刺激，如无意碰撞、挤压等，而引起局部微循环障碍、组织间出现反应性渗出液积聚有关。

(二)病理

积液在软骨内,而非软骨膜与软骨之间。囊肿的组织层依次为皮肤、皮下组织、软骨膜及与其紧密相连的软骨层。软骨层的厚薄依囊肿大小而定,囊小壁厚者可见连续完整的软骨,囊大壁薄者软骨不完整,裂处为纤维组织所替代,此种情况为囊肿增大时软骨被吸收所致。囊腔内侧壁的软骨层较厚,故隆起多见于耳郭外侧面。软骨层的内侧面被覆一层浆液纤维素,其表面无上皮细胞结构,故不是真性囊肿。

(三)临床表现

耳郭前面出现局限性隆起,常在无意中发现,由小渐大,无痛感或仅感微痛,囊肿较大时可有胀感、灼热、发痒等不适。囊肿多位于舟状窝、三角窝。初期仅为局部增厚,积液较多时隆起明显,可波及耳甲腔。囊肿边界清楚,有弹性及波动感,但无压痛,表面皮肤色泽正常。穿刺抽吸时可吸出淡黄色清亮液体,其中蛋白质丰富,无红细胞和炎性细胞,细菌培养示无细菌生长。

(四)诊断

根据病史和临床表现,诊断不难,但应注意与耳郭其他囊肿和血肿相鉴别。

(五)治疗

治疗的目的是刺激囊壁,促其纤维化,防止液体再生,使囊壁粘连愈合。

(1)早期仅表现为增厚,无明显积液者,可用超短波、氦-氖激光或冷冻等物理疗法,以控制渗出,促进吸收。

(2)穿刺抽液加压包扎法:有积液者,用空针抽尽局部积液,注入2%碘酊少许,加压包扎。由于耳郭外侧面不平,一般包扎不易奏效,故可先用棉球或细纱条依耳郭形状压迫局部后,再用纱布、绷带包扎;或用石膏模压迫之。穿刺应在严格无菌操作下进行,术后预防感染。

(3)高渗液囊腔注入法:抽尽积液后注入15%高渗盐水或50%高渗葡萄糖液0.5～1.0 mL,不加压包扎,24小时抽出注入液体,至抽出液呈红色,即不再注药,否则可重复注射。前述治疗无效时,可于抽液后注入氟尿嘧啶。然后用石膏模加压包扎,多可治愈。

(4)手术疗法:经上述治疗无效者,可在局麻或全身麻醉下,在隆起最突出处切开积液腔,吸尽积液,然后充分搔刮囊腔,可放置或不放置引流条,加压包扎。

四、外耳道异物

(一)种类及病因

外耳道异物种类繁多,可分为动物性(如昆虫、水蛭等)、植物性(如豆类、谷、麦粒等)及非生物性(如小玩具、铁屑、石子、纱条等)3类。儿童多见,因小儿喜将小物塞于耳内。成人亦可发生,多为挖耳时将火柴头或木棒断入耳内;也可于外伤或作业时异物侵入。治疗外耳道或中耳疾病时若不注意,可将纱条、棉花等遗留于外耳道内。夏季露宿或野外作业务农时昆虫可飞入或爬入外耳道内。

(二)临床表现

依异物的大小、形状、位置、种类不同而异。

1.小而无刺激性的异物

可长期存留而无任何症状;较大的异物则可引起耳痛、耳鸣、听力下降、反射性咳嗽等。

2.活昆虫等动物性异物

可在外耳道内爬行骚动,引起剧烈耳痛和耳鸣;植物性异物遇水膨胀后,可引起植物性炎症和刺激或压迫外耳道，引起胀痛。

3.异物位置

异物位置越深，症状一般越明显，靠近鼓膜的异物可压迫鼓膜，发生耳鸣、眩晕，甚至引起鼓膜及中耳损伤。

（三）诊断

外耳道异物的诊断并不困难，但位于外耳道底部深处的小异物容易被忽略；或因异物留存时间过长，并发中耳、外耳道炎症；或局部分泌物较多，或被耵聍包裹，易与上述疾病混淆，应予注意。

（四）治疗

取出异物的方法应根据异物的大小、形状、性质、位置、是否并发感染及患者的年龄而定。

(1)圆形光滑的异物：可用异物钩或小刮匙等器械顺空隙越过异物而将其钩出（图 6-5），操作中特别是小儿术中不配合时，切勿用镊子夹取，以防将异物推入深处，嵌在峡部或损伤鼓膜。

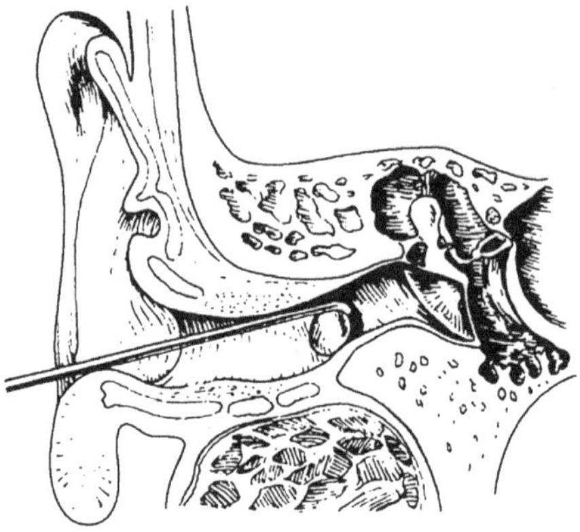

图 6-5　外耳道异物钩出法

(2)异物细小时可用冲洗法洗出。冲洗法禁忌证：①合并中耳炎，鼓膜有穿孔者；②鼓膜被异物损伤穿孔或合并中耳异物者；③植物性异物（如豆类）遇水易膨胀者；④尖锐多角的异物；⑤石灰等遇水起化学反应者。

(3)活昆虫等动物性异物：可先滴入甘油或食物油将其淹毙，或用 2％丁卡因、70％乙醇或对皮肤无毒性的杀虫剂等滴入，使其麻醉瘫痪后用镊子取出或冲洗排出。对飞虫也可试行用亮光诱出。

(4)已经泡胀的植物性异物：应先用 95％乙醇滴入，使其脱水，缩小后再行取出。易碎的异物也可分次取出。

(5)不合作的幼儿：可在全身麻醉下取出异物。异物过大或嵌入较深，难以从外耳道取出时，或同时合并中耳异物时，可做耳内或耳后切口，取出异物。

(6)外耳道有继发感染者：应先行抗感染治疗，待炎症消退后再取异物，或取出后积极治疗外耳道炎。

(7)异物取出过程中：如外耳道损伤出血，可用碘仿纱条压迫止血，次日取出，涂以抗生素软膏，预防感染。

五、耵聍栓塞

外耳道软骨部皮肤具有耵聍腺，其淡黄色黏稠的分泌物称耵聍，俗称耳屎。耵聍在空气中干燥后呈薄片状；有的耵聍状如黏稠的油脂，俗称"油耳"。耵聍具有保护外耳道皮肤和黏附外物（如尘埃、小虫等）的作用，平时借助咀嚼、张口等运动，耵聍多自行排出。若耵聍逐渐凝聚成团，阻塞于外耳道内，即称耵聍栓塞。

（一）病因

造成耵聍栓塞的原因如下。

1.耵聍分泌过多

因外耳道炎、湿疹、在灰尘较多的空气中工作、挖耳等使局部受到刺激，致耵聍分泌过多。

2.耵聍排出受阻

外耳道狭窄、瘢痕、肿瘤、异物存留等均可阻碍耵聍排出。经常挖耳，可将耵聍推向外耳道深部，下颌关节运动障碍或耵聍被水浸渍等均影响耵聍的正常排出。

（二）症状和检查

依耵聍栓塞的程度及所在位置而有不同的症状。外耳道未完全阻塞者，多无症状。完全阻塞者可使听力减退。若耵聍压迫鼓膜可引起眩晕、耳鸣及听力减退。若耵聍压迫外耳道后壁皮肤，可因刺激迷走神经耳支而引起反射性咳嗽；若遇水膨胀时可致听力骤降，应与特发性突聋鉴别。此外，耵聍尚可诱发外耳道皮肤糜烂、肿胀、肉芽形成等。检查可见外耳道为黄色、棕褐色或黑色块状物所堵塞，或质软如泥，或质硬如石，多与外耳道紧密相贴，不易活动。

（三）诊断和鉴别诊断

外耳道耵聍栓塞通过耳镜检查一般不难诊断，但需与外耳道胆脂瘤和外耳道表皮栓相鉴别。外耳道胆脂瘤是外耳道损伤后，或皮肤的炎症使生发层的基底细胞生长旺盛，角化上皮细胞加速脱落，且排除受影响，在外耳道内堆积过多形成胆脂瘤。外耳道表皮栓是外耳道内阻塞性角化物的聚集。

（四）治疗

（1）较小或成片状者，可用镊子取出。

（2）耵聍钩取出法：将耵聍钩沿外耳道后、上壁与耵聍栓之间轻轻伸至外耳道深部，注意不要过深，以防损伤鼓膜，然后轻轻转动耵聍钩钩住耵聍栓，将其钩出。

（3）外耳道冲洗法：采用上述方法取出困难者可用此法。冲洗前需先将耵聍膨化，用5%～10%碳酸氢钠溶液滴耳，每0.5～1.0小时1次，3～4天后待其全部或部分膨化，再冲洗。如合并外耳道感染，或急、慢性化脓性中耳炎，或有外耳道狭窄者，忌用冲洗法。

（4）抽吸法：对于水渍、感染或应用药物软化后的耵聍均可采用此法。特别是对于外耳道狭窄者更为适宜，吸引器压力不宜太大，抽吸应在明视下进行。

（5）合并感染者应先控制感染，待感染控制后再取出耵聍。

六、外耳道疖

外耳道疖发生于外耳道软骨部，是外耳道皮肤急性局限性化脓性病变，又称局限性外耳道炎。多为单发，亦可多发，是耳科常见的疾病之一。夏秋季多见。

(一)病因

外耳道疖为外耳道软骨部皮肤毛囊或皮脂腺被葡萄球菌等细菌感染所致。骨部的外耳道皮肤无毛囊及腺体,故不会发生疖肿。疖肿的发生与下列因素有关。

(1)挖耳时引起外耳道皮肤损伤、糜烂、导致感染。

(2)游泳或外耳道冲洗时,外耳道进水使表皮软化,易致细菌侵入。

(3)中耳长期流脓及外耳道湿疹等也可诱发本病。

(4)全身因素,如糖尿病、慢性肾炎、内分泌紊乱、慢性便秘、营养不良等疾病使全身及局部抵抗力下降,诱发本病。

(二)症状及检查

(1)以剧烈耳痛为主,可放射至同侧头部。张口、咀嚼、打哈欠时疼痛加剧,乃因下颌关节运动时,外耳道软骨部皮肤张力增加所致。如疖肿堵塞外耳道则可影响听力。婴幼儿外耳道疖肿表现为不明原因的哭闹不安、伴体温升高,患儿不愿卧于患侧,触碰患耳时哭闹不止。

(2)检查可见外耳道软骨部皮肤呈局限性红肿,触痛明显,按压耳屏或牵拉耳郭时疼痛明显加重,此点可与急性中耳炎的耳痛鉴别。疖肿成熟后,局部变软,尖端显露黄白色脓点,自行溃破后流出带血的黏稠脓液,脓之特点为量少、稠厚、无黏液,故与中耳炎不同。此外,患者耳前、耳后或耳下淋巴结可肿大并有压痛。

(三)诊断和鉴别诊断

根据症状和检查所见,外耳道疖肿不难诊断。但当疖肿位于外耳道前下壁者,耳屏前下方可出现肿胀,易误诊为腮腺炎。疖肿位于外耳道后壁者,耳后软组织可出现红肿,此时,耳郭外突,耳后沟消失,易误诊为急性乳突炎,应注意鉴别。

(四)治疗

1.局部治疗

外耳道疖的局部治疗很重要,在病程的不同阶段,采取不同的治疗方法。

疖肿未成熟时,用细棉条沾10%鱼石脂甘油置于疖肿处,每天更换1～2次,可促使炎症吸收,并可加用局部热敷,红外线照射,氦-氖激光照射等可促使炎症局限或疖肿成熟。

疖肿已成熟而未破时可用细棉签蘸30%～50%硝酸银或纯石炭酸烧灼脓头,使其溃破;或顺外耳道长轴方向切开排脓,切开后置橡皮条引流。注意切勿在外耳道内做横行切口,以免日后形成外耳道狭窄。疖肿未成熟而做切开,可使炎症扩散,应避免之。疖肿自行溃破,则将脓液拭净,周围皮肤用75%乙醇清洁后,置抗生素棉条。

2.全身治疗

疼痛较剧时给予镇痛剂;症状较重者,口服或注射抗生素药物。因外耳道疖大多数是金黄色葡萄球菌感染,青霉素类或大环内酯类抗生素应为首选。如已做细菌培养和药物敏感性试验,则根据试验结果首选敏感的抗生素。

(五)预防

纠正挖耳习惯,耳痒者可用4%硼酸乙醇或1%水杨酸乙醇擦耳。游泳、洗头或淋浴后应及时将外耳道拭干。医师在检查外耳道时应避免意外损伤,对反复发作的顽固病例,应排除糖尿病等疾病。

七、弥漫性外耳道炎

弥漫性外耳道炎乃外耳道皮肤及皮下组织的广泛性感染性炎症,是耳科较为常见的疾病,此病的发病与气温和湿度有密切关系，在热带与亚热带更为常见，因而又被称为“热带耳”，临床上分为急性和慢性两类。

（一）病因

弥漫性外耳道炎为细菌或病毒感染所致，其诱因与下列因素有关。

1.水液浸渍

游泳或冲洗外耳道后，若耳内未拭干净，皮肤受浸渍，破损，易招致感染。

2.温度和湿度变化

温度上升和湿度增加常可导致耵聍的化学性质变化和耵聍腺管堵塞，从而降低了它的防御能力。

3.外伤

挖耳时不慎损伤外耳道皮肤，或异物擦伤皮肤，可造成细菌进入表皮层甚至真皮层，引起感染。

4.耵聍缺乏

因正常人外耳道的耵聍呈微酸性，具有抗感染作用，耵聍缺乏时，外耳道即失去其抗菌的“酸性外衣”，故易致病。

5.分泌物的刺激

急、慢性化脓性中耳炎之脓性分泌物的刺激，常致外耳道皮肤抵抗力降低。

6.变态反应

外耳道在变态反应基础上，继发感染。如外耳湿疹患者易并发外耳道炎。

7.分泌物的氢离子指数

正常外耳道皮脂腺分泌物呈弱酸性，pH 在 5.0～7.8，若外耳道进水或使用不恰当的滴耳剂时，则变为碱性，抗感染能力减弱，易导致炎症。

8.解剖构造

外耳道深浅和宽窄与炎症的发生也有关系，例如，因外生骨疣而使外耳道变窄者，其深部碎屑难以排除或清除，易遭受感染。

9.全身性疾病

全身性疾病（如糖尿病、内分泌紊乱、慢性便秘和贫血等）也易诱发本病。常见的致病菌为金黄色葡萄球菌，其他有溶血性链球菌、绿脓杆菌、变形杆菌等，真菌感染亦可发生。

（二）症状及检查

1.急性弥漫性外耳道炎

急性弥漫性外耳道炎为外耳道皮肤的弥漫性急性感染。其症状与疖肿相似，发病初期耳内有灼热感，轻微疼痛，随着病情发展，疼痛逐渐加剧，甚至坐卧不宁，咀嚼或说话时加重。根据病情轻重不同，局部体征亦不一致。轻者仅见外耳道皮肤轻度充血，肿胀，表面覆以具有臭味而黏稠的分泌物或碎屑。重者外耳道肿胀明显，可致外耳道狭窄及闭塞，皮肤溃烂，分泌物呈浆液性，耳郭周围也可发生水肿。有时耳周围淋巴结肿大，有压痛，鼓膜可充血。

2.慢性弥漫性外耳道炎

耳内有痒感及不适感，外耳道皮肤增厚，管腔变狭。外耳道深处常积聚脱落上皮碎屑，并具有臭味的灰褐色分泌物。病期较长者，因软组织增厚可发生外耳道狭窄而致听力减退，鼓膜光泽消失、增厚、标志不清，甚或有小肉芽肿形成。

(三)诊断和鉴别诊断

一般情况下,根据症状和体征,急、慢性外耳道炎的诊断并不难,但有时需与下列疾病相鉴别。

1.化脓性中耳炎

急性化脓性中耳炎听力减退明显,可有全身症状;早期有剧烈耳痛,流脓后耳痛缓解;检查可见鼓膜红肿或穿孔,脓液为黏脓性。当急、慢性化脓性中耳炎的脓液刺激引起急、慢性外耳道炎,中耳炎所致的鼓膜松弛部被干痂覆盖时,需将脓液或干痂清除干净,再根据上述特征仔细鉴别,必要时可暂给予局部用药,嘱患者要随诊。

2.急、慢性外耳道湿疹

大量水样分泌物和外耳道奇痒是急性湿疹的主要特征,一般无耳痛,检查时见外耳道肿胀,有丘疹或水疱。慢性外耳道湿疹时局部奇痒,并有脱屑,可有外耳道潮湿,清理后见鼓膜完整。

3.外耳道疖肿

症状与急性外耳道炎相似,但外耳道红肿或脓肿局限。

(四)治疗

1.急性弥漫性外耳道炎

可全身应用抗生素控制感染,服用止痛剂,禁止在局部做过多、过重的机械性摩擦,以免损伤外耳道皮肤。外耳道红肿时,局部可敷用浸有10%鱼石脂甘油的棉条。外耳道肿胀渗液较甚者,可用浸有5%~8%醋酸铝棉条敷于外耳道。

2.慢性弥漫性外耳道炎

可用醋酸尿素曲安西龙软膏涂布,用药前先清除分泌物或痂皮,全身辅以维生素A治疗;积极治疗感染病灶如化脓性中耳炎;加强全身某些有关疾病的诊治如贫血、维生素缺乏症、内分泌紊乱及糖尿病等。因本病而导致外耳道狭窄及闭锁,影响耵聍排出及听力者,可在炎症痊愈后行外耳道成形术。

八、坏死性外耳道炎

坏死性外耳道炎是指外耳道皮肤和骨质的进行性坏死性炎性疾病,并有向周围组织扩散的趋势,又称恶性外耳道炎,但并非恶性肿瘤。临床上并不多见,通常发生在老年糖尿病或机体免疫力低下的患者,偶见于患有营养不良和贫血的儿童。男女发病率相近,多为单侧。

(一)病因

尚未明确,可能的病因有以下几种。

1.机体的免疫力低下

老年人、HIV携带者,某些恶性肿瘤、器官移植后长期应用免疫抑制剂类药物的患者,机体的免疫力低下,易导致外耳道非常住细菌感染,且感染不易控制而向外耳道周围蔓延,从而引起坏死性外耳道炎。

2.糖尿病

糖尿病患者代谢异常,合成的免疫球蛋白减少,机体对致病菌的抵抗力减低,易致严重感染的发生。另有报道糖尿病患者中耵聍物理性状发生改变,表现为低酸和溶酶菌素积聚减少,这种环境有利于细菌的生长。糖尿病引起的血管管腔狭窄、阻塞,微循环障碍在发病过程中也起重要作用。

3.外耳道外伤

外耳道外伤后合并感染可引发本病。也有医源性外伤引发本病的报道。

4.营养不良和贫血

营养不良和贫血引起患者体内免疫球蛋白的合成减少，机体免疫系统对致病菌反应和杀伤力受到抑制，易致严重的感染。

致病菌主要为假单胞菌属，以绿脓杆菌最多见，约占90%。其他致病菌有葡萄球菌，肺炎链球菌等。曲霉菌感染也可致病。

（二）临床表现

起病较急，耳痛剧烈，较一般外耳道炎严重，夜间明显，可放射至颞部，有脓性或血性分泌物耳溢。检查时可发现外耳道皮肤红、肿、触痛，外耳道峡部底壁皮肤糜烂，肉芽增生，循此处用探针可探及坏死腔。耳郭、耳屏可肿胀，有明显触痛和牵拉痛。乳突区亦有肿胀和叩痛。鼓膜穿孔或坏死。经一般抗感染治疗常无明显效果。病变继续发展可侵犯乳突和颅底，或通过外耳道的骨、软骨裂隙或神经管累及软骨、骨组织、腮腺及邻近的大血管，导致颞骨、颅底骨髓炎，多发性神经麻痹，其中以面神经最多见。如病变不能控制，可因颅内感染和大出血死亡。

坏死性外耳道炎临床分期（Kraus）如下。

Ⅰ期：炎症局限于外耳道及乳突气房。

Ⅱ期：Ⅰ期加颅底骨质骨髓炎及脑神经麻痹。

Ⅲ期：Ⅱ期加炎症扩散至颅内。

（三）诊断

由于坏死性外耳道炎临床表现不具特异性，早期常易误诊为外耳道的普通炎症和疖肿，因此，对老年糖尿病患者的进行性加重的外耳道炎，经积极抗感染治疗无效者应怀疑此病。诊断时应注意详询病史，送脓液培养，做血糖、尿糖及有关血液检查。对外耳道峡部底壁的肉芽组织送病理检查，以便与恶性肿瘤相鉴别。颞骨、颅底X线断层拍片、CT、MRI等影像学检查有助于了解骨质及周围组织破坏情况，估计病变范围。

（四）治疗

1.积极治疗和控制糖尿病

请内分泌科医师早期介入并协助治疗。

2.清除局部病灶

早期施行根治性清创术十分重要，如发现面神经或颅底受侵犯，应行乳突根治术和颅底部分切除术。术中一般均不见明显脓腔，仅为蜂窝织炎和坏死性肉芽组织。手术应达到彻底清除病灶，防止炎症扩散的目的。病灶清除后用过氧化氢溶液充分冲洗术腔，放置引流条，术后用抗生素溶液等冲洗。

3.全身抗感染治疗

抗生素的应用应做到早期、大剂量、有足够的疗程，静脉给药，联合运用对致病菌敏感的药物。一般需持续给药6周以上，直至病灶完全吸收。但应注意抗生素的耳毒性和肾毒性。局部疼痛减轻和血糖得到控制是治疗有效的最早、最主要的表现。

4.全身支持疗法

加强营养，治疗贫血和营养不良，增强机体的抵抗力。另可进行高压氧治疗，解决组织缺氧，增强机体对病原菌的杀伤力。

(五)预后

坏死性外耳道炎是一种少见的致死性的感染性疾病。根据 Kraus 分期,Ⅰ期治疗效果好,Ⅱ、Ⅲ期预后差,患者最终大多死于严重的颅内感染。如果在疾病的早期能控制其发展,将能有效地避免严重的并发症的发生,因而早期诊断和治疗极为重要。

九、原发性外耳道胆脂瘤

原发于外耳道的胆脂瘤称外耳道胆脂瘤,又称外耳道栓塞性角化病;有人认为外耳道胆脂瘤和外耳道栓塞性角化病是两种不同的疾病,但未得到公认。亦有称之为表皮病或角化不良者。有人应用"原发性外耳道胆脂瘤"这一名称,以与继发于中耳的胆脂瘤相区别。继发性胆脂瘤常继发于因各种原因引起的外耳道狭窄或闭锁。

(一)病因

病因不明。有关学说如下。

(1)外耳道皮肤受到各种病变的长期刺激(如耵聍栓塞、炎症、异物、真菌感染等)而产生慢性充血,致使局部皮肤生发层中的基底细胞生长活跃,角化上皮细胞脱落异常增多,若其自洁功能障碍,便堆积于外耳道内,形成团块。久之其中心腐败、分解、变性,产生胆固醇结晶。

(2)因有人发现 20 岁以下的青年患者中,约有 50%伴发支气管扩张症,25%伴发慢性鼻旁窦炎,或这两种伴发病同时存在,故有呼吸道黏膜及外耳道皮肤先天性缺陷学说和耵聍腺分泌过多之说。后者认为支气管扩张症患者,因其位于支气管内之迷走神经传出末梢经常受到脓液刺激,以致耵聍腺反射性分泌增加。

此外尚有外耳道局限性骨膜炎及猩红热病因说等,但支持者甚少。结扎蒙古沙鼠外耳道可引发外耳道胆脂瘤。

(3)原发于外耳道之先天性原发性胆脂瘤。

(二)临床表现

本病并不罕见。多发生于成年人,男女发病率相等。可侵犯双耳,但单侧者多见。

症状与胆脂瘤大小及是否合并感染有关。无继发感染的小胆脂瘤可无明显症状;胆脂瘤较大,可出现耳内闭塞感,耳鸣,听力下降(堵塞外耳道管径 2/3 以上时)。一旦发生继发感染则有耳痛,可放射至头部,剧烈者夜不成眠;耳内流脓或脓血,具臭味。

检查见外耳道深部为白色或黄色胆脂瘤堵塞,其表面被无数层鳞片状物质包裹。外耳道皮肤红肿,可有肉芽。胆脂瘤清除后可见外耳道骨质遭破坏、吸收、骨段明显扩大,软骨段一般无明显改变。鼓膜完整,可充血、内陷。少数病例胆脂瘤经外耳道后壁侵犯乳突,不同程度地破坏乳突骨质,严重者并发中耳胆脂瘤;面神经乳突段,鼓索神经亦可因骨质破坏而直接裸露于病灶下方,并发面瘫病情严重者可并发颈侧脓肿和瘘管。

Holt 将本病分为 3 期:①外耳道无或轻度扩大,局限性小凹形成。②耳道明显扩大,局部囊袋形成。③侵及乳突和/或上鼓室。

(三)诊断

根据病史及局部检查,诊断一般不难,取胆脂瘤送病理检查可确诊。注意和原发于中耳的胆脂瘤、外耳道癌及坏死性外耳道炎鉴别,必要时做颞骨 CT 扫描,根据学者观察,本病的乳突一般为气化型,病变侵犯乳突时,外耳道后壁的破坏部位大多在近软骨段的一端,上、中鼓室内无明显病变,除非外耳道胆脂瘤侵及中耳。

(四)治疗

不合并感染的胆脂瘤较易取出。合并感染时,由于外耳道肿胀,触痛明显,胆脂瘤嵌顿于扩大的外耳道深部,取出较为困难。此时应注意控制感染。但单纯的控制感染很难迅速奏效,只有将胆脂瘤全部或部分清除后,方能促使炎症完全吸收。

取出时宜用扁头探针将胆脂瘤与外耳道骨壁轻轻分离,先将较易取除的部分取出。当外耳道壁与胆脂瘤间出现较大空隙时,可用耵聍钩或杯状钳将其取出。并存的耵聍栓塞大而硬者,可用3%硼酸甘油或3%～5%碳酸氢钠溶液(合并感染时忌用)滴耳,使其软化后再取。感染严重、取出十分困难者可在全麻及手术显微镜下清除胆脂瘤和肉芽。同时全身应用抗生素控制感染。

术后应随诊观察,清除残余或再生的胆脂瘤。

十、鼓膜炎

鼓膜炎是指发生于鼓膜的急、慢性炎症,既可从外耳道和中耳的急性炎症蔓延而来,也可原发于鼓膜本身,波及其邻近的外耳道深部皮肤。在鼓膜的急性炎症中,较常见者有急性鼓膜炎和大疱性鼓膜炎;慢性肉芽性鼓膜炎为较多见的鼓膜慢性炎症。

由于急性鼓膜炎大多伴发于急性外耳道炎和急性中耳炎中,故在此不另做介绍。

(一)大疱性鼓膜炎

大疱性鼓膜炎又称出血性大疱性鼓膜炎,是一种可能由病毒感染引起的鼓膜原发性炎症。病理上,以鼓膜表皮层下方的局限性积液而形成的大疱为特征,鼓膜邻近的外耳道深部皮肤常受到波及。

1.病因

由于本病常发生于病毒性上呼吸道急性感染的流行期,故一般认为,本病可能是由病毒感染所致,如流感病毒、脊髓前角灰质炎病毒等,但此说至今尚未得到证实。

2.症状

本病冬季多发。常累及一耳,也可两耳相继发病。

(1)耳痛为本病之主要症状。耳痛往往突然发生,并迅速加重,这种耳深部疼痛为胀痛或刺痛感,持续性,一般均甚剧烈,可伴同侧头痛及颊部疼痛。大疱破裂后,耳痛可渐减轻。

(2)耳溢液:大疱破裂后,耳内可流出淡黄色或略带血性的浆液性分泌物,量一般不多,持续时间短暂。

(3)听力下降一般不重,为传导性。

(4)耳鸣及耳内闷胀感,耳痛发生前、后,可出现低调性耳鸣,或有耳内闷胀感,堵塞感等。

(5)眩晕不多见。

(6)可有低烧、乏力、全身不适感等。

3.检查

(1)外耳道深部皮肤充血,重者可延及整个外耳道皮肤。

(2)鼓膜松弛部充血,重者松弛部膨出。疱疹多位于鼓膜后上方,呈圆形或椭圆形,大小不一,数目不等,数个小疱疹可互相融合,最后变为单个大疱疹;疱疹呈淡黄色,或灰白色,若有新鲜出血,则显红色,积血陈旧时变为暗红或蓝色;疱疹壁薄而软,容易溃破。溃破后,局部呈暗红色,可有少量渗血,但鼓膜不会出现穿孔,1～2天后创面有薄痂覆盖,可迅速愈合,不留瘢痕。疱疹以外的鼓膜正常。

(3)疾病早期,乳突可有轻压痛。

4.诊断

根据耳深部剧痛及鼓膜表面典型的疱疹,即可做出诊断。应注意和急性化脓性中耳炎,特发性血鼓室,以及由各种病因引起的蓝鼓膜鉴别。

5.并发症

(1)单发性或多发性脑神经损害:很少见,其中多为前庭蜗神经和/或面神经损害;发生于疾病早期,或继发于病后 3 周内。若听神经受累,则可出现轻度到中度的感音神经性聋,眩晕等,耳聋大多为可逆性。

(2)脑膜脑炎:很少见。可与脑神经损害伴发,亦可单独出现。

(3)急性中耳炎,分泌性或化脓性中耳炎。但不常见。

6.治疗

(1)大疱未破者,可用尖针刺破之(注意消毒和无菌操作)。

(2)大疱已破,耳内尚有分泌物者,可用 0.3%氧氟沙星(泰利必妥)滴耳。

(3)耳痛剧烈者,可用利多卡因(1%~2%)或苯唑卡因滴耳。

(4)为预防继发感染,可用抗生素口服。若为支原体感染,可用红霉素。

(二)慢性肉芽性鼓膜炎

慢性肉芽性鼓膜炎又称特发性慢性鼓膜炎,是以鼓膜表面的肉芽性损害为特点的鼓膜慢性炎性疾病。病变一般局限于鼓膜的表皮层,纤维层可受到波及,但未达内面的黏膜层。外耳道皮肤可出现病损,但骨膜正常。

1.病因

本病的确切病因未明,可能与以下因素有关。

(1)感染:因肉芽组织表面曾培养出数种致病菌,如葡萄球菌、假单胞菌、念珠菌等,故有学者认为,本病可能是在特发性鼓膜炎的基础上,继发了细菌或真菌感染。

(2)外伤:慢性炎症刺激如挖耳、慢性外耳道炎等。

(3)表皮抵抗力降低:当外耳道深部的湿度和温度升高时,外耳道深部的皮肤和鼓膜表面的表皮剥脱,在此基础上出现继发感染,以致肉芽组织增生。

2.临床表现

(1)耳内不适或痒感,一般不痛。

(2)耳内流脓,量不多,脓无臭气。

(3)听力常无明显改变,反复发作而久治不愈者,可出现轻度的传导性聋。

(4)鼓膜轻度充血、鼓膜表面和外耳道深部皮肤有微小颗粒状肉芽或表浅溃疡,成簇分布于一处或数处,或遍及全鼓膜,病损表面有少许脓液。肉芽可随鼓膜活动。

(5)颞骨高分辨率 CT 示鼓室及乳突正常。

3.诊断

根据病史及鼓膜像,诊断一般不难。如对本病缺乏认识,观察鼓膜不仔细,可误诊为慢性化脓性中耳炎。颞骨 CT 可资鉴别。

4.治疗

(1)局部以生理盐水清洗后,可用以下滴耳剂滴耳:0.3%氧氟沙星滴耳剂或利福平滴耳剂,或 3%硼酸乙醇等。

(2)肉芽面用10%～20%硝酸银或三氯醋酸烧灼。

(3)肉芽增生较剧者，于2%丁卡因表面麻醉下刮除肉芽，然后以上述腐蚀剂烧灼。

(4)个别顽固病例可给泼尼松5～10 mg，3次/天，或地塞米松0.75 mg，3次/天，共3～5天并用口服抗生素治疗。

十一、后天性外耳道狭窄与闭锁

后天性外耳道狭窄与后天性外耳道闭锁亦称继发性外耳道狭窄与闭锁。多由手术、外伤、骨折移位或炎症后瘢痕组织增生、挛缩所致。继发于各种肿瘤者暂不讨论。本病常发生于一侧，双耳受累者少见。

(一)临床表现

1.耳闭塞感，听力下降

见于重度狭窄或闭锁耳。

2.耳鸣

少见。

3.耳痛，耳内流脓

合并感染或合并化脓性中耳炎时出现。

4.耳部检查所见

外耳道狭窄或闭锁可发生于某一节段，也可侵及全外耳道。狭窄可轻可重。外耳道口狭窄或膜性闭锁大多起因于乳突手术或烧伤；继发于久治不愈之慢性外耳道炎通常侵及外耳道全程，狭窄严重者鼓膜全貌可被掩盖；异物或医源性外伤所致之膜性闭锁或狭窄大多位于峡部或峡部之内侧；错位骨折之病变局限于骨段，软骨段大都完好。

5.听力检查

纯音听力图示传导性听力损失或正常。

6.颞骨CT扫描

可显示狭窄或闭锁的位置、范围、外耳道骨壁有无断裂或移位或骨质增生，是否合并中耳炎等。

(二)治疗

轻度狭窄可不予处理。对重度狭窄或闭锁应行外耳道重建术，手术取耳内或耳后切口。暴露骨性外耳道口。磨去外耳道后壁或上壁部分骨质，扩大骨性外耳道管腔。对错位骨折尽可能复位，不能复位时可将堵塞管腔之骨质磨去。彻底切除瘢痕和增厚的皮下组织。创面以自体薄皮片覆盖。外耳道内填塞吸收性明胶海绵和碘仿纱条。

(李媛媛)

第三节　内耳疾病

一、药物中毒性耳聋

某些药物体对听觉感受器或听觉神经通路有毒性作用或者长期接触某些化学物质所致的听

力损伤称药物中毒性耳聋。这些对听觉系统有毒的药物和化学物质超过一定的累计剂量时常常引起内耳和听觉系统中毒。但是，也有一些个体对这些药物和物质很敏感，尽管在安全范围之内也会造成听觉损伤。

目前已知的耳毒性药物有近百余种，常见的有氨基酸类抗生素（链霉素、卡那霉素、新霉素、庆大霉素、小诺米星、阿霉素等）、抗疟药（奎宁、卡伯、氯喹）、抗肿瘤制剂（长春新碱、硝基咪唑、顺氯胺铂等）、水杨酸盐类的止痛药、襻利尿剂（依他尼酸、呋塞米）、重金属类制剂、化学物质（铅、磷、砷、苯、一氧化碳、四氯化碳）、乙醇、烟等。

（一）临床表现

药物中毒性聋有以下临床特点。

（1）全身用药常出现听觉损伤为双耳受损。

（2）高频损伤在先且重，故早期听力曲线为下降型，之后为平坦型，有重振现象。

（3）可有耳鸣、前庭功能下降、眩晕、步态不稳。

（4）发病有延迟性，主要指氨基糖抗生素引起的耳聋。

（5）前庭受损的症状多逐渐被代偿而缓解，耳聋、耳鸣在早期治疗多可恢复，晚期多难恢复。

（二）治疗

预防为主，用药时注意观察，一旦发病应早期诊断、早期治疗、早停药（除非抢救生命必须用时），对孕妇、婴幼儿、肾病患者、噪声工作环境的人慎用一切耳毒性药物。

治疗原则：促进药物从内耳排出，用营养神经及毛细胞的药物，如耳聋不能恢复者可选配助听器或人工耳蜗植入。

二、感染性聋

（一）风疹

风疹为风疹病毒感染所致，此病防治关键在于预防孕期感染，若有病史，应加强围生期检查，及早发现畸形胎儿，以减少残疾儿出生率。

（二）流行性脑脊膜炎

流行性脑脊膜炎又称流行性化脓性脑脊膜炎，是脑膜炎球菌经呼吸道传染所致，可罹及儿童及成年人。此类耳聋约占感染中毒性聋的 24.9%。流脑并发耳聋常在起病后数天内急性出现，多为双侧性，前庭功能常同时受累，但多数能完全代偿，部分极重度患者可遗有 Dandy 征。

（三）流行性腮腺炎

流行性腮腺炎为腮腺炎病毒引起之呼吸道传染病，是儿童时期发病的后天性聋的重要原因，耳聋进展快，可在流行性腮腺炎发病之后的早期、中期或晚期出现。但亦有部分病例腮腺并无明显肿大而听力急剧下降。多表现为单侧性、永久性重度感音神经性聋，很少有耳鸣。前庭受累者可有眩晕、恶心、呕吐等症状，无眩晕的病例及儿童期发病，有时会被忽略。早期注射腮腺炎疫苗是最有效的预防方法，发病后治疗难以收效。

（四）麻疹

麻疹为麻疹病毒引起之呼吸道传染病，过去发病率很高，据国内外统计，麻疹耳聋约占后天聋的 10%。麻疹聋为病毒经血液或脑脊液进入内耳，产生与腮腺炎病毒相似的病理过程所致，亦可继发于化脓性中耳炎迷路炎。本病常侵犯双耳，轻重可不一致，轻者表现为高频听力下降，重者可以全频下降，严重影响语言交流。推行幼儿疫苗接种是最有效的预防方法。发生麻疹后，要注意防止和及时处理中耳炎，行抗感染治疗和保持分泌物引流通畅。避免并发迷路炎。

（五）梅毒

梅毒为梅毒白螺旋体所致的性传播疾病，母体感染后经胎传之先天性梅毒早、晚期，以及后天性二、三期梅毒，均可侵犯内耳致感音神经性聋。血清学检查可协助诊断。青霉素等敏感药物治疗可以阻止病情的进展，但需按抗梅毒治疗的规范进行。

（六）伤寒

伤寒为消化道传染病，伤寒杆菌经消化道进入人体，先在肠系膜淋巴组织内繁殖，继而进入血流扩散至全身网状内皮组织较多的器官中。细菌毒素可引起听神经及其末梢炎症，亦可侵犯神经节细胞及中枢引起双耳听力下降，其中较轻者在病情好转后可以恢复，但亦有不能恢复或继续加重以致全聋者。在发病时，给及时的支持治疗，大量补充水分和足量维生素类药物，帮助清除毒素及保护神经组织，同时给特效治疗。

（七）疟疾

疟疾为感染疟原虫所致之传染病，由按蚊传播，亦有输入含疟原虫滋养体的血液而染病。一般疟疾所致耳聋常为双侧性，病情发作期加重，间歇期缓解，治愈后多能恢复，少数遗留高频听力下降，一般不发生全聋。少数恶性疟疾病例发作后可产生永久性聋，且常伴有其他脑神经（第Ⅴ、Ⅵ、Ⅶ、Ⅺ对）损伤。治疗疟疾常用的特效药物奎宁，具有明显的耳毒性，可以引起耳鸣及耳聋，以高频损害为主，应引起注意。

（八）流行性感冒

流感病毒可使内耳及听神经发生充血渗出、出血等病理变化而导致感音神经性聋。发病突然，但一般较轻，多可有不同程度的恢复或完全恢复。在临床上，常定为病毒感染的突发性聋，治疗以对症处理及预防并发症为主，可给抗病毒药物、血管扩张药、神经营养药及适量皮质激素治疗。

（九）其他

猩红热的病原菌乙型链球菌、白喉的病原菌白喉杆菌、慢性布鲁杆菌病的病原菌布鲁杆菌及其他可产生较强外或内毒素的细菌，在致病过程中都可能同时损害听神经及内耳毛细胞和神经元，造成感音神经性聋。回归热的病原螺旋体、斑疹伤寒的病原立克次体，以及引起水痘和带状疱疹的病毒均可侵犯听神经引起神经间质及神经实质性炎症，造成听力下降，但多数为轻中度损伤，只要采取适当的治疗或对症处理，在本病治愈后，听力可获得不同程度或完全的恢复。

三、突发性聋与特发性突聋

（一）突发性聋

突发性聋指突然发生的感音神经性听力损失，故又称突发性感音神经性聋（sudden sensorineural hearing loss，SSNHL）。通常在数分钟、数小时或 3 天之内（一般在 12 小时左右），患者听力下降至最低点，至少在相连的频率听力下降大于 20 dB。至今，对 SSNHL 尚无统一的定义，近年有人认为 SSNHL 是一个综合征，许多疾病都可以引起 SSNHL。

1.诊断

根据 SSNHL 的定义，对 SSNHL 做出诊断并不困难，但应仔细收集 SSNHL 患者病史和发病情况，并进行全面的耳科学、神经耳科学、听力学、前庭功能、影像和实验室检查，以期找到可能的病因。

2.治疗

(1)病因治疗：针对所查到的不同病因，进行相应的治疗。如感染性病因者用抗感染治疗，肿瘤患者采取手术或其他相应治疗，药物中毒者停用耳毒性药物，并采用营养神经、改善微循环、激素等治疗。

(2)经验疗法：由于多数SSNHL患者病因不清，属于特发性突聋。

(二)特发性突聋

特发性突聋指病因不明的突发性感音神经性聋，故又称特发性突发性感音神经性聋(idiopathic sudden sensorineural hearing loss，ISSNHL)，属于SSNHL中的亚群。

主要病因学说有病毒感染学说及内耳供血障碍学说。

治疗：由于病因未明，ISSNHL的治疗乃经验疗法。

(1)糖皮质激素。

(2)改善血液流变学、扩血管及纤溶治疗。

(3)抗病毒治疗。

(4)低钠饮食。

(5)混合氧或高压氧舱治疗。

(6)其他银杏制剂、维生素类，以及改善内耳能量代谢的药物等。

四、内耳的自身免疫性疾病

内耳的自身免疫性疾病可分为两大类，即全身性自身免疫性疾病在内耳的表现和自身免疫性内耳病。

(一)全身性自身免疫性疾病在内耳的表现

内耳作为其他器官特异性自身免疫性疾病的靶器官之一，可以发生免疫性损害，如Cogan综合征、系统性红斑狼疮、类风湿关节炎、Wegener肉芽肿、结节性多动脉炎、复发性多软骨炎、亚急性甲状腺炎(桥本病)、进行性系统性硬化、溃疡性结肠炎等。

(二)自身免疫性内耳病

考虑到这种损害不仅累及耳蜗和听神经，也可波及前庭，故又称为“自身免疫性内耳病”。

1.临床表现

本病多见于中年女性。

(1)快速进行性、波动性、感音神经性听力损失，可累及单耳或双耳，如为双耳，则两耳的听力损失程度常不一致。

(2)可伴耳鸣、眩晕和耳内压迫感。

(3)病程可达数周、数月甚至数年。

(4)可以排除由其他原因引起的感音神经性听力损失，如特发性突聋、外伤、感染、药物中毒、全身其他疾病引起的耳聋、老年性听力损失、遗传性聋、桥小脑角占位病变及多发性硬化等。

目前，有不少学者认为，梅尼埃病、特发性突聋也是一种免疫介导的内耳病。

2.实验室检查

(1)一般项目：血沉、免疫球蛋白、补体、循环免疫复合物(CIC)、C反应蛋白(CRP)等。

(2)非内耳特异性自身抗体：如抗核抗体(ANA)、抗线粒体抗体(AMA)、抗内质网抗体(AERA)、抗层粘素抗体(ALA)、抗内膜抗体(ASA)、抗血管内皮抗体(AEA)、抗平滑肌抗体

(ASMA)等。

(3)抗内耳组织抗体:①免疫荧光法和免疫酶法。②免疫转印法。

3.诊断

目前,自身免疫性内耳病的临床诊断仅能依据症状、实验室检查和治疗反应等结果综合判断,若试验治疗有效,可支持诊断。身体其他器官、系统的自身免疫性疾病,若合并感音神经性听力损失,在排除了外伤、感染、药物中毒、遗传、衰老等致聋原因后,即可诊断。

4.治疗

免疫抑制剂是本病的基本治疗药物,包括糖皮质激素和细胞毒性药。为减少药物的全身毒性反应,可选择局部(鼓室)给药。此外,尚可考虑血浆置换疗法等。双耳极重度耳聋的患者可考虑人工耳蜗植入术。

五、老年性聋

老年性聋是伴随老化过程有关的听力损失,典型的表现为高频首先受累,双侧对称性地进行性听力下降;发病率没有种族和性别的差别,但男性进展较快,可和其他类型听力损失并存。

(一)症状

(1)隐袭性、进行性缓慢的双侧听力下降,多以高频为主,言语识别能力明显降低。

(2)耳鸣:多数人有高调耳鸣,有些人是搏动性耳鸣,可间歇性,也有持续性的。

(二)检查

(1)耳镜检查鼓膜无特征性改变,可内陷、萎缩、有钙化斑。

(2)纯音测听为感音神经性听力损失,多先有高频听力下降,纯音听力图多为高频缓降型、高频陡降型或平坦型。

(3)扩展高频测听。

(4)阈上功能测试。

(5)耳声发射。

(6)言语测听。

(7)中枢听觉功能测试在了解中枢听觉系统老化方面可提供有价值的信息。

(三)诊断和鉴别诊断

60岁以上的老年人双耳渐进性听力损失,在排除了噪声性、药物中毒性、梅尼埃病、耳蜗性耳硬化症、听神经瘤和自身免疫性等耳聋后,应考虑为老年性聋。噪声性聋最常见,也最难和老年性聋鉴别,病史的询问很重要;内淋巴积水和其他内耳病常为低频感音神经性听力损失;有眩晕发作或共济失调需除外梅尼埃病和自身免疫性内耳病;进展迅速的听力损失要除外耳毒性药物性耳聋、自身免疫性内耳病和罕见的系统性疾病,如Lyme病和梅毒等。有传导性成分时应除外外耳和中耳的问题。诊断时要结合全身其他器官衰老情况进行综合分析。

(四)治疗

一是加强科普教育,提醒人们从早期开始,在生命过程中避免对听器的损害,如避免接触噪声、不用耳毒性药物、不食用引起血脂和血糖升高的食物等;二是给予营养神经和改善循环等药物,试图延缓听器衰老的进程;三是老年性聋者应适时佩戴助听器,为听觉系统提供声信息,帮助老年人改善交流能力,提高生活质量,并有可能提高耳鸣的察觉阈;四是老年性聋的防治应重视中枢听觉处理障碍、老年性聋和认知障碍相关性研究。

六、听神经病

听神经病(auditory neuropathy,AN)是近年来随着临床听力学的发展而逐渐认识并正在深入探讨的一种感音神经性聋。其临床特点为双耳(极少数为单耳)不明原因的、以低频听力下降为主的听力障碍,言语辨别能力更差;听性脑干反应(auditory brainstem response,ABR)引不出或严重异常,而耳蜗微音电位(cochlear microphonics,CM)和诱发性耳声发射(evoked otoacoustic emission,EOAE)正常,影像学常未见明显病变。

(一)临床表现

本病不常见。多发生于青少年及婴幼儿。

1.病史

(1)感双耳或单耳听力下降,特别不能辨别对方的言语内容,即只闻其声、不辨其意,该现象在嘈杂的环境中尤为突出。可以伴有耳鸣,少数患者以耳鸣为主诉。

(2)病因不明:无耳毒性药物摄入史,无高热、头部外伤、长期噪声接触史。少数病例伴周围神经病、视神经病。

(3)可以有家族史,如亲兄妹、亲姐弟同时患病或有其他外周神经病史。

2.听力学检查

系统的听力学检查对本病诊断尤其具有重要的意义。

(1)纯音听力图:大多为轻-中度的听力下降,气导和骨导听阈一致性提高;两耳的听力损失程度基本相同。听力曲线以低频下降的上升型居多;其次为鞍型,即除 0.25 kHz、0.5 kHz 外,4.0 kHz、8.0 kHz 的听力也下降;此外,尚可见平坦型曲线;个别可为高频下降型。两侧的曲线类型可以相同,亦可相异。

(2)言语测听:言语识别率很低,与患者的纯音听力下降程度不成比例。

(3)声导抗测试:在中耳功能正常的情况下(鼓室导抗图呈 A 型),引不出声(镫骨肌)反射或仅有部分频率出现反射,但反射阈明显提高,超过正常值。

(4)ABR:ABR 引不出或严重异常。

(5)诱发性耳声发射(EOAE)和对侧抑制试验。

(6)耳蜗电图。

3.前庭功能检查

部分病例前庭功能不良。

4.影像学检查

脑部 CT 和 MRI(含听神经 MRI)无异常发现。

(二)诊断及鉴别诊断

(1)凡双耳(或单耳)听力下降、特别是言语分辨能力很差的患者,在常规的纯音听阈和声导抗测试中,如显示为低～中度的感音神经性听力损失,引不出声(镫骨肌)反射或仅有部分频率可引出声反射,但反射阈比纯音听阈＞60 dB 时,则应进一步做 ABR、EOAE 和对侧抑制试验,其中 ABR 引不出或严重异常是本病的重要听力学特征之一。如 EOAE 异常,有条件时应做 CM。总之,听力学检查结果提示为蜗后性听力损失而又能排除各种其他疾病者,方可诊断为本病。若同时存在其他周围神经病,本病应视为全身性神经病的一部分。

(2)本病应与听神经瘤、多发性硬化及脑外伤后遗症等颅脑疾病鉴别。

(3)本病尚应注意和药物中毒性、噪声性、感染性,以及遗传性低频下降型等耳蜗性聋鉴别。

(4)由于本病的病因、病变部位及病理改变等诸多问题尚待探索,故即便在诊断成立后,亦应对病例进行长期的随诊观察。

(三)治疗

本病尚无特效治疗方法。助听器的效果存在争议。近年来,有人工耳蜗植入术取得较好疗效的初步报道,认为电刺激听神经可使神经纤维兴奋性的同步增强。

七、大前庭水管综合征

前庭水管(vestibular aqueduct,VA)扩大且伴有感音神经性听力损失等症状,而无内耳其他畸形者,称大前庭水管综合征(large vestibular aqueduct syndrome,LVAS)。本病是内耳的先天性畸形疾病。随着影像学的进步,人工耳蜗植入术开展以来内耳影像学检查数量的增加,本病的检出率也明显上升。

最新研究发现,本病患者的 PDS(SLC26A4)基因突变率甚高。目前,大多认为本病属常染色体隐性遗传。

(一)临床表现

有一家姐妹或兄弟数人同患本病的不少报道。

(1)耳聋:耳聋可从出生后至青春期这一年龄段内任何时期开始起病,发病突然或隐匿,听力下降呈进行性或波动性。听力受损以高频为主,听力曲线大多为下降型,少数为平坦型。

(2)突发性耳聋:既可作为感音神经性聋的开始,也可在原有的感音神经性聋的基础上突然出现听力的明显下降。

(3)眩晕:少数可出现发作性眩晕或平衡障碍、共济失调等。前庭功能检查可示前庭功能低下。在强声刺激下可引起眩晕、眼震和头位倾斜(Tullio 现象)。

(4)部分患者在 ABR 检查中可出现短潜伏期负反应,即在 100 dB nHL 声刺激下,于 3 毫秒左右出现一个负波。

(二)放射学检查

放射学检查包括颞骨高分辨率或螺旋 CT 扫描、内耳 MR,内耳影像三维重建在诊断中可能有良好的应用前景。

颞骨 CT 应取轴位,层厚及层间距为 1.0～1.5 mm。前庭水管扩大时,在半规管总脚至前庭水管外口的 1/2 处,其内径≥1.5 mm。

(三)诊断

有以下症状者,应考虑有 LVAS 的可能,并行放射学检查。

(1)儿童时期开始发生、不明原因的听力下降,听力学测试结果为感音神经性聋,其中特别是以高频听力下降为主者。

(2)不明原因的感音神经性聋患者,听力有明显的波动。

(3)儿童或青少年突发性耳聋患者,无论是否已患有感音神经性聋。特别是已经佩戴助听器的患儿,突然出现一耳(很少为双耳)听力明显下降时,在排除了分泌性中耳炎和助听器故障后,应首先考虑为本病。

如放射学检查发现前庭水管扩大,诊断即可成立。并应做基因检查。

(四)处理

目前,对 LVAS 尚无有效的治疗方法。以下几点值得注意。

(1)本病的诊断一旦确立,即应明确告知患者及其家长,须尽一切可能预防患耳的听力突然下降,如:避免头部外伤;不宜参加竞技性体育运动。

(2)发生突发性耳聋时,治疗方法与特发性突聋相同。

(3)关于手术治疗问题,目前的看法尚不完全一致。

(4)大前庭水管不是人工耳蜗植入术的禁忌证,但应警惕术中可能出现"井喷"。

(李媛媛)

第四节　急性化脓性中耳炎

急性化脓性中耳炎是中耳黏膜的急性化脓性炎症,主要致病菌为肺炎链球菌、流感嗜血杆菌、乙型溶血性链球菌及葡萄球菌、绿脓杆菌等,前两者在小儿多见。

一、病因及感染途径

由各种原因引起的身体抵抗力下降,全身慢性疾病及邻近部位的病灶疾病(如慢性扁桃体炎、慢性化脓性鼻旁窦炎等),小儿腺样体肥大等是本病的诱因。致病菌进入中耳的途径如下。

(一)咽鼓管途径最常见

(1)急性上呼吸道感染时:如急性鼻炎、急性鼻咽炎、急性扁桃体炎等,炎症向咽鼓管蔓延,咽鼓管黏膜发生充血、肿胀、纤毛运动障碍,局部免疫力下降,此时致病菌乘虚侵入中耳。

(2)急性传染病期间:如猩红热、麻疹、百日咳、流行性感冒、肺炎、伤寒等,致病微生物可经咽鼓管侵入中耳;亦可经咽鼓管发生其他致病菌的继发感染。

(3)在不洁的水中游泳或跳水,不适当的擤鼻、咽鼓管吹张、鼻腔冲洗及鼻咽部填塞等,致病菌可循咽鼓管侵犯中耳。

(4)婴儿哺乳位置不当,如平卧吮奶,乳汁可经短而宽的咽鼓管流入中耳。

(二)外耳道鼓膜途径

因鼓膜外伤,不正规的鼓膜穿刺或鼓室置管时的污染,致病菌可从外耳道侵入中耳。

(三)血行感染

血行感染极少见。

二、病理

病变常累及包括鼓室、鼓窦及乳突气房的整个中耳黏骨膜,但以鼓室为主。早期的病理变化为黏膜充血,从咽鼓管、鼓室开始,逐渐波及鼓窦及乳突气房。由于毛细血管扩张,通透性增加,纤维素、红细胞、多形核白细胞及血清渗出,黏膜及黏膜下出现水肿;上皮纤毛脱落,正常的扁平立方形上皮细胞变为分泌性柱状细胞,黏液腺分泌增加。以后出现新生的血管,淋巴细胞、浆细胞和吞噬细胞浸润,黏膜增厚。鼓室内开始有少量的浆液性渗出物聚集,以后变为黏液脓性或脓性;由于黏骨膜中血管受损,红细胞大量渗出,分泌物亦可呈血性。鼓膜的早期病变亦为充血,上皮下结缔组织层水肿、增宽，有炎性细胞浸润。以后表皮层之鳞状上皮增生、脱屑，鼓膜中之小静脉出现血栓性静脉炎，纤维层发生坏死、断裂，加之鼓室内积脓，压力增高，鼓膜出现穿孔，脓液外泄。如鼓室内的水肿黏膜从穿孔处脱出，可堵塞穿孔。若治疗得当，炎症可逐渐吸收，黏膜恢复正常。重症者病变深达骨质，可迁延为慢性化脓性中耳炎或合并急性乳突炎。

三、症状

本病之症状在鼓膜穿孔前后迥然不同。常见症状如下。

(一)全身症状

鼓膜穿孔前，全身症状较明显，可有畏寒、发热、怠倦及食欲减退，小儿全身症状通常较成人严重，可有高热、惊厥，常伴呕吐、腹泻等消化道症状。鼓膜穿孔后，体温逐渐下降，全身症状亦明显减轻。

(二)耳痛

耳痛为本病的早期症状。患者感耳深部钝痛或搏动性跳痛，疼痛可经三叉神经放射至同侧额、颞、顶部、牙或整个半侧头部，吞咽、咳嗽、喷嚏时耳痛加重，耳痛剧烈者夜不成眠，烦躁不安。婴幼儿则哭闹不休。一旦鼓膜出现自发性穿孔或行鼓膜切开术后，脓液向外宣泄，疼痛顿减。

(三)耳鸣及听力减退

患耳可有搏动性耳鸣，听力逐渐下降。耳痛剧烈者，轻度的耳聋可不被患者察觉。鼓膜穿孔后听力反而提高。如病变侵入内耳，可出现眩晕和感音性聋。

(四)耳漏

鼓膜穿孔后耳内有液体流出，初为浆液血性，以后变为黏液脓性乃至脓性。如分泌物量甚多，提示分泌物不仅来自鼓室，亦源于鼓窦、乳突。

四、检查

(一)耳镜检查

早期鼓膜松弛部充血，锤骨柄及紧张部周边可见呈放射状的扩张血管。以后鼓膜迅速出现弥漫性充血，标志不易辨认，鼓膜可全部向外膨出，或部分外突而如乳头状。穿孔前，在隆起最明显的部位出现黄点，然后从此处发生穿孔。穿孔一般位于紧张部，开始时甚小，如针尖大，不易看清，彻底清除外耳道内分泌物后，方可见穿孔处有闪烁搏动的亮点，分泌物从该处涌出。有时须以 Siegle 耳镜加压后，才能窥见鼓膜上的小穿孔。

(二)触诊

因乳突部骨膜的炎性反应，乳突尖及鼓窦区可能有压痛。鼓膜穿孔后渐消失。

(三)听力检查

呈传导性听力损失，听阈可达 40～50 dB。如内耳受细菌毒素损害，则可出现混合性听力损失。

(四)血液分析

白细胞总数增多，多形核白细胞增加，穿孔后血常规渐恢复正常。

五、诊断

根据病史和检查，不难对本病做出诊断。但应注意和外耳道疖鉴别。因外耳道无黏液腺，故当分泌物为黏液脓性时，提示病变在中耳而不在外耳道，或不仅位于外耳道。本病全身症状较重，鼓膜穿孔前可高烧不退，耳痛持续，鼓膜弥漫性充血，一旦穿孔便溢液不止，此点可与分泌性中耳炎鉴别。

六、预后

若治疗及时、适当，分泌物引流通畅，炎症消退后鼓膜穿孔多可自行愈合，听力大多能恢复正常。治疗不当或病情严重者，可遗留鼓膜穿孔、中耳粘连症、鼓室硬化或转变为慢性化脓性中耳炎，甚至引起各种并发症。

七、治疗

本病的治疗原则为抗感染，畅引流，去病因。

(一)全身治疗

(1)尽早应用足量的抗菌药物控制感染，务求彻底治愈，以防发生并发症或转为慢性。一般可将青霉素G与氨苄西林合用，在头孢菌素中可用第一代头孢菌素头孢拉定、头孢唑啉，或第二代中的头孢呋辛钠。鼓膜穿孔后应取脓液做细菌培养及药敏试验，参照其结果选用适宜的抗菌药，直至症状完全消失，并在症状消失后仍继续治疗数天，方可停药。

(2)鼻腔减充血剂滴鼻或喷雾于鼻咽部，可减轻鼻咽黏膜肿胀，有利于恢复咽鼓管功能。

(3)注意休息，调节饮食，疏通大便。重症者应注意支持疗法，如静脉输液、输血或血浆，应用少量糖皮质激素等。必要时请儿科医师协同观察处理。

(二)局部治疗

1.鼓膜穿孔前

(1)2%石炭酸甘油滴耳，可消炎、止痛。因该药遇脓液即释放石炭酸，可腐蚀鼓膜及鼓室黏膜，当鼓膜穿孔后应立即停药。慢性化脓性中耳炎忌用此药。

(2)鼓膜切开术：适时的鼓膜切开术可通畅引流，有利于炎症的迅速消散，使全身和局部症状迅速减轻。炎症消退后，穿孔可迅速封闭，平整愈合，减少瘢痕形成和粘连。

鼓膜切开术的适应证：①全身及局部症状较重，鼓膜明显膨出，虽经治疗亦无明显好转者。②鼓膜虽已穿孔，但穿孔太小，引流不畅者。③有并发症可疑，但无须立即行乳突手术者。

操作步骤：①成人取坐位，小儿卧位，患耳朝上。②外耳道口及外耳道内以75%乙醇消毒。③成人用1%利多卡因或普鲁卡因做外耳道阻滞麻醉，加2%丁卡因表面麻醉，亦可用4%可卡因做表面麻醉；小儿可用氯胺酮全麻。④在手术显微镜或窥耳器下看清鼓膜，用鼓膜切开刀从鼓膜后下象限向前下象限做弧形切口，或在前下象限做放射状切口。注意刀尖不可刺入太深，切透鼓膜即可，以免伤及鼓室内壁结构及听小骨。⑤吸尽脓液后，用小块消毒棉球置于外耳道口(图6-6)。

2.鼓膜穿孔后

在0.3%氧氟沙星(泰利必妥)滴耳液、0.25%～1%氯霉素液、复方利福平液、0.5%金霉素液等滴耳液中择一滴耳。炎症完全消退后，穿孔多可自行愈合。穿孔长期不愈者，可做鼓膜成形术。

(三)病因治疗

积极治疗鼻部及咽部慢性疾病。

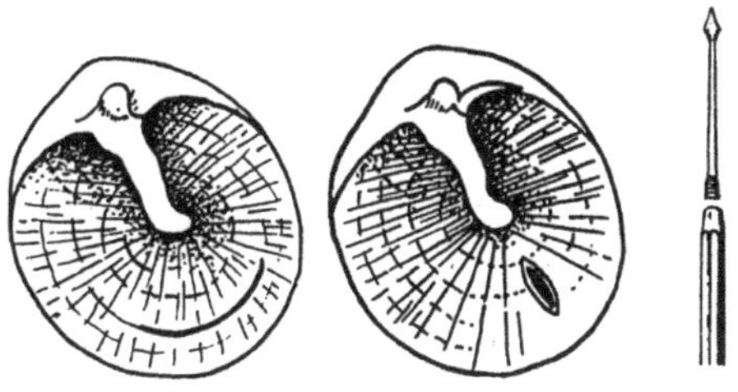

图 6-6　鼓膜切开术

A.弧形切口；B.放射状切口；C.鼓膜切开刀

八、预防

(1)锻炼身体，提高身体素质，积极预防和治疗上呼吸道感染。

(2)广泛开展各种传染病的预防接种工作。

(3)宣传正确的哺乳姿势：哺乳时应将婴儿抱起，使头部竖直；乳汁过多时应适当控制其流出速度。

(4)鼓膜穿孔及鼓室置管者：禁止游泳，洗浴时防止污水流入耳内。

(杨　森)

第五节　慢性化脓性中耳炎

慢性化脓性中耳炎是中耳黏膜、骨膜或深达骨质的化脓性炎症，重者炎症深达乳突骨质。本病很常见。临床上以耳内长期间歇或持续流脓、鼓膜穿孔及听力下降为特点。

一、病因

慢性化脓性中耳炎的主要病因可概括如下。

(1)急性化脓性中耳炎未获恰当而彻底的治疗，或治疗受到延误，以致迁延为慢性。此为较常见的原因。

(2)急性坏死型中耳炎病变深达骨膜及骨质，组织破坏严重者，可延续为慢性。

(3)全身或局部抵抗力下降，如猩红热、麻疹、肺结核等传染病，营养不良，全身慢性疾病等患者。特别是婴幼儿，中耳免疫力差，急性中耳炎易演变为慢性。

(4)鼻部和咽部的慢性病变如腺样体肥大、慢性扁桃体炎、慢性鼻旁窦炎等，亦为引起中耳炎长期不愈的原因之一。

(5)鼓室置管是否可并发本病尚无定论。据统计，经鼓室置管的小儿中有15%～74%并发慢性化脓性中耳炎，并认为造成继发感染的原因可能是中耳内原有的病原体繁殖，或由通气管污染所致。鼓膜置管后遗留鼓膜穿孔长期不愈，亦可经外耳道反复感染而引起本病。

(6)乳突气化不良与本病可能有一定关系，因为在慢性化脓性中耳炎患儿中，乳突气化不良者居多。不过其确切关系尚不清楚。

二、致病菌

常见致病菌以金黄色葡萄球菌最多，绿脓杆菌次之，其他较常见的致病菌有奇异变形杆菌、表皮葡萄球菌、普通变形杆菌、克雷伯杆菌、阴沟杆菌、肺炎球菌、溶血性链球菌及大肠埃希菌、产碱杆菌等。值得注意：①病期较久者常出现两种以上细菌的混合感染。②常见致病菌可因地区不同而异。③经过一段时间后致病菌种可发生改变。④无芽孢厌氧菌的感染或其与需氧菌的混合感染正受到关注。

三、分类

中耳炎的分类方法很多，至今尚无统一意见。过去曾分为危险型和非危险型两大类。所谓"危险"是指具有发生危及生命的颅内、外并发症的危险，主要是指伴有胆脂瘤的这一类慢性化脓性中耳炎。近半个多世纪以来，国内一直沿用"单纯型、骨疡型和胆脂瘤型"3 型的分类法。但是随着大量颞骨病理学研究的新发现，高分辨率 CT 和 MRI 的广泛应用，耳显微外科较普遍的开展，以及对胆脂瘤发病机制研究的深入，目前趋向于一致认为，中耳胆脂瘤应列为独立的疾病。又由于在胆脂瘤的发病或发展过程中可以合并化脓菌的感染，而具有慢性化脓性中耳炎的重要特征，因此又有"伴胆脂瘤的慢性化脓性中耳炎"和"不伴胆脂瘤的慢性化脓性中耳炎"之分。

四、病理

本病的病理变化轻重不一。轻者，病变主要位于中鼓室的黏膜层，称单纯型，曾有咽鼓管鼓室型之称。此型于炎症急性发作时，鼓室黏膜充血、水肿，有炎性细胞浸润，并有以中性粒细胞为主的渗出物。如果感染得到控制，炎症吸收，病变可进入静止期，此时鼓室黏膜干燥，鼓膜穿孔仍存，少数小的穿孔也可自行愈合。病变重者，除了中、上鼓室，甚至下鼓室黏膜充血、水肿，有炎性细胞浸润外，黏膜尚可出现增生、肥厚，若黏骨膜破坏，病变深达骨质，听小骨、鼓窦周围、乳突甚至岩尖骨质都可以发生骨疡，形成慢性骨炎，则局部可生长肉芽或息肉，病变迁延不愈，曾称骨疡型。中耳黏膜破坏后，病变长期不愈合者，有些局部可发生鳞状上皮化生或同时有纤维组织增生，形成粘连或产生硬化病变等。

五、症状

(一)耳溢液

耳内流脓可为间歇性或持续性，脓量多少不等。上呼吸道感染或经外耳道再感染时，流脓发作或脓液增多，可伴有耳痛，病变由静止期或相对稳定期进入急性发作期。脓液或为黏液性、黏液脓性或为纯脓。如脓液长期不予清洗，可有臭气。炎症急性发作期或肉芽、息肉受到外伤时分泌物内可带血，甚至貌似全血。

(二)听力下降

患耳可有不同程度的传导性或混合性听力损失。听力下降的程度与鼓膜穿孔的大小、位置、听骨链是否受损，以及迷路正常与否等有关。就鼓膜穿孔而言，紧张部前下方的小穿孔一般不致引起明显的听力下降；后上方的大穿孔则可导致较重的听力损失。有些患者在耳内滴药后或耳内有少许分泌物时，听力反可暂时提高，此乃因少量的液体遮盖了蜗窗膜，使相位相同的声波不致同时到达两窗，前庭阶内外淋巴液的振动不会受到干扰之故。

(三)耳鸣

部分患者有耳鸣,多与内耳受损有关。由鼓膜穿孔引起的耳鸣,在将穿孔贴补后耳鸣可消失。

六、检查

(一)鼓膜穿孔

鼓膜穿孔可分为中央性和边缘性两种。若穿孔的四周均有残余鼓膜环绕,不论穿孔位于鼓膜的中央或周边,皆称为中央性穿孔。所谓边缘性穿孔,是穿孔的边缘有部分或全部已达鼓沟,该处无残余鼓膜(图 6-7)。慢性化脓性中耳炎的鼓膜穿孔一般均位于紧张部,个别大的穿孔也可延及松弛部。穿孔可大可小,呈圆形或肾形,大多为中央性。穿孔较大时,部分锤骨柄,甚至部分砧骨长突或砧镫关节可暴露于外。通过穿孔可见鼓室内壁或充血、水肿,而黏膜光滑;或黏膜增厚、高低不平;有时可见硬化病灶;病变严重时,紧张部鼓膜可以完全毁损,鼓室内壁出现鳞状上皮化生。鼓室内或穿孔附近可见肉芽或息肉,具有长蒂的息肉可越过穿孔坠落于外耳道内,掩盖穿孔,妨碍引流;肉芽周围可有脓液。有些肉芽或息肉的根部可能位于前庭窗附近,盲目的撕拉可致镫骨足板脱位而并发迷路炎。

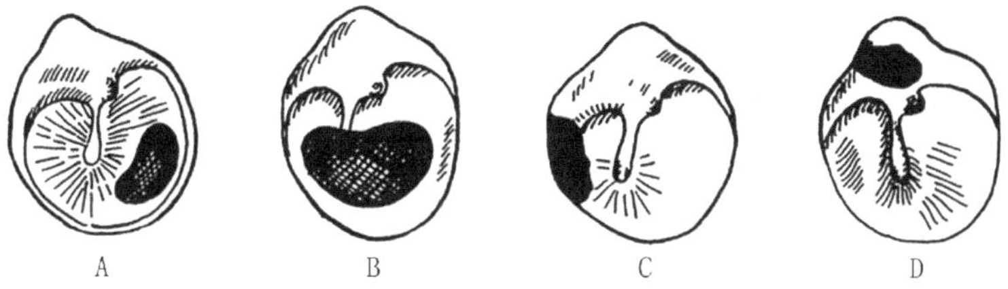

图 6-7　各种鼓膜穿孔

A、B.紧张部中央性穿孔;C.边缘性穿孔;D.松弛部穿孔

(二)听力学检查

听力学检查呈轻到中度的传导性听力损失,或听力损失为混合性,或感音神经性。

(三)颞骨 CT

病变主要限于中鼓室者听小骨完整,乳突表现正常;乳突多为气化型,充气良好。中耳出现骨疡者,中、上鼓室及乳突内有软组织影,房室隔不清晰,小听骨可有破坏或正常。但鼓窦入口若因炎性瘢痕而闭锁以致鼓窦及乳突气房充气不良,或乳突内黏膜增厚等,乳突腔内亦可呈现均匀一致的密度增高影,应善加鉴别。

七、诊断

诊断应根据病史、鼓膜穿孔及鼓室情况、结合颞骨 CT 图像综合分析,判断病变性质及范围,而不可仅凭鼓膜穿孔的位置是中央性或边缘性、穿孔的大小以及流脓是间断性或持续性等匆忙做出结论。更何况中耳的病变也是发展的,可转化的。

八、鉴别诊断

(一)伴胆脂瘤的慢性化脓性中耳炎

见表 6-1。

表 6-1 慢性化脓性中耳炎与中耳胆脂瘤的鉴别诊断

鉴别要点	单纯型慢性化脓性中耳炎	伴骨疡的慢性化脓性中耳炎	中耳胆脂瘤
耳溢液	多为间歇性	持续性	不伴感染者不流脓,伴感染者持续流脓
分泌物性质	黏液脓,无臭	脓性或黏液脓性,间混血丝或出血,味臭	脓性或黏液脓性,可含“豆渣样物”,奇臭
听力	一般为轻度传导性听力损失	听力损失较重,为传导性,或为混合性	听力损失可轻可重,为传导性或混合性
鼓膜及鼓室	紧张部中央性穿孔	紧张部大穿孔或边缘性穿孔,鼓室内有肉芽	松弛部穿孔或紧张部后上边缘性穿孔,少数为大穿孔,鼓室内有灰白色鳞片状或无定形物质,亦可伴有肉芽
颞骨 CT	正常	鼓室、鼓窦或乳突内有软组织影或骨质破坏	骨质破坏,边缘浓密,整齐
并发症	一般无	可有	常有

(二)慢性鼓膜炎

耳内流脓、鼓膜上有颗粒状肉芽,但无穿孔,颞骨 CT 示鼓室及乳突正常。

(三)中耳癌

中耳癌好发于中年以上的成年人。大多有患耳长期流脓史,近期有耳内出血、伴耳痛,可有张口困难。鼓室内新生物可向外耳道浸润,接触后易出血。病变早期即出现面瘫,晚期有Ⅵ、Ⅸ、Ⅹ、Ⅺ对脑神经受损。颞骨 CT 示骨质破坏。新生物活检可确诊。

(四)结核性中耳炎

起病隐匿,耳内脓液稀薄,听力损失明显,早期发生面瘫。鼓膜大穿孔,肉芽苍白。颞骨 CT 示鼓室及乳突有骨质破坏区及死骨。肺部或其他部位可有结核病灶。肉芽病理检查可确诊。

九、治疗

治疗原则为控制感染,通畅引流,清除病灶,恢复听力,消除病因。

(一)病因治疗

积极治疗上呼吸道的病灶性疾病,如慢性鼻旁窦炎、慢性扁桃体炎等。

(二)局部治疗

包括药物治疗和手术治疗。

1.药物治疗

引流通畅者,应首先使用局部用药;炎症急性发作时,要全身应用抗生素;有条件者,用药前先取脓液做细菌培养及药敏试验,以指导用药。

(1)局部用药种类:①抗生素溶液或抗生素与糖皮质激素混合液,如 0.3%氧氟沙星(泰利必妥)滴耳液,利福平滴耳液(注意利福平滴耳液瓶口开启 3 天后药液即失效),2%氯霉素甘油滴耳液等。用于鼓室黏膜充血、水肿,分泌物较多时。②乙醇或甘油制剂,如 3%~4%硼酸甘油,3%~4%硼酸乙醇等。适用于脓液少,鼓室潮湿时。③粉剂,如硼酸粉,磺胺噻唑与氯霉素粉(等量混合)等,仅用于穿孔大,分泌物很少,或乳突术后换药。

(2)局部用药注意事项:①用药前,应彻底清洗外耳道及鼓室内的脓液。可用3%过氧化氢溶液或硼酸水清洗,然后用棉签拭净或以吸引器吸尽脓液,方可滴药。②含氨基苷类抗生素的滴耳剂或各种溶液(如复方新霉素滴耳剂,庆大霉素等)用于中耳局部可引起内耳中毒,忌用。③水溶液易经小穿孔进入中耳为其优点,但亦易流出;甘油制剂比较黏稠,接触时间较长,却不易通过小穿孔。④粉剂宜少用,用粉剂时应择颗粒细、易溶解者,一次用量不宜过多,鼓室内撒入薄薄一层即可。穿孔小、脓液多者忌用粉剂,因可堵塞穿孔,妨碍引流,甚至引起危及生命的并发症。⑤避免用有色药液,以免妨碍对局部的观察。⑥需用抗生素滴耳剂时,宜参照中耳脓液的细菌培养及药物敏感试验结果,选择适当的、无耳毒性的药物。⑦忌用腐蚀剂(如酚甘油)。

(3)滴耳法:患者取坐位或卧位,患耳朝上。将耳郭向后上方轻轻牵拉,向外耳道内滴入药液3~5滴。然后用手指轻轻按捺耳屏数次,促使药液通过鼓膜穿孔处流入中耳。5~10分钟后方可变换体位。注意滴耳药应尽可能与体温接近,以免引起眩晕。

2.手术治疗

(1)中耳有肉芽或息肉,或电耳镜下虽未见明显肉芽或息肉,而经正规药物治疗无效,CT示乳突、上鼓室等有病变者,应做乳突径路鼓室成形术或改良乳突根治术,乳突根治术。

(2)中耳炎症已完全吸收,遗留鼓膜紧张部中央性穿孔者,可行单纯鼓室成形术。

(杨 森)

第六节 分泌性中耳炎

分泌性中耳炎是以中耳积液(包括浆液,黏液,浆-黏液,而非血液或脑脊液)及听力下降为主要特征的中耳非化脓性炎性疾病。本病的其他名称很多,均是根据其病理过程中的某一特点,其中主要是根据积液产生的机制和液体的性质而命名的,如渗液性中耳炎、分泌性中耳炎、浆液性中耳炎、黏液性中耳炎、卡他性中耳炎、咽鼓管鼓室卡他、浆液-黏液性中耳炎、咽鼓管鼓室炎、鼓室积水、非化脓性中耳炎及黏液耳,分泌物极为黏稠者称胶耳等。按我国自然科学名词审定委员会意见(1991)本病称为分泌性中耳炎。

分泌性中耳炎可分为急性和慢性两种。慢性分泌性中耳炎是由急性分泌性中耳炎未得到及时而恰当的治疗,或由急性分泌性中耳炎反复发作、迁延、转化而来。急性分泌性中耳炎迁延多久方转化为慢性?尚无明确的时间限定,或谓8周以上,或称3~6个月。目前将本病分为急性(3周以内)、亚急性(3周至3个月)和慢性(3个月以上)3种。由于急、慢性分泌性中耳炎两者的临床表现相似,治疗有连续性,故在此一并叙述。

一、病因

本病病因复杂,与多种因素有关。

(一)咽鼓管功能不良

咽鼓管是中耳与外界环境沟通的唯一管道。前已述及,咽鼓管具有调节鼓室内气压、保持其与外界气压平衡,清洁(引流)和防御,防声等功能。传统观念认为,咽鼓管口的机械性阻塞是分泌性中耳炎的基本病因。随着该病病因学研究的不断深入,目前发现,除防声功能外,咽鼓管的其他几种功能不良都可能是酿成本病的重要原因之一。

1.咽鼓管阻塞

正常情况下，中耳内、外的气压基本相等，约相当于大气的压力。在生理状态下，中耳内的空气虽不断地被中耳黏膜交换和吸收，但通过咽鼓管的间断开放，新鲜的空气又不断地向中耳内输入而加以补充，从而使中耳内、外的气体压力保持平衡。如果由于各种原因使咽鼓管的通气功能发生障碍，中耳内的空气被吸收以后得不到相应的补充，即逐渐形成负压。由于负压的影响，中耳黏膜中的静脉出现扩张，管壁通透性增加，血清漏出并聚积于中耳，便开始形成积液。

引起咽鼓管阻塞的原因很多，大致可分为机械性阻塞和非机械性阻塞两种。

(1)机械性阻塞：在猕猴、猫和豚鼠的动物试验中，用各种方法堵塞咽鼓管，均可成功地造成中耳积液的动物模型。而以 Salle 为代表的学者们则认为，咽鼓管的机械性阻塞作为分泌性中耳炎主要病因的可能性很小。临床上，鼻咽部的各种良性或恶性占位病变(如腺样体肥大、鼻咽癌、鼻咽纤维瘤等)，鼻腔和鼻窦疾病(如慢性鼻旁窦炎、巨大鼻息肉、肥厚性鼻炎、鼻中隔偏曲等)，长期的鼻咽腔填塞，咽鼓管咽口粘连，代谢障碍性疾病(如甲状腺功能减退等)，以及很少见的鼻咽白喉、结核、梅毒和艾滋病等特殊性感染，均可因直接压迫、堵塞咽口，或影响局部及淋巴回流，咽鼓管管腔黏膜肿胀等而导致本病。其中，与本病关系密切的腺样体肥大、慢性鼻旁窦炎和鼻咽癌等除了机械性阻塞外，还涉及其他的致病因素。

腺样体肥大：腺样体肥大与本病的关系密切。一方面，极度增生肥大的腺样体可压迫、堵塞咽鼓管咽口；另一方面，已遭感染的腺样体可以作为致病微生物的潜藏池，它们可经咽鼓管感染中耳，而导致本病的反复发作。还有学者认为，腺样体可释放某些炎性介质，如前列腺素、组胺、白细胞三烯、血小板激活因子等而增加血管的通透性，引起黏膜水肿。

慢性鼻旁窦炎：研究发现，分泌性中耳炎患者中，慢性鼻旁窦炎的患病率较非分泌性中耳炎患者高。鼻窦的化脓性炎症，既可因脓性鼻涕经后鼻孔流至鼻咽部，阻塞咽鼓管咽口；也可因脓液的长期刺激使咽鼓管周围的鼻咽黏膜及淋巴组织增生肥厚，导致管口狭窄。此外，还有研究发现，鼻旁窦炎患者鼻咽部的 SIgA 活性较低，细菌容易在此繁殖。

鼻咽癌：鼻咽癌患者在放疗前、后常常伴发本病。鼻咽癌伴发分泌性中耳炎的原因，除肿瘤的机械性压迫外，还与腭帆张肌、腭帆提肌、咽鼓管软骨及管腔上皮遭肿瘤破坏或放射性损伤，以及咽口的瘢痕性狭窄等因素有关。放疗后鼻咽部痂皮堵塞咽口也是原因之一。

除上述咽鼓管咽口或管腔内的机械性阻塞外，咽鼓管周围病变的压迫也可能造成管腔狭窄或堵塞，如咽旁间隙的肿瘤向上发展至咽鼓管周围、岩尖的实质性或囊性病变等。

(2)非机械性阻塞：小儿的腭帆张肌、腭帆提肌和咽鼓管咽肌等肌肉薄弱，收缩无力，加之咽鼓管软骨发育不够成熟，弹性较差，当咽鼓管处于负压状态时，软骨段的管壁甚易发生塌陷，导致中耳负压，而中耳处于负压状态时，管壁软骨塌陷更为加剧，甚至可致管腔闭塞。裂腭患者因两侧腭帆张肌和腭帆提肌的连续性中断，附着处前移，肌肉由正常的横向行走变为纵向行走，加之肌纤维数量减少等，以致收缩乏力，而引起中耳负压。牙的错位咬合亦为因素之一。

2.清洁功能不良

咽鼓管的黏膜具有呼吸道黏膜的特征，上皮层由纤毛细胞、无纤毛细胞、分泌细胞(杯状细胞)和基底细胞组成。正常情况下，通过纤毛向咽口的连续单向运动，向鼻咽部排除中耳内的异物及分泌物，故又称为“黏液纤毛输送系统”。在咽鼓管管腔顶部，无纤毛细胞较多，主要为通气道。而在咽鼓管底部，腺体和杯状细胞比较多，而且由于该处存在着许多黏膜皱襞，故黏膜的表面面积比管腔顶部者较大，此区域主要司理清洁功能，保护中耳的无菌状态。细菌外毒素引起的纤毛运动暂时性瘫痪，管腔内分泌物的潴留，放射性损伤，以及婴幼儿咽鼓管发育不成熟，或先天性呼吸道黏膜纤毛运动不良，原发性纤毛运动障碍等，均可不同程度地损害黏液纤毛输送系统的功能，使中耳及管腔内的分泌物、致病微生物及毒素等不能有效排出。

3.防御功能障碍

咽鼓管一方面凭借黏液纤毛输送系统方向指向咽口的单向运动，清除并阻抑鼻咽部有害物的侵入；而咽鼓管底部的黏膜皱襞还具有单向活瓣作用，当咽鼓管开放时，能防止鼻咽部的细菌等微生物逆行流入鼓室，从而发挥咽鼓管的防御功能。由各种原因引起的咽鼓管关闭不全，如老年人结缔组织退行性变，咽鼓管黏膜下方弹力纤维的弹性降低，咽鼓管咽口的瘢痕牵引，肿瘤的侵袭破坏，或放射性损伤等，皆可导致咽鼓管的防御功能丧失，给致病微生物侵入中耳有可乘之机。

（二）感染

常见的致病菌为流感嗜血杆菌和肺炎链球菌，其次有β溶血性链球菌，金黄色葡萄球菌和卡他布兰汉球菌等。有学者根据细菌学和组织学检查结果，并结合临床表现认为，本病可能是一种轻型的，或低毒性的细菌感染的结果。细菌（如流感嗜血杆菌）的毒性产物——内毒素在发病机制中，特别是病变迁延为慢性的过程中，可能具有一定的作用。对急性化脓性中耳炎的治疗不当，如治疗不彻底，药物有耐药性等，也是原因之一。最近应用 PCR 等现代技术检测发现，慢性分泌性中耳炎的中耳积液中可检出如流感病毒、腺病毒、呼吸道合胞病毒等，因此病毒也可能是本病的主要致病微生物。此外，尚有关于检出沙眼衣原体的个别报告。

（三）免疫反应

1.Ⅰ型变态反应

Ⅰ型变态反应作为本病的确切病因至今尚未得到证实，本病中耳黏膜中肥大细胞、嗜酸性粒细胞增多，过度活化，IgE 和炎性介质增加等，也提示本病与Ⅰ型变态反应关系密切。而中耳黏膜虽然可以对抗原刺激产生免疫应答，但在通常情况下，吸入性抗原并不能通过咽鼓管进入鼓室。目前多数学者认为，呼吸道变应性疾病患者合并本病的原因，可能是由于患者对感染性疾病的敏感性增强，或由肥大细胞释放的炎性介质不仅使鼻黏膜，而且也使咽鼓管咽口，甚至咽鼓管黏膜水肿，分泌物增多，导致咽鼓管阻塞和中耳负压，影响咽鼓管功能之故。

2.细菌感染引起的Ⅲ型变态反应

最近有学者认为，中耳是一个独立的免疫防御系统。Palva 等（1974）在对中耳积液中的蛋白质和酶进行分析后认为，本病的中耳积液是一种分泌物，而非渗出物。而患者中耳黏膜的组织学检查结果也支持这一观点，因为黏膜中杯状细胞和黏液腺体增加。在此基础上 Palva 等（1983）设想，某些分泌性中耳炎可能属免疫复合物型变应性疾病，其抗原——细菌，可能存在于腺样体或口咽部的淋巴组织内。这些病例往往在儿童时期有过中耳炎病史，而本次起病隐袭，临床上缺乏明确的急性感染史。

除以上三大学说外，还有神经性炎性机制学说，胃食管反流学说等。被动吸烟，居住环境不良，哺乳方式不当，家族中有中耳炎患者等属本病的危险因素。

二、病理

中耳分泌物来自咽鼓管、鼓室及乳突气房黏膜。无论分泌物为浆液性或黏液性，其中，病理性渗出、分泌和吸收等亦均参与了病理过程。中耳黏膜的病理组织学研究发现，中耳黏膜水肿，毛细血管增多、通透性增加。病变进一步发展，黏膜上皮增厚，上皮化生，鼓室前部低矮的假复层柱状纤毛上皮可变为增厚的分泌性上皮，鼓室后部的单层扁平上皮变为假复层柱状上皮，杯状细胞增多，纤毛细胞甚至具有分泌性特征，如胞浆内出现分泌性的暗颗粒，并可见顶浆分泌现象；上皮下层有病理性腺体样组织形成，固有层出现圆形细胞浸润。液体以浆液性为主者，以淋巴细胞浸润为主，还可见单核细胞，浆细胞等；液体以黏液性为主者，则主要为浆细胞和淋巴细胞浸润。至疾病的恢复期，腺体逐渐退化，分泌物减少，黏膜可逐渐恢复正常。如病变未得到控制，可出现积液机化，或形成包裹性积液，伴有肉芽组织生成，内陷袋形成等，可发展为粘连性中耳炎、胆固醇肉芽肿、鼓室硬化、胆脂瘤、隐性中耳乳突炎等后遗症。

中耳积液为漏出液、渗出液和黏液的混合液体，早期主要为浆液，然后逐渐转变为浆-黏液，黏液。浆液性液体稀薄，如水样，呈深浅不同的黄色。黏液性液体黏稠，大多呈灰白色。胶耳液体如胶冻状。上述各种液体中细胞成分不多，除脱落上皮细胞外，尚有淋巴细胞，吞噬细胞，多形核白细胞，个别可见嗜酸性粒细胞。此外，尚可检出免疫球蛋白（SIgA，IgG，IgA 等）、前列腺素等炎性介质、氧化酶、水解酶及 IL-4、IL-1、IL-6、TNF-α、INF-γ 等。

三、症状

本病冬季多发。

（一）听力下降

急性分泌性中耳炎病前大多有感冒史。以后出现耳痛，听力下降，可伴有自听增强感。少数患者主诉听力在数小时内急剧下降，往往被误诊为“突聋”。

（二）耳痛

急性分泌性中耳炎起病时可有耳痛，疼痛可轻可重，有患儿因耳痛而夜间来急诊的。慢性者无耳痛。

（三）耳内闭塞感

耳内闭塞感或闷胀感是成年人常见的主诉，按捺耳屏后这种闭塞感可暂时得以减轻。

（四）耳鸣

耳鸣一般不重，可为间歇性，如“噼啪”声或低音调“轰轰”声，个别患者有高调耳鸣。成年人当头部运动或打哈欠、擤鼻时，耳内可出现气过水声。但若液体很黏稠，或液体已完全充满鼓室，此症状缺如。

（五）检查

1.鼓膜象

急性期，鼓膜松弛部充血，紧张部周边有放射状扩张的血管纹，或全鼓膜轻度充血。紧张部或全鼓膜内陷，表现为光锥缩短、变形或消失；锤骨柄向后、上方移位；锤骨短突明显外凸。鼓室积液时，鼓膜失去正常光泽，呈淡黄、橙红或琥珀色，慢性者可呈乳白色或灰蓝色，不透明，如毛玻璃状；鼓膜紧张部有扩张的微血管。若液体为浆液性，且未充满鼓室时，透过鼓膜可见到液平面（图 6-8），此液面状如弧形发丝，凹面向上，该患者头前俯、后仰时，此平面与地面平行的关系不变。有时尚可在鼓膜上见到气泡影，做咽鼓管吹张后，气泡可增多，移位。

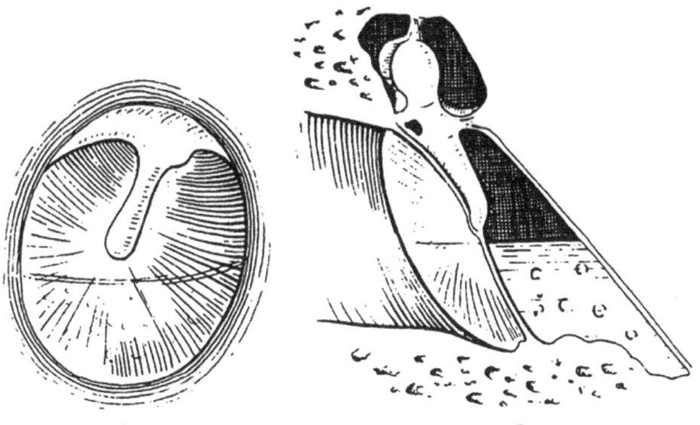

图 6-8 分泌性中耳炎

A.透过鼓膜可见液平面与液中气泡;B. 鼓室剖面观示鼓室积液情况

2.音叉试验

Rinne 试验阴性,Weber 试验偏向患侧。

3.纯音听阈测试

纯音听力图一般表现为轻度的传导性聋。儿童的气导平均听阈约为 27.5 dB,Fiellau Nikolajsen(1983)统计的平均听阈为 23 dB,听敏度与年龄、病史长短无关。部分患者的听阈可无明显下降,重者听力损失可达 40 dB 左右。在病程中,听阈可以有一定的波动,这可能与中耳内积液量的变化有关。听力损失以低频为主,但因中耳传音结构及两窗阻抗的改变,高频气导及骨导听力亦可下降。有人认为,积液愈黏稠,摩擦力愈大,高频听力损失愈明显。由于细菌及其毒素等可能经圆窗引起耳蜗毛细胞受损,故亦可发生感音神经性聋,若这种感音神经性聋和前述传导性聋同时存在,则表现为混合性聋。

4.声导抗测试

声导抗图对本病的诊断具有重要价值。平坦型(B 型)为分泌性中耳炎的典型曲线,其诊断符合率为 88%,高负压型(C 型)示咽鼓管功能不良,鼓室负压>200 daPa,大多示鼓室内有积液。声反射均消失。由于 6 个月以内婴儿的外、中耳结构尚处于发育阶段,其机械-声学传导机制与大龄儿童有所不同,故对 6~7 个月以下婴儿做声导抗测试时,以 226 Hz 为探测音所测得的鼓室导抗图形常不能准确反映中耳的实际情况,“正常”的鼓室导抗图往往无诊断价值,应注意判别。目前有人采用高频探测音 660 Hz、678 Hz 或 1 kHz。

5.颞骨

CT 扫描可见鼓室内有密度均匀一致的阴影,乳突气房中可见液气面。此项检查不属常规检查项目。

四、诊断

根据病史及对鼓膜的仔细观察,结合 Siegle 镜下鼓膜活动受限,以及声导抗测试结果,诊断一般并不困难。必要时可于无菌条件下做诊断性鼓膜穿刺术而确诊。但若鼓室内液体甚黏稠,亦可抽吸不到液体,但此时请患者捏鼻鼓气时,常可见鼓膜穿刺所留针孔中出现黏液,或针孔外有少许黏液丝牵挂。

关于婴幼儿中耳炎(主要为分泌性中耳炎)的诊断,由于婴幼儿不会陈述相应症状,鼓气耳镜对鼓膜的观察常因耳道狭小，鼓膜厚且倾斜度大而比较困难，鼓气耳镜观察鼓膜活动度的结果在实践中常遭质疑，其准确性较大龄儿童或成人要低。加之上述鼓室导抗测试尚有探测音等问题有待探索，鼓膜穿刺术因其创伤性而不能作为常规诊断方法等原因，因此婴幼儿分泌性中耳炎的诊断目前尚存在一定困难，值得注意。

五、鉴别诊断

（一）鼻咽癌

对一侧分泌性中耳炎的成年患者（个别为双侧分泌性中耳炎），应毫无例外地做仔细的鼻腔及鼻咽部检查，包括纤维或电子鼻咽镜检，颈部触诊，血清中 EBV-VCA-IgA 测定。鼻咽部 CT 扫描，MR 成像对位于黏膜下的鼻咽癌灶有较高的诊断价值，必要时可行之。

（二）脑脊液耳漏

颞骨骨折并脑脊液耳漏而鼓膜完整者，脑脊液聚集于鼓室内，可产生类似分泌性中耳炎的临床表现。先天性颅骨或内耳畸形（如 Mondini 型）患者，可伴发脑脊液耳漏。根据头部外伤史或先天性感音神经性聋病史，鼓室液体的实验室检查结果，以及颞骨 X 线片、颞骨 CT 扫描等可资鉴别。

（三）外淋巴瘘

该病不多见。多继发于镫骨手术后，或有气压损伤史。瘘管好发于蜗窗及前庭窗，耳聋为感音神经性，可表现为突发性聋。常合并眩晕，强声刺激可引起眩晕（Tullio 现象）。

（四）胆固醇肉芽肿

该病可为分泌性中耳炎的后遗症。鼓室内有棕褐色液体聚集，液体内有时可见细微的、闪烁反光的鳞片状胆固醇结晶，鼓室及乳突气房内有暗红色或棕褐色肉芽，内含铁血黄素与胆固醇结晶溶解后形成的裂隙，伴有异物巨细胞反应。本病病史较长，鼓膜呈深蓝色，颞骨 CT 扫描可见鼓室及乳突内有软组织影，少数有骨质破坏。

（五）粘连性中耳炎

有时粘连性中耳炎可与慢性分泌性中耳炎并存。粘连性中耳炎的病程一般较长，听力损失较重，鼓膜可高低不平。

六、预后

（1）不少分泌性中耳炎有自限性，积液可经咽鼓管排出或自行吸收。

（2）病程较长而未做治疗的小儿患者，有可能影响言语发育、学习及与他人交流的能力。

（3）顽固的慢性分泌性中耳炎，鼓膜紧张部可出现萎缩性瘢痕，钙化斑，鼓膜松弛，鼓室内出现硬化病灶。

（4）黏稠的分泌物容易发生机化，形成粘连。

（5）咽鼓管功能不良，或上鼓室长期处于负压状态者，可逐渐出现鼓膜松弛部内陷袋，部分发生胆脂瘤。

（6）并发胆固醇肉芽肿。

七、治疗

清除中耳积液，改善咽鼓管通气引流功能，以及病因治疗等综合治疗为本病的治疗原则。

(一)非手术治疗

1.抗生素或其他抗菌药物治疗

急性分泌性中耳炎可用抗菌药物进行适当的治疗,但疗程不宜过长。可供选用的药物有各类广谱青霉素、头孢菌素、大环内酯类抗生素等。择药时应注意该药对本病常见致病菌——流感嗜血杆菌,肺炎链球菌等的敏感性。

2.糖皮质激素

可用地塞米松或泼尼松等口服,做短期治疗。

3.伴有鼻塞症状时

可用盐酸羟甲唑啉等减充血剂喷(滴)鼻。

4.咽鼓管吹张

可采用捏鼻鼓气法、波氏球法或导管法做咽鼓管吹张。成人尚可经导管向咽鼓管咽口吹入泼尼松龙,隔天 1 次,每次每侧 1 mL,共 3～6 次。

(二)手术治疗

由于不少分泌性中耳炎有自限性,所以对无症状、听力正常、病史不长的轻型患儿,可在专科医师的指导下密切观察,而不急于手术治疗。

(1)鼓膜穿刺术:仅用于成年人。

(2)鼓膜切开术:鼓膜切开术适用于中耳积液比较黏稠,经鼓膜穿刺术不能抽吸出积液;或反复做鼓膜穿刺,积液抽吸后迅速集聚时。

(3)置管术。

(三)病因治疗

对反复发作的分泌性中耳炎,除积极进行疾病本身的治疗外,更重要的是仔细寻找病因,并积极进行病因治疗。

1.腺样体切除术

分泌性中耳炎具有以下情况者,应做腺样体切除术。

(1)腺样体肥大,引起鼻塞、打鼾者。

(2)过去曾做过置管术的复发性中耳炎,伴腺样体炎,腺样体肥大者。

2.扁桃体切除术

儿童急性扁桃体炎反复发作;经常发生上呼吸道感染,并由此而诱发分泌性中耳炎的反复发作;或扁桃体明显肥大者,可做扁桃体切除术。

3.鼓室探查术和单纯乳突开放术

慢性分泌性中耳炎,特别在成年人,经上述各种治疗无效,又未查出明显相关疾病时,宜做颞骨 CT 扫描,如发现鼓室或乳突内有肉芽,或骨质病变时,应做鼓室探查术或单纯乳突开放术,彻底清除病变组织,根据不同情况做相应类型的鼓室成形术。

4.其他

积极治疗鼻腔、鼻窦或鼻咽部疾病,包括手术治疗,如鼻息肉摘除术,下鼻甲部分切除术,功能性鼻内镜手术,鼻中隔黏膜下矫正术等。

(杨　森)

第七节　粘连性中耳炎

粘连性中耳炎是各种急、慢性中耳炎愈合不良引起的后遗症，其主要特征为中耳乳突内纤维组织增生或瘢痕形成，中耳传声结构的功能遭到破坏，导致传导性听力损失。本病多从儿童期开始起病，两耳同时受累者居多。可与分泌性中耳炎、慢性化脓性中耳炎、鼓室硬化等并存。

本病名称繁多，如慢性粘连性中耳炎、中耳粘连、纤维性中耳炎、增生性中耳炎、愈合性中耳炎、萎缩性中耳炎等。由于对本病缺乏统一的认识和诊断标准，有关发病率的报告也相差悬殊。国外报告，由本病引起的耳聋约占耳聋的1.42%～30%。随着耳硬化症诊断率的提高，本病在耳聋中所占比率亦有下降，估计不超过0.5%。此外，由于急性坏死型中耳炎发病率的降低，其后遗的粘连性中耳炎亦相应减少。

一、病因

(一)分泌性中耳炎

粘连性中耳炎病例过去大多患过分泌性中耳炎。在分泌性中耳炎，当中耳液体长期得不到引流，局部溶纤活性不足，鼓室及乳突气房内积存过久的液体可发生机化，或中耳内肉芽生成；中耳黏膜破坏后、纤维组织增生，形成粘连，其中胶耳更有形成粘连的倾向。有学者在为分泌性中耳炎患者做鼓膜切开术时发现，锤骨与鼓岬间已形成了粘连带，而其病史仅6周。

(二)化脓性中耳炎

无论急性或慢性化脓性中耳炎，若愈合不良，均可引起本病。据统计，半数粘连性中耳炎病例曾有过耳痛和/或耳流脓的化脓性中耳炎病史。一般情况下，急性化脓性中耳炎如获及时而恰当的治疗，局部引流通畅，随着炎症的消退，中耳黏膜可以恢复正常。但若炎性未得到治疗或因抗生素疗程过短，或机体抵抗力过低，或咽鼓管功能不良等因素，炎症未能彻底控制，特别是反复发作的急性化脓性中耳炎，黏膜破坏后不能完全修复，在破损的黏膜面则形成新的纤维组织。炎性渗出物中的纤维素沉积，可以加速粘连的形成过程。中耳的慢性化脓性感染过程中增生的肉芽组织更容易发生纤维化。

(三)咽鼓管功能不良，中耳膨胀不全

因中耳炎后遗病损和咽鼓管功能障碍引起的中耳膨胀不全可为弥漫性或局限性。若为弥漫性，则整个中耳腔缩窄；若为局限性，这种缩窄可发生于一个或数个解剖部位，如鼓膜的松弛部和/或紧张部的某一个或数个象限。中耳膨胀不全可轻可重，重者发展为中耳粘连，也是中耳胆脂瘤产生的因素之一。Sadé 等将中耳膨胀不全分为如下4期：①鼓膜内陷，但未与砧骨接触。②鼓膜内陷，已与砧骨接触。③内陷的鼓膜贴附于鼓岬上，但未粘连。④鼓膜与鼓岬粘连。

二、病理

本病的病理学特征：中耳乳突内黏膜破坏，有纤维组织及瘢痕增生；部分黏膜肥厚；有些含气空腔内充满致密的纤维组织条索；在鼓膜和听骨链之间、鼓膜和鼓室各壁之间或听骨链和鼓室壁之间有粘连带形成，鼓膜和听骨链的活动受到限制；重者，听骨链被纤维瘢痕组织包埋而固定，中

耳腔被纤维组织充填，两窗可被封闭，中耳膨胀不全，鼓膜极度内陷。此外，在增生的纤维组织和肥厚的黏膜之间可以出现小的囊肿。这种囊肿的囊壁由无分泌性的扁平上皮细胞或立方上皮细胞所覆盖，囊液可为黏稠的嗜酸性液体，内含脱落上皮细胞和胆固醇结晶，称纤维囊性硬化。虽然本病有时亦可发生透明变性及钙质沉着，但是和鼓室硬化相反，此种病理变化不属主要病变。

三、症状

(1)听力下降为本病的主要症状，一般为传导性聋。若因原发的中耳炎侵犯耳蜗，耳聋则为混合性。病变早期，听力可呈进行性下降，待形成永久性粘连后，耳聋稳定不变。韦氏误听少见。

(2)耳闭塞感或闷胀感常常是困扰患者的主要症状。

(3)耳鸣一般不重。

此外，尚可有头晕、头痛、记忆力减退、精神抑郁等。

四、检查

(一)鼓膜象

鼓膜明显内陷，严重者可见鼓膜紧张部几乎全部与鼓室内壁粘连或部分与内壁粘连，如为后者，则鼓膜紧张部变得凸凹不平。此外，鼓膜可混浊、增厚，出现萎缩性瘢痕或钙化斑，松弛部常有内陷袋。以 Siegle 耳镜检查，示鼓膜活动度减弱或完全消失。有些鼓膜遗留陈旧性穿孔，穿孔边缘可与鼓室内壁粘连。

(二)听力检测

(1)音叉试验：大多示传导性聋。

(2)纯音听力图：气导听力曲线多为轻度上升型或平坦型，气导听力损失程度不一，一般不超过50 dB。骨导听阈基本正常，也可出现 Carhart 切迹，示听骨链固定。两窗因粘连而封闭或内耳受侵时，呈混合性聋。

(3)声导抗图为 B 型(平坦型)曲线，少数可出现 C 型或 As 型；声反射消失。

(三)咽鼓管功能测试

结果大多提示管腔有不同程度的狭窄，甚至完全阻塞；少数患者的通气功能尚佳。

(四)颞骨 CT 扫描

鼓室内可见网织状或细条索状阴影；听骨链可被软组织影包绕；乳突气化大多不良。

五、诊断

根据症状与检查，结合中耳炎病史，诊断多无困难。少数病例须行鼓室探查术方能明确诊断。本病应注意和耳硬化症相鉴别(表 6-2)。

表 6-2　粘连性中耳炎与耳硬化症鉴别要点

鉴别要点	粘连性中耳炎	耳硬化症
耳聋性质	传导性聋	传导性聋
开始时间	多从儿童期开始	15 岁以前出现者少见
家族史	无	常有
中耳炎病史	常有	无

续表

鉴别要点	粘连性中耳炎	耳硬化症
韦氏误听	罕见	常见
鼓膜	内陷、增厚、浑浊，活动度减弱或消失	正常，可有 Schwartz 征
鼓室导抗图	B 型(平坦型)	As 型(低峰型)
盖莱试验	多为阳性	多为阴性
颞骨 CT 扫描	鼓室内有网织状或条索状软组织影，乳突气化不良	鼓室正常，乳突气化良好，内耳轮廓模糊，边缘增厚

六、治疗

(一)保守治疗

在粘连早期(即活动期)，病变属可逆性时，可试行保守治疗，以减少粘连，尽可能恢复中耳传音结构的功能。

1.鼓室注药法

经鼓膜穿刺，向鼓室内注入如 1%糜蛋白酶(0.5～1.0 mL)，或胰蛋白酶(5 mg)，或地塞米松(5 mg)等药物，以抑制炎症，消除水肿，分解纤维蛋白，溶解黏稠的分泌物。药液可每 1～2 天注射 1 次，7 次为 1 个疗程。

2.置管法

对于由分泌性中耳炎引起的早期粘连，可做鼓膜切开术充分吸出中耳分泌物之后，通过鼓膜切口留置通气管，以利引流和中耳通气。

3.鼓膜按摩术

用中指在外耳道口轻轻按捺，随捺随放，捺之数次。或将一段橡皮管套在鼓气耳镜的耳镜小口端上，然后一手将鼓气耳镜置入外耳道并固定，使之形成一密闭空腔，以另一手轻轻捏放橡皮球按摩鼓膜。注意：耳部急性炎症时不宜行此治疗；用鼓气耳镜按摩者用力不宜过大，以免损坏鼓膜。

4.改善咽鼓管功能

可行导管法咽鼓管吹张术。用泼尼松龙 1 mL 经导管吹入咽鼓管咽口及其附近，早期常可取得较好的效果。对影响咽鼓管功能的疾病进行矫治，如腺样体切除术、鼻中隔矫正术及下鼻甲部分切除术等。

(二)手术疗法

国内外对粘连性中耳炎的手术治疗方法虽有许多探索，但远期疗效尚不理想。手术目的是分离并切除粘连组织，清除分泌物，恢复中耳传音结构的功能，防止再度粘连，重建一个含气的中耳腔。如果鼓室黏膜已全遭破坏，整个鼓室内皆为坚实的纤维组织或瘢痕组织，或虽经处理，咽鼓管功能仍不能恢复者，手术效果不佳。

1.手术方法

(1)手术准备、体位、消毒等同鼓室成形术。

(2)麻醉：一般用局部麻醉。

(3)切口：外耳道内切口或 Shambaugh 耳内切口。

(4)手术步骤:上述切口完成后,分离外耳道皮瓣,直至鼓环处。将后半部鼓膜的纤维鼓环轻轻从鼓沟中挑出,连同皮瓣和后半部鼓膜一起,将其向外耳道前下方翻转,暴露鼓室,开放上鼓室。探查鼓室及听骨链。用微型剥离子对粘连组织逐步进行分离、切除。剪断锤骨头,扩大鼓室峡,开放中、上鼓室之间的通道。注意切除鼓膜与鼓室各壁之间、听骨链与鼓膜、听骨之间的粘连带,并尽可能避免撕裂鼓膜。对已萎缩变薄或明显松弛的鼓膜应加以切除,待以后修补。有学者认为,用软骨、软骨膜作为鼓膜修补的移植材料有利于防止再粘连。彻底吸除鼓室内的黏稠液体。两窗处的粘连组织尽可能用尖针轻轻剔除之。

术中应特别注意探查咽鼓管,清除鼓口的病变组织,咽鼓管明显狭窄时,可向咽鼓管内插入扩张管以扩张之,待次期手术时抽出。

最后,在鼓室内壁和鼓膜间放置隔离物(如硅橡胶片、明胶片、软骨片和 Teflon 等)以防再度粘连。6～12 个月后或数年后取出。根据目前的观察,术后仍可形成再粘连。即使目前使用最多的硅橡胶薄膜片在术后亦可形成再粘连。因此,术后近期虽然患者听力可获提高,但不少患者远期疗效并不理想。注意,术后 1 周须开始定期做咽鼓管吹张术。

当咽鼓管闭塞和/或鼓室内壁上皮化时,手术可分期进行:第一期做咽鼓管成形术,分离并清除鼓室内壁之鳞状上皮,分离粘连,植入隔离物,6～12 个月以后做次期手术。次期手术中取出隔离物,并重建听骨链,修补鼓膜。

2.并发症

(1)再度粘连、听力无提高或下降。由于目前作为防止粘连和纤维组织增生的隔离物的某些材料还不理想,如硅橡胶、Teflon、吸收性明胶海绵等,它们不能达到能在原位长期固定,从而使黏膜有充分的时间修复,中耳不再出现纤维化并获得正常通气功能的目的。例如,硅橡胶和 Teflon 置入中耳后,不仅不能被吸收,有些还可能被纤维组织包裹,导致中耳通气不良或从中耳脱出;吸收性明胶海绵可激发炎性反应而导致再粘连等。

(2)鼓膜穿孔。

(3)中耳感染,再度流脓。

(4)感音神经性聋。

(5)眩晕。

(6)面瘫。

(7)胆脂瘤形成。

(三)佩戴助听器

老年患者、双耳同时受累者、手术失败者、不宜手术者等可佩戴助听器。

七、预防

由于本病目前尚缺乏有效的治疗方法,故预防更为重要。

(1)对急性化脓性中耳炎宜早期应用足量、适当的抗生素治疗,务求彻底治愈。

(2)对儿童进行定期的听力学监测,以便及早发现分泌性中耳炎并进行适当治疗。

(3)积极治疗各种影响咽鼓管功能的疾病。

(4)加强卫生宣教,积极治疗各种化脓性及非化脓性中耳炎。

(刘建光)

第八节　隐性中耳炎

隐性中耳炎又称潜伏性中耳炎、亚临床中耳炎或非典型中耳炎，是指鼓膜完整而中耳隐藏着明显的感染性炎性病变的中耳乳突炎。由于病变隐匿，临床常发生漏诊，甚至待引起颅内外并发症时或死后方始发现。近年来，本病有增多的趋势，尤以小儿多见，值得关注。

一、病因

(1)急性化脓性中耳炎或乳突炎治疗不当，如剂量不足，疗程过短或菌种耐药。

(2)婴幼儿急性中耳炎因主诉少、鼓膜厚，易误诊而未获合理治疗，致病变迁延。

(3)中耳炎症后期，鼓室峡或鼓窦入口因黏膜肿胀、增厚或肉芽、息肉生成而阻塞，此时虽咽鼓管功能恢复，鼓室逐渐再充气，然乳突病变尚残存，且继续发展。

二、症状及体征

(1)本病无典型症状患者可诉耳部不适，轻微的耳痛或耳后疼痛，听力下降，或有低热，头痛等。

(2)部分患者近期(可在数月前)有过急性中耳炎、乳突炎病史。

(3)鼓膜完整，外观似正常。仔细观察时可发现松弛部充血，或鼓膜周边血管纹增多，或外耳道后上壁红肿，塌陷。

(4)乳突区皮肤无红肿，但可有轻压痛。

三、听力学检查

(一)纯音听力测试

传导性或混合性听力损失。

(二)鼓室导抗图

C 或 B 型鼓室导抗图。

四、影像学检查

颞骨 CT 扫描对诊断有重要价值。可见乳突内有软组织影，可有房隔破坏，有时可见液、气面，鼓室内亦可有软组织影。

五、诊断

(1)婴幼儿不明原因发热时，宜仔细检查耳部，必要时做颞骨高分辨率 CT 扫描。

(2)成年人耳部不适，或轻微耳痛，或不明原因的传导性听力损失，鼓膜外观虽无特殊改变，也应警惕本病而做相关检查。

六、治疗

由于本病可引起感音神经性聋、迷路炎、脑膜炎等严重的颅内外并发症，即使在药物的控制下，病变仍可向周围发展，故一旦确诊，即应行乳突开放术，彻底根除病灶。

（刘建光）

第九节　中耳胆脂瘤

由 Crureilhier 于 1829 年描述为早期肿瘤的胆脂瘤并非真性肿瘤，而是一种囊性结构，囊的内壁为复层鳞状上皮，囊外以一层厚薄不一的纤维组织与邻近的骨壁或组织紧密相连。囊内除充满脱落上皮及角化物质外，尚可含胆固醇结晶，故称之为胆脂瘤。后来由于在胆脂瘤内并未经常找到胆固醇结晶，所以又有表皮病或角化病之称。由于胆脂瘤具有破坏周围骨质的特点，中耳胆脂瘤可以引起严重的颅内外并发症，值得重视。中耳胆脂瘤可以伴有或不伴有化脓性炎症，过去曾将其列为慢性化脓性中耳炎的一个特殊类型。当前，则将伴有中耳化脓性炎症者称为"伴胆脂瘤的慢性化脓性中耳炎"，前述慢性化脓性中耳炎又称"不伴胆脂瘤的慢性中耳炎"。

一、分类

颞骨内的胆脂瘤可分为先天性和后天性两大类。

（一）先天性胆脂瘤

先天性胆脂瘤为胚胎期的外胚层组织遗留于颅骨中发展而成。发生于颞骨岩部者，可侵入迷路周围、迷路、中耳或颅内。由于此种外胚层组织的无菌性，故可在颞骨内长期发展而不被察觉。其首发症状多为面瘫，听功能及前庭功能检查中可发现耳蜗及前庭功能受损。位于鼓室的先天性胆脂瘤罕见，其主要表现为鼓膜后方出现白色团块影，但鼓膜完整，无内陷袋及可疑的穿孔痕迹，过去无中耳炎病史。中耳的先天性胆脂瘤须与后天性胆脂瘤仔细鉴别，因为上皮团块亦可在过去的穿孔中移入鼓室，或通过内陷袋进入鼓室，日后穿孔或袋口封闭，而误诊为先天性。但是 Michaels(1986)发现，在胚胎发育期前鼓室内常有小的角化上皮区。

（二）后天性胆脂瘤

一般将其分为后天原发性胆脂瘤和后天继发性胆脂瘤两种。

1.后天原发性胆脂瘤

后天原发性胆脂瘤此型患者无化脓性中耳炎病史，过去可能有分泌性中耳炎病史。起病隐匿，穿孔位于鼓膜松弛部或紧张部后上方。其病因可能与咽鼓管阻塞，鼓膜内陷袋形成有关(见袋状内陷学说)。以后可因继发感染而出现化脓性炎症。

2.后天继发性胆脂瘤

后天继发性胆脂瘤继发于慢性化脓性中耳炎，鼓膜大穿孔或边缘性穿孔，复层鳞状上皮从穿孔边缘向后鼓室或上鼓室、鼓窦生长，形成胆脂瘤(见上皮移行学说)。鼓膜外伤或鼓膜相关手术中(如鼓膜切开、置管等)造成鳞状上皮种植，也可继发中耳胆脂瘤。外耳道胆脂瘤侵入中耳后，亦为后天性继发性胆脂瘤。

二、发病机制

胆脂瘤形成的确切机制尚不完全清楚，主要学说有以下几种。

(一)袋状内陷学说或袋状内陷并细胞增殖学说

该学说认为，由于咽鼓管功能不良和中耳炎遗留的黏膜水肿、肉芽、粘连等病变，中耳长期处于负压状态，导致中耳膨胀不全，而中、上鼓室之间被锤骨、砧骨及其周围的韧带、肌腱、黏膜皱襞等所组成的鼓室隔所分割，其间仅有鼓前峡和鼓后峡两个小孔相通。当该处的黏膜皱襞、韧带等出现肿胀、增厚、甚至肉芽或粘连等病变时，鼓前、后峡可部分或完全闭锁。如乳突气房发育良好，此时乳突和上鼓室尚可经鼓室后壁的气房交换气体；否则上鼓室、鼓窦及乳突腔与中、下鼓室、咽鼓管之间就形成两个互不相通或不完全相通的空腔系统。受上鼓室长期高负压的影响，鼓膜松弛部或紧张部后上方向内凹陷，局部逐渐形成内陷囊袋，由于松弛部纤维成分少，更易向内移位、陷入。Tos 于 1981 年提出了内陷袋并细胞增殖学说，认为大多数内陷袋并不一定发展为胆脂瘤。如果内陷袋后方的上鼓室内有炎性组织或粘连，内陷囊袋会不断加深，同时受囊袋底部或上皮下结缔组织炎症的刺激，囊内的角化上皮增生，上皮屑(主要为角蛋白)出现堆积，加之外耳道上皮受慢性炎症或耵聍阻塞的影响，丧失了自洁能力，囊内的上皮屑排出受阻；如果局部环境潮湿或合并感染，上皮屑的排出进一步受阻，囊袋不断膨胀扩大，周围骨质遭到破坏，终于形成胆脂瘤。Tos 和 Sudhoff(2000)总结胆脂瘤形成有 4 个期：①内陷袋形成。②角质上皮增生。③内陷袋膨胀。④骨质破坏。

(二)上皮移行学说

急性坏死型中耳炎形成鼓膜大穿孔或后方边缘性穿孔，鼓沟骨质裸露，外耳道皮肤越过骨面向鼓室内生长，深达上鼓室或鼓窦区，其脱落的上皮及角化物质堆积于该处而不能自洁，逐渐堆积，聚集成团，形成胆脂瘤。

(三)鳞状上皮化生学说

所谓鳞状上皮化生是指正常的黏膜上皮被角化性鳞状上皮所取代，但脱落的角化物质一般不堆积。1873 年 Wendt 首先提出中耳的扁平和立方上皮能化生为角化性鳞状上皮这一学说，以后得到了 Sadé(1971、1979)的支持，并指出，上皮细胞是多功能的，感染和炎症是刺激黏膜发生上皮化生的原因。Sadé 在中耳炎患儿的中耳活组织标本中找到了岛状的角化上皮区。该学说得到了部分试验的证实。如化生的角化性鳞状上皮伸入鼓窦或鼓室，脱落的角化物质发生堆积，可形成胆脂瘤。

(四)基底细胞增殖学说

Lange(1925)提出，鼓膜松弛部的上皮细胞能通过增殖形成上皮小柱，破坏基底膜，而伸入上皮下组织，在此基础上产生胆脂瘤。Lim(1977)和 Chole(1984)证实了人和动物的胆脂瘤中基底膜确已破坏、中断，因此，上皮小柱可经此伸入上皮下结缔组织中，形成微小胆脂瘤。

此外，在鼓膜成形术中，如位于移植物下方的鼓膜表皮层(外植法)或锤骨柄后面的上皮层(内植法)未完全撕脱，刮净，日后移植物下方可形成胆脂瘤，此种胆脂瘤属医源性。

三、病理

无论原发性或继发性胆脂瘤，均可破坏周围的骨质，并向周围不断膨胀、扩大，这种破坏骨质的确切机制尚未阐明。早期有机械压迫学说。以后认为基质及基质下方的炎性肉芽组织所产生的多种酶(如溶酶体酶、胶原酶、酸性磷酸酶等)、前列腺素和某些细胞因子(肿瘤坏死因子、某些淋巴因子)的作用,致使周围的骨质锐钙,破骨细胞增生活跃,骨壁破坏,胆脂瘤不断向周围扩大。此外,胆脂瘤还可能合并骨炎,伴有肉芽生长或胆固醇肉芽肿等。但至今关于本病产生骨质破坏的原因尚在研究中。

胆脂瘤的发展一方面可在某种程度上在一定的时间内受到鼓室间隔和黏膜皱襞等自然屏障的局限,另一方面,其发展还与周围骨质的气化程度有关。在硬化型乳突,胆脂瘤可逐层向窄缝里延续发展;而在气化型乳突,尤其是在儿童,胆脂瘤可无规律地向周围气房伸展,甚至有些小气房中的胆脂瘤与主要的胆脂瘤团块间无直接连续,如不注意,手术中容易发生残留。无论从松弛部或鼓膜紧张部后上方内陷袋发展而来的胆脂瘤,均可侵犯中耳的各个腔隙。例如,由松弛部内陷袋发展而来的胆脂瘤起初可局限在位于锤骨颈和鼓膜松弛部之间的鼓膜上隐窝,在未破坏听小骨前,可在听骨、黏膜皱襞和韧带间穿行发展,经砧骨上或砧骨下隐窝向前至上鼓室前隐窝,向后达鼓窦或鼓室窦,并逐渐破坏听小骨。从鼓膜紧张部内陷袋发展而来的胆脂瘤可首先破坏砧骨长脚及镫骨上结构,足板一般不受破坏,而入侵鼓室后部;亦可经锤骨颈下方进入上鼓室或沿砧骨体下方向鼓窦区发展。胆脂瘤从上鼓室可向前伸入咽鼓管上隐窝,颧根,膝神经节和咽鼓管开口,个别甚至进入咽鼓管内;向后发展则进入鼓窦入口,鼓窦及乳突腔,并可破坏其中的骨壁。有时胆脂瘤侵占鼓窦入口的前段后即与周围骨壁粘连,或因肉芽组织堵塞,转而向下向前侵蚀外半规管及面神经管,特别是在硬化型骨质时如此。由于鼓沟外缘的遮掩,胆脂瘤包囊可隐藏于后鼓室内,侵袭面隐窝,进入鼓室窦。个别情况下,胆脂瘤包囊可藏匿于鼓膜紧张部的后方,但是它一般不侵犯鼓膜的纤维层。有学者曾见 3 例这种病变中有 1 例纤维层遭破坏。从中鼓室内壁鳞状上皮化生向上延伸发展而来的胆脂瘤,听骨链一般均遭破坏而荡然无存。

由于胆脂瘤包囊内充满了脱落上皮屑,容易反复发生感染,特别是厌氧菌的感染。致病菌中最常见的是铜绿假单胞菌(绿脓杆菌)和类杆菌属。如囊壁的上皮组织因感染而发生破溃,其下方的骨质出现坏死,其骨面有肉芽组织生长。但它是在胆脂瘤的基础上发生的,属继发性,与前述慢性化脓性中耳炎不同。

四、症状

(一)不伴感染的胆脂瘤

不伴感染的胆脂瘤早期可无任何症状。

(二)听力下降

听力下降可能是不伴感染的胆脂瘤患者唯一的主诉。早期多为传导性聋,程度轻重不等。上鼓室内小的胆脂瘤,听力可基本正常。即使听骨部分遭到破坏,但因胆脂瘤可作为听骨间的传声桥梁,听力损失也可不甚严重。病变波及耳蜗时,耳聋呈混合性。严重者可为全聋。

(三)耳溢液

不伴感染的中耳胆脂瘤可无耳溢液。伴慢性化脓性中耳炎者可有耳流脓,且持续不停,脓量多少不等。脓液常有特殊的恶臭。伴有肉芽者,脓内可带血。

(四)耳鸣

耳鸣多因耳蜗受累之故。

五、检查

(一)耳镜检查

早期出现内陷袋时,其外貌可似穿孔,此时,耳内镜检查可辨真伪。耳镜下典型的胆脂瘤为鼓膜松弛部或紧张部后上方边缘性穿孔,从穿孔处可见鼓室内有灰白色鳞片状或豆渣样无定形物质,多不易取尽,恶臭。有时尚可见上鼓室外壁骨质破坏,或在穿孔周围有红色肉芽或息肉组织(鼓膜像)。松弛部穿孔的大小一般与胆脂瘤的侵犯面积无关。若为紧张部大穿孔,鼓室内壁黏膜可化生为表面光滑而反光甚强的鳞状上皮,此时如锤骨柄及短突粘连于上皮下,可误认为紧张部尚残留大片鼓膜。松弛部存在小穿孔时,鼓膜紧张部可完全正常,特别当穿孔被痂皮覆盖时,初学者不识,不除痂深究,可认为鼓膜完全正常而将胆脂瘤漏诊。因此,检查鼓膜时必须做到:①使患者的头部尽量偏向对侧并向各方向转动,务必看到鼓膜的每个象限。②凡有痂皮覆盖鼓膜,特别是松弛部和紧张部后上方的痂皮,一定要清除后再仔细观察。③对可疑的穿孔用探针轻轻探查;或用耳内镜可助确诊。晚期外耳道后上骨壁破坏,软组织塌陷。

(二)听力检查

听力可基本正常,或为传导性听力损失,也可为混合性听力损失,甚至感音神经性聋。

儿童胆脂瘤多为气化型乳突,咽鼓管功能不良,胆脂瘤包囊周围常伴有明显的炎症,酶的活性较高,加之儿童免疫功能不稳定,因此较成人具有更强的侵袭性,其发展一般较快。但儿童胆脂瘤症状多不明显,因此,仔细的耳镜检查,特别是耳显微镜检查对早期诊断甚为重要。

(三)影像学检查

乳突 X 线片上,较大的胆脂瘤可表现为典型的骨质破坏空腔,其边缘大多浓密、整齐。但对小胆脂瘤的诊断常受到限制。近年来随着颞骨高分辨率 CT 扫描的临床应用,各类慢性化脓性中耳炎的诊断符合率有了明显的提高。但其对某些仅局限于面隐窝或鼓室窦的小胆脂瘤亦可漏诊。因此,医者必须将临床检查及影像学检查两个结果综合分析,不可偏废(CT 图)。

六、治疗

治疗原则为根除病变组织,预防并发症,重建中耳传音结构。

(一)手术治疗

手术目的:①彻底清除病变组织,包括鼓室、鼓窦及乳突腔内所有的胆脂瘤、肉芽、息肉及病变的骨质和黏膜等。②保存原有的听力或增进听力。因此,术中要尽可能保留健康的组织,特别是与传音功能有密切关系的中耳结构,如听小骨、残余鼓膜、咽鼓管及鼓室黏膜,乃至完整的外耳道及鼓沟等,并在此基础上重建传音结构。③尽可能求得一干耳。

具体的术式:①上鼓室开放术。②关闭式手术。③开放式手术,或称改良乳突根治术。④乳突根治术。

术式的选择应根据病变范围、咽鼓管功能状况、听力受损类型及程度、有无并发症、乳突发育情况及术者的手术技能等条件综合考虑决定。

(二)病灶冲洗

遇有以下情况时,可采用冲洗法清除胆脂瘤:由于全身健康状况而禁忌手术;患者拒绝手术;对侧耳全聋,患耳是唯一的功能耳,术者不具备术中保存或提高听力的条件;而且胆脂瘤与外耳道间有足够的通道,以供冲洗;患者可随诊观察。

七、预防

(1)同急性化脓性中耳炎的预防。

(2)彻底治疗急性化脓性中耳炎,降低慢性化脓性中耳炎的发病率。

(3)积极治疗上呼吸道的慢性疾病。

(徐会会)

第十节　咽鼓管异常开放症

正常情况下咽鼓管软骨段凭借着软骨的弹性作用,周围组织的压力和咽部的牵拉作用,而经常保持着关闭状态,说话及呼吸时,在鼻咽部产生的轻微压力改变并不能使关闭的管腔得以开放,仅在做吞咽、打哈欠、咀嚼及用力擤鼻等动作时,方能开放瞬间。当咽鼓管由于各种原因而经常处于开放状态或过度开放并引起症状者,称为咽鼓管异常开放症。

一、病因

本病的确切病因尚不完全清楚,有关学说很多,概括之可分为以下两类。

(一)机械性

长时间用力呼吸,吞咽动作过多,咀嚼过度及精神过度紧张、自主神经紊乱等,可使腭帆张肌等司理咽鼓管开放的肌肉长期处于高张力状态,以致咽鼓管闭合功能不良。

(二)器质性

由局部、邻近器官及全身疾病(如萎缩性鼻炎,萎缩性咽炎,上呼吸道急、慢性炎症,鼻咽部手术,或大剂量放疗后,以及内分泌失调等)引起的咽鼓管黏膜、黏膜下层中的弹力纤维及脂肪垫萎缩、瘢痕牵引及神经麻痹等,使咽鼓管管腔扩大,咽鼓管失去维持其闭合状态所需的组织压力,引起咽鼓管闭合不良或闭合不能,而使中耳和鼻咽部经常维持一开放的通道,呼吸时的气流声、说话声可直接进入鼓室。

二、症状

(一)耳闷、耳胀满感或压迫感,耳痛

此乃因呼吸时气流直接进入鼓室所致。用力擤鼻时,较强的气流骤然冲入鼓室,使压力突然增加,可引起耳痛。

(二)耳鸣

低调性耳鸣,如吹风样之"呼呼"声,与呼吸节律一致;深呼吸、吞咽、打哈欠、张口、说话时耳鸣加重,可干扰患者的听力。平卧或低头、弯腰时,可能是由于此时咽鼓管周围组织中的静脉淤血、淋巴充盈之故,耳鸣可暂时减轻。

(三)自听增强

咽鼓管处于关闭状态时,自己的说话声和呼吸时的气流声被阻隔于鼻咽部,不会经咽鼓管进入中耳,因此,不至于听到耳内有自己很强的话语声,此即咽鼓管的防声功能。咽鼓管异常开放

时，此防声功能随之丧失，说话时自己的语声径直经鼻咽部经咽鼓管传入中耳，患者会感到患耳内有自己过强的说话声，有时，此话语声尚有颤动感。此外，如冷空气经咽鼓管进入中耳，患者尚可发生眩晕。

三、检查

(一)鼓膜检查

鼓膜正常或稍菲薄。深呼吸时可见鼓膜随呼吸运动而扇动，吸气时向内凹陷，呼气时向外隆凸。请患者捏鼻、闭口鼓气时，鼓膜扇动更为明显。

(二)听诊管检查

取一听诊管，将管之一端置于患耳之外耳道内，检查者将管之另一端置于自己的外耳道内，从听诊管内可听到患者呼吸时耳内的气流声。

(三)听力学测试

纯音听力图正常。声导抗图曲线呈锯齿状。

(四)咽鼓管功能检查

JK-04A 型咽鼓管功能综合检查仪检测。

(五)后鼻孔镜或纤维鼻咽镜检查

后鼻孔镜或纤维鼻咽镜检查如咽鼓管粘连、咽鼓管圆枕变厚、咽口明显扩大，则可作为本病的诊断参考。但检查时一般均无特殊发现。

四、诊断

根据典型的症状与体征，诊断一般并不困难。但临床误诊为“咽鼓管卡他”者屡见不鲜。究其原因，乃本病亦可引起耳闷、耳内胀满感，自听增强等与分泌性中耳炎相似的症状。但与呼吸节律一致的低音调耳鸣却是本病的特征性症状，若询问病史时仔细分析了有关症状，并注意观察鼓膜的异常扇动，两者不难鉴别。声导抗检查可为本病的诊断提供佐证。

五、治疗

(一)一般治疗

向患者说明本病无生命危险，解除其精神顾虑，消除紧张状态。告其勿做过度的咀嚼及吞咽动作等。

(二)药物治疗

地西泮 2.5 mg，3 次/天；或异丙嗪 25 mg，3 次/天，卡马西平0.1 g，3 次/天。

(三)软腭封闭

1%～2%普鲁卡因 3～4 mL，于相当于翼突钩处注射，隔天 1 次。

(四)吹粉法

将硼酸粉与水杨酸粉按 4∶1 比例混合，经咽鼓管导管吹至咽鼓管内及其开口周围，2 次/周。该药可致局部黏膜肿胀，以暂时减轻症状。注意：①吹粉时用力不可过猛，以免粉剂进入鼓室，引起中耳炎症。②避免将粉剂吸入喉部和气管内，引起喉及气管黏膜水肿。③一旦症状减轻，即应立即停止治疗，否则可引起鼓室积液。

(五)局部涂药法

经上述治疗无效者,将10%~20%硝酸银、5%~10%三氯醋酸、5%石炭酸等化学腐蚀剂或碘甘油(含2%碘及5%碘化钾的甘油制剂)涂抹于咽鼓管口及管腔,使该处产生微小瘢痕,以缩小其开口。

涂抹方法:取细钢丝卷棉子一根,顶端卷棉花少许,但须牢固,棉花上蘸少量药液;将咽鼓管导管经鼻腔插入咽鼓管咽口,然后将沾有药液的卷棉子经导管送达咽口,在该处留置约半分钟后退出,再以棉花上沾有生理盐水的钢丝卷棉子经导管清洗涂药部位。

一般每2~3周涂药1次,同时观察病情变化。注意勿烧灼过度,以免日后狭窄。

(六)腭帆张肌松解术

对确由器质性病变引起,且经上述治疗无效者,可做腭帆张肌松解术。

方法:局麻或全身麻醉,先用手指触摸到钩突,然后在相当于钩突表面的黏膜做一纵向切口,长1~2 cm。暴露钩突后,在其前面的根部找到腭帆张肌肌腱,仔细分离、松解之,然后将肌腱轻轻上提,将其从钩突的前方移至钩突的背侧,以缩短肌腱跨越的距离,使该肌的张力得以松解,咽鼓管恢复其经常闭合的状态。

此外,尚有咽口直接缝扎、自体脂肪填塞法等。

(徐会会)

第十一节　梅尼埃病

梅尼埃病是一原因不明的、以膜迷路积水为主要病理特征的内耳病。临床表现为反复发作性眩晕,波动性、进行性感音神经性聋,耳鸣,可有耳内胀满感;一般单耳发病,随着病程的延长,双耳均可受累。因为本病是一独立的疾病实体,故不主张称为“梅尼埃综合征”。我国曾将“Ménière”译为“美尼尔”,故过去曾称该病为“美尼尔病”。1989年我国自然科学名词审定委员会则统一称为“梅尼埃病”。

一、病理

膜迷路积水的基本病理变化可概括为内淋巴腔膨胀、扩大、内淋巴液增多,以及一系列的继发性改变。膜迷路积水主要出现于蜗管和球囊(即迷路的下半部),而在椭圆囊和3个半规管(即迷路上半部)及内淋巴囊,其积水却不明显。在沿耳蜗中轴所做的内耳组织切片上可见,耳蜗中的前庭膜过度伸展,呈球形膨隆,突出于前庭阶中,重者,可紧贴于前庭阶之骨壁上,致使该处的前庭阶腔隙闭塞。膨隆的前庭膜的最上段可从耳蜗顶周的蜗孔疝入鼓阶,甚者可达第2周,有时,也可通过扩张的前庭盲端疝入前庭。球囊膨大,可占据前庭的大部分;如扩张的球囊壁与镫骨足板的内侧面接触,或与之粘连,则当足板因中耳的压力改变而发生偏移时,内耳淋巴液即随之发生流动,壶腹终顶因此而受到刺激,遂引起眩晕,此即Hennebert征。如球囊向后上方扩张,可挤压椭圆囊,使之扭曲,扩张的球囊壁和椭圆囊壁可疝入1个或1个以上的半规管外淋巴隙内,椭圆囊尚可被推挤于总脚内,甚者椭圆囊斑向壶腹脚移位。膜半规管中,除壶腹轻度膨大外,通常无明显扩大。内淋巴囊无扩张。

当膜迷路水肿加重，内淋巴压力明显升高时，则可引起前庭膜、球囊膜或基底膜破裂，形成一个或数个穿孔，此时，生化特性各不相同的内、外淋巴液互相混合，含有高浓度钾离子的内淋巴液流至外淋巴液中，致使原浸浴于外淋巴液中的听神经纤维和毛细胞的外环境发生重要变化。另外，膜迷路穿孔后，内淋巴压力得以降低，穿破的膜迷路逐渐闭合，内、外淋巴液可恢复其正常的生物学特性。上述膜迷路穿孔如多次反复发作，内耳功能将会受到慢性损害。严重者穿孔经久不愈，膜迷路终致萎陷。

二、病因

本病的确切病因未明，主要学说有如下。

（一）内淋巴吸收障碍

内淋巴腔是一个密闭的腔隙。内淋巴液基本上是外淋巴的滤过液，而内淋巴腔上皮中（主要为血管纹和前庭上皮中的暗细胞）的泵系统，对维持内淋巴液中各种电解质的浓度具有重要作用。因此，亦可认为内淋巴由血管纹和暗细胞产生。最近发现，血管纹、壶腹、椭圆囊上皮细胞内还存在心钠素，可调节内淋巴的压力。

内淋巴循环和吸收的学说有两种。

1.辐流学说

辐流学说认为内淋巴生成后，被齿间沟、内沟和血管纹进行选择性的吸收。

2.纵流学说

纵流学说认为内淋巴生成后向内淋巴管、内淋巴囊方向流动，并被内淋巴囊所吸收。由于不少耳科学家发现，梅尼埃病患者的内淋巴囊囊腔内有细胞碎片堆积，内淋巴管、内淋巴囊上皮变性，纤维化，萎缩，以及囊腔消失等，结合纵流学说，故认为本病与内淋巴吸收障碍有关。同时，有些患者的颞骨 CT 扫描还显示，其前庭水管比正常人狭窄，故推测，这种先天性发育异常（小前庭水管）是内淋巴吸收障碍的可能原因，但组织学检查结果并不支持小前庭水管之说。此外，在动物试验中，通过用各种方法（机械性、化学性等）破坏内淋巴囊，阻塞内淋巴管，可以成功地建立膜迷路水肿的动物模型，也支持本学说。但是应该提醒的是，前述动物模型仅仅是膜迷路水肿的病理等同物，并不能完全代表梅尼埃病这一临床疾病实体。

（二）免疫反应

大量基础研究表明，内耳具有免疫应答能力，内淋巴囊是接受抗原刺激，并产生免疫应答的部位。由于用同种或异种动物的粗制内耳膜迷路提出液，Ⅱ型胶原，钥孔血蓝蛋白等作为抗原，在动物中可诱发膜迷路水肿，其发生率约为 30%；而在动物模型及某些梅尼埃病患者中，又发现其 Ig、CIC、C_3、C_4、C_5 等水平升高，尚有报告发现患者 Scarpa 神经节内存在免疫球蛋白者，因而认为，梅尼埃病的基本病理改变——膜迷路积水可能与自身免疫反应引起的内淋巴囊吸收功能障碍有关。

由于有人发现，部分梅尼埃病患者有花粉症表现，其症状发作与季节有关，有些则与可疑的致敏食物或已知的变应原有关，故推测Ⅰ型免疫反应在某些特殊的梅尼埃病患者中起重要作用。但是，也有人在皮肤试验中发现，其阳性率和对照组并无明显区别。

（三）自主神经功能紊乱，内耳微循环障碍

据临床观察，不少患者在发病前有情绪波动、精神紧张、过度疲劳史。本学说认为，由于自主神经功能紊乱，交感神经应激性增高、副交感神经处于抑制状态、内耳小动脉痉挛、微循环障碍，

导致膜迷路积水。

(四)内淋巴生成过多

有学者认为,由于前庭膜的代谢率较高,容易受到供血不足的影响,而降低其代谢功能。一旦内耳缺氧,即可引起内、外淋巴液中离子浓度的变化,内淋巴钠离子潴留时,可使内淋巴的渗透压增高,导致水从外淋巴向内淋巴腔渗入,造成内淋巴总量增加,形成膜迷路积水。

(五)病灶及病毒感染

临床上有因切除扁桃体而终止本病发作者,亦有与扁桃体炎同时发病者,尚有报告阑尾炎、胆囊炎“病灶”与本病有关。这些是偶然发生的巧合,还是两者有内在的联系?值得考虑。有学者认为,病毒感染可引起内淋巴管和内淋巴囊损害,内耳的亚临床型病毒感染可在10余年以后引起膜迷路积水。

(六)内分泌障碍

甲状腺功能减退症所致之黏液性水肿可发生于内淋巴腔,并有报告,用甲状腺素治疗后,内耳症状得到了缓解。肾上腺皮质功能减退可致自主神经功能紊乱,位觉过敏。

此外,尚有维生素C缺乏等学说。

三、症状

本病多见于50岁以下的中、青年人,儿童亦可发病。两性发病率无明显差异。多数仅累及一耳,两耳相继发病者占10%～20%。

(一)眩晕

典型者为突然发作的旋转性眩晕。患者睁眼时感周围物体绕自身水平旋转,或向前、向后滚翻;闭眼时感自身旋转。睁眼时眩晕加重,闭目则减轻;因向患侧卧时眩晕加重,故喜闭目向健侧静卧。常伴恶心、呕吐、出冷汗。头部的任何运动均可使眩晕加重。但意识始终清楚。眩晕可于任何时间发作,于睡梦中发作者则突然惊醒。眩晕的持续时间为数10分钟至数小时不等,最长者不超过24小时。同一患者,每次发作的持续时间和严重程度不等,各患者之间亦不相同。眩晕发作的次数越多,则每次发作持续的时间越长,间歇期越短。眩晕发作后可立即恢复正常,或仍有头晕、不稳感,数天后方进入间歇期。眩晕发作较轻者,患者仅有不稳感,如上、下颠簸感,或往返运动感等。个别患者猝倒而无任何预感,但神志清楚,偶伴眩晕者,称Tumarkin危象或椭圆囊危象。

(二)听力下降

早期为低频下降型感音神经性聋,听力波动,发作期听力下降,间歇期中听力可部分或完全恢复。随着病情的发展,听力损失逐渐加重,间歇期亦无缓解;同时,高频听力出现下降,但单纯高频听力受损者很少见。个别病例可在一次发作后,听力近乎完全丧失。由于患耳具有重振现象,以致患耳与健耳对同一纯音可听成两个不同音色和音调的声音。

(三)耳鸣

耳鸣可能是本病出现的最早症状。早期,耳鸣出现于眩晕发作前,并伴随眩晕发作的缓解而逐渐减轻或消失。反复发作后,耳鸣可持续存在,间歇期亦不缓解。耳鸣的性质不一,早期多为低音调,晚期可出现多种音调的嘈杂声,如铃声、蝉鸣声、电机声、风吹电线声等,少数患者可出现两侧耳鸣,或由一侧延及对侧,此为两耳受累之征象。

(四)耳胀满感

患耳胀满感或压迫感,常被列为本病的第 4 症状。

典型者,上述症状具备,间断反复发作。不典型者,开始时症状不完备,给诊断造成一定困难。那种发作前患者先感耳鸣、耳胀满感、听力下降,而在一次眩晕发作后耳蜗症状消失的 Lermoyez综合征并不多见。梅尼埃病的发作次数与间歇期的久暂因人而异,轻者,间歇期可长达数月或数年,个别甚至达 10 年。重者,1 周内可发作数次。有些患者可能在经历了较长的间歇期后,又在一段时间内频繁发作。间歇期内,早期者全部症状可消失,患者无任何不适;但在多次发作后,耳鸣持续存在,耳聋亦变为永久性。个别晚期患者可出现 Dandy 征,即在头部运动时,出现短暂的平衡失调,头部运动停止后,平衡失调亦消失。本病尚有发展为晕动病的倾向。

四、检查

由于大多数患者就诊时发作期已过,或虽在发作期而症状已减轻,故一般不易观察到发作高潮期的体征。偶遇急性发作者,则可见患者卧床不起、面色苍白、精神紧张、表情恐惧。检查可见下列表现。

(一)眼震

发作高潮期,可见自发性眼震。呈水平型或水平旋转型,其方向因时程不同而异,早期向患侧(刺激性眼震),以后转向健侧(麻痹性眼震),最后又朝向患侧(恢复期眼震)。自发性眼震的存在,可作为“真性眩晕”的依据。由于患者就诊时眩晕发作的时程不同,故不能根据自发性眼震的方向来判断病耳为何侧。

(二)听力学检查

1.纯音听阈测试

早期为低频下降型感音神经性聋,听力曲线呈轻度上升型,无气、骨导差。多次发作后,由于高频区听力亦下降,故曲线呈马鞍形或平坦形,下降型听力曲线不多见。中华医学会耳鼻咽喉科学会和中华耳鼻咽喉科杂志制定的“梅尼埃病诊断依据和疗效分级”中规定,凡具备下述 3 项即可判定为听力损失:①0.25 kHz、0.5 kHz、1.0 kHz 听阈均值较 1.0 kHz、2.0 kHz、3.0 kHz 听阈均值高 15 dB 或 15 dB 以上。②0.25 kHz、0.5 kHz、1.0 kHz、2.0 kHz、3.0 kHz 患耳听阈均值较健耳高 20 dB 或 20 dB 以上。③0.25 kHz、0.5 kHz、1.0 kHz、2.0 kHz、3.0 kHz 平均听阈值 >25 dB HL。多次发作后,患者的平均听阈可提高 50%。

2.阈上功能测试

双耳交替响度平衡试验,短增量敏感指数试验示有重振现象。自描听力曲线多呈Ⅱ型。言语识别率降低。

3.声导抗测试

以 226 Hz 声作为探测音所引出的鼓室导抗图正常;Metz 试验示重振(+);音衰减试验(-)。

4.耳蜗电图测试

SP-AP 复合波增宽,-SP/AP 比值异常增加(>0.4),AP 振幅-声强函数曲线异常陡峭。

5.耳声发射测试

本病早期纯音听阈未发现变化前,TEOAE 减弱或引不出。

(三)甘油试验

试验原理:由于甘油渗透压高,且分子直径较小(0.62 nm),可穿过血管纹边缘细胞膜上的小孔(直径为 0.80 nm),进入胞内,从而增加了细胞内的渗透压,胞内渗透压的升高可吸收内淋巴液中的水分,然后转运至细胞间隙,并由血管纹输出,内淋巴液由此而减少,膜迷路水肿减轻,听力因而得到暂时性恢复。

试验方法:患者空腹,先测试纯音听阈,1 小时后口服甘油(1.2～1.5 mL/kg),服药后 1、2、3 小时再分别复查纯音气导听阈。比较 4 次所测气导听力曲线。甘油试验的阳性标准:①患耳 0.25、0.5、1.0 kHz 平均听阈在服用甘油后下降 15 dB;或任何单一频率的听阈下降≥15 dB。②相邻的两个频率的听阈下降≥10 dB。③有 3 个或 3 个以上频率的阈值下降≥10 dB。此外,若上述频率的阈值不是下降,而是提高相应的数值,即"回跳"现象,亦可认为是梅尼埃病的特有现象。最近,有报告采用 678 Hz 探测音做声导纳测试,观察服用甘油等脱水剂前后峰静态声导纳(Ya)值和峰静态声导值(Ga)的变化的报告。除纯音气导听力和声导抗外,亦有用耳蜗电图(—SP 幅值下降)或耳声发射(从无到有)做甘油试验的报告,还有报告认为耳声发射的甘油试验结果更敏感,可供参考,由于甘油口感不佳,服用时可用果汁配成 50%液体服用。少数患者用甘油脱水后可引起颅内压下降,产生头痛、恶心、呕吐等,应予注意。除甘油外,尿素亦有用于试验者。有报告称以 TEOAE 做甘油试验较纯音听阈测试者更为敏感。

本病甘油试验的阳性率为 50%～60%。甘油试验阳性者可诊断为膜迷路积水,阴性者不能否定诊断。本试验不仅用于诊断,且可参照试验结果选择手术术式。

(四)前庭功能试验

1.冷热试验

早期患侧前庭功能正常或轻度减退,后者常出现于发作期刚过不久。多次发作后,可出现向健侧的优势偏向;晚期出现半规管轻瘫或功能丧失。

2.前庭诱发的肌源性电位

可出现振幅、阈值等异常。动物试验表明,该电位可能源于球囊。

3.Hennebert 征

Hennebert 征可出现阳性。

(五)颞骨 CT 扫描

注意乳突气化情况、前庭水管宽窄等。内耳膜迷路的 MRI,有部分患者的内淋巴管变细。

五、诊断

反复发作的旋转性眩晕至少 2 次以上,每次发作持续数十分钟至数小时,伴有耳鸣和感音神经性听力下降,发作间歇期眩晕消失,而可排除其他疾病引起的眩晕者,临床上可诊断为本病。甘油试验阳性可支持本病的诊断。

临床上有 3 个典型症状具备者(即发作性眩晕、耳鸣、听力下降三联征),其诊断不致出现困难。仅有眩晕而无听力下降和耳鸣,或有耳鸣、听力下降而无眩晕者,则须继续观察;同时,反复精确的听力学检查有可能发现患者尚未觉察到的听力下降;诊断时应进一步仔细排除其他疾病,而不宜轻率地诊断为"前庭型梅尼埃病"或"耳蜗型梅尼埃病"。目前,大多数学者均不同意将本病分为"耳蜗型"和"前庭型"两个亚型,因为这种区分缺乏病理学的支持,而且,据统计约 80%的"耳蜗型梅尼埃病"最后可发展为典型的梅尼埃病,"前庭型梅尼埃病"中发展为典型的梅尼埃病者仅 10%～20%。

六、鉴别诊断

本病应注意和良性阵发性位置性眩晕、迷路瘘管、前庭神经炎、伴有眩晕的突聋、椎-基底动脉供血不全、药物中毒、病毒性迷路炎、外淋巴瘘、颅底凹陷症，Cogan 综合征、听神经瘤、多发性硬化、偏头痛伴眩晕及耳梅毒等引起的继发性膜迷路积水鉴别。

七、治疗

本病目前尚无特效疗法和预防方法。现将一般疗法，非手术疗法和手术疗法分别介绍如下。

（一）一般疗法

（1）心理治疗：向患者解释本病为内耳疾病，不威胁生命，并介绍本病的预后情况，以解除其疑惧心理。

（2）低盐饮食：可建议每天食盐摄入量不超过 1.0 g。

（3）发作期静卧于暗室内。

（4）鼓励患者于发作间歇期加强锻炼，增强体质和耐力，劳逸适当。

（5）禁烟、酒及浓茶。

（二）药物疗法

1.地西泮、镇静药

可选用如下一种，用于急性发作期。

（1）地西泮：2.5 mg，3 次/天；或 10 mg，肌内注射。

（2）艾司唑仑（舒乐安定）：1～2 mg，3 次/天；或 2～4 mg 睡前。

（3）劳拉西泮（氯羟安定）：1.5～3.0 mg/d。

（4）安氧安定：5 mg，2～3 次/天。

（5）盐酸异丙嗪：25 mg，3 次/天。

2.抗眩晕药

发作时，按病情需要选用如下 1～2 种。

（1）氟桂利嗪（西比灵）：5～10 mg/d，睡前服用。

（2）地芬尼多（二苯哌丁醇）：25 mg，3 次/天。

（3）舟车宁：成分为苯海拉明：20 mg 咀嚼。最大剂量 240 mg/d。

3.脱水剂

增强血管壁的通透性，减轻膜迷路水肿。可选用以下一种。

（1）氢氯噻嗪：25 mg，3 次/天。

（2）氯噻酮：100 mg 晨起服用。

4.镇吐剂

（1）舒必利：10 mg 口服。

（2）甲氧氯普胺（灭吐灵）：每次 10～20 mg，肌内注射，2 次/周，或口服，每次 5～10 mg。

（3）维生素 B_6：50～100 mg 加入葡萄糖中静脉滴注，1 次/天。

5.血管扩张剂

（1）7%（或 5%）碳酸氢钠 40～50 mL，缓慢静脉滴入，1 次/天，5 次为 1 个疗程。

（2）50%葡萄糖 40～60 mL，静脉注射，2 次/天。

(3)东莨菪碱：300 μg，皮下注射。

(4)混合氧（5% CO_2 + 95% O_2）吸入，10～15 分/次。

(5)敏使朗(merislon)：6～12 mg，3 次/天。

(6)倍它啶(β-histin)：8 mg，3 次/天。

6.糖皮质激素

基于免疫反应学说，可用以下两种。

(1)地塞米松：1.5 mg，2～3 次/天。

(2)泼尼松：5 mg，3～4 次/天。

7.维生素类

如代谢障碍、维生素缺乏，此治疗有一定意义。

(1)维生素 C：200～500 mg，3 次/天。

(2)B 族维生素：维生素 B_1、维生素 B_2、维生素 B_6、维生素 B_{12} 等。

(三)鼓室内注入庆大霉素或链霉素

基于在动物试验中的发现，小剂量链霉素或庆大霉素可破坏半规管、椭圆囊、球囊中的暗细胞。因为暗细胞参与内淋巴的生成和离子转运，所以可将其用于减少内淋巴的生成，减轻膜迷路水肿。为避免全身用药的诸多缺点，可用各种方法将药物经蜗窗膜向内耳投入。蜗窗投药的途径可经鼓膜穿刺先注入鼓室，然后从蜗窗渗入内耳；或经鼓室内给予置载药体通过蜗窗向内耳释药；亦可经半植入式微型虹吸管给药；或经植入式微泵给药等。要求所用药物的剂量既能控制眩晕的频繁发作，又不致损害耳蜗的感觉细胞。目前临床多应用庆大霉素。各家所用庆大霉素剂量、时间间隔及停药时间不同。经鼓膜穿刺给药则药量较大（因药物可较快经咽鼓管流失），有人用 15～30 mg/d，隔天一次，共 3～5 次。经鼓室置管给药可为 0.1 mL(4 mg)/5 h，共 6～10 天。目前倾向于小剂量投入，以尽可能减少听力受损的发生率。而且总剂量宜因人而异，故用药时注意监测听功能和前庭功能的变化，以便酌情增减用药。

(四)手术治疗

药物治疗无效者，手术治疗。手术种类较多，包括内淋巴囊手术（内淋巴囊减压术、内淋巴囊分流术等）；星状神经节封闭术；因眩晕而丧失工作和生活能力，病耳听力丧失者，可做迷路切除术（迷路切除术，物理性、化学性迷路损毁术），前庭神经切断术等。

由于本病即使不经任何治疗，症状亦可自行缓解，有些在发作数次后即自行终止，从此不再发作，有些则在间歇数年或数十年后又反复发作，以致在评估疗效时出现困难，为了使今后的临床研究及各项治疗效果的评价具有可比性，中华医学会耳鼻咽喉科学会和中华耳鼻咽喉科杂志编辑委员会制定《梅尼埃病诊断依据和疗效分级》，供临床参照执行。

此外，近期有用鼓室正压治疗本病的报告，其疗效尚待观察。

（徐会会）

第十二节　耳硬化症

耳硬化症是一种原因不明的原发于骨迷路的局灶性病变，在骨迷路包囊内形成一个或数个局限性的、富于血管的海绵状新骨而代替原有的正常骨质，故又称“耳海绵化症”，以后此新骨再骨化变硬，故一般称之为“耳硬化症”。

一、发病率

临床耳硬化症的发病率随不同种族和地区而不同，据欧美文献报道，组织学耳硬化在白种人的发病率高达8%～10%，而临床耳硬化仅占其中的12%左右。黄种人和黑种人发病率则很低。关于患病年龄，20～40岁为高发病年龄。就患者的性别分布情况而言，各学者统计结果不一致。据国外报道白种人男女发病率比例为1∶2。日本人、印度人及黑种人的男女发病率差异均不明显。

二、病因

(一)内分泌学说

有学者基于本病女性多发、妊娠与绝经能激发并加重病情，而认为与内分泌代谢障碍有关。

(二)遗传学说

由于耳硬化症在不同种族及家系中发病存在差异，因此许多学者都认为其发病与遗传有关。

(三)骨迷路成骨不全

耳硬化症病灶好发部位是骨迷路包囊，尤其是前庭窗区的前庭裂，它是前庭窗前方骨迷路包囊中的裂隙，内含组织纤维束，其周围有胚胎期的软骨残体，是骨迷路包囊发育、骨化过程中所遗留的缺陷，作为一种正常的结构，它可终身存在，而在某种因素的作用下，静止的软骨残体或纤维束中可发生新的软骨或新骨形成，而成为耳硬化症的源头。研究表明，除窗前裂外，骨迷路包囊的其他部位如窗后窝、耳蜗内、蜗窗、半规管等部位也常出现软骨残体或不健全骨质，这些部位同样可成为耳硬化症的起源处。

(四)其他

1.病毒感染

Arnold(1988)等用免疫组织化学方法研究耳硬化症患者的镫骨足板，发现足板中骨细胞、软骨细胞、破骨细胞和结缔组织中有抗流行性腮腺炎、麻疹、风疹病毒的抗原，因此认为耳硬化症的病因可能为上述病毒感染所启动的骨迷路包囊的炎性血管反应或慢性炎症。

2.结缔组织疾病

有人提出Ⅱ型胶原的自身免疫反应是耳硬化症的主要病因。

3.酶学说

有学者对耳硬化症患者的病灶骨、中耳黏膜和外淋巴等进行酶研究，发现一些酶的活性、含量等与正常者有明显不同，因此提出酶学说。

三、病理

骨迷路的骨壁由骨外膜层、内生软骨层和骨内膜层3层组成。硬化病灶常自中层——内生软骨层开始，可波及内、外层。内生软骨层的特点在于终身保留胚胎期的软骨残体。有许多表面不整齐、钙化的软骨基质及偶然留下来的软骨细胞。在耳硬化症时则为新生的骨质所代替。显微镜下病变过程可分为3个主要阶段。①充血阶段：内生软骨层原有的正常骨质，可能由于多种酶的作用，发生局灶性分解和吸收，血管形成增多、充血。②海绵化阶段：为疾病的活动期，正常骨质被分解、吸收，代之以疏松的海绵骨，其特点为病灶内充满大量的血管腔隙，形成不成熟的网状骨。血管腔隙内含有大量破骨细胞、成骨细胞和一些纤维组织；不成熟的网状骨为一种疏松的骨质，胶原纤维无规则地纵横交错穿行于其间，嗜碱性，在 HE 染色中呈深蓝色。③硬化阶段：血管减少、管腔变窄，代以含有多量胶原纤维的成熟的网状骨，以后再变成排列不规则的板状新骨，此种新骨变硬，HE 染色中呈红色，成为不再活动的硬化灶，故又称静止期。

耳硬化症病灶各个时期的变化并非按一定顺序进行，在一个病灶内往往反复交替出现骨质破坏吸收和新骨形成，关于任何阶段自行停止或再恢复活动，此种错综的病理变化可使病灶出现镶嵌图案的形象。

四、临床表现

耳聋最常见，耳鸣次之，眩晕少见。

（一）耳聋

缓慢进行性传导性或混合性耳聋。由于起病隐袭，一般是不知不觉地渐渐出现听觉障碍，因而常不能说明确切的起病时间，常诉起于应用某些药物，或误认为因某种疾病或妊娠分娩等其他事件引起。听力减退多始于 20 岁，也有极少数始于儿童时期及 45 岁以后。本病多为双侧性，可先后或同时起病，耳聋程度相同或不对称。单侧耳硬化症患者较少，占 10%～15%。耳聋呈缓慢进行性加重，发展到严重影响生活和工作者，常历经数年乃至 10 余年，在缓慢进展过程中，有时可表现阶段性稳定期，可因妊娠、分娩、外伤、全身性疾病、过劳及烟酒过度等诱因而加速恶化。少数早年发病的年轻患者因病灶活动合并感音神经性聋时，听力可迅速下降，以致全聋，称为恶性耳硬化症。

临床耳硬化症患者的听力下降一般呈典型的传导性聋，当其发展至镫骨完全固定时，听力则趋向稳定，不再继续下降，如病变侵及耳蜗影响感音功能，则听力继续下降成为混合性聋。耳蜗性耳硬化症则表现为感音性聋。

（二）耳鸣

耳鸣常与耳聋同时存在，发生率为 25%～80%，两者同时发生者占多数，也有少数患者耳鸣出现于耳聋之前或继发于耳聋之后，耳鸣一般以“轰轰”或“嗡嗡”低音调为主，高音调耳鸣常提示耳蜗受侵。耳鸣多为持续性或为间歇性，轻者仅在安静环境下感到，重者可使人烦躁不安，比耳聋更为苦恼。

（三）威利斯听觉倒错

临床耳硬化症主要是传导性聋，在一般环境中听辨言语困难，在嘈杂环境中，患者的听觉反较在安静环境中为佳，此现象称为威利斯听觉倒错，又称闹境返聪。这是由于正常人在噪声环境中说话需提高声音并超过噪声，而患者由于听力减退，噪声对其干扰不明显，在所听到的语音远高于安静环境中的语音时，可有听力提高的感觉。耳硬化症者威利斯听觉倒错出现率为 20%～80%。一旦耳蜗受累威利斯听觉倒错即行消失。

（四）眩晕

若病灶侵犯前庭神经或因病灶释放的蛋白水解酶等损伤前庭的神经上皮而发生眩晕。本病的眩晕可类似良性阵发性位置性眩晕，即在头部活动时出现短暂眩晕，发生率为 5%～25%，前庭功能可正常，多数患者手术后眩晕可消失。

五、检查

(一)耳部检查

检查可见外耳道宽大、皮肤菲薄、耵聍甚少,鼓膜完整、标志清楚,可稍显菲薄,可能是外耳道及鼓膜营养障碍的表现,但也有人对正常人和耳硬化症患者的外耳道及鼓膜进行过比较,并未发现有何差异。约1/5的患者在鼓膜后部分隐现淡红色,这是鼓岬黏膜血管增多、扩张、充血的表现,称为Schwartz征,多见于年轻人及伴有蜗神经变性而引起听力迅速进行性下降的所谓“恶性耳硬化症”患者。

(二)听力检查

1.音叉检查

音叉检查呈Bezold三征,即低频听阈提高;Rinne试验强阴性(骨导可比气导长4～5倍);骨导延长。盖来试验常被用于检测镫骨是否固定:镫骨活动时呈阳性,用符号“§”表示,若镫骨固定则呈阴性,用符号(一)或“↘”表示,但鼓膜活动不良、听骨链中断及砧镫关节固定亦可出现盖来试验阴性。音叉检查应选用频率为256 Hz及512 Hz音叉为佳。

2.纯音听力计检查

不同的病变程度和病变部位可表现为不同的听力曲线,若镫骨固定属于早期,则气导曲线呈上升型,以低频气导下降为主,是镫骨环韧带劲度增加所致;若镫骨完全固定但未合并耳蜗病变者,则所有频率的气导听力降至60 dB,呈平坦型曲线;半数患者的骨导曲线可出现Carhart切迹,即骨导曲线在0.5～4.0 kHz常呈V形下降,以2 kHz处下降最多,可达15 dB。如病变累及耳蜗,则表现为混合性聋,气导听力下降可超过60 dB,骨导听力损失以高频为主,曲线由正常的平坦型变为下降型。耳蜗病变严重者,高频听力不能测出,甚至各频率骨导均消失。一般可利用气、骨导差来了解镫骨活动的情况,如差距小于40 dB,可作为镫骨部分固定的指征;差距在60 dB左右,则可作为镫骨全固定的指征。

3.声导抗测试

鼓室导抗图早期为A型,随着镫骨固定程度加重,鼓膜活动受到一定的限制,可出现低峰曲线(As型),镫骨肌声反射消失。

4.耳声发射检查

DPOAE幅值降低或引不出放射。

5.听性脑干反应测听

Ⅰ波、Ⅴ波潜伏期延长或阈值提高。

(三)影像学检查

颞骨X线断层拍片无中耳乳突病变,CT扫描及MRI可较清晰地显示骨迷路包囊、两窗区或内耳道骨壁上出现界限分明的局灶性硬化改变。特别有助于耳蜗性耳硬化症的诊断。

六、诊断与鉴别诊断

根据病史、家族史、症状及检查,对典型患者的诊断不难。凡双侧非对称性进行性传导性聋、鼓膜正常或Schwartz征阳性、咽鼓管功能良好、Gellé试验阴性、鼓室导抗图As型、镫骨肌反射消失者,临床耳硬化症即可初步做出诊断。但值得注意的是伴有中耳病变的耳硬化症(如慢性化脓性中耳炎、粘连性中耳炎、鼓室硬化、听骨链固定或中断等),常被其原有的传导性聋所掩盖,诊断比较困难，此时可根据缓慢进行性传导性耳聋史，做出疑有耳硬化症的诊断，手术探查后方能明确诊断。

耳蜗性耳硬化症的诊断比较困难，近年来 CT 的临床应用，使耳蜗性耳硬化症的诊断有了可能。对无明显原因的中、青年的感音性聋患者，如有耳硬化症家族史、鼓膜上有 Schwartz 征、鼓室导抗图 As 型、言语识别率低者应行颞骨 CT 检查，如 CT 片显示迷路或内耳道骨壁上有硬化灶者，可确诊为迷路性耳硬化症。

本病需与先天性前庭窗未育症、先天性听骨畸形或固定、粘连性中耳炎、分泌性中耳炎、鼓室硬化、Paget 病和 Van der Hoeve（以耳聋、蓝巩膜、骨质易碎为特征）综合征相区别。

七、治疗

（一）保守治疗

1.药物治疗

流行病学调查表明，饮水内含氟很低的地区，本病的发病率较正常地区高 4 倍。试验研究表明，适当剂量的氟化钠可抑制骨质吸收，促进新骨形成。氟化钠的剂量为 20～60 mg/d，饭后服用，疗程以年计，可长达 2～3 年直至 12 年。由于目前此方面的研究进展不大，氟化钠对耳硬化症病灶起抑制作用的确切效果尚需继续观察。如无慢性肾炎及孕妇等禁忌证，下列情况可考虑用氟化钠治疗：①耳蜗型耳硬化症。②患者拒绝做或不宜做镫骨手术的临床型耳硬化症。③骨导听力甚差的混合性聋（耳硬化症），病变广泛，发展迅速，且有 Schwartz 征的恶性耳硬化症。

2.佩用助听器

凡不宜手术或不愿意接受手术的患者，不论其为传导性聋、混合性聋或感音神经性聋，均可试佩助听器。

此外，对精神忧郁或烦躁者可给予安慰及镇静药物。

（二）手术治疗

耳硬化症目前尚无针对病因的疗法，通过手术矫治因镫骨固定而造成的传音障碍，以恢复或改善听力是唯一行之有效的方法，手术方法有镫骨手术及外半规管开窗术，在治疗时要慎重选择手术方法。

（徐会会）

第十三节　遗传性聋

遗传性聋的病理基础是由来自亲代的致聋基因，或新发生的突变致聋基因所导致的耳部发育异常，或代谢障碍，以致出现听功能不良。遗传性聋既有因外耳、中耳发育畸形引起的传导性聋，亦有因内耳发育不全等所致之感音神经性聋，其中，感音神经性聋在遗传性耳聋中占有重要的位置。Resender 等（2001）估计，在先天性聋中大约 50％是由遗传因素引起的。在欧美国家，儿童的遗传性感音神经性聋的发病率为 1∶2 000～1∶6 000。在成人，遗传性感音神经性聋至少占这种耳聋总数的 20％。近数十年来，随着分子生物学，遗传学和医学遗传学的迅速发展，遗传性聋的基因研究已经有了长足的进步，取得了不少成果。目前发现，人类基因组中有 200 个基因与耳聋的关系密切。在综合征性耳聋中，已经定位的与耳聋相关的基因约为100个，其中60多个已被克隆；在非综合征性耳聋中，已定位的基因也约有100个。

一、分类

（一）按遗传方式的分类

遗传性聋大多通过核基因遗传，少数与线粒体基因有关。遗传基因位于常染色体上者称常染色体遗传；位于性染色体上则称性连锁遗传。无论是常染色体遗传或性连锁遗传，均可分为显性遗传和隐性遗传两种。

1.常染色体显性遗传（DFNA）

凡遗传基因位于常染色体上，并由显性基因控制的遗传，其传递方式称常染色体显性遗传。如双亲之一是杂合子，子女中约有1/2是发病个体，另1/2则完全正常，且不遗传。在有些杂合子，可能由于受到修饰基因等因素的影响，其有关疾病的症状可以不表现出来或表现程度有差异，从而出现不完全的外显率，尽管如此，但其后代的发病机会仍为1/2。目前认为在遗传性聋中，由这种遗传方式传递的非综合征性占10%～20%，耳聋大多表现为出生后才发生的进行性听力下降，且以高频下降型为主，少数伴有眩晕。其中已有不少已经定位和/或克隆。

2.常染色体隐性遗传（DFNB）

遗传基因位于常染色体上、由隐性基因控制的遗传，其传递方式称常染色体隐性遗传。在杂合子，这种遗传不会表现相应的症状，只有在纯合子时，方出现症状。隐性遗传性聋患者，往往双亲的听力正常，患病个体在其全部子女中占1/4，男女发病的机会相等。近亲婚配者，后代发病的风险增加。由这种遗传方式传递的非综合征性遗传性耳聋占75%～80%，大多为重度或极重度性聋，且出生时即聋，故为语前聋。

3.性连锁遗传（DFN）

由于Y染色体不携带完全的等位基因，故耳聋的遗传基因主要位于X染色体上，随X染色体传递。目前发现，非综合征性感音神经性聋中，X-联锁遗传约占1%，Y-连锁遗传甚少。性连锁遗传既可为显性遗传，亦可为隐性遗传。隐性遗传者，子女中男性发病率为1/2，女性若为纯合子则受累，否则女性仅为疾病遗传基因的携带者。所以在几代人中男性患者的疾病基因常由女性携带并交叉遗传而来。显性遗传者，若母亲患病，子女中约有1/2人发病；如父亲为患者，则全部女儿均患病。Y-连锁遗传（DFNY基因座位为DN FM）。

（二）按病变位置分类

（1）病变位于外耳和/或中耳，引起传导性聋，如外耳道狭窄或闭锁、听小骨畸形、耳硬化症等。

（2）病变位于内耳，引起感音性聋。

病变累及外耳和/或中耳和内耳者，则引起混合性聋。此型比较少见。

（三）按发病时间分类

1.先天性遗传性聋

耳聋于出生时即已发生的遗传性聋，属先天性遗传性聋。

2.遗传性进行性聋

出生时听力正常，而于出生后某一年龄阶段方始出现进行性听力下降，最后发展为严重的耳聋。

(四)按伴发疾病的有无分类

1.非综合征性聋(NSHI)

耳聋为发病个体唯一的遗传性疾病,其他器官无遗传性损害,约占遗传性聋的70%。

2.综合征性聋(SHI)

患者除遗传性聋外,尚伴有身体其他器官的遗传性疾病,如眼、骨骼系统、神经系统、肾脏、皮肤、内分泌系统、代谢性疾病等。临床上,根据受累器官和病变部位的不同而称为各种综合征。据统计,这种综合征约有400余种,约占遗传性感音神经性聋的30%。

二、遗传性非综合征性感音神经性聋

遗传性非综合征性感音神经性聋大多为先天性,出生时即有耳聋,且多为重度或极重度聋。少数出生时听力正常,于生后某一年龄阶段方始出现进行性听力下降,称为迟发性感音神经性聋。这种迟发性的进行性感音神经性聋可分为高频下降型、低频下降型、中频下降型和早发型4型,以高频下降型较多见。但无论为哪一型,随着耳聋的进行性加重,各型其他频率的听力也将逐渐受损,最终发展为重度聋。

非综合征性感音神经性聋大多通过常染色体隐性遗传的方式传递,也有少数显性遗传或性连锁遗传。常染色体隐性遗传在非综合征性感音神经性聋中占75%～80%。目前的研究证明,在常染色体隐性遗传性聋中,有40%～50%与编码缝隙连接蛋白Connexin-26(Cx-26)基因,即GJB_2基因突变有关。该基因定位于13q11-12,已于1993年被克隆。在GJB_2突变中,*235delC*是最多见的突变。由于它是第1个被发现的与常染色体隐性遗传(DFNB)性聋有关的基因,故又名为$DFNB_1$基因。目前研究认为,它是东亚人种中(包括中国人)最常见的致聋突变基因。

编码缝隙连接蛋白30(Cx-30)基因,即*GJB6*基因突变也与非综合征性感音神经性聋有关,但是它在不同人种和地区的出现频数不尽相同。在我国这种突变较少见,而*GJB6D13S18*突变在欧美人群却比较多见。

缝隙连接是相邻两个细胞间的通道,由6个连接蛋白(Cx)组成,电离子、信使分子和代谢物质通过该通道可直接在相邻的两个细胞间转运。Cx在胚胎发育,形态构建及功能调节中具有重要意义。缝隙连接可能在耳蜗K^+循环中起重要作用。Cx基因突变可能使内耳K^+循环遭破坏,而影响声-电转导过程。但是Cx基因突变导致耳聋的确切机制尚待深入研究。

此外,与非综合征性耳聋相关的基因及其位点还有不少,如*myo7*,*myo15a*,*myo6*,*WFS*,*COCH*,*SLC26A4*,*tecta*及线粒体DNA(*mtDNA*)突变等。其中*SLC26A4*和*mtDNA 12SrRNA*中*A1555G*也是目前我国发现的较常见的突变基因之一。

目前的研究表明,一种致聋基因可以和不同的遗传性聋有联系,一种遗传基因不仅对应一种遗传方式,还可对应一种以上的遗传方式;不同致聋基因的功能也各不相同。因此,对遗传性聋奥秘的揭示,目前还处于初级阶段。随着医学遗传学研究的不断深入,未来还可能有更多新的致聋基因被发现。

三、遗传性综合征性聋

(一)颅面骨发育不全综合征

颅面骨发育不全综合征又称Crouzon病。常染色体显性遗传。可能由于颅骨骨缝过早融合之故,患者之脑颅及面颅骨发育不全。表现为颅面骨形态异常,颅小、头短,上、下颌骨发育不良,眼距过宽、突眼，鹦鹉鼻等。并常伴有智力障碍。本病约1/3伴发传导性聋，多由中耳畸形引起，如锤骨头与上鼓室外侧壁融合，镫骨与鼓岬融合、固定，前庭窗全部或部分骨封，蜗窗龛狭小。此外尚可合并外耳道狭窄或闭锁，鼓膜缺如。由于颅底骨质发育不全，岩骨的发育受其影响，以致中耳和内耳的位置可能倾斜，面神经管亦可异位。

(二)颌面骨发育不全综合征

颌面骨发育不全综合征又称 Treacher-Collins 综合征或 Frances Chetti-Klein 综合征。1900 年Treacher-Collins 首先描述了2例有关综合征，1940 年 Tronces Chetti-Zwahten-Klein 详细描述了本病。为常染色体显性遗传。最常见的表现为颧骨、上颌骨和下颌骨发育不全，眼睑畸形，睑裂斜位等(不伴眼畸形者，称为耳-下颌发育不全)。可伴有耳郭畸形(如小耳)、外耳道狭窄或闭锁，或外耳道深部有骨板闭锁、鼓室狭小或未育，或上鼓室骨封、听小骨畸形、鼓膜张肌、镫骨肌缺如、鼓窦甚小或消失和乳突多呈坚质型。如合并内耳畸形，常为前庭受犯，但内耳及面神经极少受累，有时咽鼓管口可有畸形。偶伴后鼻孔闭锁、隐睾、先天性心脏病及智力低下。本畸形与*TCOF* 基因突变有关。

(三)颈-眼-耳发育不全综合征

颈-眼-耳发育不全综合征又称 Duane 综合征，属常染色体显性遗传。表现为颈椎畸形(椎体融合)、颈短、外展麻痹及眼球内陷。耳部畸形主要在外耳和中耳，如小耳、外耳道闭锁、听小骨融合、镫骨与前庭窗脱离，前庭窗膜性闭锁。也可出现内耳畸形。

(四)成骨不全综合征

以蓝巩膜，脆骨症和耳聋(传导性，混合性，感音神经性)为特征，可分为2型。

1.先天性成骨不全

先天性成骨不全为常染色体显性遗传，但外显率不高。有些胎儿可于宫内发生骨折，颅骨骨折是造成宫内死亡的常见原因。

2.延迟性成骨不全

延迟性成骨不全为常染色体隐性遗传。进行性听力下降一般开始于青春发育期以后。高发病年龄为30～40岁。耳聋开始为传导性，以后可发展为混合性及感音神经性。Schuknecht 发现患者耳部病变位于前庭窗区，该区有新生的含有丰富血管的海绵状骨质，如耳硬化症。

小儿时期即开始出现进行性听力下降的成骨不全称为 Vander Hoeve 综合征。

(五)眼-耳郭发育不全综合征

眼-耳郭发育不全以眼部畸形或皮样囊肿、副耳郭及先天性耳前瘘管为主要表现。耳前瘘管开口于口角与耳屏之间，即上颌突与下颌突融合线上。眼部畸形可表现为睑裂、虹膜裂、白内障等。尚可伴有颈椎畸形、耳部畸形、巨口畸形及下颌骨发育不全等。也可发生中耳畸形。先天性聋为半规管变形及前庭扩大。亦可有外耳道闭锁，鼓室骨封、鼓骨未发育及小听骨畸形。

(六)Marfan 综合征

Marfan 综合征为常染色体显性遗传。患者身材高，脊柱侧凸，长指(趾)，肌张力下降，有晶体脱位倾向，可合并心脏病，特别是主动脉瘤。耳聋呈传导性、混合性或感音神经性。

(七)腭裂、颌小及舌下垂综合征

腭裂、颌小及舌下垂综合征又称 Pierre Robin 综合征。可为常染色体显性遗传，亦可因妊娠早期(第3、4个月)母亲感染疾病所致。表现为腭裂、颌小畸形、舌下垂，马蹄内翻足、髋部脱位，并有头小畸形、脑积水、智力低下等。耳部畸形则表现为耳郭低位、杯状耳、鼓室未育、镫骨足板及足弓增厚；尚可合并内耳发育不全，如耳蜗中、顶周交通，蜗轴发育不全，内耳道狭窄等，故耳聋可为传导性或混合性。

(八)软骨发育不全综合征

软骨发育不全综合征又称侏儒症。本病虽属常染色体显性遗传，但约有3/4的病例由基因发生新的突变所致。发病率随父母妊娠时的年龄增高而增加。主要表现为头大，躯干小；听小骨可与鼓室骨缘融合，尚可伴有耳蜗畸形。耳聋多为传导性。有易患分泌性中耳炎的倾向。

(九)尖头并指(趾)畸形综合征

尖头并指(趾)畸形综合征又称Apert综合征。可为常染色体显性遗传，亦可为基因发生新的突变的结果。患儿头颅高耸、前额扁平、上颌骨发育不全、硬腭高拱、鞍鼻、并指(趾)。伴有程度不等的传导性聋，术中可见镫骨足板固定。

(十)耳-腭-指综合征

耳-腭-指综合征为性连锁遗传。额骨及枕骨隆凸、下颌及腭骨发育不全、短指、棒状指伴智力发育不全。耳屏过低、小耳、听骨链畸形。

(十一)21-三体综合征

染色体的先天性异常表现为染色体的增多或染色体的减少、缺损。染色体增多者，即在某一对染色体中增加了一个额外的染色体，由原来的两个染色体一组变为三个一组，故称为“三体综合征”。三体综合征可分为3类：13-三体综合征(Patan综合征)、18-三染色体综合征(Edwards综合征)和21-三体综合征(Down综合征，先天性愚型)。Down综合征有一额外的第21号染色体。该病在新生儿的发病率为1∶600，母亲妊娠时的年龄愈大，发病率愈高。临床上本专科的主要表现为反复发作的上呼吸道感染，如鼻旁窦炎、中耳炎等；外耳道比较狭窄，听骨链有异常；亦可伴有耳蜗发育异常。

(十二)先天性短颈畸形综合征

先天性短颈畸形综合征又称Klippel-Feil综合征，先天性颈胸椎骨性连接及先天性斜颈等。由Klippel和Feil于1912年首先描述。为常染色体显性遗传，但外显率不高；有些为常染色体隐性遗传。女性较为多见。患者有2个或2个以上的颈椎互相融合，甚者全部颈椎融合成一整块，胸椎亦可受累，环椎可与枕骨融合。颈短，可给人以头部似乎直接位于胸部之上的错觉，头部运动受限，但为无痛性，可伴有脊柱裂，低发际。耳蜗发育不全，如Mondini畸形等，内耳道可能畸形。耳聋呈感音神经性聋，如合并外、中耳畸形，耳聋为混合性。

(十三)耳聋、视网膜色素变性综合征

耳聋、视网膜色素变性综合征又称Usher综合征，为常染色体显性或隐性遗传，亦可为性连锁遗传。本病的主要特点为感音神经性聋，合并进行性视网膜色素变性，亦可伴有眩晕和癫痫。耳蜗底周螺旋器萎缩，血管纹有不规则变性；由于网膜色素沉着，视野逐渐变小。根据耳聋的严重程度和前庭受累情况，本病可分为2个临床亚型。①Ⅰ型：耳聋严重，前庭功能低下。②Ⅱ型：中度耳聋，前庭功能正常。有报告称，与本综合征相关的基因分别定位于1q32区，11q及11p，14q。眼科检查是诊断本病的重要方法之一。

(十四)额部白化、鼻根增宽、耳聋综合征

本病又称Waardenburg综合征，是最常见的综合征之一，属常染色体显性遗传，亦可为隐性遗传或性连锁遗传。基本症状为患者前额有一束白发或头发全白，眼眦异位、鼻根部扁平、鼻梁增宽、鼻翼发育不良、球状鼻、虹膜异色、睑裂细小、浓眉、连字眉，耳聋出现于单耳或双耳，为中度或重度感音神经性聋；前庭功能减退。本综合征可分为4个亚型。①Ⅰ型：除上述基本症状外合并内眦外移，耳聋发生率为25%～58%。②Ⅱ型：基本特征中内眦无外移，可出现单侧上睑下垂，耳聋发生率较高，50%～87%。③Ⅲ型：合并上肢畸形，余同Ⅰ型。④Ⅳ型：伴巨结肠、胃肠闭锁、先天性心脏病。临床亚型不同，其分子遗传学的特点亦不相同。目前发现了5个与本病相关的致病基因：*PAX3*、*MITF*、*EDNRB*、*EDN3* 及*SOX10*。

(十五)甲状腺肿耳聋综合征

甲状腺肿耳聋综合征又称 Pendred 综合征。患者有严重的先天性感音神经性聋，合并碘代谢障碍，5～10岁以后逐渐出现甲状腺肿大，20～30岁时最重，56%甲状腺功能低下。患者多在出生后数周或数月听力急剧下降，1～2岁时听力损失明显，患者可伴 Mondini 畸形。为常染色体隐性遗传。致病基因为*PDS*（*SLC26A4*）基因。前庭水管扩大综合征患者亦可检出与此相同的致病基因。

(十六)Franconi 综合征

Franconi 综合征常染色体隐性遗传，表现为先天性贫血、皮肤色素沉着、骨骼畸形和智力低下。感音神经性聋为缓慢进行性，高频首先受损。

(十七)生殖腺畸形综合征

生殖腺畸形综合征又称 Turner 综合征，为性染色体畸变，表现为生殖腺畸形，合并两侧对称性感音神经性聋，亦可出现外耳及中耳畸形。

(十八)耳聋、心电图异常综合征

耳聋、心电图异常综合征又称 Jervell and Lange Nielsen 综合征。两侧重度感音神经性聋，合并先天性心电图异常，特别是 QT 延长，患者多在20岁以前死亡。半数为常染色体隐性遗传。

(十九)Alport 综合征

患儿在10岁以前出现血尿、蛋白尿、高血压，约50%患者在10岁左右开始出现两耳高频下降型感音神经性聋，缓慢进行性加重，但在中年以后听力基本稳定。两耳常听力不完全对称，也可出现平坦型听力曲线。并有眼部前锥形晶体、黄斑周围视网膜斑、黄斑周围融合斑、白内障等。眼部症状多在肾功能不全以后出现，故在儿童期极少见。男性多在40岁以前死亡，女性预后稍好。有关病因尚有争论。肾脏病变为遗传性，Ⅱ、Ⅲ、Ⅳ型 Alport 综合征为性连锁显性遗传，Ⅴ型和Ⅵ型属常染色体显性遗传。颞骨病理检查发现，主要病变为耳蜗毛细胞及血管纹退行性变。个别学者报告螺旋神经节细胞有缺失。

(二十)Refsum 病

Refsum 病为常染色体隐性遗传。视网膜色素变性，合并周围神经病变及小脑性共济失调。进行性感音神经性聋通常开始于10～20岁。

(二十一)Norrie 综合征

Norrie 综合征为性连锁隐性遗传。该病表现为进行性视力下降、智力低下，约1/3的患者有进行性感音神经性聋。

四、遗传性耳聋的诊断

遗传性耳聋有以下几个诊断要点。

(一)排除引起耳聋的其他原因

遗传性聋的诊断步骤之一，是排除可能引起耳聋的其他原因，如先天性非遗传性聋、药物中毒性聋、病毒性或细菌性迷路炎，以及自身免疫性聋等。

(二)全面的体格检查

进行仔细的全身体格检查，了解有无有关各种综合征的其他器官畸形，并进行颞骨CT扫描，膜迷路MR三维重建及水成像，观察内耳有无畸形。

(三)家族病史的询问和调查

仔细询问家族中至少3代人的耳聋病史，包括耳聋的发病时间、严重程度、伴发症状，以及是否近亲结婚等，根据病史画出系谱图，通过对系谱图的分析，有助于判断遗传方式；必要时须对家族中的现存成员进行检查，包括听力学检查等，以助诊断。

(四)染色体组型分析

分析染色体的大小、数目、形态，注意染色体有无重组、缺失、倒位、转位等异常。

(五)基因诊断

基因诊断又称DNA诊断或DNA探针技术。其基本原理是应用现代分子生物学和分子遗传学的方法，检查基因的结构及其表达功能。

五、遗传性耳聋的治疗和预防

(1)对遗传性传导性耳聋，大多可通过手术进行治疗，提高听力。

(2)目前对遗传性感音神经性聋尚无有效的治疗方法。有残余听力者，可根据具体情况，佩戴适当的助听器，有适应证者做人工耳蜗植入术。

(3)广泛开展遗传学咨询活动，大力宣传优生优育，使人们认识到提高人口素质的重要性。

(4)在完善基因诊断的基础上，开展遗传性聋的产前诊断，有可能降低其发病率。

(徐会会)

第十四节　中毒性聋

无论临床观察或试验研究均证明，许多药物或化学试剂具有耳毒性，可引起耳蜗和/或前庭中毒性病损，造成耳聋和/或前庭功能障碍。具有耳毒性的物质至少有90余种，其中比较常见的有以下几种：①氨基糖苷类抗生素。②某些抗肿瘤药，如顺铂、卡铂、氮芥、博来霉素等。③襻利尿剂。④水杨酸制剂。⑤奎宁。⑥局部麻醉药：如丁卡因、利多卡因、可卡因、普鲁卡因等。⑦重金属：如铅、镉、汞、砷等。⑧吸入性有害气体：如一氧化碳、硫化氢、苯胺(靛青)、氨基苯、硝基苯、三氯乙烷、四氯化碳、甲醇等。⑨其他：如某些心血管药、降糖药、镇定药等。非氨基糖苷类抗生素如万古霉素、多黏菌素B亦有耳毒性。⑩中成药：用以治疗小儿发热、惊风效果良好的某些中成药，如牛黄清心丸、琥珀抱龙丸、七珍丹等，其中含有雄黄(砷剂)，是否会影响听力，值得注意。

一、氨基糖苷类抗生素

氨基糖苷类抗生素(AmAn)是一类化学结构中均含有氨基糖分子的抗生素，主要用于治疗由革兰氏阴性细菌引起的感染性疾病，它们具有以下共同特点：①化学结构中均具有多个氨基或胍基性基团，在体内有类似的代谢过程，如这些药物都不被或很少被胃肠道吸收；在体内主要分布于细胞外液内；不易通过血-脑屏障；主要由肾脏排出体外等。②具有相同的抗菌原理——影响细菌的蛋白质合成。③具有类似的抗菌谱，主要抑制需氧性革兰氏阴性细菌的生长，对部分革兰氏阳性球菌亦有较好的抑菌效果。④具有相同的毒性反应，如耳毒性、肾毒性等。

(一)分类

氨基糖苷类抗生素可分3类：①链霉素、卡那霉素、妥布霉素、新霉素。②庆大霉素、西索米星、小诺米星。③阿卡米星、奈替米星、巴龙霉素。

氨基糖苷类抗生素的耳毒作用最早是从由链霉素引起的耳聋患者中发现的。数年以后，无论是临床观察或动物试验均证实，链霉素可引起耳聋和眩晕，并对内耳中毒的病理组织学改变有了认识。目前，氨基糖苷类抗生素的耳毒作用已广为人知，由其引起的严重耳聋的临床报告屡见不鲜，并已构成我国聋症的重要病因之一。据中华耳鼻咽喉科学会常委会1981年公布的资料，在聋哑学校中，20世纪50年代因药物中毒致聋者不足3%，20世纪70年代这一比数增至28%～35%。据门诊分析，20世纪50年代中毒性聋占全部感音神经性聋的5%左右，20世纪60年代约占15%。福建有研究者(1989)调查240例聋哑学生，其中102例(42.5%)的致聋原因与应用氨基糖苷类抗生素有关。延边医学院(1979)与内蒙古医学院(1981)统计分析，由链霉素中毒引起的耳聋分别占后天性聋的29%、53.9%。随着各种新型抗生素的开发和应用，临床医师对抗生素的选择范围已明显的拓宽，加之对氨基糖苷类抗生素耳毒作用的认识有了提高，滥用诸如庆大霉素、卡那霉素、链霉素的情况虽然已日渐减少，但是，在广大农村，特别是偏远山区，对这种药物中毒性聋的危害性仍不能低估，防治工作不可有丝毫的松懈。

氨基糖苷类抗生素的耳毒作用机制至今不明，有关学说甚多，主要的有变态反应说；受体学说；抑制毛细胞蛋白质合成说；前列腺素介导说；自由基损伤说(氨基糖苷类抗生素和铁离子螯合后，形成一种具有氧化活性的复合物，能催化自由基的产生，导致毛细胞损伤)，干扰毛细胞的糖代谢说；药物与毛细胞胞膜上的二磷酸磷脂酰肌醇结合，形成药物脂复合物，破坏了细胞膜结构的完整性及其功能；以及氨基糖苷类抗生素中间代谢产物 NH_2 基团引致中毒等。

药物代谢动力学的研究表明，这类药物进入血液后，可通过血迷路屏障进入内、外淋巴液，并在其中停留，损伤内耳结构。肌内注射后，药物在血清中的浓度一般于30～90分钟到达峰值。其半衰期比较短，为1.5～3.0小时。在小儿，半衰期延长，可达6小时；而早产婴可长达18小时。因此，早产婴和婴幼儿容易发生中毒而致聋。药物在皮下注射后2～5小时，外淋巴液中药物的浓度达到峰值；给药后5小时，内、外淋巴液中的药物浓度几乎相等。但药物从外淋巴液中排出的速度却非常缓慢，其在外淋巴液中的半衰期为3.5～30.0小时，其中卡那霉素和新霉素的半衰期比庆大霉素者长，而且在肾功能不良时，半衰期还会延长。因此，药物在内耳中的浓度高，蓄积时间长。与血清中相比，内耳内的药物浓度可高达数倍，时间也延长数小时。

mtDNA 12SrRNA 基因中*A1555G* 突变与氨基糖苷类抗生素易感性有关，这类患者即使应用少量或微量药物也可引起耳中毒。*mtDNA 12SrRNA* 的A点是该类药物的主要作用位点之一，我国中西部、西北地区217例药物中毒性聋中，该基因突变率为21.66%，Fishel-Ghodsian等(1997)报告为17%。说明该基因突变并非药物中毒性聋唯一的分子基础，有关研究尚有待于深入。

(二)病理

氨基糖苷类抗生素对内耳的主要损害部位可以在耳蜗(如卡那霉素、新霉素、双氢链霉素、阿米卡星)，或在前庭(如庆大霉素、硫酸链霉素)。耳蜗病损最早出现于外毛细胞，从底周开始，逐渐向顶周发展。在 3 排外毛细胞中，第 1 排受损最重，第 2 排、第 3 排依次较轻。随着药物剂量的增加，内毛细胞亦出现病变，但多从顶周开始，逐渐向底周扩展。病变严重者，耳蜗的其他结构，如支持细胞，血管纹，传出神经纤维，螺旋神经节细胞等亦受损。多数研究资料表明，听觉的中枢传导路径一般不受累。毛细胞的病理变化包括静纤毛倒伏、散乱、纤毛融合、表皮板软化、变形、塌陷、核上区腺粒体肿胀、空泡变性，粗面内质网扩张、囊性变，次级溶酶体增多，胞浆水肿，核固缩、下沉，细胞膜破裂，乃至细胞崩溃等。

与形态学相呼应，动物做静脉注射或向内、外淋巴隙灌流氨基糖苷类抗生素后，CM、CAP 急剧下降，首先是高频区，以后波及低频区；EP 亦受抑制，但较 CM 及 CAP 轻。前庭的主要病损位于壶腹嵴和椭圆囊斑；球囊病损一般较轻。前庭感觉毛细胞出现纤毛融合、脱落，细胞水肿。其中Ⅰ型毛细胞的损害比Ⅱ型毛细胞重。

（三）发生中毒的有关因素

（1）用药剂量：氨基糖苷类抗生素的耳毒作用一般与用药剂量有密切关系，其中包括用药总量和日剂量。日剂量愈大，用药时间愈长，中毒的机会愈多。值得注意的是，全日剂量一次性投入较分次投入更容易发生中毒。

（2）给药途径：给药途径、局部用药部位是否健康，对药物的毒性作用亦有影响。肌内注射时，血液中药物浓度较低，中毒的危险性相对较小；静脉注射可使血液中的药物浓度迅速升高，引起中毒的机会增多，特别是耳毒作用很强的卡那霉素等。正常情况下，氨基糖苷类抗生素不易被胃肠道吸收，而当肠道黏膜发生炎性病变时，药物的吸收量却会增加。向大面积烧伤创面、腹腔、胸腔、支气管等局部投药并不安全，药物可从局部组织吸收而发生中毒。椎管内注射更能增加药物的耳毒作用，可能与脑脊液和外淋巴液之间的密切关系有关。

（3）鼓室给药：无论是用含这类抗生素的滴耳液滴耳，或以溶液或粉剂行乳突换药，药物均可透过蜗窗膜及经中耳血管进入内耳，发生中毒性耳聋和/或前庭功能障碍。而且，中耳存在炎症时更能增加药物的耳毒性。置入或滴入鼓室内药物的浓度与中毒的严重程度相关，浓度越高，中毒越重。其他抗生素如氯霉素、红霉素、多黏菌素 B 等鼓室内给药时，亦可引起内耳的毒性损害，但一般不重。此外，动物试验中发现，某些抗真菌药，如克霉唑、癣退、甲基-3-甲苯基硫代甲氨酸-2-萘脂等滴入鼓室后，亦有某些耳毒性。

（4）肾功能状况：氨基糖苷类抗生素均经肾小球滤过后排出体外，而且药物对肾脏亦有明显的毒性反应。如患者原患肾功能不良，或在用药过程中肾功能受到损害，药物排泄发生障碍，血清及内耳淋巴液中药物浓度增高，蓄积时间延长，可增加药物的耳毒作用。

（5）氨基糖苷类抗生素可经胎盘进入胎儿血液循环，虽然胎儿血清中的药物浓度仅为母体血清中浓度的 15％～50％，但因为胎儿体内的药物排泄速度甚慢，故可损伤胎儿听器，特别在妊娠的前 2 个月更为明显。

（6）噪声、振动、饥饿状态、糖尿病等，可促进或加重耳中毒。

（7）某些个体或家族对氨基糖苷类抗生素具有高敏感性，少量的药物即可引起耳中毒。这种高敏感性具有随母系遗传的特点，而且在不同的氨基糖苷类抗生素之间存在交叉易感性，如家系成员中有链霉素耳中毒史，其他成员改用庆大霉素或卡那霉素，亦易发生耳中毒。

（8）年龄因素：婴幼儿和老年人对氨基糖苷类抗生素具有易感性。

(四)临床表现

1.耳聋

耳聋可发生于连续用药期间，亦可于停药后方始发现，而且在停药后1年或1年以后仍可继续恶化。由于听力损失开始于高频区，故患者往往不易早期察觉耳聋的存在。待病情已逐渐加重，并波及语频区而就医时，常常已发展为中度或中重度耳聋了。耳聋大多为双侧性，两耳对称，少数病例亦可不对称。临床听力学检查一般均示耳蜗性聋。因有重振和听觉疲劳现象，患者常有“低声听不到，大声受不了”的现象。言语接受阈和识别率较差。个别病例亦可能以听力骤降的形式出现，以致需要与特发性突聋相鉴别，而这种病例多为肾功能不良的患者。

2.耳鸣

耳聋出现前，患者常常先有双侧耳鸣，耳内压迫感。耳鸣多属高音调，早期为间歇性，仅于安静环境中出现，以后逐渐发展为持续性，耳鸣声嘈杂，经久不息。半数患者伴有头鸣。

3.眩晕、平衡失调

眩晕、平衡失调常见于硫酸链霉素和庆大霉素耳中毒。

4.其他

中毒早期可出现食欲减退、口渴、面部及手足麻木感等。

5.听力学检查

纯音听力图中早期为高频下降型听力曲线，气、骨导听阈一致提高，两侧大多对称；以后可逐渐发展为中、重度感音神经性听力损失，曲线呈平坦型或缓降型。声导抗图A型，重振(+)，病理性衰减(-)；DPOAE常引不出；ABR波Ⅰ潜伏期延长。

6.氨基糖苷类抗生素种类不同，临床表现也有差异

(1)链霉素：链霉素中毒颇为常见，由其引起的耳聋及眩晕早有报告。硫酸链霉素中毒主要表现为眩晕、平衡失调。双氢链霉素中毒症状以耳鸣、耳聋为主。在严重中毒者，两种链霉素均可引起前庭及耳蜗中毒症状。中毒症状出现后立即停药，听力或可有某些改善，但一般均难以恢复正常；约有60%的耳鸣为不可逆性；眩晕可因代偿而逐渐消失。

(2)卡那霉素：卡那霉素主要损害耳蜗系。其毒性作用比链霉素强。在较长的疗程中，约有55%出现耳聋。动物试验显示，除耳蜗受损外，卡那霉素同时还影响传入神经末梢，长期使用者，可阻滞对侧耳蜗橄榄束的兴奋性，故临床听力学测试不仅表现为耳蜗性聋，亦可为蜗后性聋。

(3)庆大霉素：据统计，庆大霉素耳中毒的发生率为2%～2.5%，其中，前庭中毒症状约为耳蜗中毒症状的2倍；但庆大霉素引起的全聋并不罕见。耳聋一般均不可逆。庆大霉素耳中毒的出现与其在血清中的浓度有密切关系，用药时，血清中的浓度不应超过10～16 μg/mL。成人剂量为每12小时1.2 mg/kg，小儿为0.4～0.8 mg/kg。

(4)新霉素：新霉素具有剧烈的耳毒性，无论肌内注射、口服或局部应用均可引起中毒。新霉素对内耳的毒性损害部位主要在耳蜗，对前庭的损害较轻，或无明显损伤。据报道，新霉素引起耳中毒的总剂量最少为8 g，最多为45 g，个别病例总量不足2 g，即可引起两耳全聋。一旦出现中毒，则耳聋发展迅速，可致全聋。目前该药仅做局部用药。然而新霉素滴耳液用于治疗中耳炎时亦可引起严重的耳中毒，应当忌用。

(五)诊断

根据用药史，双侧感音神经性听力损失、重振试验(+)、DPOAE引不出，可资诊断。但应注意排除其他原因引起的耳蜗性听力损失，如遗传性聋、自身免疫性内耳病等及耳后性聋的听神经

病。如条件可能，建议做*mtDNA 12SrRNA*检查，有利于预防本病。

(六)治疗

对氨基糖苷类抗生素引起的中毒性耳聋目前尚无有效的治疗方法。在应用这类抗生素期间，如能及早发现中毒病例，除立即停药外，给予以下治疗，或可使病情停止发展，防止继续恶化。

(1)维生素 B_1 100 mg，1 次/天，30 天为 1 个疗程。

(2)内耳血管扩张剂如尼莫地平，30～60 mg，3 次/天；或西比林 5 mg，1 次/天；倍他啶(β-hisitine)8 mg，3 次/天；复方丹参 3 片，3 次/天；亦可用针剂 12～15 mL 加入 5%葡萄糖中，静脉滴注，1 次/天；或川芎嗪 40～80 mg/d，加入 5%葡萄糖或生理盐水中静脉滴注。

(3)能量制剂如 ATP 20 mg，3 次/天或 10 mg，肌内注射，1 次/天；辅酶 A 50～100 U 加入 5%葡萄糖中，静脉滴注，1 次/天。

(4)其他：如增加对神经细胞供氧、保护神经细胞的药物。

(七)预防

(1)严格掌握氨基糖苷类抗生素的用药适应证，非绝对必要时，不应轻率使用这类抗生素，更不宜作为预防性用药。

(2)由于抗感染需要而必须应用氨基糖苷类抗生素时，宜采用最小的有效治疗剂量，并将日剂量分为数次投入，而不一次大药量用药。一旦达到用药目的，应及时停药。

(3)与其他耳毒性药物合并应用。

(4)已有肾功能不良、糖尿病、感音神经性聋、噪声性声损伤者，宜慎用本药。

(5)家系中有氨基糖苷类抗生素耳中毒者，或*mtDNA 12SrRNA*中*A1555G*突变者，应用本药时，宜慎之又慎，或禁止使用。

(6)用药前须对患者说明本药的耳毒作用及中毒症状，以便当出现早期中毒症状时能及时报告医师。疑有肾功能不良者，用药前须检查肾功能。用药期间医师应密切观察，注意询问有无早期中毒症状发生，如耳鸣、耳内压迫感、食欲减退、恶心、口渴和手足麻木感等；并尽可能做听力学及前庭功能监测。一旦出现中毒症状或可疑的中毒症状时，应立即停药。

(7)有条件者，用药时可反复测量血清中的药物水平，以控制用药剂量，延长用药的间隔时间，减少中毒的危险。

(8)一种氨基糖苷类抗生素出现耳中毒时，不可用另一种耳毒性抗生素予以替换，亦不应轮流交替使用两种以上耳毒性抗生素。

(9)耳局部用药时，特别是当鼓膜穿孔时，忌用氨基糖苷类抗生素制剂，如新霉素滴耳药、庆大霉素等制药。

(10)动物试验中发现，吲哚美辛、催产素、甲状腺素等可拮抗氨基糖苷类抗生素的耳毒作用。自由基清除剂理论上可预防中毒，但在临床实践中尚无可靠的报告。此外，有报告认为，水杨酸盐是一种铁螯合剂，可阻止或减少铁-庆大霉素复合物的产生，可预防庆大霉素的耳毒作用，但尚待临床实践证明。

二、抗肿瘤药物

(一)顺铂

顺铂(顺氯氨铂，DDP，PDD)是一种抗癌的化学药物，用于治疗头颈部鳞状细胞癌和卵巢癌、睾丸癌等恶性肿瘤。该药除了具有与剂量有关的肾毒性外，亦可发生耳中毒，引起两侧不可逆的对称性、进行性感音神经性聋。和氨基糖苷类抗生素相似，顺铂亦可在内耳淋巴中维持高浓度，首先损伤外毛细胞，在3排外毛细胞中，第1排受损最重，而且病变从底周开始，向蜗尖逐渐发展；剂量增大时，内毛细胞、血管纹、耳蜗神经节细胞及蜗神经均可出现损害。在临床上，听力损害从高频开始，逐渐波及中、低频区；一般均伴有耳鸣，亦可出现眩晕和平衡失调。顺铂耳中毒的严重程度与药物进入体内的速度有关，与药物在体内的浓度和累积量亦有关，一次大剂量给药1～2次后，100%受试患者的高频听力（9 kHz或9 kHz以上）全部消失。顺铂与庆大霉素联合用药时可增加其耳毒性。有研究报告称，用药时合并应用磷霉素可减轻中毒。

卡铂是第2代抗肿瘤的铂类化合物。它可选择性破坏灰鼠的内毛细胞和相关的传入神经元，并对其前庭Ⅰ型毛细胞亦有毒性作用。但对大鼠、小鼠和沙土鼠却无毒性作用。在常规剂量下，对豚鼠的内耳也无明显的毒性作用，仅在超大剂量时，豚鼠的外毛细胞方出现类似顺铂的破坏模式。其作用机制尚在研究中。目前，卡铂被用来研究听神经病的病理变化，因为卡铂中毒所致之听力学变化的特点与听神经病相似。

（二）氮芥

氮芥（HN2）是一种烷化剂，用于治疗恶性淋巴瘤，头颈部等肿瘤。大剂量氮芥（0.6～1.5 mg/kg）可引起耳蜗中毒。在猫的动物试验中发现，氮芥可致耳蜗螺旋器中内、外毛细胞缺失。氮芥耳中毒的临床表现为双耳出现中度至重度感音神经性聋，这种耳聋为永久性。

三、襻利尿剂

襻利尿剂是作用于肾脏髓襻升支中髓质和皮质的利尿药物，如呋塞米、依他尼酸、布美他尼等。襻利尿剂的耳毒性可能与耳蜗血管纹中Na^+、K^+、ATP酶、腺苷酸环化酶等的活性受到抑制有关。动物试验中发现，局部或腹腔注射依他尼酸钠时，耳蜗血管纹出现水肿、增厚、囊性变，外毛细胞的超微结构亦可发生改变，如线粒体肿胀、内质网扩张等。静脉注射依他尼酸钠时，内、外淋巴间的钠、钾、氯离子浓度的正常梯度消失，CM、EP受到抑制。这些变化一般可于6～8小时后消失。重者，螺旋器底周外毛细胞胞膜发生破裂，细胞缺失；而蜗尖的外毛细胞和内毛细胞在早期均未受到波及。一旦毛细胞的形态发生改变时，病变即成为不可逆性。依他尼酸静脉给药时，其毒性作用仅限于耳蜗，前庭一般不受累。而局部用药对两者均有损害。其他襻利尿剂所引起的内耳中毒性改变与依他尼酸者类似。

临床上，襻利尿剂可引起两耳对称性暂时性或永久性感音神经性聋，常伴有耳鸣，在给药30分钟至24小时内，耳聋一般可以恢复。如患者肾功能不良，或给药速度过快，或长期用药、体内蓄积量过多或同时合并应用耳毒性抗生素时，耳聋则可变为永久性。因此，通过减缓静脉给药速度（<15 mg/min）可预防中毒的发生；对肾功能不良者，须减少药物用量；并避免合并应用氨基糖苷类抗生素等耳毒性药物。一旦发现早期中毒症状时，应该立即停药。

四、水杨酸盐

水杨酸盐的耳毒作用已早为人知。水杨酸类药物中最常用的是以阿司匹林的形式出现的药物，即阿司匹林。它广泛应用于治疗风湿性、类风湿关节炎，并预防冠状动脉及脑血栓形成。动物试验中，水杨酸盐急性耳中毒可引起一过性听力下降，但内耳的组织学和超微结构（包括毛细胞、耳蜗神经元、血管纹等）并未发生明显变化，内、外淋巴液中的电离子浓度及总蛋白含量亦无改变。但内耳液体中的葡萄糖含量下降，生物电位受到抑制。慢性耳中毒者，耳蜗血管纹、外毛细胞及耳蜗神经元中酶的活性降低。

临床上，大剂量的水杨酸盐（2～6 g/d）可引起耳鸣、听力下降、纯音听力曲线呈平坦型，为感音神经性聋，可出现眩晕、眼球震颤、平衡失调，以致需要和梅尼埃病鉴别。水杨酸盐引起的耳中毒症状于停药后一般可迅速消失，耳鸣往往较重，持续时间较长，不易消失。在个别病例，耳聋可变为永久性，这种患者常合并无尿，而且儿童比较敏感，应予注意。

五、奎宁

奎宁曾广泛用于治疗疟疾，并对子宫有轻度的兴奋作用。

奎宁可引起新生儿耳聋由 Taylor 于 1934 年首先报告。动物试验表明，大剂量的奎宁可致螺旋器、耳蜗神经元、血管纹出现退变。在大多数动物，耳蜗的损伤以底周最重，轻者仅为外毛细胞损伤，重者全部螺旋器损毁。相应节段的耳蜗神经元缺失，血管纹萎缩。临床上，奎宁所引起的耳聋、耳鸣多为一过性，及时停药后听力一般可恢复，耳鸣消失。但在易感者则可造成永久性耳聋。此外，奎宁尚可通过胎盘引起胎儿耳中毒。

氯奎的分子结构与奎宁者有些类似，用于治疗疟疾和类风湿关节炎、红斑性狼疮、肾病综合征等自身免疫性疾病。氯奎也可引起耳中毒，并出现视力障碍。长期服用氯奎的孕妇在自身尚未发生中毒症状时，其胎儿却可能发生中毒。

六、局部麻醉药

中耳内应用局部麻醉药，如丁卡因、利多卡因等，有时可引起轻度的耳蜗性聋。动物试验中发现，除蜗窗膜上皮受损外，耳蜗血管纹可发生水肿，听毛细胞纤毛紊乱、脱落。静脉注射利多卡因时，内耳不出现明显病损。与氨基糖苷类抗生素耳中毒不同，局部麻醉剂引起的听力下降波及各个频率，且可恢复。

七、重金属

长期接触某些重金属（如铅、镉、汞、砷等），可使听系及前庭系发生损害。

铅除可使机体其他器官产生中毒外，尚可引起听力下降和平衡障碍。铅中毒主要发生于铅矿开采和冶炼工人，以及印刷、铸字、焊接、电池、电缆、油漆等行业的工人。此外，长期吸入汽车废气，食用含铅容器贮存的食物和饮料等，亦可引起意外的中毒。动物试验发现，在铅的长期作用下，耳蜗螺旋神经节，第Ⅷ对脑神经及平衡中枢均可发生退行性变，而螺旋器却无明显损害。临床观察发现，长期接触铅的工人中，感音神经性聋和有平衡障碍者较多，耳聋多为不可逆的蜗后性聋，其病损程度与其他器官铅中毒的程度无关。

砷中毒多发生于应用含砷的药物中，如今已不多见。动物试验中发现，砷中毒时，在前庭阶和鼓阶内出现血性浆液纤维素性沉积物，毛细胞和血管纹发生退行性变，内淋巴液中钾离子浓度下降，外淋巴液中钾离子浓度升高；临床上出现高频听力损害。

镉和汞亦可引起听力下降，其病损部位可能在中枢。

八、吸入性有害化学气体

除了铅、镉、汞等气体外，某些有害的化学气体亦有可能损害内耳或中枢听觉系统，如氨基苯、硝基苯、甲醇、二硫化碳、二氧化硫、三氧化硫、四氯化碳、一氧化碳等。其中，硫化物可损害周围听器，而一氧化碳的毒性作用主要在中枢听觉传导路径。这些有毒的化学气体所引起的耳部临床症状相似，如听力减退早期可恢复，慢性中毒者耳聋为永久性。此外，通常还伴有耳鸣和平衡功能障碍。

（徐会会）

第十五节 感染性聋

许多致病微生物的感染，如病毒、细菌、真菌、螺旋体、衣原体、支原体等，可直接或间接地引起内耳病损，导致双耳或单耳的、程度不同的感音神经性聋和/或前庭功能障碍，称为感染性聋。其中以病毒和细菌感染较常见。据统计，在先天性聋中，至少有10%是由先天性病毒感染引起的。近年来，在特发性突聋的病因学研究中，关于病毒性迷路炎的学说也受到了重视。而继发于细菌性脑膜炎的感染性聋，至今仍为感音神经性聋的重要原因之一。在我国，由各种急性感染性疾病，尤其是流行性脑脊膜炎、流行性乙型脑炎等，曾经是引起儿童后天性耳聋的重要原因之一，也是听-语障碍的主要病因之一。根据资料分析，由急性感染性疾病而致聋者约占62%。随着社会的进步，经济、卫生条件的改善，特别是有组织的卫生防疫工作的普遍开展，许多急性感染性疾病已被消灭，或基本得到了控制，由此而引起的感染性聋已大为减少，而药物中毒性聋，遗传性聋等非感染性聋在耳聋中所占的比率相对地有所增加。但是，目前感染性聋在我国仍占有相当重要的地位，仍需将其作为防聋治聋中的一项重要课题加以对待。

许多病毒都是先天性或后天性感染性聋的病原体。除巨细胞病毒已经从患者的内淋巴液中分离出来以外，通过血清转化技术的研究，以及对尿液和鼻咽部分泌物中病毒的分离，目前已能证实，风疹病毒、腮腺炎病毒、麻疹病毒、流感病毒、副流感病毒、水痘-带状疱疹病毒、脊髓灰质炎病毒、传染性肝炎病毒，以及 Epstein-Barr 病毒、柯萨奇病毒、腺病毒、疱疹病毒、腮腺炎病毒等均可引起病毒性迷路炎。病毒侵入内耳的途径除循血流播散以外，尚可在引起病毒性脑炎、脑膜炎或脑膜脑炎的基础上，通过内耳道，沿听神经、蜗轴到达外淋巴间隙，或经蜗水管入鼓阶，如麻疹、腮腺炎等。此外，当中耳遭到病毒感染而出现中耳炎时，病原体亦可经两窗侵入迷路。动物试验还发现，内耳组织对不同的病毒具有选择性的亲和力。如在新生仓鼠，腮腺炎病毒主要损害内淋巴系统的组织结构，流感病毒主要破坏外淋巴系统的间质细胞，而单纯疱疹病毒则以感觉细胞受损为主。此外，由病毒感染引起的感音神经性聋，虽然主要是由上述病毒性迷路炎所致，但病毒性前庭蜗神经炎，乃至听觉中枢的病损，有时也是其原因之一。

由细菌、真菌感染引起的感染性聋主要是通过细菌性脑膜炎或化脓性中耳炎、颞骨骨髓炎等引起的化脓性迷路炎所致；而感染所致之听神经炎，细菌或真菌毒素引起的浆液性迷路炎，以及在疾病的治疗中可能发生的抗生素耳中毒等也是周围听或前庭系统遭到损伤的重要原因之一。

一、腮腺炎

腮腺炎是引起儿童单侧感音神经性聋的重要原因之一，极少数发生于双耳。

腮腺炎是由腮腺炎病毒通过飞沫传染而引起的传染性疾病。典型的症状为高热等全身症状和腮腺肿大，并可发生神经系统、生殖系统、胰腺等处的炎症。但腮腺炎的临床症状比较复杂，特别是存在着无明显临床症状的“亚临床型”，这型患者亦可发生耳聋，值得注意。

致聋患者的颞骨组织学检查发现，耳蜗螺旋器和血管纹严重萎缩、前庭膜塌陷、盖膜萎缩、底周和中周的盖膜与螺旋缘脱离，变为一个团块，底周的螺旋神经节细胞缺失；如并发毒性脑炎或脑膜炎，病毒可沿脑膜侵入内耳道，损伤听神经。

腮腺炎病毒侵入内耳可经血液循环、脑脊液或鼓室 3 条途经。引起的耳聋常突然发生，既可与腮腺炎的其他症状同时出现，亦可发生于腮腺炎全身症状出现之前或症状减轻、腮腺肿胀消退以后 1 周左右的时期内。在无明显症状的“亚临床型”，仅表现为貌似健康的人突然出现的感音神经性聋。本病耳聋以单侧居多，少数累及双耳，听力损失的程度多为重度、极重度，高频区听力下降明显，亦可为全聋。耳聋大多为不可逆性。前庭亦可受损而伴有眩晕，亦可无明显症状。本病可发生于任何年龄，但以儿童多见，是儿童后天性单耳感音神经性聋的常见原因。

如症状典型，本病的临床诊断并不困难。由“亚临床型”腮腺炎引起的耳聋仅能在急性期通过血清学检查和病毒分离进行确诊。如为小儿患者，由于耳聋多在一侧，起病时，常不被察觉，而在以后的偶然机会中发现。在这种病例，仅能依靠对过去病史的仔细追询而疑及本病。

本病重在疫苗接种，预防流行性腮腺炎的发生和传播。

二、麻疹

麻疹可引起严重的感音神经性聋。虽然麻疹合并急性化脓性中耳炎者较多，但中耳炎并不是引起感音神经性聋的主要原因。据国外统计，在广泛开展麻疹疫苗接种前，继发于麻疹的耳聋占小儿后天性耳聋的 3%～10%，目前，其发病率已低于 1‰。国内 1978 年以前统计，因患麻疹致聋而成为听语障碍者，约占听语障患者的 10%，占后天性聋哑的 20%左右。

麻疹引起的迷路炎局限在膜迷路、螺旋器，耳蜗螺旋神经节和前庭也可出现炎性退行性变。螺旋器可发生如听毛细胞缺损，盖膜分离，血管纹萎缩，螺旋器仅被一层扁平细胞覆盖。耳蜗螺旋神经节细胞严重缺失。壶腹嵴和囊斑的感觉上皮亦可出现萎缩。

麻疹引起的耳聋常为双侧性，但亦可单耳受累。耳聋可在出疹期突然发生，程度轻重不等，可合并耳鸣。本病的典型听力曲线为双侧不对称性感音神经性聋，以高频听力下降为主，属永久性。少数患者伴有眩晕等前庭症状，冷热试验示单耳或双耳前庭功能减退或完全丧失。

据报告，处于妊娠期的母亲患麻疹时，其胎儿出生后可发生先天性聋，其机制可能与免疫反应有关。

三、带状疱疹

耳带状疱疹由水痘-带状疱疹病毒引起。本病可合并同侧不同程度的耳聋，伴耳鸣，亦可出现眩晕、恶心、呕吐等前庭症状。耳聋可为神经性或为感音性，但大多为感音性和神经性并存。听力一般可恢复正常，病情严重者仅有部分恢复。零星的颞骨病理检查发现，在听神经、蜗轴和乳突尖内，神经和血管周围有明显的圆形细胞浸润。

四、水痘

水痘和带状疱疹由同一 DNA 病毒引起。水痘可合并神经系统的并发症，如小脑性共济失调、无菌性脑膜炎、面神经麻痹、偏瘫、失语等。个别可合并不可逆的感音神经性聋。

五、传染性单核细胞增多症

传染性单核细胞增多症可侵犯神经系统，如多发性神经炎、脑脊膜炎等。个别病例出现耳聋、耳鸣及眩晕、不稳感等前庭症状。有报告，耳聋可为突发性，听力可逐渐得到恢复，但也有永久性重度耳聋者。

六、细菌性脑膜炎

细菌性脑膜炎的致病菌多为脑膜炎双球菌，流感嗜血杆菌和肺炎链球菌。据国外统计，它们占小儿细菌性脑膜炎病原菌的85%左右，其中以流感嗜血杆菌最常见。我国过去以脑膜炎双球菌引起者为多。自抗生素问世以来，细菌性脑膜炎的死亡率已明显下降，但其后遗症并未减少。脑膜炎后遗症包括感音神经性聋、前庭功能障碍、智力下降、脑积水、癫痫发作、言语障碍、视力下降及学习能力低下等。对小儿中枢神经系统的CT研究发现，脑膜炎伴严重后遗症者，多存在脑梗死，动脉闭塞，脑、脊髓坏死等病变。

细菌性脑膜炎可通过以下机制引起感音神经性聋：①感染和毒素沿蜗水管或内耳道向迷路蔓延，导致化脓性迷路炎，听神经束膜炎或听神经炎。②浆液性或中毒性迷路炎等迷路的无菌性反应。③脓毒性血栓性静脉炎或迷路内的小血管栓塞。④听神经或中枢听觉通路的缺氧损害。后遗感音神经性聋病例死后的颞骨病理检查发现，螺旋器及螺旋神经节变性、萎缩；重者，迷路骨壁增厚、蜗管、半规管完全闭塞，失去其原有的组织学结构。听神经亦遭破坏或被瘢痕组织所包绕、压迫而失去功能。

关于本病继发感音神经性聋的发生率各家报告不一，为10%～20%。国内报告，流行性脑膜炎后遗感音神经性聋的发病率为0.7%～2.0%。病原菌不同，并发耳聋的百分率也不同，据统计，肺炎链球菌为31%，脑膜炎双球菌10.5%，流感嗜血杆菌则较低，为6%。

脑膜炎引起的耳聋多在疾病的早期开始，晚发者不多。多为双耳受累，单侧者少见。耳聋程度一般较重，甚至全聋，轻度、中度的不多，可波及所有的频率。常伴耳鸣。不少病例可出现眩晕，平衡失调等前庭症状。耳聋发生后，某些患者的听力尚可出现波动，好转或恶化，在脑膜炎后1年左右，听力方能稳定。听力出现恢复者，大多原为轻、中度的耳聋，可能与同时存在的中耳积液被吸收，或与浆液性迷路炎的过程有关。结核性脑膜炎引起的感音神经性聋较多，多与第Ⅷ对脑神经受到严重的炎性浸润，以及脑血管闭塞性病变有关。前庭症状可逐渐减轻、消失，而耳聋则难以恢复，且可在一段时期内继续发展。

七、伤寒

伤寒可引起感音神经性聋。女性较多见。耳聋常发生于疾病的第2周或第3周，缓起或突发，有些为可逆性。如合并前庭功能减退，则多侵及一侧。伤寒可能侵犯耳蜗，或并发神经炎、局限性脑膜炎等，而成为耳聋的可能原因。须注意本病尚有并发中耳积液者。

八、疟疾

疟疾可引起感音神经性聋，但为数不多。颞骨的病理检查发现，内耳中的毛细血管可因疟原虫堵塞而发生耳蜗和前庭的退行性变，迷路动脉及其分支亦可能有血栓形成。对本病的诊断应注意排除因使用奎宁或氯奎所引起的药物中毒性耳聋。

九、梅毒

先天性早期和晚期梅毒及后天性第 2 期和第 3 期梅毒均可引起感音神经性聋。据国外文献报告，近年来，后天性和先天性梅毒的病例有迅速增加的趋势。特别是感染了艾滋病毒的患者，合并后天性梅毒时有可能促进神经梅毒的发展，并使青霉素的疗效受到影响。

先天性早期梅毒是 4 个月以上的胎儿在子宫内通过胎盘而感染致病微生物——梅毒螺旋体，此类患者中有 3%～38%出现耳聋。在某些病例，耳聋可以是先天性梅毒的唯一症状。先天性梅毒可于出生时或于出生后至 50 岁左右显现症状，故可将其分为先天性早期梅毒或先天性晚期梅毒两种类型。先天性早期梅毒可侵犯内耳及听神经，听力损害严重，出生后常有听力言语障碍。先天性晚期梅毒所致之耳聋可发生于任何年龄，以青少年多见。耳部症状的严重程度和发病年龄的迟早有关。发病早者，常表现为两侧突发性听力下降，通常伴有眩晕等前庭症状，听力损失程度一般均很严重。较晚发病者，耳聋可突发，或呈波动性，或进行性加重，不少病例尚有发作性耳鸣和眩晕、恶心、呕吐等症状，早期听力损失主要在低频区，晚期呈平坦型听力曲线，言语识别力下降，冷热试验示前庭功能下降或丧失。此类患者应和梅尼埃病鉴别。于 50 岁左右方始发病者，耳聋一般较轻。先天性梅毒的颞骨病理变化包括闭塞性动脉内膜炎，单核细胞浸润，迷路骨髓炎，以及不同程度的组织坏死。早期病变主要为脑膜-迷路炎，晚期膜迷路受累，可出现膜迷路积水，螺旋器、血管纹、螺旋神经节和听神经萎缩。

后天性梅毒第 2 期和第 3 期多见于中年人。第 2 期梅毒可发生急性迷路炎，脑膜炎和神经梅毒，引起耳聋，一般仅侵犯一侧耳。第 3 期梅毒病变可侵犯耳郭、中耳、乳突和岩骨，引起传导性和感音神经性聋(混合性耳聋)，程度轻重不等。

梅毒的诊断主要依靠明确的梅毒病史和家族史。典型的先天性梅毒包括耳聋、间质性角膜炎、槽口切牙(Hutchinson 牙)、鼻中隔穿孔等。先天性晚期梅毒的瘘管试验(Hennebert 征)常为阳性，Tullio 征阳性。在梅毒的血清学检测方面，过去常用的有华氏补体结合试验和康氏沉淀反应。目前所用的血清学检查包括非特异性抗体反应和特异性抗体反应，后者有荧光螺旋体抗体吸附试验(FTA-ABS)，梅毒螺旋体抗体微量血凝试验(MHA-TP)及梅毒螺旋体 IgM 测定等。

十、支原体和衣原体

呼吸道疾病的病原体之一肺炎支原体亦可侵犯神经系统。有人通过流行病学调查认为，它可引起听力下降、耳鸣和眩晕，耳聋属感音神经性或混合性。有学者认为大疱性鼓膜炎合并之感音神经性聋与支原体感染有关。衣原体包括沙眼衣原体和鹦鹉热衣原体。有学者认为，后者亦可引起眼部感染，合并心血管疾病和感音神经性聋、平衡失调等。

(王艳玲)

第十六节 特发性突聋

突然发生的听力损失称为突聋，这种耳聋大多为感音神经性。许多疾病都可以引起突聋。特发性突聋则是指突然发生的、原因不明的感音神经性听力损失，患者的听力一般在数分钟或数小时内下降至最低点，少数患者可在3天以内；可同时或先后伴有耳鸣及眩晕；除第Ⅷ对脑神经外，无其他脑神经症状。目前，临床上多将这种特发性突聋称为“突发性聋”。由迷路（内耳）窗膜破裂引起的突聋已作为一个单独的疾病，不再包括在“突发性聋”之内。

一、病因

病因未明，主要的学说有如下两种。

（一）病毒感染学说

据临床观察，不少患者在发病前曾有感冒史；不少有关病毒的血清学检查报告和病毒分离结果也支持这一学说。据认为，许多病毒都可能与本病有关，如腮腺炎病毒、巨细胞病毒、疱疹病毒、水痘-带状疱疹病毒、流感病毒、副流感病毒、鼻病毒、腺病毒Ⅲ型、EB病毒、柯萨奇病毒等。

（二）内耳供血障碍学说

内耳的血液供应来自迷路动脉。迷路动脉从椎-基底动脉的分支——小脑下后动脉或小脑下前动脉或直接从基底动脉分出。迷路动脉虽然可以通过鼓岬和骨半规管上的裂隙与颈内、颈外动脉的分支相交通，但是这些吻合支均甚纤细，所以迷路动脉基本上是供应内耳血液的唯一动脉。加之椎-基底动脉-迷路动脉系统常常出现解剖变异，这就更增加了内耳供血系统的脆弱性。内耳微循环的调控机制目前尚未完全阐明，现已知，它除受自主神经系统及局部调控机制的影响外，也受血压，血流动力学的影响。不少学者证实，来自颈神经节和胸神经节的交感神经节后纤维沿血管（颈内动脉，颈外动脉和椎-基底动脉）周围神经丛，并沿鼓丛神经及第Ⅶ、Ⅷ、Ⅹ对脑神经耳支的周围行走，进入耳蜗后，循螺旋蜗轴动脉及其分支伸抵放射状动脉的起始段。而螺旋韧带、血管纹、螺旋缘及基底膜处的小血管则无肾上腺素能神经支配。内耳供血障碍学说认为，特发性突聋可因血栓或栓塞形成、出血、血管痉挛等引起。

二、症状

本病多见于中年人，男女两性的发病率无明显差异。病前大多无明显的全身不适感，但多数患者有过度劳累、精神抑郁、焦虑状态、情绪激动、受凉或感冒史。患者一般均能回忆发病的准确时间（某月某日某时），地点，及当时从事的活动，约1/3的患者在清晨起床后发病。

（一）听力下降

听力下降可为首发症状。听力一般在数分钟或数小时内下降至最低点，少数患者听力下降较为缓慢，在3天以内方达到最低点。听力损失为感音神经性。轻者在相邻的3个频率内听力下降达30 dB以上；而多数则为中度或重度耳聋。如眩晕为首发症状，患者由于严重的眩晕和耳鸣，耳聋可被忽视，待眩晕减轻后，方始发现患耳已聋。

（二）耳鸣

耳鸣可为始发症状。患者突然发生一侧耳鸣，音调很高，同时或相继出现听力迅速下降。经治疗后，多数患者听力虽可提高，但耳鸣可长期不消失。

（三）眩晕

半数患者在听力下降前或听力下降发生后出现眩晕。这种眩晕多为旋转性眩晕，少数为颠簸、不稳感，大多伴有恶心、呕吐、出冷汗、卧床不起。以眩晕为首发症状者，常于夜间睡眠之中突然发生。与梅尼埃病不同，本病无眩晕反复发作史。

(四)其他

部分患者有患耳耳内堵塞、压迫感，以及耳周麻木或沉重感。

多数患者单耳发病，极少数可同时或先后相继侵犯两耳。

三、检查

(一)一般检查

外耳道，鼓膜无明显病变。

(二)听力测试

(1)纯音听阈测试：纯音听力曲线示感音神经性聋，大多为中度或重度聋。可为以高频下降为主的下降性(陡降型或缓降型)，或以低频下降为主的上升型，也可呈平坦型曲线。听力损失严重者可出现岛状曲线。

(2)重振试验阳性，自描听力曲线多为Ⅱ型或Ⅲ型。

(3)声导抗测试：鼓室导抗图正常。镫骨肌反射阈降低，无病理性衰减。

(4)耳蜗电图及听性脑干诱发电位示耳蜗损害。

(三)前庭功能试验

本检查一般在眩晕缓解后进行。前庭功能正常或明显降低。

(四)瘘管试验(Hennebert 征、Tullio 试验)

阴性。

(五)实验室检查

包括血、尿常规，血液流变学等。

(六)影像学检查

内耳道脑池造影、CT、MRI(必要时增强)示内耳道及颅脑无病变。

四、诊断及鉴别诊断

只有在排除了由其他疾病引起的突聋后，本病的诊断方可成立，如听神经瘤、梅尼埃病、窗膜破裂、耳毒性药物中毒、脑血管意外、化脓性迷路炎、大前庭水管综合征、梅毒、多发性硬化、血液或血管疾病、自身免疫性内耳病等。

听神经瘤可能由于肿瘤出血、周围组织水肿等而压迫耳蜗神经，引起神经传导阻滞；或因肿瘤压迫动脉，导致耳蜗急性缺血，故可引起突发性感音神经性聋。据文献报告，其发生率为10%～26%。应注意鉴别。

艾滋病患者发生突聋者已有报告，突聋也可为艾滋病的首发症状，两者之间的关系尚不明了。由于艾滋病可以合并中枢神经系统的感染、肿瘤及血管病变等，如这些病变发生于听系、脑干等处，则可发生突聋。此外，艾滋病患者在治疗中如使用耳毒性药物，也可引起突聋。

少数分泌性中耳炎患者也可主诉突聋，鼓膜像和听力检查结果可资鉴别。反之，临床上也有将特发性突聋误诊为分泌性中耳炎者，这种错误并不罕见。

由于本病容易发生误诊，为慎重起见，建议对特发性突聋患者进行6～12个月的随诊观察，以了解听力的变化情况，病情的转归，进一步排除其他疾病。

五、治疗

本病虽有自愈倾向，但切不可因此等待观望或放弃治疗。前已述及，治疗开始的早晚和预后有一定的关系，因此，应当尽一切可能争取早期治疗。治疗一般可在初步筛查后（一般在 24 小时内完成）立即开始。然后在治疗过程中再同时进行其他（如影像学）的检查。

（1）10%低分子右旋糖酐 500 mL，静脉滴注，3～5 天。可增加血容量，降低血液黏稠度，改善内耳的微循环。合并心功能衰竭及出血性疾病者禁用。

（2）血管扩张药：血管扩张剂种类较多，可选择以下一种，至多不超过 2 种。①钙通道阻滞剂：如尼莫地平 30～60 mg，2～3 次/天；或盐酸氟桂利嗪（西比灵）5 mg，1 次/天。钙通道阻滞剂具有扩张血管、降低血黏度、抗血小板聚集、改善内耳微循环的作用。注意仅能选其中 1 种应用之。②组胺衍生物：如倍他啶（β-histin）4～8 mg，3 次/天；或敏使朗 6～12 mg，3 次/天。③活血化瘀中药：如复方丹参 8～16 mL，加入 10%葡萄糖液中静脉滴注，1 次/天，或 3 片，3 次/天；或川芎嗪 200 mL，以 5%葡萄糖液或生理盐水稀释后静脉滴注，1 次/天。亦可用银杏叶制剂（舒血宁）20 mL 溶于 5%葡萄糖 250 mL 中静脉滴注，1 次/天。许多试验证明，烟酸对内耳血管无扩张作用。

（3）糖皮质激素可用地塞米松 10 mg，静脉滴注，1 次/天，3 天，以后逐渐减量。Hughes 推荐的治疗方案为：1 mg/(kg・d)，5 天后逐渐减量，疗程至少 10 天。对包括糖皮质激素在内的全身药物治疗无效者，或全身应用糖皮质激素禁忌者，有报告采用经鼓室蜗窗给地塞米松治疗而在部分病例取得较好疗效者。因为蜗窗投药可避开位于血管纹和螺旋韧带处的血迷路屏障，使内、外淋巴液中的药物有较高的浓度，药物的靶定位性好，而且不存在全身用药的不良反应。糖皮质激素应用于本病是由于它的免疫抑制作用，大剂量可扩张血管，改善微循环，并可抗炎、抗病毒感染。但在疾病早期用药效果较好。

（4）溶栓、抗凝药当血液流变学检查表明血液黏滞度增高时，可选用以下一种：①东菱迪芙（巴曲酶）5 U 溶于 200 mL 生理盐水中，静脉滴注，隔天 1 次，共 5～9 次，首剂巴曲酶用量加倍。②腹蛇抗栓酶 0.5～1.0 U，静脉滴注，1 次/天。③尿激酶 0.5 万～2 万 U，静脉滴注，1 次/天。其他尚有链激酶。用药期间应密切观察有无出血情况，如有出血倾向，应立即停药。如有任何出血性疾病或容易引起出血的疾病，严重高血压和肝、肾功能不全，妇女经期，手术后患者等忌用。

（5）维生素：可用维生素 B_1 100 mg，肌内注射，1 次/天，或口服 20 mg，3 次/天。维生素 E 50 mg，3 次/天。维生素 B_6 10 mg，3 次/天。或施尔康 1 片，1 次/天。

（6）改善内耳代谢的药物：如都可喜 1 片，2 次/天。吡拉西坦（脑复康）0.8～1.6 g，3 次/天。ATP 20 mg，3 次/天。辅酶 A 50～100 U，加入液体中静脉滴注。或腺苷辅酶 B_{12} 口服。

（7）气罩吸入 5%CO_2 及 95%O_2，每次 30 分钟，8 次/天。或高压氧。

（8）星状神经节封闭。方法：患者仰卧，肩下垫枕，头后伸。首先对 C_7 横突进行定位：C_7 横突的位置相当于颈前体表面中线外 2 横指和胸骨上切迹上方 2 横指之交界处。在此交界处之上方，即为进针点，从此可触及 C_6 横突。注射时用左手中指和示指从同侧胸锁乳突肌前缘将胸锁乳突肌和颈动脉向外牵移，即将注射针头刺入进针点的皮肤，向皮内注射少许 2%利多卡因后，再进针约 0.3 cm，回抽之，若无空气，则可继续进针，直达颈椎横突，然后略向后退少许，注入 2%利多卡因 2 mL，观察 15～30 秒，若无特殊不适，则可将剩余之 4～6 mL 利多卡因注入。如注射部位准确，则患侧迅速出现霍纳征（瞳孔缩小、上睑下垂、结膜充血）。除治疗突聋外，本方法亦有用于治疗梅尼埃病者。由于本术可引起气胸、迷走神经或喉返神经麻痹、食管损伤、脑部空气栓塞等并发症，故应谨慎行之。以上治疗无效者，可选佩戴助听器。

（王艳玲）

第十七节　听神经病

听神经病(AN)是近年来随着诊断听力学的发展而逐渐认识、并正在深入探讨的一种耳聋。其临床表现为不明原因的、以低频听力下降为主的感音神经性聋,听性脑干反应(ABR)引不出或明显异常,而诱发性耳声发射(EOAE)和 CM 正常。目前国内外在疾病命名、病变部位和病因学方面的认识还存在争议。

一、病因及病变部位

病因未明。目前推测的可能病因:①内耳自身免疫性疾病。②新生儿期的高胆红血症,该病选择性破坏脑干听系,螺旋神经节等。③感染。④缺氧。⑤听神经脱髓鞘病变,导致听神经纤维兴奋传导不同步,即听神经非同步化放电所致,而脱髓鞘病病因未明,有学者认为与自身免疫疾病有关。⑥遗传性疾病,如 Charcot-Marie-Tooth 综合征(包括遗传性运动感觉神经病Ⅰ型和Ⅱ型),Friedreich 共济失调,皆可合并本病之症状。⑦特发性疾病。⑧1999 年以来,国外发现非综合征性听神经病家系致病基因*otoF* (ot oferlin)。我国未发现该基因突变者。

二、临床表现

本病并不罕见。青少年多发,亦可婴幼儿期起病。

(一)病史

1.听力减退

起病隐匿;特别听不清对方的言语内容,即只闻其声,不辨其意,该现象在嘈杂的环境中尤为突出。可以伴有耳鸣,少数患者以耳鸣为主诉。

2.多为双耳受累

两侧听力下降的程度和听力曲线不一定相同。也有单耳发病者,但较少见。

3.病因不明

无耳毒性药物史、高热病史、头部外伤史、噪声接触史等。少数病例伴周围神经病、视神经病。

4.家族史

可以有家族史,如一个家庭中兄妹或姐弟数人同时患病。

(二)听力学检查

1.纯音听力图

大多为轻度、中度的听力下降,气导和骨导听阈一致性提高;两耳的听力损失程度大多基本相同。听力曲线以低频下降的上升型居多;其次为鞍型,即除 0.25 kHz、0.5 kHz 外,4.0 kHz、8.0 kHz的听力也下降;此外尚可见平坦型曲线;个别可为高频下降型。两侧的曲线型别可以相同,亦可相异。

2.言语侧听

言语识别率低,与患者的纯音听力下降程度不成比例地更为严重。

3.声导抗测试

在中耳功能正常的情况下(鼓室导抗图呈 A 型)引不出声(镫骨肌)反射,或仅有部分频率出现反射,但反射阈明显提高,超过正常值。

4.ABR

在强声刺激下 ABR 引不出或仅能引出部分反应波,或波幅较低,这是本病的重要特征之一。

5.诱发性耳声发射和对侧抑制试验

无论是瞬态诱发性耳声发射(TEOAE)或畸变产物耳声发射(DPOAE)均正常。这是本病的另一个重要特征。此外,正常情况下,在测试 EOAE 时,给对侧耳加一定强度的白噪声,EOAE 会受到抑制,主要表现为振幅下降,这种现象称为对侧抑制现象。听神经病患者的对侧抑制现象消失。

6.耳蜗电图

耳蜗微音器电位(CM)正常;$-SP/AP$ 大多>1。

7.影像学检查

脑部 CT 和 MRI 无异常发现。

三、诊断及鉴别诊断

(1)凡双耳听力下降、特别是言语分辨能力差的患者,在常规的纯音听阈和声导抗测试中,如显示为感音神经性听力损失,引不出声反射,或仅有部分频率可引出镫骨肌反射而反射阈明显升高时,则应进一步做 ABR、EOAE 和对侧抑制试验,结果提示为蜗后性听力损失而又能排除包括脑部的各种其他疾病者,方可诊断为本病。若同时存在其他周围神经病,应视为全身性神经病的一部分。

(2)本病应与听神经瘤、多发性硬化及脑外伤后遗症等颅脑疾病鉴别。听神经瘤多为单耳受累,且以高频听力损失为主,影像学检查可见占位病变。多发性硬化除听力下降外,尚可有眩晕、其他脑神经及精神、皮层功能受损表现,且症状可有缓解期,脑部 MRI 可见病损。

(3)本病尚应注意和药物中毒性、噪声性、感染性及梅尼埃病、遗传性低频下降型等耳蜗性聋鉴别。

(4)由于本病的病因,病变部位及病理改变等诸多问题尚待探索,故即便在诊断成立后,亦应对病例进行长期的随诊观察。

四、治疗

本病尚无特效治疗方法。可试用维生素 B_1 100 mg 和维生素 B_{12} 500 μg 肌内注射;都可喜(阿米三嗪罗巴新)1 片/天、泼力松等。助听器的效果存在争议。由于患者言语分辨能力较纯音听力受损严重,成人患者大都感助听器无助,甚至有学者认为助听器有害。有学者认为幼儿患者可选用。近年来,有人工耳蜗植入术取得较好疗效的初步报告。

(王艳玲)

第十八节　耳　　鸣

公元前 4 至公元前 5 世纪，Hippocrates 已对耳鸣有所记录。而最早的文字记载，见于公元前 16 世纪埃及的莎草纸的古写本中。由于患者对耳鸣所致的烦恼常是主观的，而客观评定的方法不多，致使临床医师对其不甚了解，且定位诊断困难，治疗方法不足，而成为临床难题。

一、定义

耳鸣为无相应的外界声源或电刺激，而主观上在耳内或颅内有声音感觉。耳鸣是一类症状而非一种疾病。耳鸣的发生率平均为 3%～30%。随着年龄的增长，耳鸣发病率升高，高发年龄在 50～60 岁。两性患病率各家统计不一。

耳鸣不应包括声音幻觉及错觉，有学者认为也不包括来自身体其他部位的声音，如血管搏动声、腭咽喉肌阵挛的咔嗒声、咽鼓管异常开放的呼吸声，这些可称为体声，过去称为“客观性耳鸣”。颅内的鸣声，称为颅鸣，实为来自双耳立体声的听觉作用的表现形式。

耳鸣常为许多疾病的伴发症状，也是一些严重疾病（如听神经瘤）的首发症状，且常与听觉疾病同时存在，如耳聋及眩晕，且表现为首发症状，故临床上应加以重视。

二、耳鸣的分类

耳鸣是累及听觉系统的许多疾病的不同病理变化的结果，病因复杂，机制不清，故分类困难。传统的耳鸣分类法很多，如根据耳鸣的发源部位分为耳源性耳鸣和非耳源性耳鸣；根据耳鸣的病变部位分为传导性耳鸣、感音神经性耳鸣、中枢性耳鸣；根据耳鸣的病理生理特点分为生理性耳鸣、病理生理性耳鸣、病理性耳鸣、心理性耳鸣、假性耳鸣等；根据患者的感受情况分为主观性耳鸣和客观性耳鸣；根据耳鸣的发生情况分为自发性耳鸣和诱发性耳鸣；根据耳鸣的病因分为噪声性耳鸣、药物性耳鸣、中毒性耳鸣、外伤性耳鸣等；根据耳鸣声的来源分为神经源性耳鸣、血管源性耳鸣、肌源性耳鸣、呼吸性耳鸣等；根据耳鸣的音调分为低调性耳鸣、高调性耳鸣、复合音耳鸣；根据耳鸣的持续时间分为持续性耳鸣、间歇性耳鸣、发作性耳鸣；根据听力情况分为伴有听力损失的耳鸣、不伴有听力损失的耳鸣等。这些分类法都有它的局限性，临床上应用时要加以选择。为了便于诊断与治疗，最为实用的分类法是根据病因及功能障碍部位的分类。

（一）听功能障碍部位的分类

耳鸣部位的诊断及病因诊断常常交杂在一起，通常根据功能障碍的部位而做出耳鸣的定位诊断。但是，相同部位的病变可能有着多种病因，如耳蜗的病变，可由噪声、药物、衰老等损害所致。且耳鸣的发生，往往是某一部位的病变达到某种程度所致。故从临床上，对耳鸣的了解与处理常常取决于听功能障碍的部位。但是由于对耳鸣的发病机制尚无深入的了解，因而引起耳鸣的确切解剖部位尚难确定。

1.传导性耳鸣

传导性耳鸣多为低频、宽频带、持续性或搏动性耳鸣。能用相当于听阈的音量掩蔽。

2.感音神经性耳鸣

感音神经性耳鸣常见于感音神经性听力损失耳，耳鸣为窄频带声，其频率常位于高频下降型听力损失区之外侧。

3.中枢性耳鸣

中枢性耳鸣见于脑干或中枢听觉通路的病变。可能为一种反射性表现，对掩蔽反应差。

(二)按病因的分类

1.生理性耳鸣

生理性耳鸣主要为出现于颅内的体声。听力正常者在极安静的环境中可听到下列声音：①血液循环的嗡嗡声或肌肉的颤音。②空气在鼓膜上或耳蜗内液体的布朗尼运动产生的声音。③剧烈运动或情绪激动时的搏动性耳鸣。④头侧放于枕头上，颞区或耳区的动脉被压而致部分阻塞时，可出现搏动性耳鸣。上述情况乃由于"塞耳效应"，即堵耳效应及环境噪声降低所致。⑤吞咽时的咔嗒声是因咽鼓管开放时，其黏膜的表面张力被打破之故。

2.病理生理性耳鸣

可能为耳蜗或脑干功能的微小障碍所致；也可能是未被发现的疾病，而该疾病本身的病变程度尚不足以引起耳鸣，但加上发生耳鸣的"触发因素"。常表现为短暂耳鸣。

(1)自发性耳鸣：许多人曾偶然出现过数秒钟的哨声样耳鸣。约15%的人曾有过5分钟以上的耳鸣。

(2)噪声性耳鸣：耳鸣的发生与内耳神经元自发活动紊乱有关。

(3)药物性耳鸣：可分两类。①不伴听力损失的药物：此类药物多达55种，如抗癌药(甲氨蝶呤)、抗惊厥药(卡马西平)、抗菌药及抗虫药[(磺胺类药、氨苯砜、四环素、多西环素(强力霉素)、甲硝唑等]、利尿剂(环戊丙甲胺)、精神病用药(莫灵顿、多塞平、阿米替林、帕吉林等)、抗组胺药(苯海拉明、异丙嗪等)、影响β肾上腺素能受体药(普茶洛尔)、麻醉镇痛药(丁哌卡因、利多卡因、吗啡等)、中枢神经系统兴奋药(氨茶碱、咖啡因)、血管扩张药(硝酸异山梨酯)、糖皮质激素类药(泼尼松龙等)、非甾体抗炎药(布洛芬)、有机溶剂(甲醇、乙醇、苯)、免疫抑制剂(青霉胺)、降糖药(苯乙双胍)等。此类药物引起耳鸣的发生率尚不清楚。②伴听力损失之药物：此类药物有抗癌药(顺铂、氮芥等)、氨基苷类、环肽类、复烯类、大环内酯类抗生素、4-基喹啉(氯喹等)、8-基喹啉(伯氨喹)、奎宁类药、利尿剂(依他尼酸、呋塞米等)、解热镇痛药、水杨酸盐类(水杨酸盐制剂)、布洛芬及氯芬那酸、甲芬那酸等非甾体抗炎镇痛药、口服避孕药、抗甲状腺素药等。发生的机制与耳蜗神经纤维自发放电率出现异常有关。

(4)毒血症性耳鸣：毒血症可致短暂的或持久的耳蜗损害，或作为已存在缺陷的耳蜗的耳鸣触发因素。

3.与某些疾病相关的耳鸣

(1)听系统外的耳鸣。①肌性：最常见的为腭肌阵挛，耳鸣为与肌阵挛同步的咔嗒声。常自发消失。此种耳鸣可被身旁之人听见。中耳肌阵挛所致之耳鸣可出现于眨眼时，或为自发，或自主性，也见于声刺激及耳郭皮肤刺激致镫骨肌收缩而出现。可用小量卡马西平治疗。咽鼓管开放或关闭也可出现咔嗒声耳鸣，颞颌关节异常时，张、闭口也可出现咔嗒声，另外，咬紧牙关时也可出现一种颤动型声音，适当的口腔科治疗可全部或部分缓解。②呼吸性：咽鼓管异常开放，耳内常出现与呼吸同步的吹风样声，且可有自声过强。本病常发生于过度消瘦者；也可见于潜水、吹奏乐器等职业者。③血管性：为搏动性耳鸣，难以确定是生理性还是病理性。常间歇性出现，它可以是唯一的耳鸣声或为一种附加的耳鸣声；或为一种高调感音神经性耳鸣叠加的搏动性变化。此种耳鸣有时是属于一些疾病的症状，故应注意：确定耳鸣是否与心脏搏动同步；测量血压；对双耳、颈的双侧及头部进行听诊，可听见低调、搏动性声音；压迫每侧颈静脉及乳突区，观察耳鸣是否消失或减轻。最常见的病因是同时存在高血压的动脉粥样硬化或血管扭曲引起动脉性涡流现象所致。不常见的病因为动脉性动脉瘤、动静脉瘘、颈静脉球体瘤，其中以乳突导静脉的畸形与高位颈静脉球常见。当头转向耳鸣的对侧、压迫患侧颈静脉时耳鸣减轻，可诊断为动静脉瘘。血管性耳鸣可由宽带噪声所掩蔽，但纯音不能掩蔽。

(2)传导性耳鸣：引起外耳道阻塞的疾病可致耳鸣，耵聍触及鼓膜时可引起耳鸣，鼓膜穿孔、急性或慢性中耳炎，听骨链病变，鼓室积液，鼓室肿瘤也可伴有耳鸣。当出现传导性听力损失时，由于堵耳效应及环境噪声减低使正常掩蔽效应减小，致耳鸣被发现或加剧。

(3)感音神经性耳鸣：大部分来自蜗内疾病。感音神经性耳鸣可分为感音性、周围神经性及中枢神经性耳鸣。但较难明确分开，且常互相混合。①感音性耳鸣：为耳鸣中最常发生的部位，常见的为老年性聋、耳毒性药物性听力损失、噪声性听力损失、梅尼埃病、迟发性膜迷路积水、外淋巴瘘、内耳感染、耳硬化症、Paget 病及耳蜗血管性缺陷等。耳蜗性耳鸣的特征千变万化，通常耳鸣的音调易匹配，且位于听力障碍的频率范围内或其附近。临床听力学检查有助于诊断。耳鸣的严重程度及发生率与听力损失有明显关系。感音性听力损失越重，越易产生耳鸣。耳鸣的响度也随听力损失加重而增加。但是，耳鸣亦可发生于听力正常者。约有 1/3 之中度及重度听力损失者不伴有耳鸣；这一点至今尚无法解释。耳蜗性耳鸣发病的机制仍不甚清楚，从神经电生理和耳蜗微机制方面学说有神经元自发放电节律异常，耳蜗的机械功能障碍，耳蜗的微力学活动异常，耳蜗内的机械反馈作用和外毛细胞摆动失调等。②周围神经性耳鸣：听神经瘤的耳鸣为首发症状者约占 10%，单侧性耳鸣而听力正常者，一定要排除听神经瘤。听神经疾病致耳鸣者比耳蜗疾病者少见，且多为较大的嗡嗡声。其机制未明，可能与神经纤维的变性引起纤维间交互传递或神经纤维传递变慢有关。听神经纤维排放时静止状态的失真，神经纤维的传递变慢，可引起到达大脑的神经纤维异常点火模式，即可出现耳鸣。③中枢神经性耳鸣：常发生于原有的或潜在的周围性听功能障碍之耳，如迷路或听神经手术后出现耳鸣。也可由紧张状态作为促发或加剧因素而致。肿瘤、血管性异常、局部炎症、多发性硬化等侵及听传导路径者皆可发生耳鸣。耳鸣常呈现为白噪声样。如耳鸣与脑血管疾病发作同时出现而无听力障碍时，多为中枢神经性耳鸣。另外，患者诉说耳鸣是在头内部时，有可能为中枢性，但也可能是无法描述耳鸣部位的双侧耳蜗性耳鸣。

(4)反射性(非听觉疾病性)耳鸣：①颞颌关节疾病或咬合不良。②颈椎关节病、颈损伤(甩辫子损伤或插管麻醉时)，椎动脉功能障碍可能为部分原因。这些疾病常有嚼肌及颞肌、枕、额肌及颈肌等肌肉痉挛。可致张力性头痛而使耳鸣加剧，耳鸣又可致肌张力增加转而加重耳鸣。

(5)全身疾病性耳鸣：某些疾病可导致耳鸣，如甲状腺功能异常，糖尿病，多发性硬化，碘、锌缺乏，贫血，偏头痛，高血压，高血脂，肾病，自身免疫性疾病等。

4.假性耳鸣

假性耳鸣为耳鸣样声，但不遵循耳鸣的定义。

(1)自然环境声：偶然，外来声音类似于耳鸣声，或附加于耳鸣之上，如钟声，风吹电线声、变压器、家用电器的嗡嗡声，环境声仅在家中某一房间才听见，或在特定的地理位置，且可为其他人所听见。但患者的听力在正常范围内。

(2)伪病:有些人为了某种目的,夸大了耳鸣的程度及影响,部分是属于法医学范畴。

5.耳鸣发生机制的新假说——中枢高敏学说

过去一直认为,大部分耳鸣是耳蜗病变的结果。但越来越多的证据表明,中枢神经系统也参与了耳鸣的产生和维持。听系和非听系中枢、自主神经系统、边缘系统等均与耳鸣有关。

在迷路切除和第Ⅷ对脑神经切断后耳鸣患者仍感到耳鸣持续存在。耳鸣可以在人工耳蜗植入后通过电刺激第Ⅷ对脑神经而受到抑制。一侧耳的耳鸣可以被同侧和对侧噪声所掩蔽。电刺激耳鸣患者的中间神经时,可引起耳鸣响度的变化等。而正电子发射断层成像、功能性 MRI(PET、fMRI)等研究发现耳鸣患者的左侧听皮层代谢活动显著升高,给动物注射水杨酸后单纤维记录显示部分听神经纤维、下丘神经元、初级听皮层内单个神经元的自发放电活动增加等。此外,心理学研究也提示,耳鸣与中枢神经系统功能(意识、注意力、情绪、学习和记忆)有关,连续耳鸣会对人造成长期心理负荷而影响身心健康,而不良情绪又可以加重耳鸣。

中枢高敏学说认为,耳鸣是一种由外周或中枢病变引起的、中枢神经系统参与的心身疾病的症状。外周或中枢病变后,听觉神经系统及其相关脑区的自发电活动是耳鸣发生的神经生理学基础。不管外周或中枢病变,中枢神经系统都参与长期耳鸣的维持,中枢敏感性的异常增高是耳鸣产生与维持的主要原因。心理因素与耳鸣密切相关,耳鸣是典型的心身疾病。

三、影响或触发耳鸣的因素

(一)噪声

噪声的接触可致原有的耳鸣加重,但也可使耳鸣减轻或缓解(故可采用掩蔽声以治疗耳鸣),或促发出另一种耳鸣声而与原有的耳鸣声混合。急、慢性声创伤(慢性声创伤如响度很高的音乐)也可引起耳鸣。

(二)心理学等其他因素

因家庭、婚姻、职业、意外事件等方面的精神压力可触发耳鸣发生。而耳鸣又可使患者出现压抑、忧郁、烦躁、情绪波动、过分忧虑等心理障碍,心理障碍又加重耳鸣,从而互相影响,出现恶性循环。疲劳时可使耳鸣加重,心情愉快可使耳鸣减轻,大部分患者卧位时耳鸣加重,但有少部分患者感到减轻,女性月经期可致耳鸣加重,减肥食品既可使耳鸣患者症状加重,但也可使耳鸣缓解,某些食品可使体内产生变态反应而致耳鸣,奶酪类食品、巧克力、含咖啡因的饮料、乙醇、烟草可加重耳鸣。

四、耳鸣的临床意义

(一)耳鸣的后果

耳鸣对患者影响程度的大小,按其顺序为失眠、听功能障碍、头昏、注意力不集中、情绪激动、焦虑、忧郁、孤独。

(二)耳鸣的严重程度

必须对耳鸣严重性的程度做出评定,以确定是否需进行治疗,以及对治疗的结果进行评价。耳鸣严重程度的分级如下。

(1)轻度耳鸣:耳鸣为间歇性发作,或仅在夜间或很安静的环境下才感到有轻微耳鸣。

(2)中度耳鸣:耳鸣为持续性,即使在嘈杂的环境中也感到耳鸣的存在。

(3)重度耳鸣:耳鸣为持续性,严重地影响患者的听力、情绪、睡眠、生活、工作和社交活动等。

(4)极重度耳鸣:耳鸣为长期持续性,且响声极大,患者难以忍受,极度痛苦,甚至无法正常生活。

(三)耳鸣的心理学问题

大量事实表明,耳鸣与心理因素密切相关。心理因素可以是耳鸣的原因,也可以是耳鸣的结果。心理因素引起的耳鸣,是典型的心身疾病。耳鸣成为第一主诉,可能是由于这部分人对耳鸣的耐受阈较低,或中枢神经系统的敏感性较高之故。在遇到这类耳鸣患者时,应仔细追问病史,并首先取得患者及其家属的信任,争取弄清心理和社会方面的原因。耳鸣也可以引起严重的心理反应,甚至心理障碍,其耳鸣严重到不能忍受、不能进行正常的工作和生活、并有自杀行为或倾向。治疗这类患者,在积极治疗原发疾病的同时,耳鸣习服疗法有较好的效果。即帮助患者树立正确的“耳鸣观”,纠正对耳鸣的错误认识,增加对耳鸣及其原发病的心理认同和心理适应,消除“耳鸣情绪”,配合全身松弛训练、转移注意力和自我心理调适等方法,争取忽略和习惯耳鸣,提高生存质量,成为新的“耳鸣感受”。因为观点不同,情绪不同,耳鸣感受也不同。

五、耳鸣的诊断

(一)病史的采集

病史采集极为重要,是耳鸣诊断的关键,病史应包括以下内容。

(1)耳鸣是否合并听力损失及眩晕,三者之间出现时间先后的关系。

(2)耳鸣出现的时间:持续时间,变化的过程,诊断及治疗过程,目前现状。

(3)耳鸣的特征:包括部位及耳别,持续性或间断性,间断的时间及有无规律性变化。

(4)耳鸣音调的性质:是高调,还是中调、低调,耳鸣声的具体描述,如蝉鸣、哨音、汽笛声、隆隆声、风吹电线声、风声、拍击声及咔嗒声等。是搏动性还是非搏动性,搏动性是否与心跳或脉搏同步,是否与呼吸有关,音调性质有否变化。

(5)耳鸣响度:可与环境声或生活声比较。

(6)耳鸣的严重性:对情绪及生活、工作的影响,使患者感到烦恼的程度,焦虑及抑郁是原因还是后果,是否可逐渐适应。

(7)耳鸣的可能原因:耳鼻咽喉科尤其是耳科的过去病史、头外伤、声创伤、耳毒性药物史、心脑血管疾病史、变态反应疾病史等。女性患者应了解与月经期的关系。

(8)耳鸣的触发或加剧等影响因素。

(9)耳病及与耳病有关的全身性疾病情况:特别是神经系统疾病的病史询问,以便确定耳鸣是否与神经系统疾病有关。

(10)患者自身控制耳鸣的方法:如听音乐、散步、旅游等。

(11)家族史:特别是与耳鸣有关的疾病史。

(二)临床一般检查

1.系统检查

应与内科及神经科医师合作,根据需要,进行有关病变及功能状态的检查。

2.耳鼻咽喉科检查

尤其是耳科的详细检查。并应做颈部、颞颌关节功能检查。如为搏动性耳鸣,应做头及颈侧及耳的听诊,以了解有无血管搏动声,转动颈部,了解压迫颈静脉后对耳鸣的影响。

3.心理学评价

由于耳鸣与焦虑互为因果，故应与心理学家合作，对耳鸣患者做出心理学的评价。

4.影像学检查，实验室检查(含免疫学检查)

应根据患者的病史，怀疑局部或全身疾病与耳鸣有关时才进行相关检查，结果如有异常也应小心分析。

(三)听力学测试

听力学测试对于耳鸣的诊断极为重要，尤其是病因及病变部位的确定及治疗效果评定。但应注意少数患者听力可能完全正常。对于未发现听阈损失的被检者，扩展高频纯音听阈测试，有时可有异常发现而有助于诊断。

(四)前庭功能检查

前庭功能检查应包括自发性及诱发性前庭功能检查，进行眼震图记录，姿势图检查等。

(五)耳鸣测试

由于耳鸣本身是一种主观症状，故目前尚缺乏客观测试指标以判断有无耳鸣存在及耳鸣的严重程度。下列的行为反应测试，其可靠性及精确性还存在一定问题。

(1)耳鸣音调的频率匹配：通过音调的匹配来确定其音调的频率或是最令患者心烦的主调，临床上仅需以纯音听力计来进行匹配。

(2)耳鸣的响度匹配：为了解对耳鸣完全掩蔽所需的强度，应做响度匹配。但是，在实际进行时，由于重振现象及掩蔽效应的存在而有一定的困难。

(3)最小掩蔽级：也称耳鸣掩蔽曲线测试，为测定刚可掩蔽耳鸣的测试音的最小强度级。掩蔽曲线可分五型。①Ⅰ型：聚合型，听阈曲线与掩蔽曲线从低频至高频逐渐接近，多见于噪声性听力损失。②Ⅱ型：分离型，两曲线从低频至高频逐渐分开，约占3%，病变不明。③Ⅲ型：重叠型，两曲线近乎重合，耳鸣为宽带噪声样，约占32%，见于梅尼埃病，特发性突聋及耳硬化症。④Ⅳ型：远离型，耳鸣为宽带噪声样，见于中耳及内耳病变。⑤Ⅴ型：抗拒型，任何强度的掩蔽声皆不能将耳鸣掩蔽。

(4)为准备掩蔽治疗尚应测试掩蔽的时间衰减，后效抑制，响度不适阈等。

六、耳鸣的治疗

目前，耳鸣的治疗还存在着较大的困难，因为引起耳鸣的疾病与因素极多，有时难以做出正确的病因、病变部位的诊断，而即使能做出病因及病变部位的诊断，病因治疗有时也存在困难，或者，即使引起耳鸣的疾病得到治疗，而耳鸣仍然存在，故有学者认为应用治疗一词，不如代以处理一词更为恰当。因此，尽管耳鸣的治疗方法很多，但迄今尚无特殊有效的方法。但是，在临床实际中，耳科医师不能断然告诉患者耳鸣无治疗方法，以免引起患者新的心理障碍。耳鸣治疗效果的评价：耳鸣的减轻及焦虑的解除，并非如其他疾病一样称为治愈。此外，对耳鸣的治疗并不是一位临床医师能够解决的，必须有耳鼻咽喉科医师、听力学家、神经学家、精神科医师、心理学医师等共同研究制定治疗方案。

(一)病因治疗

病因治疗是医学上首要而且是最理想的治疗方法。但如病因无法确定，或是病因虽能确定但却无法治疗，故病因治疗并不如想象中那样容易收效。病因治疗可分内科药物治疗及外科手术治疗两种。外科治疗是对引起耳鸣的部分疾病进行手术治疗，如动静脉瘘、动脉瘤等。而耳蜗神经切断术、前庭神经切断术、听神经瘤的手术治疗、鼓丛神经切断术等对于耳鸣的疗效很难确定，这些手术除非是针对疾病本身的需要，否则，不应以外科手术作为治疗耳鸣的方法。

(二)药物治疗

用于治疗耳鸣的药物基本上分为两大类，一是伴发有耳鸣的基本疾病的治疗，二是对症治疗。

1.基本疾病的治疗

如对中耳炎、梅尼埃病、甲状腺功能异常等的药物治疗。此外，B族维生素(尤其是维生素 B_{12})、锌制剂、银杏叶制剂，可能有助于对无选择性耳鸣的治疗，但疗效尚待临床证实。低血糖可为耳鸣的病因，如耳鸣在睡眠后或清晨加剧，而饮用葡萄糖水，10～20分钟后耳鸣减轻即可证实。

2.对症治疗

可分两类，一为减轻耳鸣对患者的影响，二为耳鸣的抑制药。

(1)减轻耳鸣影响的药物：此类药物主要包括抗焦虑、抗抑郁药，但这些药物均有不同程度的不良反应，甚至有些药物可加重耳鸣，故用药时应该慎重，且不能过量。①抗抑郁药：多塞平，口服25 mg，3次/天，多在1周内见效；马普替林，口服25 mg，3次/天。②抗焦虑药：艾司唑仑，口服1 mg，3次/天；阿普唑仑(佳静安定、佳乐定)，口服0.4 mg，2次/天，最大限量4 mg/d。

(2)耳鸣的抑制药。①利多卡因：对耳鸣的抑制，有学者认为它作用于中枢，也有学者认为它作用于末梢。已知利多卡因是一种膜稳定剂，阻滞钠通道，故可阻滞由于病变所致之中枢听径路的异常兴奋活动，从而减轻耳鸣。最近，有学者认为利多卡因的四价氨衍生物QX572不能通过血-脑屏障，故其抑制耳鸣作用在螺旋器，但仍无一致的结论。该药对绝大部分病例，耳鸣的减轻或抑制是肯定的。虽然有时作用时间较短(仅几小时)，但是对于一些严重耳鸣者已感到极大的满足。利多卡因治疗的常规剂量为1～2 mg/kg，以1%溶液缓慢注入静脉，5分钟注完(不能太快)，每天1次，7天为1个疗程，休息1周后可做第二疗程。②氯硝西泮：为首选药，为抗惊厥药。剂量为0.5 mg，每晚1次，共1周，如无效可用0.5 mg，2次/天，共1周，然后0.5 mg，3次/天，共2周，如无效即停药，有效则减至0.5 mg，1次/天或2次/天。③氟卡尼：100 mg，2次/天，1周，然后150 mg，2次/天，2周，维持量100 mg，2次/天。④卡马西平(或称酰胺咪嗪)：剂量增加法，100 mg，睡前1次，以后每天增加100 mg，共1周，直至达到200 mg，3次/天；全量法，200 mg，3次/天。⑤扑痫酮(或称麦苏林)：为抗癫痫药，当卡马西平无效时可用此药，首次0.15 mg，以后每周增加0.25 mg/d直至700 mg/d。⑥麦奥那：一种肌肉松弛剂，150 mg/d，口服2周对耳鸣有明显疗效。⑦舒必利(亦称硫苯酰胺)：为抗精神病用药，对抑郁症有效，口服600～1 200 mg/d。

从以上情况说明，耳鸣抑制药治疗存在着疗效不甚肯定，而不良反应较多的问题，故临床医师应全面斟酌，慎重使用。

(三)掩蔽疗法

掩蔽疗法为目前耳鸣治疗中较为有效的方法。实际上，许多耳鸣患者早已发现在嘈杂环境中耳鸣有减轻或消失的现象。掩蔽疗法的机制是基于耳鸣的外毛细胞补偿学说，即耳蜗某部位的外毛细胞受损时，其邻近的正常毛细胞将加强其电机械作用以试图补偿之，如补偿活动的能量超过了正常阈值就会产生耳鸣。故产生了临床上用掩蔽声置于患耳而使外毛细胞的“补偿”活动受到抑制，来减轻耳鸣的方法。从心理学角度看，耳鸣患者对掩蔽声听起来比自身的耳鸣声愉快，掩蔽器发出的掩蔽声可由患者自己调节音量并选择是否使用，可取得较好的效果。

掩蔽疗法的作用基本上可出现4种作用。

1.连续性完全掩蔽

掩蔽器的掩蔽噪声连续出现，从而掩盖了耳鸣。应用持续性完全掩蔽取决于几个因素，最重要的是，掩蔽噪声的最小掩蔽级不能过分大于耳鸣响度，即最小掩蔽级的值减去耳鸣的响度匹配值，不能>10 dB，最大不超过15 dB。其次，所应用的噪声应比耳鸣有更易于接受的性质。再者是掩蔽效应不随时间而衰减。

2.连续性部分掩蔽

如果对耳鸣起到完全掩蔽的声音过大而不能接受时，此种患者在安静环境中多出现耳鸣加剧。对于此类患者可采取部分掩蔽，即掩蔽器仅提供与耳鸣响度相等的低强度掩蔽声。另外，掩蔽试验如出现10 dB以上的掩蔽衰减，则也应采用部分掩蔽。

3.抑制性掩蔽

耳鸣的全部或部分抑制，可作为连续掩蔽的一种替代方法或附加作用，如后效抑制试验结果为全抑制，则治疗性掩蔽的后效抑制的效果更好，如无后效抑制，或后效抑制试验时响度加强，则应做较长时间的掩蔽，可出现一定程度的后效抑制。故掩蔽器的使用应给予高强度级的声音，且掩蔽时间应在1小时以上，以便确定是否出现后效抑制。

采用特异性频率的掩蔽声其抑制掩蔽的作用有可能更大，为了选择更理想的后效抑制效应，应做各种宽频谱的一定范围的掩蔽声进行掩蔽。使用程序化掩蔽是否能产生更有效的抑制掩蔽，仍有待于进一步研究。有些研究指出：产生最大后效抑制的频率，常比耳鸣频率低，少数可低1～2倍频。

另外，也可采用间歇掩蔽声，可更有效的出现更大的后效抑制效应，但起止时间应为10分钟。也需进一步研究。

4.掩蔽的脱敏化作用

许多耳鸣患者的不适响度级降低，常需佩戴耳塞或避开噪声环境，但耳塞常导致耳鸣加剧。耳鸣掩蔽器可减少此一难题，即规则地短时间佩戴掩蔽器，掩蔽时间每天累积达6小时，掩蔽强度应调节为清楚听见但无不适感(不需要全掩蔽)。此法可进行数天至6个月，许多患者可重新获得对强声的耐受。

作为掩蔽疗法的掩蔽器种类很多，如以下几种。

(1)环境声：有些患者晚上入睡困难时，可用钟声、流水声等掩蔽耳鸣或分散对耳鸣的注意力，而促使患者入睡。

(2)一种具有调频装置的小收音机或单放机：可先将适合于患者的窄带掩蔽噪声录成磁带，放入单放机中播放，作耳鸣掩蔽用，且可播放音乐声、雨声或流水声等。

(3)用助听器减轻耳鸣：主要应用于低调耳鸣的患者。助听器多引入频率为4 kHz以下的环境噪声，同时，此类噪声得到了放大，从而使耳鸣受到部分或完全掩蔽，偶尔还可出现后效抑制效应。

(4)专用的耳鸣掩蔽器：其外形极似助听器，有耳后型、耳内型和程序式3种。

(5)合并型掩蔽器：耳鸣掩蔽器连接或藏于助听器内，其助听器与掩蔽器音量控制各自独立，使用时，先调节助听器音量，然后再调节掩蔽器音量，则掩蔽效果更佳。

(四)心理学治疗

耳鸣的心理学治疗是指通过语言的和非语言的交流方式等方法，来影响及改变被治疗者的心理状态及心理障碍，从而达到打断恶性循环、治疗耳鸣的目的。

1.认知疗法

向患者介绍耳鸣的可能病因或病因，耳鸣的特点。使患者认识到耳鸣并非是一种严重的、致命的进行性疾病，以消除顾虑。说明耳鸣是可以治疗的，但需要较长的时间，必须有信心。介绍有关耳鸣的治疗方法，并且说明耳鸣的治疗效果与情绪有关。通过这些认识，使患者了解耳鸣对生活及工作的影响并不是那样大，从而认识到过分强调耳鸣对身心的影响是不必要的。

2.生物反馈疗法

采用电子仪器，将人体内的生理功能信息加以采集，然后在监视器上显示，而反馈给人体，使患者根据这种反馈信号来训练自己，以对体内不随意的功能活动（如肌肉放松，改变心率，镇静情绪等）进行调节，以期控制某种病理过程，促进功能恢复，从而达到治病的目的。

目前认为，本疗法对耳鸣所起的作用在于患者紧张状态的减轻或消失，而使耳鸣易于耐受。而客观的耳鸣响度匹配与音调匹配并无改变。

（五）电刺激疗法

电刺激疗法是指利用电流直接刺激听觉系统达到抑制耳鸣的目的。根据电刺激电极部位分为外刺激（颅或外耳）及内刺激（中耳及内耳）两类。治疗对象主要为耳蜗性耳鸣患者，这种方法目前极少应用于临床。

（六）耳鸣习服疗法

耳鸣习服疗法又称再训练法，目的是使患者尽快达到对耳鸣的适应和习惯，主要方法则是由专科医师定期给予习服训练的详细指导，包括耳鸣不全掩蔽、松弛训练、转移注意力和心理咨询等。患者应长期坚持训练，并且必须使用如耳鸣掩蔽器、音乐光盘、磁带等以协助达到对耳鸣适应和习惯的目的。

（七）耳鸣的联合治疗

耳鸣的治疗方法虽然很多，但很难确定何种治疗方法更为有效，基于此，除进行病因治疗外，联合治疗（包括药物、生物反馈、声掩蔽、电刺激），以达到缩短治疗时间，减少具有不良反应药物用量，增加协同疗效，可取得更为有效的结果。

（王艳玲）

第十九节　眩　　晕

人体的平衡、空间定向及本体感觉为人体重要的生物功能之一。平衡是由视觉系统、本体感觉系统（包括皮肤浅感受器和颈、躯体的深部感受器）和前庭系统的互相作用，以及周围及中枢神经系统之间的复杂互相联系与作用而维持的。对角及线加速度及静态移位信息起反应的前庭末梢器、视觉、本体感觉等的平衡信息传至中枢神经系统。在脑干的前庭核处，对来自平衡三系统的信息，与大脑皮层、小脑、网状结构及锥体外束系统等处传来的离心冲动，进行整合及调制，从而维持了人体的平衡。如果平衡系统中任何一处出现病变，感受的信息发生矛盾及冲突，此种整合及调制失当，则可使平衡系统之间的信息匹配不当，而出现平衡障碍的症状——眩晕。简言之，眩晕是主观症状，平衡失调为客观表现。

眩晕为临床常见的症状之一。在门诊患者中，被列为常见症状的第 3 位。最近 Hullars (2005)报告它为门诊初诊患者的第 10 位。在临床工作中，由于眩晕的病因常难以明确，诊断及处理极为紊乱。而且，除耳鼻咽喉科疾病可致眩晕外，它与内科、神经内科、脑外科、骨科、儿科、妇产科及精神病科的关系也极为密切，而门诊患者中，仅有部分为前庭系疾病所致。为了使眩晕患者能够得到有效的治疗，对眩晕的全面了解为当前耳鼻咽喉科的重要课题之一。

一、眩晕的定义及概念

眩晕是平衡系统（视觉、本体感觉、前庭系统）功能障碍的一类复杂症状。国外常用 dizziness 一词，但国内对此词译为头晕或头昏，而将 vertigo 译为眩晕，实质上，两者并非同义词，Vertigo 仅是 dizziness 的一种类型。dizziness 是平衡感觉改变或平衡障碍的广义词，患者常难以明确描述其临床症状。目前常用的有关眩晕的名词有以下几种。

（一）眩晕

眩晕是一种突然发生的、无外界刺激所致的自身或外物运动的错觉，主要为旋转性；但也可为上升、下降感；前后、左右晃动感。多发生于周围前庭系统的急性损害，也可见于中枢前庭系统的病变。

（二）平衡失调

平衡失调是一种不稳感或反复倾倒感，为运动传出障碍，也是一种姿势调节障碍，属于空间定位障碍的范畴。一般不出现眼震，为周围及中枢前庭系急性病变的补偿期，或为缓慢进行性损害的表现。共济失调是其中的一种类型。

（三）头晕、头昏

头晕、头昏是头内出现不适感而又无法明确表达的症状，可为一种飘浮感、轻微不稳感、失去自我感、轻微的运动感及恶心，也属于空间定位障碍的表现。可由前庭系功能障碍所致，也可因心、脑血管病（低血压、脑缺血）或全身性疾病（低血糖）或精神疾病（如焦急）所致。亦可由过度换气产生。

（四）精神状态不稳

精神状态不稳表现为思维能力、注意力下降，或有短期记忆改变。

（五）晕厥前期

一种晕厥的感觉，或是即将出现意识丧失的感觉，也可为伴有眼前发黑的感觉。从心理物理学角度上看，这些症状是感觉神经系从感受到知觉过程中不同功能状态的表现。

眩晕是一种特异性的平衡功能障碍的症状，而头昏、晕厥等是一种总体的、较少特异性的感觉变化。从疾病过程上说，旋转性眩晕、平衡障碍、头昏等症状的出现，取决于疾病发作的快慢，损伤程度的轻重，疾病的不同时期、前庭补偿的程度及快慢。在临床上，梅尼埃病在旋转性眩晕急性发作后有较长时间的头昏或头晕存在，椎-基底动脉短暂缺血性眩晕有时表现为头昏、头晕，有时则出现短暂旋转性眩晕，即为明证。当前，眩晕分类以前 3 种为主，而后 2 种可作为眩晕的附带症状。

眩晕的定义：平衡障碍的一种主观感觉，空间定位障碍的运动错觉及体位障碍之错觉，一般不应称为运动的幻觉，所谓幻觉，实际上为精神病的症状，故采用幻觉一词不妥。

二、眩晕的分类

眩晕的分类至今尚无统一看法。其分类乃为了临床诊断及治疗之需要，如根据解剖部位，分为前庭及非前庭性。也曾有系统性眩晕(有旋转运动感)与非系统性眩晕(无运动感)、耳源性与非耳源性、真性(旋转性)与假性(非旋转性)眩晕、全身性疾病、血管性、颈性神经学疾病、耳科疾病及杂类等之分。

(一)前庭性眩晕

1.耳蜗前庭疾病,同时存在前庭及耳蜗症状

(1)迷路内:梅尼埃病、迟发性膜迷路积水、迷路炎、特发性突聋、耳硬化症、外伤性眩晕、药物中毒、自身免疫性内耳病及内耳供应不足。

(2)迷路外:外耳道耵聍栓塞、外耳道异物、中耳负压、Ramsay Hunt 综合征、桥小脑角肿瘤及颞骨骨折。

2.前庭疾病

(1)迷路内:良性阵发性位置性眩晕、运动病。

(2)迷路外:前庭神经炎。

(二)前庭中枢性眩晕

1.血管性

锁骨下动脉盗血综合征、椎-基底动脉短暂缺血性眩晕、Wallenberg 综合征、基底偏头痛及过度换气综合征。

2.肿瘤、外伤、变性疾病

桥小脑角处肿瘤、小脑损害(变性或肿瘤)、颞叶肿瘤、颅后窝肿瘤、感染、前庭性癫痫、脑外伤、多发性硬化、遗传性共济失调、颅底凹入症及中枢性位置性眩晕。

(三)非前庭性眩晕

(1)眼性。

(2)颈性。

(3)全身疾病,心脑血管。

(4)血液病,内分泌及代谢性疾病,精神性眩晕。

根据解剖部位分类,目前最简单的分类为中枢性及周围性两大类,有利于临床医师实际工作。

三、良性阵发性位置性眩晕

良性阵发性位置性眩晕(BPPV)是指头部迅速运动至某一特定头位时,出现短暂阵发性发作的眩晕及眼震,由于征象是在头部运动过程中出现,故有变位性眩晕之称。本病为眩晕疾病中最为常见者。

1921 年 Barany 首次做了描述,1952 年 Dix 及 Hall plke 详细介绍了特定手法激发了典型的症状及眼震特征的发作及其过程。

(一)流行病学

眩晕患者中,BPPV 占 17%～22%,有学者认为占周围性前庭疾病的 20%～40%,且认为比梅尼埃病发病率多一倍。女性多于男性,可有家族性。多发生于后半规管,其次为外半规管,发生于前半规管最少。

(二)发病原因

大部分病因不明(约占 68%),一般可分为两类。一类为特发性,称为耳石病,占 34%～

68%。另一类为继发性，继发于前庭神经炎（有学者认为，可有15%的前庭神经炎可以发作BPPV）、梅尼埃病、突聋、病毒性迷路炎、内听动脉缺血、偏头痛、头外伤、中耳和内耳术后、人工耳蜗术后、耳毒性药物损害、耳硬化症、内耳畸形、慢性中耳乳突炎及颈源性眩晕等。

（三）发病机制

1.原发性发病机制

（1）半规管结石症：由Hall等提出，并由Spley（1993）进一步说明，支持此学说是根据颞骨组织学的观察、半规管阻塞术的效果及手术中的发现、耳石复位的效果等。学者们认为耳石脱落后聚积于后半规管壶腹处，头位移动至悬头位时，半规管居垂直方向，管石受重力作用而牵引内淋巴，为了克服嵴顶弹性及半规管的惯性，数秒钟后（即潜伏期）嵴顶及内淋巴移位，此时才发生眩晕及眼震。当管石移至半规管较水平位置时，弹性使嵴顶通至中间位，眩晕停止。头位回复至直立位置时，眼震方向与悬头位相反，当激发头位反复进行时，管石反复移动。Bdloh（1993）提出，在Eplet手法治疗后，出现静态的方向改变的另一种位置性眼震，可能为耳石从后半规管进入外半规管，而附着于嵴顶处，使该处成为重力感受器官。被检者低卧时嵴顶位于垂直位顶部。头转向患侧时，内淋巴向椭圆囊方向移动，头转向健侧时，内淋巴向离开椭圆囊方向移动，这实际是发作外半规管眼震的解释。

（2）嵴顶耳石症：Schuknecht（1960）提出，椭圆囊耳石变性沉积于嵴顶，引起内淋巴与嵴顶密度不同，致比重发生差异，导致对重力作用异常感知，从而产生数秒钟的眼震及眩晕。实际上，重力作用于嵴顶的说法是不可能的。但是，Casanl等（1997）提出外半规管的重力嵴顶学说，实际上也是不可能的。

2.继发性发病机制

继发性BPPV致耳石脱落的机制：①梅尼埃病、膜迷路积水致半规管扩张、囊斑扭曲、缺血而致损伤，使耳石脱落。②因头外伤，耳手术时内耳被振动致耳石脱落。③病毒性神经迷路炎，过去称为病毒性迷路炎、病毒性神经炎、耳蜗炎、前庭神经炎。因病毒侵犯迷路引起炎症，使耳石脱落。④内听动脉缺血：各种缺血性脑病、偏头痛及颈源性眩晕可致迷路缺血致囊斑损伤、耳石脱落。可单独发生，也可并发椎-基底动脉系统缺血性病变，于是，可同时出现脑干缺血症状。⑤偏头痛：BPPV患者中，26%为偏头痛所致。其发病机制可能为迷路血管痉挛致使耳石脱落。此种偏头痛的BPPV更常见于儿童。⑥颈源性眩晕：颈椎病不能等同于颈源性眩晕。颈部肌肉及肌腱，颈椎骨赘致椎关节僵硬而致变性病变，皆可压迫椎动脉。如原来存在血管狭窄或畸形，可使椎动脉血流障碍；如对侧椎动脉也存在血流障碍，则可导致脑干、迷路缺血，致耳石脱落。

（四）临床征象

多发生于中年人，女性稍多于男性。突然发病，眼震发生于激发头位后3～10秒（潜伏期），如卧位坐起时，或坐位突然躺卧时，俯身、低头、仰头、左或右转头时，则突然发作强烈旋转性眩晕，一般在30秒内，伴眼震、恶心及呕吐。眼震持续过程中，先逐渐增强后渐减弱，当卧位回至坐位时，可出现一种方向相反短暂低速眼震。眩晕有时发作轻微，但患者主观上常自认为眩晕持续不止数秒钟，此乃因眩晕发作强烈之故。眩晕停止后可有头重脚轻、漂浮感、不稳感、头活动时不适，整个病程可达数小时、数天。极少数可达数月、数年，个别患者表现为慢性平衡失调。眩晕可周期性加重或缓解。间歇期长短不一，有时可1年至数年不发病，且患者常避免出现激发头位。

（五）检查

（1）Hallpike变位性试验：为后半规管检查法，被检者坐于检查床上，检查者位于患者后方，双手持头，头先转向45°悬头位，这样，被检者的后半规管才真正位于垂直位，而非检查的另一侧后半规管的耳石不会移动而出现眼震，观察20秒，或眼震停止后，头恢复至直立位，然后，才是对侧悬头位。眼震方向为朝向下方之耳之方向，左耳向下时的悬头位，眼震为顺时针方向，右耳在下时则出现逆时针方向的眼震。

眼震电图应采用水平及垂直双导联记录，可记录何种头位时出现眼震，并能准确了解潜伏期及持续时间渐强渐弱情况，以及反复激发后的衰减情况，但是，必须注意排除眨眼及面肌活动产生的肌电赝像，故可采用Frenzel眼镜直接观察。眼震方向与眼球位置有关，如眼球位置位于旋转轴之下，则快相朝向上面耳之方向，如眼球位置位于旋转轴之上，则方向相反。

(2)外半规管BPPV检查：被检者仰卧位，迅速转动至侧卧位，如出现与转动方向相同之水平性眼震，即向地性眼震为阳性，以头位转向患侧时，眩晕可更强烈，在任一头位时可见水平性眼震，持续时间为60秒。将头从一侧转向一侧，产生与转动方向相同之眼震，而以头位转向患侧时，眼震最为强大。则可诊断，与后半规管BPPV比较，时程短消失更快，且有表现为非疲劳性。

Baloh等(1979)描述本病的一种复杂的眼震，双眼有向上的眼震，但水平眼震双眼的方向不同，同侧的眼震为离开在下方的耳的方向，对侧眼震为朝下方的耳的方向。

(3)听力学检查：一般无听力学异常改变，但管结石症如发生于某种耳病，则可出现患耳听力异常。

(4)姿势图检查：无特征性。

(5)神经系统检查：无异常。

(6)CT及MRI检查：无异常。

(六)诊断

病史的特征性极为重要，间歇期无异常发现，结合病史，Hallpike变位性眼震试验，听力学检查可确诊，但变位性眼震检查最好在发作期进行。应与中枢性位置眼震、前庭神经炎、梅尼埃病、脑血流疾病致眩晕相区别，部分患者在发病前已存在椎-基底动脉缺血性疾病，致迷路也存在缺血性改变，从而使诊断更为复杂。鉴别诊断在于本病发作持续时间不长于1分钟，而椎-基底动脉缺血性发作则长于1分钟。

特殊检查法：①Dix-Hallpike法，如能引出典型眼震，诊断当可成立，部分患者检查结果阴性，不能排除本病。②仰卧-左右翻身应用于疑为HC-BPPV的病例。③行走→旋转→行走试验用于HC-BPPV检查，应用于仰卧翻身未引出眼震者。该法为让被检者垂直向前行走数步，然后以一脚为中心，旋转180°，然后向后行走数步，Frenzel镜观察或ENG记录可见向地性眼震。双侧进行，反复3次。不少患者虽有HC-BPPV症状，但变位试验隐伏的眼震因振幅太小，不能被Frenzel镜观察或ENG记录发现到而诊断者，本法可有阳性结果。

特发性BPPV与症状性BPPV的区别，通过上述诊断步骤可确诊，且可判断为何半规管受累。

(七)治疗

BPPV是一种“定期自愈”病，但其定期自愈的时间有时可达数月或数年，严重的可致工作能力丧失，因此，积极进行治疗极为重要。

(1)前庭抑制剂的应用：桂利嗪(脑益嗪)或氟桂利嗪、异丙嗪(非那根)等，对控制症状有一定效果。

(2)继发者的病因治疗极为重要。

(3)体位疗法:患者闭眼,从坐位到侧卧位,枕部接触检查床,保持该体位,当眩晕消失后坐起,30 秒后再向另一侧侧卧,两侧交替进行直至症状消失为止,每 3 小时进行一次,通常 7～10 天症状消失。

(4)Semont 管石解脱法(1985)亦为后半规管位置性眩晕治疗法。患者坐于床边,检查者紧握被检者头部,数分钟后,头转向健侧 45°,迅速侧卧,保持体位诱发眼震出现,然后快速坐正,头位向另一侧迅速转动 180°,保持体位,然后头恢复正位并缓慢地坐起,保持头直位,治疗有效率为 86%～93%。

(5)管石复位法:又称微粒复位法,此种疗法的理论依据为半规管结石症的理论,方法的设计是通过定时的头位活动及摆动,耳石经由总脚到达椭圆囊。使耳石不再影响半规管的动力学作用。具体方法如下:患者于治疗前 1 小时口服地西泮(安定)5 mg,坐于治疗床上,可戴弗氏镜观察或用眼震电图记录眼震的变化情况。通过 Hallpike 法确定后半规管之靶侧半规管。维持坐位数分钟后,检查者于患者后方,双手扶持患者头部,进行下列手法(以左侧后半规管为靶半规管为例):①患者躺卧垂头,患耳左转向下 45°。②将头转向右侧 45°。③头及身体继续向右转动直至脸朝下与矢状面呈 45°。④保持头及身体为右转位置,坐起。⑤头向前,低头 20°。此五种头位,每种头位需时 6～20 秒。重复此五种头位直至不再引起眼震为止,一般需做 3～6 次手法。手法治疗后尽可能保持头直位 48 小时,睡眠时患耳朝下高枕。1 周后,如 Hallpike 手法不再激发眩晕及眼震,则可认为治愈,如仍出现眩晕及眼震,则应每星期进行 1 次治疗,至少 1 个月内无眩晕发生,治愈率为 57%～90%。帮助患者平躺并使头后仰,脸朝上左转 45°(耳石借重力作用移于后半规管的中部)。脸仍朝上,头向右转与矢状面呈 45°(耳石到达半规管的总脚处)。使患者头部及身体继续向右转动,直至脸朝下,头位与中线呈 45°(与原仰卧位呈 135°)。患者保持头右转坐起(避免耳石再进入半规管)。使患者收颌,头位向前倾 20°(耳石掉入椭圆囊)

(6)Epley 改良法:适用于后半规管位置性眩晕患者之治疗,进行时,患者头向患侧转 45°,然后从坐位变成悬头位,4 分钟后缓慢地头转动 100°向对侧(时间需 1 分钟),保持体位 4 分钟后,缓慢坐起。本法只需进行一次。Herdman 等(1993)认为本法比 Epley 方法简单,效果亦佳。

(7)CH-BPPV 耳石复位法。①Lempert 法:有称 Bar becue 翻滚法者,从仰卧位向健侧翻滚至患耳朝下位每次做头及躯干转动 90°。②Epley360°翻滚法。③简易治疗法:如直立位快速摇头。

以上各种治疗有效率为 44%～100%。经多次治疗有效者占 1/3,复发率为 0～30%。长期追踪观察,治疗 26 个月复发率为 26.8%,40 个月复发率 50%,即每年复发约 15%。治疗有效率不能排除自发缓解的病例在内。判断疗效为耳石复位法后,行 Dix-Hallpike 检查法以确定。总之,耳石复位法是否有确定的疗效,争论较大。经观察,未经治疗而自愈者为 50%。Blakley 报告未行治疗者,1 个月后自发痊愈达 89%。

(8)手术疗法:如上述疗法无效,且影响生活工作质量者,可行后壶腹神经切断术、半规管阻塞术等。

四、中枢性位置性眩晕

(一)病因

脑干病变、颅后窝肿瘤、小脑、脑干及第 4 脑室肿瘤,血管襻压迫第Ⅷ对脑神经,脑血流障碍性疾病,多发性硬化,药物中毒,Borrelia 感染。

(二)症状及体征

该病为一种无潜伏期、激发头位不变时眼震持续存在、无疲劳性的位置性眼震，典型病例仅有眼震而无眩晕，眼震方向随头位方向变化或不变。或头位不变时，眼震方向变化，多为水平性，也可出现垂直性或斜性眼震。

(三)诊断

根据眼震的特征可做出诊断，但需详细进行病史询问及有关听力学及神经系统检查，明确病因。

(四)治疗

主要为明确病因后，进行病因治疗。

五、迟发性膜迷路积水

迟发性膜迷路积水，是单侧或双侧耳蜗损伤后发生的一种复发性眩晕。膜迷路积水，可有特发性(梅尼埃病)、迟发性及梅毒性 3 种，发病率占膜迷路积水 21%。根据发病的侧别，分为同侧型、对侧型及双侧型 3 种。

(一)病因及发病机制

常见的病因是炎症、创伤及病毒感染。耳创伤可因耳蜗外伤，如迷路震荡、内耳手术、迷路瘘管、内淋巴引流系统损伤、声创伤和迷路病毒感染。

发生机制不明，有可能因内耳的抗原物质使内耳致敏所致，对侧型及双侧型发病机制有似于交感性眼炎。

(二)临床表现

由耳病变或损伤后数月、数年，甚至数十年出现与梅尼埃病相同的四联征。临床上可分为同侧型、对侧型和双侧型。同侧型与对侧型的临床表现稍有不同，对侧型者眩晕发作轻或缺失。

纯音听阈的感音神经性听力损失的程度可有不同，SP/AP 值增加，ABR 及耳声发射呈耳蜗性病变。甘油试验可阳性，前庭双温试验、ENG 示前庭功能减退，前庭诱发肌源性电位示振幅降低或消失或潜伏期延长。

(三)治疗

治疗与梅尼埃病相同。

六、前庭神经炎

前庭神经炎也称前庭神经元炎，由于前庭感受器及前庭神经同时受到损害，故以前庭神经炎之称更恰当；或称流行性眩晕，也有称为急性前庭性眩晕，急性单侧性前庭瘫痪，前庭神经迷路炎者，现已不用。

(一)病因

少数的组织病理学呈现前庭神经的全部或部分分支及 Scarpa 神经节萎缩、变性、也有仅为迷路本身病变者。耳蜗神经元也可见变性，但极少见。由于许多患者在眩晕发作前数天或数周有上感病史，但血清中病毒抗体滴度不一定升高。故认为由于病毒感染所致证据不足。但是，由于可侵及前庭核及小脑绒球，故也有学者认为本病为异源性疾病，或是多神经炎的局灶性表现，故可认为本病为不同病理的前庭疾病，也有学者认为与前庭小动脉缺血障碍有关。

(二)临床表现

常发生于春天及初夏且有上感病史的流行趋势时,多发生于30～40岁年龄组。临床表现可分两型。

(1)单次发作型:突然强烈的旋转性眩晕发作及共济失调或失平衡,伴明显的恶心、呕吐,水平旋转性眼震,快相向健侧,视动性眼震呈现优势偏向健侧,无听觉及中枢神经系统病变征象。眩晕持续数天或数周(不超过3周),通常数天后逐渐减轻,征象完全消失于6个月后。

(2)多次发作型:本病可有慢性型,临床表现为反复发作旋转性眩晕或为平衡障碍及不稳感,无听觉及中枢神经系统征象。眩晕不如单次发作者那样强烈。慢性型者平衡障碍程度较轻。此种慢性型出现的解释是前庭神经仅部分萎缩;或是神经功能的生理性障碍所致。本病也可表现为位置性眩晕。冷热试验示一侧前庭功能严重减退。在发作期眼震呈现麻痹型,自发性水平或水平旋转性眼震,快相向健侧。听功能检查无异常发现,亦曾发现个别双侧型者。

(三)诊断

(1)突然发作强烈旋转性眩晕。

(2)自发性眼震快相向健侧。

(3)冷热试验前庭功能明显减退或丧失。

(4)无耳蜗功能障碍。

(5)无其他神经系统异常征象。

(6)脑脊液中蛋白含量增高。

应与梅尼埃病、听神经瘤和多发性硬化等病鉴别。

(四)治疗

(1)早期绝对卧床休息,避免声、光刺激。

(2)抗眩晕药但用药时间不宜过长,也可适当应用短期类固醇药。

七、椎-基底动脉短暂缺血性眩晕

短暂缺血性发作(TIA)为缺血性脑血管病中短暂发作的局灶性脑功能障碍疾病。1955年,基底动脉功能不全由Millikan和Siekert首次介绍,其后,椎-基底动脉功能不全(VBI)一词逐渐被应用,对于此一病名有人将其作为从短暂的脑血管缺血到脑血管梗死(血栓形成栓塞)的缺血性脑功能障碍的总称。1955年Millikam和Siekert的VBI的定义已清楚的将VBI定为"无梗死的短暂的脑血流减少所导致的、短暂的、不能满足脑代谢需要的结果"从此含义来说,已明确VBI仅为短暂缺血性发作。1990年Toole将椎-基底动脉短暂缺血性眩晕(VBTIV)与其他脑血管疾病明确分开而成为单独病种。而从20世纪80年代末至20世纪90年代末,在临床实践中发现有些眩晕为TIA所致,已称之为VBTIV。

(一)病因及发病机制

VBTIV的发病原因可能有多种。

1.微栓子致动脉栓塞

本病的主要发病原因可能是由动脉粥样硬化斑脱落后成为微小栓子;或因某些疾病致血液黏滞度增加,血液处于高凝状态,血循环中形成微栓子。这些栓子流向远端细小动脉而阻塞管腔,导致TIA发作。因栓子小且易碎裂,故栓子可移至口径更小的动脉或自发碎裂。而使脑组织的血流及功能重新恢复,症状消失。由于层流的作用,致栓子反复地进入同一脑血管而出现同样的发作。

2.血流动力学改变

某一支脑动脉原已存在狭窄，侧支循环健全时可维持局部脑组织的血液供应，当心律失常、心功能异常、直立性低血压或颈动脉窦过敏时，出现一过性血压下降，致心排血量减少，侧支循环血供减少而出现缺血症状，故常反复出现同一临床征象。当体位由卧位改变为坐位或直立位时，流体静力学下降，脑灌注不足，致脑供血不良，可减少脑供血量30%。当仰卧位时，如躯体上抬65°位置，脑血流可减少21%，故可说明患者症状常出现在起床过程时。另外，在早晨或入睡时，循环缓慢、少数患者血压下降可达4.0 kPa(30 mmHg)，体位改变为坐位时，血供突然减少，如已有血管狭窄存在则可出现症状。

3.脑血管自动调节障碍

正常情况下，当血压下降时，脑循环能够得到自动调节，脑血流不减少，但是在一些老年患者，轻微的血压下降，如姿势性低血压，当从卧位至直立位时，收缩压下降大于2.7 kPa(20 mmHg)，舒张压下降大于1.3 kPa(10 mmHg)，则可出现眩晕、头晕、晕厥、黑蒙等症状，此类患者血压下降时，心率并不加快，TCD检查可发现脑血流速度变化，直立位时，脑血流速度比卧位时减少20%，此乃由于自主神经功能障碍所致。

4.血管痉挛

可为节段性或弥漫性血管痉挛。年轻女性脑神经系统功能不稳定、动脉舒缩功能过分活跃，易出现Raynaud现象，故常因情绪激动致颈及脑血管痉挛。痉挛也可因栓子占位于动脉管腔，严重的高血压，血压突然升高，血流速度变化，血液成分改变所导致。

5.颈外椎动脉受压

椎动脉细而长，直径0.5～5.5 mm；长度却为15～35 mm，进入C_6横突孔内，向上至寰椎处，行程中先为垂直，继之偏向后外侧上升，在C_2处急剧转向内向前，位于椎体的后上表面，继续向上走行于寰椎与枕骨间之C_1后弓的椎动脉沟中，此段血管明显的扭曲，容许头向各个方向及不同形式的运动，头部向一侧旋转时，对侧椎动脉可受压，同侧椎动脉受到牵拉，当患者存在着高位的颈椎关节炎、骨赘、椎间盘突出，以及纤维肌性发育不良时，特别是一侧椎动脉已存在发育不良或狭窄，则血管受压更易促使缺血性改变的出现，而致椎动脉血流障碍，出现VBTIV。

另外，颅底凹入可致椎-基底动脉受压而出现本病发作。头部的过度转动可见于熟睡、昏迷、麻醉、疾病及术后长期卧床时而发病。

6.血液成分的改变

血小板增多、血小板凝集性增加、巨球蛋白血症、真性及继发性红细胞增多症。避孕药、妊娠期、产褥期、术后皆可使血液黏稠度增加，或处于高凝状态，血流缓慢，当血管受压或一时性心排血量不足时，即出现TIA。

7.盗血综合征

锁骨下动脉、颈动脉近心端狭窄或闭塞时，可使同侧椎动脉逆流，对侧椎动脉血液经由患侧椎动脉流向上肢，引起脑干等处供血不足。后者则使椎-基底动脉血流经同侧后交通动脉分流入颈内动脉，致椎-基底动脉系供血不足。

8.其他的血管病

如血管炎、结节性多动脉炎、系统性红斑狼疮；如病变侵犯至椎-基底动脉系统的分支，皆可致缺血性改变，而导致VBTIV出现。

引起 VBTIV 的主要机制是神经元代谢活性的需要与血液中氧和其他养料的供给发生暂时性矛盾。在分析病因时，对 50 岁以上的患者多考虑动脉硬化，年轻女性应排除风湿性心脏病、胶原性血管病及血管痉挛等。另外，女性患者要考虑口服避孕药致血黏稠度增加、偏头痛及血管的肌纤维结构不良。

(二)临床表现

临床表现极为复杂，与椎-基底动脉不同部位受累，不同侧支循环的建立有关。

(1)眩晕及平衡障碍：为常见症状，且可在较长时间内为唯一的症状，作为孤立症状的出现率为 10%～62%，作为首发症状可达 48%。病变发生于末梢部分，症状多为前庭及耳蜗症状，如发生于耳蜗上方以上，则以神经症状多见，眩晕可为旋转性眩晕(约 1/4)，也可为头晕、头重脚轻、头沉重感、猝倒、共济失调等，且常发生于头转动及后仰时，而被称为“理发椅现象”，眩晕发作常于 2～5 分钟内达最高峰，持续时间为 2～15 分钟，约 70%的患者持续时间<10 分钟。

(2)视觉症状：可有视物模糊、水平或垂直复视、单眼或双眼的同侧视野缺失。视物模糊为全脑缺血的一种表现。也可出现眼前“闪光样发作”，或闪动的暗点(为大脑后动脉受累所致)，黑蒙。

(3)运动功能障碍：前庭脊髓束受损可出现上肢及下肢、两侧下肢、三肢体及四肢体的肢体无力，为两侧交叉的肢体无力、瘫痪、手脚不灵活。小脑功能障碍可出现共济失调。

一侧的偏瘫及对侧脑神经症状(交叉性瘫痪)及一侧肢体和对侧面部的痛温觉障碍(交叉感觉障碍)为脑干病变特征。

(4)感觉障碍：肢体或肢体的一部分、面部出现感觉缺失、麻木、感觉异常等。

(5)咽下困难，构语困难(讷吃)。

(6)猝倒：发病时，两腿突然无力而坠地、为脑干网状结构缺血致肢体肌张力下降所致。

(7)意识模糊或丧失，由于脑干网状结构缺血所致。

(8)枕部疼痛。

(三)检查

耳科的常规检查。听力学及前庭功能检查。

(1)心血管功能检查：包括血压、双上肢血压比较、24 小时血压监测、常规心电图及长程心电图、心脏 B 超检查等。

(2)神经学检查：脑神经、感觉及运动系统检查。前庭功能检查中，张素珍发现自发性眼震为 13.6%，位置性眼震为 58%，温度试验反应低下，扫视眼速减退，视跟踪试验Ⅲ型。

(3)影像学检查：颈及颅的 CT 及 MRI 检查。CT 及 MRI 检查可无异常发现，极少数可有腔隙性梗死。Kikuchi 等(1993)指出，采用质子密度图像法 MRI 检查可发现椎-基底动脉系存在慢血流状态。

(4)脑血流检查。①经颅多普勒(TCD)检查：了解某一支动脉血流情况。②单光子发射扫描(ECT)：测定脑局部血流量，敏感度为 88%。③正电子发射扫描(PET)：测定脑局部血流量或局限性缺氧、葡萄糖代谢情况。

(5)实验室检查：包括尿液及血液分析，血小板功能试验、血糖、尿糖、红细胞沉降率、血脂及血液流变学测定，以明确有无糖尿病、动脉硬化、高血脂等疾病存在。

(6)高刺激率 ABR 测试：用高刺激率(51 次/秒)与低刺激率(11 次/秒)测试 ABR，并计算两者差值，发现本病的刺激率差值明显大于同年龄组之正常耳。说明即发作期的 VBTIV 患者

51 次/秒刺激率 ABR 波Ⅴ潜伏期与波Ⅰ～Ⅴ间期较刺激率为 11 次/秒者明显延长，波Ⅰ～Ⅲ间期也延长。

(四)诊断

(1)临床诊断依据：具备临床表现第 1 项，并同时伴有 2～5 项中任意 1 项或 1 项以上者，同时经听力学、前庭功能，经颅多普勒脑血管检查(必要时可做颅 CT 检查)，排除其他眩晕疾病后，可以做出诊断。

(2)临床诊断应具备的症状特征：①发作时个体本身或个体间的症状常不相同，即无定型。常见症状出现的顺序为眩晕、感觉异常或障碍、共济失调、肢体力量变弱、轻瘫、视觉模糊、复视、头痛。②症状出现极为突然、发展极快，从无症状至症状高峰的时间多在 2 分钟内。③症状持续时间极短，约 1/2 的患者症状持续时间不超过 5 分钟，1/4 的患者症状消失于 1 小时内，另外 1/4 的患者症状消失于 24 小时内。④发作次数、个体间变化很大，1 天发作 1～5 次者占 80%左右，或 1 周发作 1～2 次，可多至 12～20 次，也可数月或 1～2 年发作 1 次。次数多者为梗死之前兆。⑤临床征象必需局限于某一血管供应之神经部位。⑥两次发作之间无神经学异常体征出现，CT 多无异常发现。⑦可由情绪激动，突然体位或头位改变、突然过分用力等促发。

临床表现持续时间超过 20 小时，而在 2～3 天内消失，症状不超过 2 周者，称为可逆性缺血性神经功能缺陷(RIND)，如症状长于 3 周者，则可能为脑干或小脑腔隙性梗死，3 种疾病的病因及临床表现并无不同，仅是病程上的区别，此种分类对于治疗上并无帮助，目前认为应属于连续的临床整体。

(3)病因诊断极为重要，通过必要的检查，明确原发病，并进行治疗，才能防止本病的复发或发展。

需与梅尼埃病、良性阵发性位置性眩晕、基底偏头痛、前庭性癫痫相鉴别。

(五)治疗

(1)病因治疗：对动脉硬化、心血管疾病、高脂血症、血液高凝状态、糖尿病等原发病进行治疗。

(2)抗血小板聚集：阿司匹林 25～50 mg/d。

(3)氟桂利嗪 5 mg，每晚 1 次。

(4)都可喜 1 片，2 次/天。

(5)抗眩晕药：用于急性发作的症状控制。

八、颈源性眩晕

颈源性眩晕是指颈椎及有关软组织(关节囊、韧带、神经、血管、肌肉等)发生器质性或功能性变化所引起的以眩晕为主的综合征，亦称 Barre-Lieon 综合征。

本病名称繁多，根据病因及发病部位，而有不同名称。当前，在临床上常以颈椎疾病所致的临床表现，命名为颈椎性眩晕，实属不当，且以放射线摄片，出现颈椎异常即下诊断，致使在诊断及治疗上产生紊乱，导致患者精神负担加重。

(一)病因及发病机制

发病原因是多方面的，过去曾认为颈源性眩晕是颈椎椎体病变或椎间关节障碍致椎动脉受压、血流障碍致前庭系缺血而出现症状，故称为颈椎病性眩晕或颈椎综合征。但该两名称不当，因颈椎病变的存在不一定引起眩晕，临床上经影像学诊断有颈椎肥大性改变，生理曲线变直者，不一定出现眩晕症状，如考虑到由于颈椎病变压迫椎动脉致血流障碍者，由于椎动脉的解剖特点，必须有一侧椎动脉已存在狭窄性改变，而另一侧椎动脉受压后才可致椎动脉血流障碍，故椎动脉受压而致眩晕者少见，而颈部转动虽轻度影响椎动脉血流，但对脑干的供血状态影响不明显，已为钟乃川(1995)的研究所证实。引起颈源性眩晕的病变如下。①颈椎骨质损害：如颈椎退行性改变、骨质增生、炎症、外伤等。②颈部软组织病变：如颈肌损伤、风湿性颈肌炎、关节囊肿胀、外伤、椎间盘突出、韧带损害、神经根炎、神经根损害等。③颈椎凝滞：为颈椎节段性功能障碍，该处运动受限后经伤害感受反射引起的症状，因颈椎负荷过重或不当所致。

颈源性眩晕发生机制的学说。①神经刺激学说：颈交感神经干或椎动脉丛受到颈部病变的刺激时，可使椎动脉产生痉挛，椎-基底动脉系缺血，致前庭系缺血而发生眩晕。另外，颈部病变时，颈神经根受到了“袖套式”纤维所围绕的刺激，使颈感受器感知紊乱。②椎动脉压迫学说：颈椎骨质病变时，颈部活动时可压迫椎动脉，使血流不畅，致前庭系缺血而引起眩晕。故有椎动脉型颈源性眩晕之称。但先决条件必须是椎动脉一侧狭窄，另一侧椎动脉受压后，对侧椎动脉系无法出现代偿功能才能引起供血障碍而出现症状。③颈部运动感受器的本体：感觉传入错乱颈的寰枕关节及上 3 个颈椎关节囊及项肌肌腱的颈椎附着处，存在着本体感受器及伤害感受器，正常状态下，本体感受器传入生理性平衡信息，颈部病变时，此种信息传入出现障碍，而由伤害感受器传入异常信息，并与前庭神经核相联系，由于 Purkinje 细胞兴奋性下降致两侧前庭兴奋不平衡而诱发前庭系症状。

(二)临床表现

(1)眩晕：为主要征象，占 60%～90%，形式多样。可为运动错觉性眩晕，也可为头昏、晃动、浮沉感，多在颈部运动时发生。时间短暂数秒至数分钟。一般无耳蜗症状。有时呈现坐起或躺卧时的变位性眩晕。少数可出现耳蜗症状。

(2)颈和/或枕痛：多在晨起时发生。

(3)颈神经根压迫症状：手及臂发麻、感觉异常、无力，致持物不自主的坠落。

(4)可有咽异物感、视觉症状。

(三)检查

(1)颈部检查：颈部检查时，可发现棘突、棘突间、横突、棘旁项肌、枕外隆凸外下方，肩胛上区有压痛、紧张、僵硬或硬结。甚至个别患者在按压某一部位时可出现眩晕及眼震或扪诊颈部时眩晕明显减轻、头及颈部运动受限情况。

(2)颈扭曲试验及颈性眼震检查：可呈阳性。

(3)其他的激发性眼震图检查：可无异常，或出现头位性眼震，少数可有冷热试验增强。

(4)影像学检查：如 X 线、CT、MRI 及椎动脉造影。

(5)颈、颅多普勒检查。

(四)诊断

(1)病史与症状，尤其是眩晕的特征，时程、伴发症状、诱因等。

(2)检查极为重要。

(3)需对血管性颈源性眩晕与颈椎功能障碍进行区别，并与椎-基底动脉缺血性眩晕相区别，老年人因颈部疾病致椎动脉受压而出现颈源性眩晕，虽较少见，但也有可能引起症状。

(五)治疗

(1)病因治疗。

(2)药物治疗应用抑制眩晕症状的药物。

九、内听动脉综合征

内听动脉综合征为 Goodhill(1979)所提出，可能为血管性病之突聋，有称为迷路卒中。

(一)病因

动脉粥样硬化、结节性多动脉炎及巨细胞动脉炎致血管阻塞，或因心脑血管疾病，血液黏滞，高、低血压引起内耳血管栓塞或痉挛，导致缺血性改变。可有情绪激动诱因。

(二)临床表现

突然发作严重的眩晕，伴恶心、呕吐，同时或单独出现严重听力减退，耳鸣，耳内胀感。根据血管损害发生于内耳动脉全支、耳蜗支或前庭支的不同而定，可为单次发作与突聋表现相似，也可短暂反复发作。通常 10～20 天后临床表现减轻，也可遗留位置性眩晕。纯音听阈检查有不同程度听力损失，前庭功能检查呈现前庭功能减退。

(三)治疗

(1)病因治疗。

(2)改善内耳循环的血管扩张剂。

(3)抗眩晕治疗。

十、颅底凹入症

颅底凹入症为颅后窝底的骨性畸形，因其压迫脑干的下部及脊髓的上部，可出现眩晕，不稳感，进行性听力损失，耳鸣及其他神经系症状，其发病率可达 18%。本病与扁平颅底症为不同疾病，不能混淆。

(一)病因

(1)原发型：为先天性异常，包括以下几种。①骨融合、寰枕融合：较常见，因颅与第 1 颈椎发育时未能分裂所致，常伴有第 1～3 颈椎融合，由于齿状突渐向后脱位，引起脊髓压迫症状。②Klippel Feil综合征，多为 1～2 个颈椎融合，为半脊椎畸形或寰枕融合，也可颈、胸、腰椎广泛融合。③寰枢椎脱位，如寰枕脱位、寰椎发育不全或软骨发育不全，Down 综合征、小脑扁桃体下疝(Chiari)畸形、Moriquio 综合征、黏多糖Ⅰ型(Hurler)综合征。④齿状突异常，包括齿状突发育异常及骨性齿状突畸形，呈现粗短的齿状突向上突出于 C_1～C_2 关节平面之上。

(2)继发型：由外伤、鼻咽及颈部感染、成骨不全、骨软化、佝偻病、甲状旁腺功能亢进、Hurler 综合征、骨髓炎、骨质疏松症、神经纤维瘤病、类风湿关节炎、Paget 病、强直性脊柱炎等致颅底骨质软化所致。

(二)临床表现

可终生不出现症状，也可出现部分症状，症状为缓慢进行性。

(1)脊髓症状：肢体或半身麻痹，无力，痛觉减退，排尿障碍。

(2)脑干及小脑功能障碍：眼震、呼吸暂停、共济失调、行走障碍、辨距不良、核内眼肌麻痹、两侧面瘫。

(3)脑神经功能障碍：感音神经性听力损失、耳鸣、咽下困难、软腭麻痹、斜方肌无力、舌萎缩。

(4)缺血性损害：晕厥、眩晕、不稳感、精神错乱、瞬时视野缺失、间歇性麻痹。

(5)其他：后发际低、短颈、颈运动受限、后枕及枕下痛等。

(三)诊断

如有眩晕或不稳感、听力损失及耳鸣的主诉,伴有其他临床表现则应进行以下检查。

(1)听力学检查:可发现感音神经性听力损失。

(2)眼震图:可记录到向下的垂直性眼震,外侧固视及矢状面的快速位置变化,可使自发性眼震增强、平稳跟踪障碍、热刺激出现眼震倒错和固视抑制障碍。

(3)影像学检查:CT 及 MRI 可显示畸形图像。X 线片及断层摄影也可做出诊断。当患者出现快相向下的垂直性眼震时,则应做影像学检查。

在诊断时应记住"你如果想不到它,就不可能诊断它"这句格言。

(四)治疗

根据畸形情况、采用不同治疗方案。

(1)复位术:包括固定术及后融合术。

(2)减压术:根据受累部位决定手术进路。

十一、偏头痛与眩晕

近年来,偏头痛与眩晕的关系越来越受到耳科学及神经学家们的注意,其原因是偏头痛疾病越来越多见,且越来越严重。虽然,19 世纪以来,就已经认为眩晕及平衡障碍是偏头痛的常见临床表现,但由于头晕、眩晕及平衡障碍皆为许多疾病的临床主观症状,因而未能在客观上明确其间的因果关系,但是,从统计学上分析,偏头痛患者的前庭症状,常常高于正常人群。

本病有家族史占 60%~80%,女性多于男性,约为 4∶1。多发生于青春期,少数发生于童年或中年以后。

(一)临床表现

偏头痛的临床类型很多,出现眩晕的有以下几种。

1.经典型偏头痛

经典型偏头痛即偏头痛伴有先兆,暗点、眼前闪光、彩色闪光、眼冒金花、黑蒙、面部及肢体、手指麻木、精神不振、畏声、怕光等。可发生旋转性眩晕或非旋转性眩晕。眩晕可作为先兆出现,也可见于头痛发作期或间歇期。

2.发作性头晕

眩晕发作于偏头痛之前,也有与偏头痛同时发作者。少数伴耳鸣及听力损失。眩晕可为旋转性,也可为头晕、眩晕与头昏,发作时间比较明确,但持续时间不等。

3.基底偏头痛伴眩晕

基底偏头痛属于有先兆的偏头痛范畴中,是耳科医师需予以重视的眩晕病。多发生于青年女性,且发作时间多与月经周期有关系。但也可发生于儿童。眩晕及感觉障碍可作为先兆出现,也可发生于头痛发作期或间歇期。部分患者眩晕发作严重,而头痛轻微或未出现、或眩晕发作于偏头痛间歇期,有些可表现为位置性眩晕,称为偏头痛替代征或偏头痛伴随征,亦有前庭性偏头痛之称。眩晕可为非旋转性的非特异性眩晕,平衡障碍,或为运动错觉的旋转性眩晕,多发生于偏头痛间歇期,持续数分钟至 1~2 小时,体位或头位改变可加剧,发作的原因是由于脑皮层扩散抑制和/或短暂血管痉挛所致。如眩晕持续时间很长,则是由于神经活性肽进入周围或中枢前庭结构中引起传入的初级神经元点火率增加,以及对动作的反应的敏感性增加之故。

偏头痛伴前庭症状的机制仍不清楚,有学者认为,偏头痛患者因中枢对疼痛控制失调,故对外界刺激的传入极为敏感，此类患者疼痛阈降低，且对光也很敏感。也有学者认为，中枢介导的、对前庭感受器传出的门控受抑制，从而产生眩晕。

（二）诊断

本病应与神经内科医师协同进行诊断和治疗。病史了解极为重要，如偏头痛发作前后，同时出现前庭征象，则易诊断，如无偏头痛发作史，则难以诊断。如发作期中出现偏头痛，其诊断依据：至少应有两种以上的先兆，且至少持续存在4分钟以上，可持续60分钟并可完全逆转；如有头痛，头痛应于先兆消失后出现，持续4～72小时；强声恐怖是一重要的区别诊断征象。国际头痛学会1985年公布及以后修订的偏头痛的诊断标准为头痛持续4～72小时，并符合下述特点中之两项：①单侧。②跳动性。③日常生活、活动受限。④身体活动可加重头痛。此外，头痛必须具有畏声和/或畏光和/或恶心和/或呕吐等先兆。

偏头痛眩晕的诊断标准：中度眩晕的病史，并符合前述偏头痛的诊断标准，在两次眩晕发作期间至少有1项偏头痛的特殊症状（头痛，畏光，畏声或视觉或其他不适）。

疑似的诊断标准则：中度眩晕的病史并有至少后述1项情况。①符合偏头痛诊断标准。②眩晕发作时伴偏头痛。③激发眩晕的偏头痛特异性因素（食物，嗅觉或视觉刺激和/或睡眠紊乱）。④抗偏头痛治疗有效。

（三）治疗

对前庭症状行对症治疗，如同时出现偏头痛，则应请神经内科医师治疗偏头痛。

十二、前庭性癫痫

前庭性癫痫亦称眩晕性癫痫。

（一）病因

发病部位多见于额颞叶交界，颞顶枕交界、岛叶处。癫痫发作为脑皮层神经元过度放电所致，眩晕可为颞叶癫痫的一种先兆或表现，约占颞叶癫痫病例的20%。发作时，可不伴有癫痫的临床表现。颞上回或颞顶回交界处为眩晕中枢，任何炎症、外伤、血管、肿物病变侵及此处皆可致病。也可能为前庭中枢对前庭末梢器官的异常输入的反应或错误解释所致。可发生于儿童，发病开始年龄为3～18岁，占儿童中枢性眩晕中近一半之病例。

（二）临床表现

（1）发作性阵发性旋转性眩晕，多无先兆或时间极短，轻重不一，亦可表现为平衡失调。自身漂浮感、旋转感、可有恶心、呕吐。

（2）可伴意识丧失，持续数秒钟或1～2分钟，或出现蒙眬状态。发作时可出现时间感受障碍，如认为时间停滞不动或过快。

（3）可出现癫痫征象，如抽搐、面肌、肢体抽动、两眼向前直视，也可出现身体、头的旋转性活动。

（4）可伴有听、视、嗅幻觉，偶可出现似曾看见体征和人格解体。

（5）可有眼震，其方向与身体、头转动方向相同。

（三）诊断

如有癫痫征象易于诊断，脑电图可发现癫痫的脑电图。临床上表现应与脑外伤后眩晕、椎-基底动脉短暂缺血性眩晕、基底偏头痛、良性阵发性位置性眩晕相鉴别。儿童的前庭性癫痫多有家族史。另一需要加以鉴别诊断的是前庭源性癫痫，为一种少见疾病，Berhman 和 Wyke

(1958)提出此种癫痫发作是由于迷路受刺激所致,是感觉性癫痫的一种类型。基于临床及试验资料,本病的发生是由于迷路受到冷热、旋转刺激后,脑干的网状结构被异常激活所致。外耳道施以冰水刺激后脑电图颞顶区可记录到阵发性放电。眩晕发生于强直性阵挛性抽搐及意识丧失之后。

(四)治疗

(1)抗癫痫药:如苯妥英钠,每次 100 mg,2~3 次/天。

(2)卡马西平:每次 100 mg,2~3 次/天。

(3)扑痫酮:每次 0.15 g,可增加至每次 0.25 g,2~3 次/天。

十三、前(上)半规管裂隙综合征

前(上)半规管裂隙综合征(SCD)是不明原因的前半规管骨质解剖性缺裂所引起的耳蜗及前庭功能紊乱综合征,由 Minor LB 在 1998 年首先报道。此后国内外学者们相继就 SCD 的症状、体征及治疗效果进行报道,同时对其发病的病理生理机制进行了初步的探讨。

(一)病因

该病病因不明。Minor 等认为可能与轻微的头外伤或气压伤有关,但未发现直接的证据。也有人认为可能与出生后颅骨发育不全有关。当一侧前半规管出现裂隙时,对侧也可变薄或出现裂隙,并有呈家族性发病的报道。迄今为止所报道的病例中,无一例是从童年或青少年开始发病的,这提示 SCD 的发展是缓慢的,但促使病变发展的真正原因尚不清楚。

(二)发病机制

Hirvonen 等观察南美粟鼠前半规管钻孔前后及手术修复后外耳道压力改变所致的前庭传入神经放电率的改变。结果发现,前半规管钻孔前,外耳道压力改变不引起前半规管传入神经放电率的改变。钻孔后,所有前半规管传入神经均被正压所兴奋,被负压所抑制。而有半数的耳石器及大部分的外半规管对压力改变无反应,将小孔封闭后,压力反应很快消失。因而认为,前半规管传入神经较外半规管传入神经有更高的压力增益。但为什么前半规管存在裂隙时,前半规管传入神经会对压力改变敏感,该研究未能做出进一步的解释。

SCD 患者可表现为低频传导性聋,其机制可能为骨导听觉过敏和"迷路内传导性听力损失"两种因素所致。部分患者可听见置于踝部的音叉声,但骨导听觉过敏的原因尚不清楚。"迷路内传导性听力损失"的原因理论上推测为前半规管裂隙在内耳形成了"第三窗",导致内耳阻抗降低及声音能量分流。

基于上述设想,Rosowski 等通过激光多普勒示震器测量已被证实为 SCD 患者声刺激导致鼓脐部的运动速度、监测 SCD 的南美粟鼠模型声刺激时前庭淋巴移动的方向及速度,研究 SCD 粟鼠前半规管裂隙对骨导耳蜗听敏度的影响及人类 SCD 患者耳蜗声音分流的解剖学基础。结果表明:在低频区鼓脐运动速度正常或比正常快,这种超活动性提示耳蜗阻抗降低。对外淋巴移动方向及速度的测试证实了声音的分流。据此,他们分析 SCD 患者前半规管裂隙在内耳形成了除蜗窗和前庭窗之外的"第三窗",因而降低了内耳的输入阻抗、将气导声能量分流而导致传导性听力损失、通过增加前庭窗与蜗窗之间的阻抗差而提高骨导听力,从而出现骨导听觉超敏。

Sheykholeslami 等分析大前庭水管综合征患者与 SCD 患者 VEMP 的高振幅、低阈值特征时认为,在正常人,镫骨的运动在前庭器官内只引起较小的体积变化。而薄壁的前庭水管作为内耳中最易扩张的部分而在内耳形成了"第三窗"。"第三窗"的出现,使内耳体积和压力异常传导,在前庭末梢形成巨大的感觉偏差是 VEMP 高振幅、低阈值的原因。

从卧位到坐位的位置性眩晕，可能的机制为：卧位时，颅内压逐渐增高，坐起时颅压突然降低，理论上导致前半规管内外淋巴液移向裂隙的兴奋性体积变换，故无论其从仰卧位或俯卧位坐起，可见同样性质的眼震。

（三）临床表现

SCD 患者多为单侧发病，表现形式不一。急性或慢性前庭症状为其主要表现形式。单侧发病者最常见的临床表现为：强声刺激引起眩晕、眼震、眼球运动、头位倾斜，即 Tuillo 现象；外耳道或中耳或颅内压力改变时出现上述症状，常于头部晃动时发生，上呼吸道感染、咳嗽、打喷嚏、擤鼻涕或使劲时可使症状加重；头部运动时凝视不稳，尤其是被动运动（如在颠簸的路上行车时）。另一部分患者表现为慢性平衡失调和振动幻视。少数患者可出现与心跳一致的旋转性眼震。骨导听觉过敏，表现为患者常可听到自己的脉搏和眼球运动的声音，或表现为与脉搏同步的耳鸣，听自己咀嚼声过响，甚至可听见关节运动的声音。患侧有轻、中度耳聋，如合并中耳炎则可使症状变得不典型。

SCD 患者也可仅表现为明显的传导性聋而无前庭症状。Mikulec 等报道 8 例 10 耳经高分辨率 CT 诊断的 SCD，其症状特点仅为明显的传导性聋，250 Hz、500 Hz、1 000 Hz 气骨导差值平均分别为 49 dB、37 dB、35 dB，2 kHz 以下骨导听阈为 −5～15 dB，而 CT 和声导抗测试均未发现中耳病变。

（四）听力学检查

纯音测听通常表现为患耳 2 kHz 以下骨导听阈下降（即听力提高），骨导听阈常低于 0 dB，气导听阈正常或提高（即听力下降），因而无论气导听阈是否正常，在低频部分均可出现明显的气骨导差，韦伯试验偏向患侧。但声导抗测试表现为正常的鼓室导抗图、正常的镫骨肌声反射。因而部分患者因“不明原因”的传导性聋而行中耳探查术或疑为“耳硬化症”而行镫骨底板切除术。如合并严重的其他畸形则可伴有感音神经性聋。

（五）前庭功能检查

Brantberg 等对 8 例患者进行前庭功能检查，结果发现前庭诱发肌源性反应（VEMP）表现：①反应阈值比正常人低 15～30 dB nHL。②同一刺激强度的振幅为正常人的 2.5 倍以上。声诱发前庭-视觉反射（VOR）阈值较正常人低，而振幅为正常人的 10～30 倍。

SCD 患者安静时无自发性眼震。但 Brantberg 等发现，当头部水平摇动 10 秒钟后，3/8 例出现自发性眼震。通过 Politzer 球给患侧外耳道加压的方法，或给强声刺激，在 6/8 例患者中诱发垂直或旋转性眼震。其中一例患者出现长达 10 年的位置性眩晕和眼震。从坐位到仰卧或俯卧位时不出现眩晕和眼震，而从卧位坐起时，可出现眩晕及垂直性和/或旋转性眼震，眼震的方向等同于自患侧给声，或改变患侧外耳道压力所诱发的眼震。7/8 的患者前庭热反应两侧对称，1/8 的患者反应稍低。

（六）颞骨影像学检查

颞骨高分辨率 CT 与 MRI 可见前半规管裂隙。Brantberg 等对 8 例患者的影像学资料进行分析发现：8 例症状耳均可见前半规管裂隙，其中 3 例可同时在无症状耳见到前半规管裂隙。裂隙常位于中颅窝底、前半规管的最高点，而且可见鼓室天盖及鼓窦天盖缺失，这一区域的颅骨变薄。这些异常可在 1～4 个层面上见到。Watson 等则认为难以将半规管裂隙和极薄的半规管骨管区分开来。

Krombach 等比较高分辨率 CT 与 MRI 在 SCD 诊断中的敏感性和特异性,发现二者在 SCD 诊断中敏感性和特异性接近。

(七)诊断及鉴别诊断

1.诊断

SCD 的临床诊断依据归纳如下。

(1)病史:强声刺激或外耳、中耳、颅压改变等引起眩晕;或有明显的传导性聋而无前庭症状,且中耳功能正常。

(2)特征性的前庭功能表现:高振幅、低阈值的 VEMP 及 VOR,伴或不伴其他前庭功能异常。

(3)影像学资料:MRI 或高分辨率 CT 扫描发现前半规管裂隙及相应区域骨质变薄。手术中发现裂隙,则可确诊。

2.鉴别诊断

以急、慢性前庭症状为主要表现者,应与迷路膜破裂综合征、梅尼埃病及后半规管性位置性眩晕和外半规管性位置性眩晕鉴别。

(1)迷路膜破裂综合征是指蜗窗膜、前庭窗膜、蜗管膜、膜性迷路等任一部位破裂,引起内外淋巴液交通,外淋巴液流入中耳腔,导致出现听觉及前庭症状之疾病。外淋巴漏其定义是骨性迷路缺损或蜗窗、前庭窗膜破裂,造成中耳与内耳异常沟通,外淋巴液流入中耳腔引起听觉及前庭功能障碍,故有窗膜破裂之称,由于外淋巴漏多同时伴有膜迷路破裂,故仍以膜迷路破裂综合征称之。鉴别要点:前庭症状伴或不伴传导性听力障碍但中耳功能正常为 SCD 与迷路膜破裂综合征及梅尼埃病的主要鉴别要点。迷路膜破裂综合征眩晕的前庭症状当患耳朝下时,可使症状加重。波动性听力损失为听力损失的主要表现,主要为感音性,也可为传导性或混合性听力损失。梅尼埃病初次发作时可无明显听力障碍,多次反复发作后,出现渐进行的感音性听力损失。

(2)SCD 与后半规管性位置性眩晕及外半规管性位置性眩晕的鉴别要点:引起位置性眩晕的体位不同。SCD 的诱发体位为从卧位坐起时,而从坐位到卧位时不出现眩晕;后半规管位置性眩晕的诱发体位为从坐位躺下和从躺卧位到坐位时;外半规管位置性眩晕诱发体位为仰卧位转向侧卧位时,以及在坐位或站立、行走时,头向两侧转动即被激发,通常以转向患侧较剧烈。

(3)以传导性聋为主要表现的 SCD 主要应与耳硬化征鉴别。鉴别要点为特征性的听力表现及骨导听觉过敏而表现出的与脉搏一致的耳鸣、听自声过响等。SCD 表现为 2 kHz 以下频率骨导听阈降低,常低于 0 dB,气导正常或听阈提高,有明显的气骨导差而中耳功能正常。

此外,特征性的 VEMP、VOR 及影像学资料亦为 SCD 与上述疾病鉴别的重要依据。

(八)治疗

SCD 症状不明显者可行临床观察,症状典型者可考虑手术治疗。对 SCD 的手术治疗通常采取两种术式,即颅中窝进路裂隙堵塞及裂隙贴补。手术适应证为症状严重影响正常的学习或生活。

(王　霞)

第二十节　外耳肿瘤

一、血管瘤

血管瘤是耳部较常见的良性肿瘤，多为先天性血管发育畸形、血管异常增生引起。多见于耳郭，常延及耳周皮肤或外耳道。按其组织病理类型，有毛细血管瘤、海绵状血管瘤、致密血管瘤和蔓状血管瘤等，其中以前两者较多见。毛细血管瘤由毛细血管网组成，可小似针尖或蜘蛛痣，范围广泛者可累及整个耳郭，皮肤呈紫红色，无明显隆起或微突起，局部温度较高。海绵状血管瘤由密集的血管小叶组成，毛细血管排列紊乱，管腔扩张，腔内充满血液。可累及较深层组织，表面常隆起，呈结节状，甚至明显隆起，微红或紫红色，呈分叶状，压之可消失，间有搏动。临床症状依据肿瘤的位置、大小而定，肿瘤位于耳郭者，除肿瘤增大造成耳郭畸形影响美观外，患者多无自觉症状和不适，少数患者有自发性局部出血；肿瘤位于外耳道者，可引起阻塞感、耳鸣、听力减退、耳痛等症状。治疗方法很多，有手术切除、注射硬化剂、冷冻和放射治疗等。较大的血管瘤可于肿瘤切除术后加植皮及整形手术；对于较小血管瘤可采用手术切除，或用5%鱼肝油酸钠溶液等硬化剂注射至血管瘤底部，每周或隔周1次，每次0.1～0.5 mL。近年来，超声高能电生化场效应技术在治疗耳部各型血管瘤方面已取得较好的效果，已引起人们的关注。

二、囊肿

耳部囊肿可发生于耳郭及耳周，以位于耳郭者多见，发展较缓慢，可分为两类：①真性囊肿，如表皮样囊肿、皮脂腺囊肿等，其囊壁有内衬上皮。②假性囊肿，如外伤性囊性血肿、囊肿性软骨炎等，为组织间隙内积液，无内衬上皮。临床上以真性囊肿较为多见。真性囊肿的治疗以手术切除为主；假性囊肿则应在无菌条件下行穿刺抽吸和局部加压，对经久不愈者可考虑手术切除。

三、纤维瘤及瘢痕疙瘩

纤维瘤多见于耳郭，根据瘤组织内胶原纤维及细胞成分的多少可分为软、硬两种，前者瘤细胞丰富，胶原纤维较少，与脂肪瘤相似。后者则大部分由胶原纤维组成，细胞成分少，呈硬性无痛结节。治疗为手术切除。

瘢痕疙瘩是皮肤损伤愈合过程中，胶原合成代谢功能失去正常的约束控制，持续处于亢进状态，以致胶原纤维过度增生的结果，又称为结缔组织增生症，中医则称为蟹足肿或巨痕症。造成这种结缔组织异常增生的原因有内因和外因。内因主要是瘢痕体质，这种体质多属家族遗传；外因主要是各类原因引起的皮肤损伤，如蚊虫叮咬、预防接种、打耳孔、文眉、针刺伤等。瘢痕疙瘩多见于耳后皮肤和耳垂。临床上可见病损处表面隆起不平、质坚硬、色淡红、边缘不规则，可呈蟹足状；局部可有刺痒感，尤以夏季为甚。目前治疗此病多采用激光、冷冻、手术切除（植皮）、放疗或用激素局部封闭等方法。瘢痕疙瘩治疗后易复发，是个较难治愈的疾病，预防及早期发现是关键。本病癌变的发生率很低。

四、外耳道乳头状瘤

外耳道乳头状瘤是发生于外耳道软骨部皮肤的良性肿瘤，是外耳道最常见的良性肿瘤之一。我国南方比北方多见，多好发于20～25岁的男性。

（一）病因

该病病因不明，一般认为该病的发生与乳头状瘤病毒感染有关。当外耳道皮肤受到炎症、经常挖耳等外伤刺激后，局部皮肤抵抗力降低，病毒感染而致病。

（二）临床表现

肿瘤较小者可无症状，当瘤体充满外耳道时可有耳内发痒、阻塞感或听力下降。常有挖耳出血或挖出“肉块”样物，如继发感染则有耳痛和流脓。

（三）检查

外耳道内有乳头状新生物堵塞，基底一般较广，表面高低不平，棕褐色，质较硬，多有蒂。有感染者局部充血、肿胀，个别可变黑而自行脱落。向内生长可侵及中耳。偶向外生长，波及耳郭及周围皮肤。

（四）诊断

诊断不难。对有耳痛、易出血者应警惕有恶变可能，需尽早活检。

（五）治疗

应彻底切除肿瘤。切除后，可用硝酸银、干扰素涂布创面，或电灼、激光烧灼肿瘤根部。切除不彻底者易复发。据报道外耳道乳头状瘤恶变的发生率为2%左右。

五、外耳道外生骨瘤

外耳道外生骨瘤是外耳道常见的良性肿瘤之一，为外耳道骨壁的骨质局限性过度增生而形成的结节状隆起，属良性肿瘤；多发生于男性青壮年。双侧多见，且常为多个；包括多发性致密骨瘤（外生性骨瘤）和单发松质型骨瘤，后者极少见。

（一）病因

该病病因不明，有多种学说如创伤、物理、化学及慢性炎症刺激等。

（二）临床表现

骨瘤体积不大者可无任何症状，常在耳科检查时偶然发现。体积增大到一定程度，可使外耳道变窄，合并耵聍和脱落上皮堆积时可堵塞外耳道，引起耳闷、听力下降、耳鸣等症状。压迫外耳道皮肤可引起疼痛，继发感染时流脓。

（三）检查

耳镜检查时可见外耳道骨部有结节状或半圆形硬结节，基底较广，上覆正常上皮。X线颅底位拍片或颞骨CT片上可见骨性外耳道狭窄，有与骨质密度完全一致或相近似的半圆形影。

（四）诊断

根据病史和局部所见，诊断并不困难。如发现外耳道深部的结节状或半圆形隆起物，触之坚硬者，应首先考虑外生骨瘤。CT检查可了解骨瘤的位置、大小及鼓室、乳突是否受累等。

（五）治疗

骨瘤小而无症状者可不必处理。如因瘤体增大引起听力下降、疼痛或外耳、中耳感染者，可行手术切除，重建外耳道。手术可经耳内切口，分离并掀起骨瘤表面的皮肤和骨膜，用高频电钻小心将骨瘤磨去或用骨凿凿除骨瘤，必要时可磨去部分外耳道骨壁，以减少骨瘤复发，避免外耳道狭窄。

六、色素痣

色素痣简称痣，是含有黑色素细胞的良性新生物，并非真性肿瘤，可为先天性或后天性。在耳部皮肤多发生于外耳道口（80%），少数位于耳甲腔等处。痣多为圆形或卵圆形，外观如丘疹或结节状，可稍突出皮肤表面，少数可形成乳头状或疣状突起，表面有毛或无毛，呈灰色、棕色或黑色。色素痣较小时一般无主观不适，可不必治疗；当色素痣增大堵塞外耳道口，影响听力时，方引起患者注意而就诊；当痣迅速增大，局部发痒、灼热或疼痛，色素加深，局部溃烂、渗血、变硬及局部淋巴结肿大者，应考虑有恶变可能，及早彻底切除并送病理检查。

七、恶性黑瘤

恶性黑瘤是在长期慢性刺激、冻疮、强烈日光或放射线照射等可能的致病因素的作用下，在色素痣的基础上恶变所致，发生于外耳者不多见。男性预后较差。外耳色素性病变，以色素痣和色素性基底细胞乳头状瘤最常见，但任何色素性病变，都应排除恶性黑瘤可能。因恶性黑瘤对放射线不敏感，如诊断明确或疑为恶性者，必须及早做局部广泛彻底切除，恶性黑瘤不宜做活检，以免加速肿瘤的生长与转移。本病预后较差，如耳部病变广泛或有颈淋巴结转移者，可根据病变情况行外耳切除术合并腮腺切除术、颞骨次全切除术及颈淋巴结廓清术。

八、耵聍腺肿瘤

耵聍腺位于外耳道软骨部。耵聍腺瘤在组织结构上与汗腺瘤相似，是由耵聍腺增生所致。其发生可能与腺体发育异常有关。良性肿瘤有耵聍腺瘤和混合瘤，恶性肿瘤有耵聍腺癌和腺样囊性癌。

肿瘤多位于外耳道后、下壁，患者一般无耳流脓史或其他不适。若肿瘤增大阻塞外耳道时，可引起耳阻感、听力下降或耳鸣，腺样囊性癌常有耳痛。检查见外耳道软骨部有局限性肿块，表面皮肤正常，无压痛，质较硬。

耵聍腺良性肿瘤易复发，有恶变倾向，如有可疑或诊断明确后，须及早进行彻底切除并长期随访。耵聍腺恶性肿瘤单纯的局部切除极易复发，一般应早期做局部扩大切除或根治手术，对手术切除不彻底的患者，术后应配合放射治疗。

九、外耳鳞状细胞癌

外耳鳞状细胞癌是耳部最常见的恶性肿瘤之一，主要发生于耳郭，其次发生于外耳道。强烈的日光暴晒、冻伤、慢性疾病如结核性狼疮和慢性化脓性中耳炎均可能成为本病的诱因。

本病初起多无自觉不适，可有瘙痒和疼痛，侵及软骨膜时疼痛较明显。耳郭病变多发生于耳轮处，初起呈屑状斑丘疹，易出血、糜烂，进一步发展为浸润性结节或菜花状肿块，常有溃烂，晚期可向耳前或颈淋巴结转移。外耳道病变应注意可能由于症状轻微而延误诊断，疼痛、听力丧失、流血或流脓是其主要特征，外耳道可见肿块，有时呈疣状，堵塞耳道并浸润周围组织，有时可有破坏鼓膜伴中耳浸润。

根据病史、检查，诊断不难。对于肉芽状新生物去除后短期内复发者，应切除组织进行病理检查,注意和外耳道乳头状瘤鉴别,肿瘤活检做病理检查可明确诊断。

外耳鳞状细胞癌安全边缘不易确定,治疗一般以手术切除为主,结合放疗。术前放疗可缩小肿瘤体积,有利于手术切除。术后放疗可消除手术切缘周围残留的肿瘤病灶,减少术后复发。晚期不能手术切除的肿瘤,可采用放疗与化疗增敏的联合治疗。

(王　霞)

第二十一节　中耳肿瘤

一、中耳良性肿瘤

中耳良性肿瘤较少见。中耳息肉及炎性肉芽肿临床多见,但并非真性肿瘤。

二、乳突部骨瘤

乳突部骨瘤的病因及组织病理学类型与外耳道骨瘤相似,属良性肿瘤。乳突部的骨瘤可向外、向前和向内发展,引起不同的临床症状。向外发展者早期可以无症状,缓慢生长后,可在耳后出现坚硬的肿块,如体积增大压迫神经,可出现疼痛;向内或向前发展可侵及外耳道,此时须与外耳道外生性骨瘤相区别;如侵犯颅后窝或压迫内耳时,可引起头痛、眩晕、耳鸣等症状。临床诊断并不困难。中耳乳突X线片或颞骨CT可进一步明确诊断和病变范围。病理切片可见骨瘤由骨样细胞或非典型的骨小梁组成,骨小梁间或有成骨细胞、成纤维细胞和巨细胞,无骨髓组织。此病应与骨纤维异常增殖症和骨化纤维瘤鉴别。如肿块小且无症状者无须特殊处理。如肿块增大引起明显症状者,须手术彻底切除。

三、中耳癌

中耳癌在临床上不常见,约占耳部癌肿的1.5%,占全身癌肿的0.06%。可原发于中耳,或由原发于外耳道、鼻咽、颅底或腮腺等处的癌肿侵犯中耳而来。亦可因乳腺、胃肠道等处肿瘤远处转移所致。到肿瘤晚期,很难确定肿瘤的原发部位。

(一)病因

约80%的中耳癌患者有慢性化脓性中耳炎病史,故认为其发生可能与炎症有关。中耳炎症反复刺激引起鼓室黏膜上皮血液循环及营养发生障碍,使鼓室黏膜上皮转变成复层鳞状上皮。中耳乳头状瘤亦可发生癌变。

中耳癌以鳞状上皮细胞癌最多见,40～60岁为好发年龄。性别与发病率无显著关系。

(二)临床表现

中耳癌很容易向周围蔓延,破坏侵蚀邻近组织,因病程早晚、病变部位及发展方向的不同,其临床表现也有变异。

1.出血

耳内出血或有血性分泌物为最早和最常见的症状,对早期诊断有帮助。到晚期肿瘤侵蚀骨质,破坏血管,可发生致命性大出血。

2.局部疼痛

耳痛早期为耳内发胀感，到晚期则有明显的疼痛。其特点是持续性耳深部胀痛，刺痛或跳痛，并向颞骨和枕部放射。

3.耳聋

多数患者因原有中耳炎所致耳聋，故往往不引起重视。早期为传导性耳聋，晚期为混合性耳聋，常伴有耳鸣。

4.张口困难

早期因炎症，疼痛而反射性地引起下颌关节僵直，晚期多因癌肿侵犯颞肌、三叉神经或直接侵犯颞颌关节所致。

5.面瘫

出现的早晚与肿瘤侵犯的部位有关。如肿瘤起源于面隐窝或鼓岬则早期可出现面瘫。

6.眩晕

中耳癌的早期一般不侵犯迷路，晚期可因迷路受侵犯而出现眩晕。

7.颈淋巴结肿大

局部淋巴结转移时出现颈部包块。对侧颈部淋巴结亦可发生转移。

8.远处转移

晚期出现血行转移时，则有相应内脏或骨骼器官受赘之症状。

9.其他

可有脑神经受累症状，晚期第Ⅴ、Ⅵ、Ⅸ、Ⅹ、Ⅺ、Ⅻ对脑神经可受到侵犯，出现复视、咽下困难、声嘶、软腭麻痹、抬肩无力、伸舌偏斜等症状。

(三)诊断

中耳癌早期症状与慢性中耳炎相似，当仅诊断为中耳炎时，活检并不是作为常规进行，因此，中耳癌可能长期被漏诊，不易早期发现，待至症状明显时，癌肿常已累及岩骨、颅内及颞颌关节等处，增加治疗难度。故应提高警惕，争取早期诊断，才能根治。

凡遇下列情况者应详细检查，严密观察随访。

(1)中耳炎患者出现血性分泌物者，突然出现面瘫者。

(2)中耳或外耳道内有肉芽、息肉样组织及乳头状新生物，切除后迅速复发或触之极易出血者。

(3)耳深部持续性疼痛者。

颅底及颞骨X线片、CT及MRI等影像学检查有助于病变的诊断及了解肿瘤向四周侵蚀的范围。病理检查为确诊中耳癌的可靠方法，且可明确病理组织类型，为选择治疗方法提供参考。

(四)中耳癌临床分期

目前国际癌症防治联合会(UICC)尚未做出中耳癌TNM分期标准。Stell等(1985)根据UICC采用的基本原则，提出了中耳癌临床分期的初步方案，并得到不少耳科学家们的采用，介绍如下。

T_1：肿瘤局限于原发部位，即无面神经麻痹，放射学检查无骨质破坏。

T_2：肿瘤扩散到原发部位以外，其指征是面神经麻痹，或放射学检查发现有骨质破坏的证据，但未超出原发病灶所在器官的范围。

T_3：临床或放射学检查均发现有向周围结构扩散的证据，如硬脑膜、颅底、腮腺、颞颌关节等。

T_X:没有足够的资料进行分期,包括患者已在他处就诊并接受过治疗。

(五)治疗

早期宜采用手术切除加术后放疗,对晚期患者则应进行综合治疗。

1.手术治疗

对局限于中耳乳突腔内的较小的肿瘤(T_1 期),可行乳突根治术或扩大的乳突根治术;肿瘤已侵犯内耳、岩尖者,行颞骨次全切除术或颞骨全切除术。有颈淋巴结转移者,应采用颈部淋巴结廓清术。

2.放射治疗

随着放射设备的改进,在^{60}Co和直线加速器代替了镭锭和常规 X 线治疗后,中耳癌的放疗效果有了显著的提高。5 年生存率可达 65%。采用耳前、耳后两野交叉照射,每天照射剂量为 1.75~2.00 Gy,每周照射 5 次。开始照射时,每天剂量宜小,逐日增加,以免引起恶心、呕吐、眩晕等内耳刺激症状。单纯放疗的剂量为每 6~7 周 60~70 Gy。术前放疗的剂量为每 5~6 周 50~60 Gy。放疗中应保持耳道清洁,预防和控制感染,促使肿瘤消退,减轻放射损伤。

3.化学治疗

化疗仅作为手术或放射治疗的辅助方法,对于无手术指征的晚期病例具有缓解症状的作用。

(六)预后

影响预后的关键因素是能否早期诊断和早期治疗,因中耳癌患者多数不能获得早期治疗,故预后较差。影响疗效的主要因素有患者年龄、肿瘤范围、类型及分化程度、治疗方式、放疗的剂量等。

(王　霞)

第二十二节　内耳肿瘤

一、听神经瘤

神经鞘瘤及神经纤维瘤均起源于神经鞘,多由脑神经末梢段 Schwann 细胞发生,又称 Schwann 瘤。但组织学上神经鞘瘤是 Schwann 细胞异常增殖,神经纤维瘤除 Schwann 细胞,多为胶原纤维或纤维肉芽细胞,肿瘤内混有正常有髓或无髓神经纤维束。神经鞘瘤可发生于颅内脑神经根、脊管内脊神经根及周围神经,占全部脑肿瘤的 7%~9%,听神经瘤最常见,其次为三叉神经鞘瘤。除嗅神经和视神经,其他脑神经都有神经鞘瘤报道,但舌咽/迷走/副神经(颈静脉孔肿瘤)、面神经、舌下神经、滑车神经及动眼神经较少见。其分布主要在小脑脑桥角,也可见于岩尖、鞍旁、颈静脉孔区等处。

听神经瘤是发生于前庭蜗神经的脑桥小脑角部肿瘤,约占颅内神经鞘瘤的 91%,脑桥小脑角部肿瘤的 80%。由于其多来自前庭神经,最近国际统一命名为前庭神经 Schwann 细胞瘤(vestibular schwannoma,VS)。Brackman 和 Barrels 报告 1354 例脑桥小脑角肿瘤,91%为前庭神经 Schwann 细胞瘤,3%为脑膜瘤,2%为原发性胆脂瘤,4%为其他类型肿瘤。

纤维瘤是神经纤维瘤病的局部表现。该病为常染色体显性遗传性疾病，有较高的外显率，临床上所见的形式变异多，常见的有两种：Ⅰ型神经纤维瘤病（NF-1），也称多发性神经纤维瘤病（或 VonReckhnghausen 病）；Ⅱ型神经纤维瘤病（NF-2），也称双侧听神经瘤病。NF-1 基因定位于第 17 染色体上。

（一）流行病学

VS 约占颅内肿瘤的 6%，美国每年新发生听神经瘤约 3 000 例。好发于 40～60 岁，女性多发，约为男性的 1.5 倍。国内 6 组大宗病理统计占颅内肿瘤的 6.80%～11.48%，平均为 9%，女性稍多，种族差异不明显。Leonard 的尸检发现率为 0.8%。主要分两种类型，散发型及神经纤维瘤病 2 型（NF-2），前者为单侧性，占全部听神经瘤病例的 95%，年发病率为（30～40）/10 万；NF-2型为罕见疾病，大多为双侧性，仅 2%的 NF-1 型病例为单侧性，年发病率为 1/10 万。

（二）病因及发病机制

神经鞘瘤和神经纤维瘤的确切病因尚未完全清楚。一般认为肿瘤组织是由正常组织或胚胎残留组织在生物、化学或物理等因素的刺激下失去正常组织的生长规律，产生间变，进行无限增殖的结果。近来研究使人们认识到肿瘤的发生和发展除了外界因素外尚有人体内在的基础。分子遗传学研究发现，细胞的染色体组上的基因与肿瘤的发生有重大的关系。各种动物细胞的基因组中普遍存在着与病毒癌基因相似的序列，在正常情况下，它们不表达或只是有限制地表达，因而对细胞无害。当受到某些生物、化学、物理等因素作用而活化并异常表达时，则可导致细胞癌变。有些人生来就带有一个或多个结构或功能上有缺陷的基因，在此基础上发生的肿瘤称遗传性肿瘤综合征。其中，神经纤维瘤病（NF）是较常见的一种常染色体显性遗传性肿瘤。本病临床表型有较显著的异质性，有 30%～50%的病例为新突变（突变率较单基因座突变率高出100 倍以上）。发生新突变的概率与父亲年龄的增长呈正比，若父亲在 35 岁以上患病，子女患病机会可增加两倍；散发病例中约 65%的父亲较年轻。

NF-1 基因定位于人类染色体 17 q11.2，在基因组 DNA 中占 300 kb，编码 13 kb mRNA，开读框架为 8 454 个核苷酸，已证实 NF-1 基因含有 49 个外显子及 2 个交错拼接的 mRNA 同型体。NF-1 基因蛋白产物已被鉴定，命名为神经纤维素，由 2 818 个氨基酸组成，分子质量为 250 kD。实验表明，NF-1 蛋白似具有一种类似肿瘤抑制因子的作用，它通过调节一些存在于细胞内的对细胞生长增殖具有重要作用的蛋白质而行使其功能，这些蛋白质若在成纤维细胞中过度表达则可导致其转化。

（三）病理

前庭蜗神经分为前庭支与耳蜗支，神经鞘瘤多来自前庭支。前庭支分为中枢部和外周部，中枢部由少突胶质细胞被覆，外周部由 Schwann 细胞被覆。前庭蜗神经从脑干开始 10～13 mm 被少突胶质细胞及软脑膜覆盖，在内耳道开口部神经胶质细胞及软脑膜消失，代之以 Schwann 细胞和神经周膜包裹神经。听神经瘤常由内耳道内前庭下神经，有时由前庭上神经发生，发生于耳蜗神经频率仅约 4%。VS 发生在中枢部神经胶质与外周神经纤维移行部前庭神经节附近。由于此移行部位置变异很大，VS 发生部位变异也很大，症状体征不尽相同，远离内耳道对听神经压迫小，术后听力保存率高，根据发生部位不同有外侧型和内侧型之分。NF-2 患者前庭神经瘤极少数起源于内耳，推测由前庭神经树突髓鞘演变而来。听神经鞘瘤也可以是多发性神经纤维瘤病（von Reckling hausen 病）的一部分，多为双侧。

听神经瘤大多起源于内听道内前庭神经 Obersteiner-Redlich 区的远心端，即神经间质从神经胶质细胞转变为 Schwann 细胞的部位的外侧，少数起源于前庭神经的小脑脑桥隐窝段。肿瘤有包膜，表面光滑，境界清楚，实质性，可略呈结节状，质松软，一般呈灰黄色或灰红色。随着肿瘤的生长，可出现退行性变、脂肪性变或纤维化变。肿瘤组织内常有大小不等的囊腔，内含淡黄色透明囊液，有时并有纤维蛋白凝块。小型肿瘤由内听动脉供血，肿瘤较大时，可由小脑前下动脉、小脑后下动脉、脑桥动脉或小脑上动脉供血。静脉回流主要通过岩静脉进入岩上窦。小肿瘤可局限于内听道内，直径仅有数毫米，肿瘤增大后压迫内听道内的面听神经及内听动脉，产生面听神经症状及内听道扩大。肿瘤进一步生长可突入小脑脑桥隐窝，压迫三叉神经、小脑、脑干及后组脑神经，并可经天幕切迹向幕上发展，产生相应的神经症状及颅内压增高。一般按肿瘤大小将其分为四级：一级为小型肿瘤，直径不超过 1 cm，二级为中型肿瘤，直径 1～2 cm，三级为大型肿瘤，直径 2～4 cm，四级为巨型肿瘤，直径在 4 cm 以上。组织形态学上绝大部分肿瘤为神经鞘瘤，少数为神经纤维瘤。

(四)临床表现

1.病程

缓慢进行性发展，病程长，早期症状常被忽视，发病到住院时间为 3.5～5.0 年，10%～15%的患者回忆症状存在时间可追溯到 10 年前，约 1/3 的病例经 3～10 年才确诊。

2.首发症状

首发症状为耳蜗及前庭神经症状，常见一侧听力下降伴耳鸣，以及耳闭塞感、眩晕及头晕等。常见症状发生率听力障碍为 98%，耳鸣 70%，平衡失调 67%，头痛 32%，面部麻木 29%，面肌无力 10%，复视 10%，恶心、呕吐 9%，味觉障碍 6%。

(1)听力下降及耳鸣：首发占 70%～85%，约 10%为突发听力障碍，少数以单独耳鸣起病，伴进行性听力障碍。患者常因听不清电话发现听力或言语识别力下降，特点是先出现纯音性听力障碍，起病时多为高音域障碍，听力障碍程度主要取决于肿瘤原发位置及与内耳道关系，与肿瘤大小不完全平行，内耳道局限性小肿瘤可引起高度听力障碍，囊肿性大肿瘤可保留听力，肿瘤不断增大导致进行性听力下降。MRI 可发现听力正常的听神经瘤，目前临床检出病例中 5%～15%听力正常。听神经瘤常引起高音调持续性耳鸣，单侧不对称性，一般为轻至中度。

(2)平衡障碍：患者可出现轻、中度平衡不稳，平衡不稳常见于较大肿瘤使小脑及脑干受压；头晕发生率仅 5%～6%，眩晕为 18%～58%，眩晕常见于较小的肿瘤。由于肿瘤生长缓慢，前庭功能丧失可由对侧代偿，功能障碍症状不严重。脑桥小脑角肿瘤可出现特征性 Bruns 眼震，注视患侧引起低频大振幅眼震(患侧脑桥功能不全)，注视健侧可见高频小振幅眼震(患侧前庭神经麻痹)。

3.三叉神经功能障碍

如面部麻木感、三叉神经痛及感觉异常等，以首发症状出现少见，通常不损及三叉神经运动根。三叉神经受累发生率较高，如面部麻木感约 30%，临床细致检查发现率可能更高，47%～61%有三叉神经症状，如角膜反射减弱、消失，面部感觉障碍等，若三支均受累提示肿瘤很大。

4.面神经功能障碍

面神经与前庭蜗神经并行于内耳道，故常受累，表现面肌无力、抽搐和乳突区疼痛等，疾病晚期可出现面瘫。检查可见表情肌轻微麻痹，通过令患者多次发笑使之疲劳，或叩击前额部使反复闭眼(瞬目反射)减弱确认。面神经的中间神经受累可引起外耳道后壁感觉减退，称为 Hitzelberger征。

5.小脑症状

小脑症状如共济失调、眼震等，肿瘤较小时眼震向健侧，较大时眼震向患侧，多为旋转性、垂直性。出现后组脑神经障碍如饮水呛咳、声音嘶哑、吞咽困难及咽反射消失等，提示肿瘤可能已经很大。随肿瘤增大压迫邻近结构，除导致邻近脑神经、小脑及脑干症状，可因中脑水管狭窄导致颅内压增高。

6.头痛

头痛见于颞枕部，伴病侧枕大孔区不适感，与肿瘤大小有关，发生率为19%～38%。根据Selesnick等报道，肿瘤<1 cm无头痛，肿瘤1～3 cm，约20%的患者主诉头痛，肿瘤>3 cm，约43%的患者头痛。较大肿瘤血管丰富，5%～15%的病例发生瘤内出血或SAH，出现突发性头痛和复视等。

(五)辅助检查

1.腰穿及脑脊液检查

通常可见CSF蛋白质含量增加，细胞数大多正常。

2.神经耳科学检查

CT和MRI问世前VS早期诊断主要依赖听力异常筛查，目前已被神经影像学检查取代，仍可作为预测术后听力保留程度指标。

(1)纯音听力检查：以标准气导与骨导听力零级为标准，测定患者气导与骨导听力，听神经病变听力丧失以高频听力为主。

(2)语言识别积分：常用于术前与术后听力评价。制作各种声音警度语言辨别能力曲线，用0～100%标记最高语音清晰度。与纯音听力检查相比，听神经瘤语音清晰度很低，通常为0～30%。

(3)语言听取阈值：语音听取正确回答率达到50%为标准(dB)。

(4)听觉检查：听神经脑干反应(ABR)可见。潜伏期延长或V波消失、无反应等异常。为保留听力可用术中监视器，测定耳蜗电图和复合运动电位等。

(5)前庭功能检查：温度眼震检查是刺激外侧半规管反映前庭上神经损害，多数病例无反应表示半规管麻痹(CP)；发生于前庭下神经肿瘤由反应可漏诊。也可发现眼追踪试验(eyetracking test，ETT)、视动性眼球震颤(opticokinetic nystagmus patern，OKN)等轻度异常，OKN是注视视野中越过的物体出现的生理性眼震。

3.影像学检查

(1)X线平片：可见内听道扩大，头颅X线正侧位片及Towne位片可显示内耳道壁骨质吸收，密度减低呈漏斗状，喇叭状变形，或内耳道径>8 mm为异常。

(2)CT检查：可见脑桥小脑角类圆刀或不规则形肿块，边界不清，均匀等密度，少数略高密度或混合密度，高密度区等密度肿瘤可仅显示第四脑室受压、变形更位，较大肿瘤可见同侧脑桥池扩大、脑积水等。肿瘤可均匀、不均匀或环状增强，病灶边界清楚，内听道呈喇叭口样扩大。

(3)MRI检查：由于其分辨率更高，因此可以更清晰地显示肿瘤及颅内组织结构，甚至可显示肿瘤邻近的脑神经及血管。可从冠状、矢状及水平三维角度来观察。且对于手术方案的制订都有重要意义。组织学为AntoniA型的肿瘤一般说呈均匀信号，AntoniB型肿瘤有囊性退行性变的倾向。听神经瘤钙化较少见，T_1加权像多呈轻度低信号影像，T_2加权像呈较高信号影像。Antoni B型肿瘤的信号一般比Antoni A型肿瘤稍高，在内听道内或小脑脑桥角池内有时可发现与肿瘤相连接的囊变区。内听道常有不同程度的扩大。

(4)DSA 检查:可显示肿瘤营养血管包括椎-基底动脉系统小脑前下动脉、大脑后动脉,颈外动脉系统硬脑膜中动脉、咽升动脉,以及颈内动脉系统脑膜-垂体动脉等。

(六)诊断及鉴别诊断

1.诊断

关键在于早期诊断,即在肿瘤直径小于 2 cm 时就能做出诊断。如能在此期做出诊断,手术全切肿瘤,面、听神经解剖及功能保留率是相当高的。因此,各级医务工作者对本病的首发症状或早期症状必须予以高度重视,特别对成年人不明原因的耳鸣、进行性听力减退尤应警惕,应做必要的检查,不可轻易做出“感音-神经性耳聋”的诊断。诊断根据患者首发听力障碍、缓慢进展病程和相继出现三叉神经、面神经、小脑及后组脑神经障碍等症状。确诊主要依赖 MRI 显示内耳道内肿瘤。即使初诊检查未能发现肿瘤,也不能轻易放过,还应定期随访相当长的时期,否则一旦延误诊断,致使肿瘤继续增大,不但会加大手术难度,而且死亡率、病残率均会增高。近十余年来,有关听神经瘤诊断的手段有了很大的改善,使得本病的早期诊断率有了很大的提高。

2.鉴别诊断

VS 约占脑桥小脑角肿瘤的 80%,其余 20%为脑膜瘤和脑干及小脑肿瘤,如神经胶质瘤、三叉神经鞘瘤、蛛网膜囊肿及转移性脑肿瘤等。

(1)前庭神经病变:VS 早期眩晕症状应与前庭神经炎、迷路炎、梅尼埃病及药物性前庭神经损害区别,均有相应病史,如前庭神经炎有感冒史,迷路炎有中耳炎史,梅尼埃病为发作性真性眩晕,药物性有相关用药史等;VS 为进行性耳聋,无复聪现象,常伴邻近脑神经如三叉神经症状,CSF 蛋白增高、MRI 显示内听道扩大等。

(2)耳蜗神经损害:VS 引起耳聋应与耳硬化症、药物性耳聋等鉴别,除上述鉴别要点,听神经瘤常伴病侧前庭功能消失或减退。

(3)脑桥小脑角脑膜瘤:早期听觉或前庭功能改变、CSF 蛋白含量增高不明显,内听道大多正常,CT 呈均一性增强。如临床上难以区分需手术证实。

(4)脑桥小脑角上皮样囊肿(胆脂瘤):为先天性肿瘤,发病年龄较轻,40 岁前约占 65%,病程长。首发症状常为面部疼痛,听力障碍不明显,前庭症状缺如或轻微,病程晚期可出现;CSF 蛋白不增高,CT 显示内耳道不扩大,肿块呈低密度(瘤内含脂肪),病变分叶并蔓延到周围脑池,无增强效应。MRI 可见类 CSF 的 T_1 低信号、T_2 高信号。

(5)脑桥小脑角小胶质瘤:易与听神经瘤混淆,其进展较快,症状出现顺序不同,颅内高压症、小脑或脑干症状较早出现,脑神经损害常为双侧性,内听道不扩大。

(6)其他:如脑桥小脑角部小脑前下动脉瘤、蛛网膜囊肿、粘连性蛛网膜炎、小脑半球外侧血管肉芽肿、巨大蛇形颅底动脉等。根据症状出现顺序不同,CSF 蛋白增高不明显、肿物影像学所见及内听道不扩大,可资鉴别。

(七)治疗

1.手术治疗

随着显微外科手术技术的发展及术中电生理监测的应用,听神经瘤切除术的效果不断改善,其死亡率及并发症发生率逐渐降低,面、听神经的解剖及功能保留率在小肿瘤甚至部分中、大型肿瘤也日益提高。主要的手术入路包括枕下入路、经迷路入路及中颅凹入路。枕下入路及经迷路入路适用于任何大小的肿瘤。如考虑保留听力,一般采用枕下入路。由于枕下入路暴露充分,视野良好，对适当的病例能保留听力，大多数神经外科医师愿意采用此入路。

(1)适应证：VS症状进行性恶化或复发；肿瘤较小，手术可能保存听力；年轻患者肿瘤复发；不完全切除后复发，允许再次广泛切除者；放疗后肿瘤继续增大；巨大肿瘤及粘连紧密者可考虑次全切除。

(2)手术及术后处理：肿瘤＜2.5 cm几乎均能全切，也能解剖保留面神经；肿瘤＞2.5 cm次全切率为11%，面神经解剖保留率为70%；肿瘤非常大(直径＞4 cm)明显压迫脑干时，应考虑分两次手术，避免肿瘤残余和减小脑干损伤。较小肿瘤(直径2 cm以下)术前听力障碍较轻微，20%～50%的病例全切可保留听力，1 cm以下保留率达83%。术中将电极放置在第四脑室外侧隐窝做术中ABR监测，尽可能多地保留听力。然而，仍有半数患者听力丧失，可能因神经回缩、神经或半规管缺血、对神经牵拉性损伤、半规管开放等所致。手术最易损伤肿瘤腹侧被肿瘤包裹的部分面神经，采用显微外科技术及术中面神经监测可使面神经麻痹发生率降低。误切断面神经可引起兔眼征、角膜溃疡，应尽量行端-端吻合术，不能吻合时通常在50天内行舌下神经、副神经或膈神经中枢侧吻合术，或健侧与患侧面神经交叉吻合。恢复期注意保护角膜，如点眼药水等。

(3)手术并发症：VS术后并发症发生率约为20%，多见于年老及衰弱者、肿瘤较大患者，经恰当处理多数可康复，少数病例可遗留不同程度后遗症。包括：①小脑前下动脉(AI-CA)及分支损伤，完全闭塞可引起脑桥致死性梗死。②分离肿瘤软脑膜撕裂可造成脑实质损伤，肿瘤被膜与脑干粘连紧密时不要勉强分离，可将部分粘连被膜留在脑干上，以策安全。③脑脊液漏：是常见并发症，发生率5%～15%，轻微脑脊液漏可卧床、限制活动，避免便秘、咳嗽等，采取降低颅内压措施，如限制水分摄入，给予碳酸酐酶抑制剂diamox或注射脱水剂等，如仍不能停止脑脊液漏需手术封闭漏口。④脑膜炎：发生率2%～10%，多因脑脊液漏所致，出现高热、头痛、精神障碍和颈强等脑膜刺激征，可腰穿检查CSF常规、细菌培养及药敏试验。

2.放射治疗

可抑制部分患者的肿瘤生长。常用的放疗方法有γ线、直线加速器、正电子束等。γ-刀及放射治疗适应证：①老年患者小或中等肿瘤，症状轻，观察随访肿瘤增大。②肿瘤次全切除后复发。③患者伴其他疾病不允许手术治疗或风险很大。Lunsfonrd等1993年报道96例单侧听神经瘤立体定向放射手术治疗的结果。经6个月以上随访，68例(71%)的肿瘤大小无变化，25例(26%)体积缩小，2例(2%)体积增大。迟发面神经麻痹发生率为29%，但其中90%面神经麻痹者以后随访均有恢复。术前37%的患者仍有有效听力，在放射手术后2年，有效听力的保留率为34%。33%的患者暂时出现轻微的三叉神经症状。少数患者放射手术后在MRI上出现小脑中脚及脑桥改变，但无临床症状。这些影像学改变经随访均趋于好转。4例放射手术后由于脑积水需做脑室-腹腔分流术。

(八)预后

VS属良性肿瘤，即使多次复发也不发生恶变和转移。如能全切除通常疗效良好。

二、其他内耳肿瘤和假性肿瘤

(一)胆固醇肉芽肿

胆固醇肉芽肿很少是先天性的，多半是岩骨气房通气障碍，气房内分泌物聚集所致。

1.病理学检查

胆固醇肉芽肿由伴有囊性空腔的肉芽组成，含有黄褐色液体，可以看到结晶样物。在组织学上胆固醇结晶的所在部位有典型的纺锤样空腔，被炎性细胞，特别是大量的异物巨细胞包裹。岩尖是胆固醇肉芽肿在岩骨的好发部位。岩尖的气房差异很大，可以与蝶窦和筛窦相邻。因此，岩尖胆固醇肉芽肿应该作为一种单独的疾病，与鼓室乳突的胆固醇肉芽肿区别开来。

2.症状与诊断

颞骨胆固醇肉芽肿根据病变发生部位的不同可能出现不同的症状。主要症状有传导性听力损失、面瘫、三叉神经刺激征、展神经麻痹等。CT 可见边缘清楚的骨质缺损。其密度与脑组织接近。典型的病例可见囊性阴影，增强后没有强化反应。MRI 的 T_1 像表现为低或中等信号，T_2 像呈稍高信号。胆脂瘤的密度低于脑组织，增强后也不强化，MRI 的 T_1 和 T_2 像均呈高信号。

3.治疗原则

除个别情况外，实际上很难做到完全切除胆固醇肉芽肿，因此主要采用引流手术，主要是向中耳进行引流，个别情况下可以引流到筛窦或蝶窦。桥小脑角的胆固醇肉芽肿，如果听力没有保留价值，可以选择经迷路径路。如果听力仍有保留价值，则选择颅中窝径路。预后相对较好，但是一定要向患者交代有复发的可能。

(二)脂肪瘤

1.病因、流行病学

脂肪瘤为良性的肿瘤，是胚胎性脑膜组织持续存在并畸形分化的结果，不能看成是异位的外胚层组织。颅内脂肪瘤的尸检阳性率为 3‰，新生儿的尸检阳性率为 5‰。9%的颅内脂肪瘤发生于内耳道和小脑桥角。因此这种肿瘤在颞骨出现的概率很低。

2.病理学检查

颅内脂肪瘤是一种质地软，黄色富含脂肪的肿瘤，血管供应有很大的个体差异。多数情况下第Ⅷ对脑神经被包裹在肿瘤之中，并发生粘连，手术很难分离。也可能与面神经发生粘连。

3.症状与诊断

颅内脂肪瘤的特点是可以长期没有任何症状。如果肿瘤生长到一定程度，可以出现占位性病变的表现。CT 检查常表现为内耳道、桥小脑角处非特异性占位性病变，造影剂很少存留。磁共振能够很好的确定诊断，T_1 像表现为高密度，T_2 像表现为低密度，没有造影加强剂的蓄积。这些都是脂肪的特征。

4.治疗原则

由于脂肪瘤生长速度缓慢，与周围的神经(如第Ⅷ对脑神经)及面神经粘连常较严重，即使较小的脂肪瘤手术常常造成神经功能丧失，因此对于这种肿瘤建议密切随访，定期进行 MRI 检查，不主张立即手术治疗。如果肿瘤较大，有压迫脑干的危险，则建议手术治疗。由于肿瘤生长速度缓慢，又是良性肿瘤，因此预后较好。

(三)血管瘤

1.病因、流行病学

血管瘤的成分是富含血管的结缔组织，呈肿瘤样生长。Mulliken 将血管瘤分成两种类型：一种是真性的，出生以后才出现的肿瘤；另一种是出生时就有的血管瘤样畸形，随着年龄的增长不断长大。血管瘤还可以分成表浅型和深部型。表浅型常与皮肤紧密粘连，常是毛细血管瘤。

深部血管瘤常是海绵状血管瘤。此外还有介于表浅与深部之间的混合型。中耳和岩骨血管瘤常为混合型。这种在岩骨或斜坡的颅骨内的海面状血管瘤可以长得很大。Mulliken 认为真性血管瘤与血管瘤样畸形之间还有一种在桥小脑角和内耳道的血管发育畸形，但是非常罕见。

2.症状与诊断

主要症状是搏动性耳鸣，眩晕，也可能出现面瘫。CT 与 MRI 已经能够对大多数病例进行诊断。内耳道血管畸形在 CT 片上无法与听神经瘤鉴别。尽可能地进行 MRI 检查明确诊断。

3.治疗原则

治疗的基本原则是手术完整切除肿瘤。如果肿瘤范围较大，术前最好进行血管造影及血管栓塞。这样能够明显减少术中的出血。颅底骨内血管瘤常常有明显的破坏，而且术中出血很多往往给手术带来很大的困难。而且海绵状血管瘤，术前不能栓塞。在术前采集自体血，术中、术后回输很有意义。桥小脑角和内耳道的血管瘤手术非常困难，而且有急性蛛网膜出血的倾向，很难保留前庭蜗神经及面神经的功能，因此，只有肿瘤直径＞3 cm 时才有绝对的手术适应证。如果能够完整切除肿瘤，则预后良好。有时姑息性部分切除也很有意义。

（王　霞）

第二十三节　耳郭化脓性软骨膜炎

耳郭化脓性软骨膜炎是耳郭软骨膜和软骨的化脓性感染。耳郭感染化脓后，脓液积蓄在软骨膜与软骨之间，软骨因血液供应障碍而逐渐坏死，耳郭失去软骨支架及瘢痕挛缩致耳郭畸形（菜花耳）。

一、诊断

（一）病因

（1）耳郭外伤：多因裂伤、切割伤、钝挫伤、烧伤、冻伤、昆虫叮咬伤等继发感染，耳郭血肿、囊肿多次穿刺继发细菌感染。

（2）外耳道疖、耳郭及外耳道湿疹、接触性皮炎等继发细菌感染或感染扩散等。

（3）手术或针刺治疗等伤及耳郭软骨继发细菌感染，如中耳乳突手术做内耳或耳后切口伤及耳郭软骨；假性囊肿或血肿穿刺抽液时消毒不严；耳郭整形术后继发感染等。

致病菌：铜绿假单胞菌最为常见，其次是金黄色葡萄球菌和变形杆菌。

（二）临床表现

（1）耳郭在炎症初期红肿、增厚、灼热、剧烈疼痛；可伴体温升高，全身不适。

（2）耳郭在中期化脓并脓肿形成，有波动感，可自行穿破，脓肿穿破后耳痛稍有缓解。

（3）后期软骨蚕食性坏死、失去支架、瘢痕挛缩，正常标志消失，形成耳郭萎缩畸形（菜花耳）。

（三）检查

脓液培养有铜绿假单胞菌或金黄色葡萄球菌、变形杆菌等。

（四）诊断依据

（1）耳郭有外伤，手术、耳针等继发感染史。

（2）耳郭发热、剧痛，体温上升，血中性粒细胞增多。

（3）耳郭红肿，触痛明显。脓肿形成有波动感。脓肿破溃，则形成脓瘘管。

（4）耳淋巴结肿大压痛。

（5）脓液培养致病菌多为铜绿假单胞菌或金黄色葡萄球菌。

（6）如感染不能控制，软骨坏死，耳郭瘢痕挛缩变形（菜花耳）。

二、治疗

（1）早期脓肿尚未形成时，应用大量敏感抗生素静脉滴注，积极控制感染（如头孢他啶 1～2 g 静脉滴注，每天 2～3 次；或马斯平 1～2 g 静脉滴注，每天 2 次；或西普乐 100～200 mL 静脉滴注，每天 2 次；或拜复乐 0.2～0.4 g 静脉滴注，每天 1 次；或头孢曲松 1～2 g 静脉滴注，每天 1～2 次等），或按细菌药物敏感试验选用抗生素全身应用。

（2）脓肿切开引流，彻底清除坏死软骨及肉芽组织，如已形成脓肿，宜在全麻下手术治疗。方法是沿耳轮内侧的舟状窝行半圆行切开，切口应超出红肿的皮肤，充分暴露脓腔，直至见到正常软骨，清除脓液，刮除肉芽组织，切除坏死软骨。若能保留耳轮软骨，可避免日后耳郭畸形，若保存部分软骨，可保留部分耳郭形态。但要彻底切除坏死软骨，避免炎症不能控制需再次手术。以灭菌生理盐水及敏感抗生素溶液反复冲洗术腔后，将皮肤复位，无菌包扎，适当加压，勿留有无效腔，不予缝合。术后每天用敏感抗生素冲洗术腔换药，至局部和全身症状消退后，将皮肤贴回创面，对位缝合。若局部仍继续红肿，多需再次手术。

（3）耳郭畸形：炎症彻底治愈，可行瘢痕松解、耳郭整形手术。

三、预防

耳郭外伤，应及时处理，彻底清创，预防感染。行耳针治疗、耳郭手术时，均应严密消毒，切勿伤及软骨。

（王艳玲）

第二十四节　耳郭外伤

耳郭显露于头部，容易遭受各种损伤，多为机械性损伤，如挫伤、切割伤、撕裂伤。

一、耳郭挫伤

（一）临床表现

轻者仅表现为局部皮肤擦伤、肿胀、皮下有瘀斑。重者皮下及软骨膜下小血管破裂，血液聚集形成血肿，局部呈紫红色丘状隆起或圆形肿胀，但无急性炎症现象，触之柔软有波动感。小的血肿可有自行吸收，血肿机化有时可使耳郭局部增厚变形。血肿较大则因耳郭皮下组织少，血液循环差，难自行吸收。此外，耳郭软骨无内在营养血管，其营养主要来自软骨膜，如血肿导致大面积软骨膜与骨剥离，可引起软骨坏死，易继续感染造成耳郭畸形。

(二)治疗

血肿早期(24 小时内)可先用冰敷耳郭，减少血液继续渗出。如渗出较多，应在严格消毒下用粗针头抽出积血，予加压包扎。同时给予抗生素防止感染。

二、耳郭撕裂伤

(一)临床表现

常由利刃锐器切割或交通、工伤事故所造成。可伤及耳郭部分或全部。轻者仅为一裂口，重者可造成耳郭撕裂缺损，甚至全部断离，此种创伤还常伴有颌面、颅脑及其他部位的损伤。

(二)治疗

注意身体其他部位合并伤，特别是颅脑、胸、腹等，以免耽误重要器官损伤的诊治。在全身情况允许的条件下，争取尽早清创缝合。创面应彻底冲洗，严格消毒，注意清除异物。切割伤一般伤口整齐，可直接用小针细线缝合，缝合针距不要过密，缝线不可穿透软骨。撕裂、挤压伤伤口形状复杂，常伴有组织缺损，清创时应尽可能保留原有组织，确无活力的组织及破碎软骨，应修整去除。缺损较少时，可将两侧拉拢缝合；缺损较大者应尽可能对位缝合，将畸形留待以后处理。伤口缝合后，以消毒敷料轻松包扎，避免压迫，同时应用足量抗生素预防感染，24 小时后换药观察伤口，如术后感染，应提前拆线引流。耳郭创伤一般可不放引流。

三、化脓性耳郭软骨膜炎

(一)病因

化脓性耳郭软骨膜炎多因耳外伤，手术伤或邻近组织感染扩散所致，铜绿假单胞菌为最多见的致病菌。感染化脓后，脓液积聚于软骨膜与软骨之间，软骨因血供障碍而逐渐坏死，终影响外貌及耳郭生理功能。本病如发生于中耳乳突手术，行耳内切口的多见，而却少见于耳后切口而主动切除部分耳甲腔软骨者，估计与术后选用抗生素有关。

(二)临床表现

先有耳郭灼热感及肿痛感，继而红肿加重，范围增大，疼痛剧烈，坐立不安。整个耳郭除耳垂外均可迅速波及，触痛明显。若有脓肿形成，触之有波动感。

(三)治疗

早期脓肿未形成时，应用大量对致病菌敏感的抗生素，以控制感染，用 4%～5%醋酸铝液或鱼石脂软膏外涂促进局部炎症消退。脓肿形成后，宜在全身麻醉下沿耳轮内侧的舟状窝做弧形切开，充分暴露脓腔，清除脓液，刮除肉芽组织，切除坏死软骨。如能保存耳轮部位的软骨，可避免日后耳郭畸形，术中用敏感的抗生素溶液彻底冲洗术腔，将皮肤创面对位缝素，置放多层纱布，适当加压包扎。若坏死软骨已剔净，创口将无脓液流出，逐渐愈合。仍有脓肿者，多因病灶清除不充分，需再次手术。

(王艳玲)

第二十五节　鼓膜外伤

一、病因

(一)直接外伤

如外耳道异物或取异物时的外伤、挖耳、冲洗外耳道耵聍时用力过猛,使用抽吸法取外耳道脏物时负压过低,矿渣溅入外耳道或误滴腐蚀剂等。颞骨骨折累及鼓膜者,也可引起鼓膜外伤穿孔。

(二)间接外伤

间接外伤多发生于空气压力急剧改变之时,如炮震、爆炸、掌击耳部均可使鼓膜破裂。Casler(1989)进行实验研究发现,当鼓膜受到 2.25 kg/cm^2 的压力时,可使其破裂,在 6.75 kg/cm^2 的压力下,将使 50%成人的鼓膜发乍穿孔。咽鼓管吹张或擤鼻时用力过猛、分娩时用力屏气、跳水时耳部先着水面也能使鼓膜受伤破裂。

二、临床表现

(一)症状

1.出血

单纯鼓膜创伤一般出血不多,片刻即止,外耳道有或无鲜血流出。如并有外耳道皮肤裂伤或颞骨骨折、颅底骨折脑脊液漏,则血样液量较多。血液也可经咽鼓管流入鼻咽部而从口中吐出。

2.耳聋

耳聋程度与鼓膜破裂大小,有无并发听骨链损伤、有无并发内耳损伤等有关。直接外伤引起的单纯鼓膜破裂,听力损失较轻;间接外伤(如爆炸)常招致内耳受损而呈混合性聋,多因爆炸时的巨响使听觉分析器产生超限抑制所致,如迷路同时受震荡,则可发生严重耳聋。

3.耳鸣

程度不一,持续时间不一,偶伴短暂眩晕。

4.耳痛

各种原因引起的鼓膜破裂,伤时或伤后常感耳痛,但一般不剧烈。如并有外耳道皮肤损伤或感染,疼痛会较明显。

(二)检查

1.外耳道

耳镜检查发现外耳道或鼓膜上有血痂或瘀斑。有部分鼓膜外伤后的出血是直接流入中耳腔较多,而在外耳道未见血迹,因而需仔细检查,必要时可应用耳内镜检查。

2.鼓膜

穿孔大小、形态、有无并发污染等与造成损伤的原因很有关系。一般说来,鼓膜穿孔后短期内就诊,可见穿孔多呈裂孔状、三角形、类圆形和不规则形等。可见创伤特征性体征,即穿孔边缘锐利、卷曲、周边附有血痂或穿孔边缘鼓膜有表层下出血等(图 6-9)。

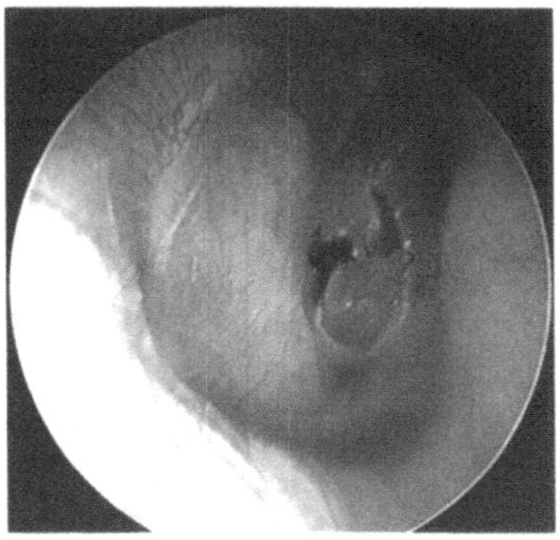

图 6-9　外伤性鼓膜穿孔

(三)治疗

应用抗生素预防感染,外耳道乙醇擦拭消毒,耳道口放置消毒棉球,保持耳道内清洁干燥。预防上呼吸道感染,嘱患者勿用力擤鼻涕。如无继发感染,局部禁止滴入任何滴耳液。小的穿孔如无感染一般可自行愈合;较大穿孔可在显微镜下无菌操作将翻入鼓室内的鼓膜残缘复位,表面贴无菌纸片可促进鼓膜愈合。穿孔不愈合者可择期行鼓膜修补术。

(王艳玲)

第七章　鼻部常见疾病

第一节　鼻 孔 畸 形

一、前鼻孔闭锁及狭窄

前鼻孔闭锁及狭窄多由外伤及后天性疾病的破坏性病变所致，属先天性者少见。

(一)病因

1.后天性

造成后天性前鼻孔闭锁及狭窄的病因主要有鼻部外伤、炎性疾病及皮肤病等。如患者本身为瘢痕体质者则尤甚。

(1)鼻部的各种外伤：如鼻底部的裂伤、化学性腐蚀伤、烧伤或烫伤等。

(2)鼻部的特种感染：即鼻部的某些特殊传染病，如梅毒、麻风、鼻硬结症和雅司病等。

2.先天性

在胚胎正常发育的第 2～6 个月期间，鼻前孔暂时为上皮栓所阻塞，若 6 个月后上皮栓仍不溶解消失或溶解不完全，形成膜性或骨性间隔时，将导致先天性前鼻孔闭锁及狭窄，但少见。

(二)症状

鼻塞几乎是唯一的症状，并且与其闭锁或狭窄的程度成正比。

新生儿若患先天性双侧前鼻孔闭锁时，则病情危重：其一，新生儿多不会用口呼吸，可发生窒息；其二，因哺乳困难，导致严重营养障碍；其三，极易误吸，可致吸入性肺炎。该闭锁多为膜性，厚 2～3 mm，位于鼻缘向内 1.0～1.5 cm 处，中央若有小孔则可稍微通气。

(三)治疗

对新生儿先天性双侧前鼻孔膜性闭锁，先以粗针头刺破闭锁膜，再置一短塑料管并妥善固定，以作扩张之用；对后天性者，可行前鼻孔整形术。手术方法如下。

1.术前注意事项及准备

(1)原发病变未愈或面部及上呼吸道有急性化脓性感染者，不宜实施手术。

(2)鼻腔及鼻窦有普通炎性疾病时，应先予以适当治疗后再行手术。

(3)术前准备 2 处皮肤：一为手术区域及其附近，二为大腿内侧皮肤。

(4)术前约 30 分钟，口服苯巴比妥，需全麻者皮下注射阿托品。

(5)预先选择几种不同直径的硬硅胶或塑料短管消毒备用。

2.麻醉

成人多用局部浸润麻醉或酌情加用面部的神经阻滞麻醉,可仿鼻小柱整形术,幼小患者或不宜局麻者可用全麻。

3.操作步骤

(1)体位:平卧,肩下垫枕,头后仰。头部可略高于下半身。

(2)切口:在相当于鼻缘处,右侧做近似∠形切口,左侧则反之。彻底切除鼻前庭内的瘢痕组织(图 7-1),充分扩大前鼻孔并形成移植床,暂以纱条填压止血。

(3)准备皮片管:取大腿内侧的替尔或厚断层皮片,裹衬于已备好的管径适宜的胶管上,皮片边缘对缝数针,使成为创面向外的皮片管,两端缝于胶管上做固定(图 7-2)。在皮片管上缘先缝留长线 2～4 针,将缝线尾部绕管口上端从管内引出,以便插入时牵引皮片管,使其上缘不致翻卷(图 7-3)。

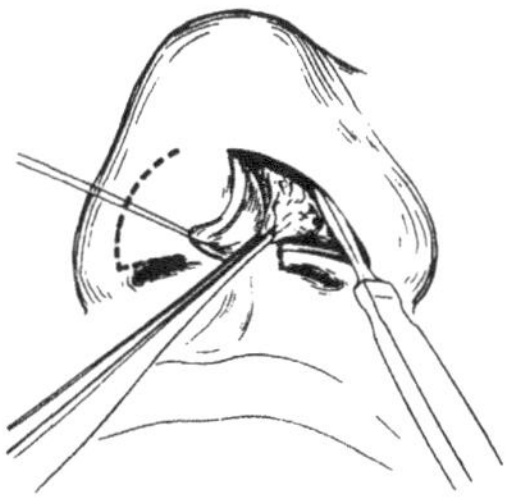

图 7-1　切口及切除鼻前庭内瘢痕组织

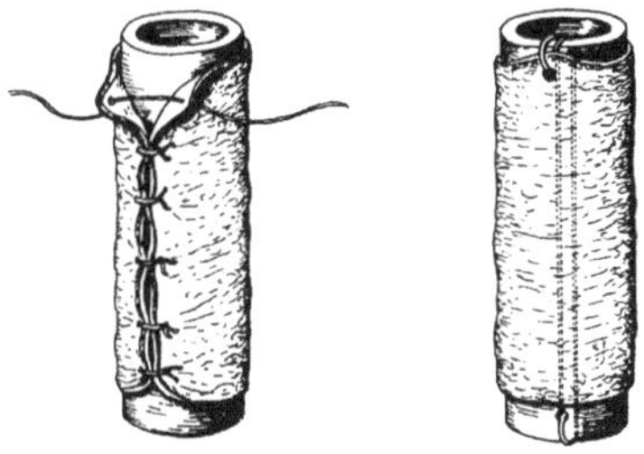

图 7-2　皮片准备法

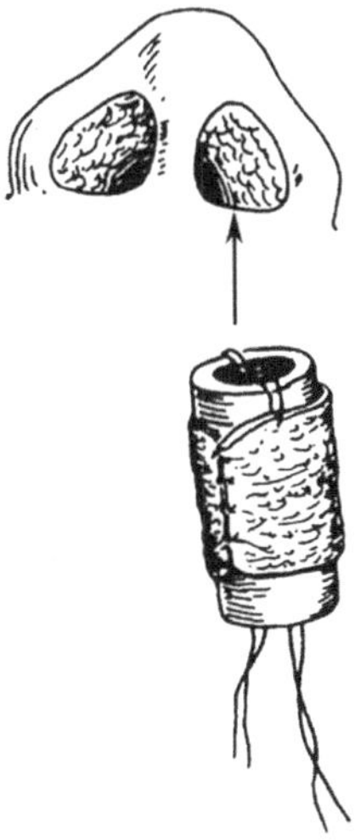

图 7-3　皮片植入法

(4)植入皮片:将皮片管经新前鼻孔置于移植床上,皮片管下缘与前鼻孔创缘间断缝合,均留长线端,以便捆扎环绕鼻缘的碘仿纱条,使其保护创缘。妥善缝固扩张胶管以防滑脱(图 7-4)。胶管内填以碘仿或凡士林纱条。

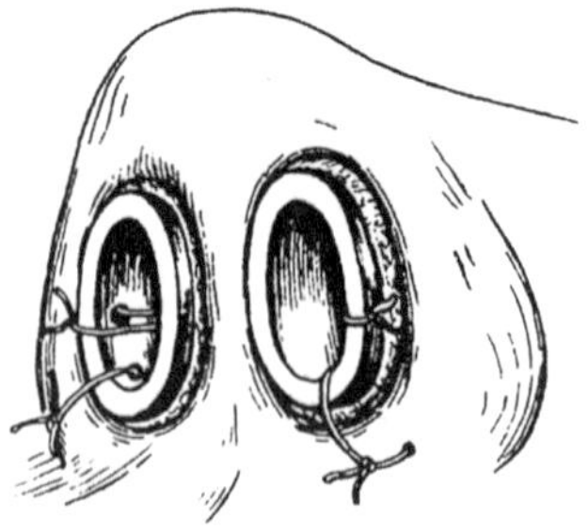

图 7-4　皮片固定法

4.术后处理

术后须注意应用抗生素。24～48 小时后更换胶管内纱条。管内不填塞纱条后，可滴入抗生素类药液。5～7 天拆线。为防止鼻前孔发生瘢痕收缩，胶管须持续置放，不应少于半年。

二、后鼻孔闭锁

本病为严重鼻部畸形，属家族遗传性疾病。多数学者认为先天性后鼻孔闭锁是在胚胎 6 周时，颊鼻腔内的间质组织较厚，不能吸收穿透和与口腔相通，构成原始后鼻孔而成为闭锁的间隔，此间隔可为膜性、骨性或混合性，闭锁部间隔可以菲薄如纸，也可厚达 12 mm，但多在 2 mm 左右。其间亦可形成小孔，但通气不足，称为不完全性闭锁。闭锁间隔的位置分为前缘闭锁和后缘闭锁两种，常位于后鼻孔边缘软腭与硬腭交界处，向上后倾斜，附着于蝶骨体，外接蝶骨翼内板，内接犁骨，下连腭骨。闭锁间隔上下两面皆覆有鼻腔黏膜。

(一)临床表现

双侧后鼻孔闭锁患儿出生后即出现周期性呼吸困难和发绀，直到 4 周以后逐渐习惯于用口呼吸。但在哺乳时仍有呼吸困难，须再过一段时间才能学会交替呼吸和吸奶的动作。因此出生后有窒息危险和营养不良的严重后果。

儿童及成人期患者主要症状为鼻阻塞，睡眠时有鼾症和呼吸暂停综合征，困倦嗜睡，关闭性鼻音，并有咽部干燥、胸廓发育不良等。单侧后鼻孔闭锁患者不影响生命，长大以后只有一侧鼻腔不能通气，并有分泌物潴留于患侧。

(二)诊断

凡新生儿有周围性呼吸困难、发绀和哺乳困难时，就应考虑本病，可用以下方法确诊。

(1)用细橡胶导尿管自前鼻孔试通入鼻咽部，若进入鼻咽部不到 32 mm 即遇到阻隔，检查口咽后壁看不到该导尿管，即可诊断后鼻孔闭锁。须注意排除导尿管太软、方向有误，以致该管在鼻腔内蜷曲而达不到后鼻孔。

(2)用卷棉子自前鼻孔沿鼻底伸入，可以探测间隔的位置和性质。

(3)将亚甲蓝或 1%甲紫液滴入鼻腔，1～2 分钟后观察口咽部是否着色，若无着色可诊断为本病。

(4)将碘油慢慢滴入鼻腔，行 X 线造影，可显示有无后鼻孔闭锁及其闭锁深度。

(5)鼻内镜检查此法不但可以诊断本病，而且可以排除先天性鼻内脑膜-脑膨出、鼻息肉、腺样体肥大、鼻咽肿物、异物、瘢痕性狭窄及鼻中隔偏曲等造成鼻阻塞的原因。

(三)治疗

1.一般紧急措施

新生儿降生后,若确诊为双侧先天性后鼻孔闭锁,应按急诊处理,保持呼吸通畅,防止窒息,维持营养。可取一橡皮奶头,剪去其顶端,插入口中,用布条系于头部固定,以利经口呼吸,并可通过奶头滴入少量乳汁,待患儿已习惯口呼吸时方可取出口中奶头(图 7-5)。最好有专人护理,以防窒息,并应注意营养摄入。

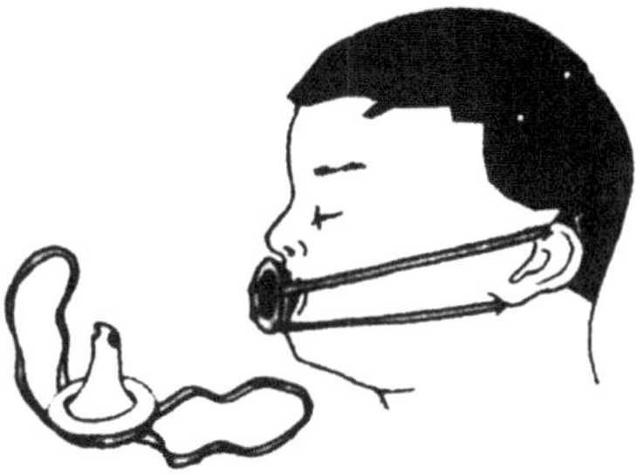

图 7-5　先天性后鼻孔闭锁急救

2.手术治疗

用手术方法去除闭锁间隔,有经鼻腔、经腭、经鼻中隔、经上颌窦 4 种途径,应根据患儿年龄、症状程度、间隔性质与厚度及全身情况而定。为了安全,以先做气管切开术为宜。

(1)鼻腔进路:适用于鼻腔够宽,能够看到闭锁间隔者,膜性间隔或骨性间隔较薄者,新生儿或患儿全身情况较差而急需恢复经鼻呼吸者。①麻醉:儿童用全身麻醉,成人用局部表面麻醉。②切口:左侧鼻腔间隔做“[”形切口,右侧鼻腔做“]”形切口,分离黏膜,露出骨面。③切除间隔:用骨凿、刮匙或电钻去除骨隔,保留骨隔后面(咽侧)黏膜,以覆盖外侧骨创面。术中须切除鼻中隔后端,以便两侧造孔相贯通。造孔大小以能通过示指为度。然后放入相应大小的橡皮管或塑料管,或以气囊压迫固定,留置时间视间隔性质而定,膜性间隔 2 周即可,骨性间隔则须 4～6 周。为了防止再次狭窄,可于一年内定期进行扩张术。此种手术若在纤维光导鼻内镜下进行则更方便。④对新生儿可用小号乳突刮匙沿鼻底刮除,在骨隔处用旋转刮除法去除骨隔至足够大小,后面黏膜仍须保留,可行十字形切口,用橡皮管自鼻咽逆行拉出,以固定黏膜瓣于骨面上。⑤采用鼻腔进路,在术中需注意避免损伤腭降动脉、颅底及颈椎。

(2)经腭进路:优点是手术野暴露良好,可直接看到病变部位,能将间隔彻底切除,并可充分利用黏膜覆盖创面,适用于闭锁间隔较厚者。①体位及麻醉:患儿仰卧,头向后伸,用 0.1% 肾上腺素棉片塞于鼻腔深部闭锁间隔前壁,再于硬软腭交界处注入少量含肾上腺素的 1% 普鲁卡因,以减少术中出血,经气管切开给全身麻醉。②切口:做 Owens 硬腭半圆形切口,切开黏膜,切口两端向后达上颌粗隆。分离黏骨膜瓣至硬腭边缘。③硬腭后缘显露后,用粗丝线穿过已游离的黏骨膜瓣,以便向后牵引。④去除闭锁间隔:分离硬腭后面(鼻底面)的鼻底黏膜,用咬骨钳去除患侧腭骨后缘部分骨壁,即可发现骨隔斜向蝶骨体,分离骨隔后面黏膜,凿除骨隔,然后再于犁骨后缘按鼻中隔黏骨膜下切除的方法去除一部分犁骨,使后鼻孔尽量扩大,保证通畅。骨隔前后和鼻中隔后端黏膜可以用于覆盖骨面。⑤缝合切口:将硬腭切口的黏骨膜瓣翻回复位,用细丝线严密缝合,其下方接近软腭处若有撕裂,也应严密妥善缝合,以免术后穿孔。最后经前鼻孔置入橡皮管或塑料管,固定修整后的鼻内黏膜,4 周后取出橡皮管,预约定期随访。若有后鼻孔术后粘连，应及时处理，必要时可进行扩张。

(3)经鼻中隔进路：此法仅适用于治疗成人后鼻孔闭锁。单侧、双侧、膜性、骨性皆可使用。①体位和麻醉：同鼻中隔黏骨膜下切除术。②切口：用 Killan 切口，或稍偏后做切口。③剥离黏骨膜：范围要尽量扩大，特别是向上、向下剥离的范围要大，可包括双侧鼻底黏膜，以便向后扩大视野。④切开鼻中隔软骨，剥离对侧鼻中隔黏骨膜，范围要尽量扩大。剥离到后方时，可将鼻中隔软骨和筛骨垂直板去除一部分，发现骨隔时用骨凿去除，直到能看到蝶窦前壁为止。最后经前鼻孔插入橡皮管或塑料管，预防后鼻孔粘连。必要时术后定期扩张。

(4)经上颌窦进路：此法仅适用于成人单侧后鼻孔闭锁，是利用 de Lima 手术，自上颌窦开放后组筛窦，达到后鼻孔区，进行闭锁间隔切除。

(沙颖红)

第二节 鼻窦畸形

鼻窦畸形是指由于先天或后天的各种原因，导致鼻窦发育出现某些变异甚至异常，且因此而出现不适症状或有病理表现者。虽然严重的外伤或肿瘤压迫、侵蚀等机械性损伤，有时亦可致鼻窦缺损畸形，但本节仅就鼻窦的变异或异常发育予以叙述。

一、病因

导致鼻窦发育出现变异或异常发育的机制目前尚不清楚。一般认为主要有先天性和后天性原因。

(一)先天性原因

主要为胚胎发育障碍所致。表现为单个或多个鼻窦未发育或缺失，可伴有患侧缺鼻畸形，甚至可为单侧或双侧全组鼻窦完全缺失。常伴有颌面部的其他先天性畸形。

(二)后天性原因

可能与内分泌紊乱、炎性感染、局部外伤、营养障碍、气候环境及生活条件等因素，导致松质骨吸收不良或发育受影响有关。内分泌紊乱学说认为，若脑垂体、甲状腺、肾上腺皮质及性腺等有功能障碍时，将明显影响鼻窦的发育：如巨人症者，可有鼻窦过度发育；而佝偻病或侏儒症者，则其鼻窦可发育不良。炎症学说认为鼻窦的气化过程类似于乳突：若自幼即有化脓性中耳炎者，其乳突多有气化不良；若婴幼儿的鼻腔存在炎性感染时，也可影响鼻窦的气化。

二、畸形与变异

不同个体的鼻窦，其所处或深居在颅骨中的位置、窦腔的形状、容积的大小、窦腔的分隔等方面，差异颇大；即使在同一个体，左右两侧鼻窦的状况亦不尽相同。鼻窦通常较易出现的变异大致有：①鼻窦仅部分发育、完全未发育或缺失。②左、右窦腔的容积大小不一，甚至有数十倍的悬殊。③鼻窦过度发育、扩伸至通常情况下所不能到达之颅面骨区域。④鼻窦的正常间隔缺如或出现异常间隔等。

鼻窦的许多变异，往往是在行健康体检、鼻部的其他手术或行尸体解剖时，于无意中偶然发现。在此之前，患者无明显或完全未曾有过与鼻窦有关的不适症状。若鼻窦虽有上述变异，但确无任何临床症状或病理表现时，与其说是“畸形”“异常”，不如说是生理性变异。只有当出现临床症状时，方为异常或畸形。

三、临床意义

之所以要重视鼻窦的变异，是因为确有少数鼻窦存在变异者，出现不适症状，经施行相应手术后，症状缓解或消失；须充分认识鼻窦变异的意义，还在于用以指导临床实践，以免于诊断、治疗及手术操作过程中，因鼻窦的解剖变异而发生错误或意外。以下就各鼻窦的异常发育或变异分别阐述。

(一)上颌窦的异常发育或变异

上颌窦的异常发育或变异主要表现为上颌窦发育不全或缺失、鼻窦过度发育及向不同的方向扩伸、左右窦腔容积不相等或外观不对称等。

1.上颌窦发育不全或缺失

上颌窦缺失者极为少见，且多伴有患侧缺鼻及面颊部深凹，左右面颊部不对称等；双侧上颌窦不发育者则更为少见。

2.上颌窦腔过度发育

过度发育的上颌窦窦腔可向其四周扩伸。如向上颌骨额突、颧突、腭骨眶突及牙槽突等方向扩伸，分别形成额突窦、颧突窦、眶突窦和牙槽隐窝。

3.上颌窦腔的异常间隔

临床上有时可于术中发现患者的上颌窦腔有异常间隔，将其分隔成两个或多个窦腔。异常间隔者中，半数以上为垂直间隔。此外尚有水平间隔、斜行间隔及不完全间隔等。单一的垂直间隔，若呈冠状分隔时可将上颌窦腔分为前后两个腔；倘呈矢状分隔，则可将上颌窦腔分为内外两个腔。外腔为密闭腔或偶有小孔通向内腔；而内腔多通向中鼻道。

(二)额窦的异常发育或变异

鼻窦易发生变异者，首推额窦。表现为额窦发育不全或缺失、两侧窦腔的容积不等甚至相差悬殊、额窦过度发育扩伸、额窦中隔偏斜或出现异常分隔而致多窦腔等。

1.额窦发育不全或缺失

如前所述，上颌窦发育不全者极为少见；而额窦发育不全者则较为常见。额窦前壁甚厚，其窦腔可小如蚕豆，容积可不足 1.0 mL；细小的额窦腔常位于眼眶的内上角。小额窦亦可呈裂隙状位于厚实的额骨深处。一侧或两侧额窦完全不发育者，则仅有其厚实的额骨，称为额窦缺失，临床上亦有所见及；X 线检查或 CT 扫描时可见额窦区骨质密度与其周围一致。

2.额窦过度发育

发育过度的额窦，其容积可在 40 mL 以上；过度气化的额窦，向上可达额骨鳞部较远处；可同时经眶上或眶顶之后向两侧扩伸，少数可扩伸至蝶骨大小翼或颧突；向深部可达筛骨、蝶窦前壁和/或鸡冠；向前下可延至鼻骨上部或上颌骨额突等处。临床上可见到额窦过度发育者，可同时有脑发育不全或脑萎缩。在额窦手术中，对于出现额窦过度发育者须注意如下几点。

(1)额窦过度发育者，其窦腔各壁常可有骨嵴突起，后者于窦壁上形成不规则的小窝或壁龛，有时则可呈封闭的气房状。术中须予以开放，以利于术后引流。

(2)额窦异常扩大者，其窦腔的后壁或下壁常变得极为菲薄甚或缺损，窦壁黏膜与脑膜或眶内组织直接贴合，术中剥离黏膜时倘若不小心，易误入颅内或眶内；窦内的感染也易向颅内或眶内扩散。

(3)若额窦气化扩伸至鸡冠，有时嗅球可呈嗅嵴状隆起于窦内，手术时对此种情况须倍加小心，免致损伤。

(4)如额窦气化向筛骨扩伸，可有一骨管横跨于额窦内，该骨管内有筛前神经和血管穿行。手术时不可伤及该骨管。

3.额窦中隔偏斜

额窦异常发育，可出现中隔偏斜。后者可使得两侧窦腔的容积有4～5倍之差异，多为中隔的上部明显偏向一侧。若健康的大窦在额部浅面占据整个额区，而有病变的小窦在其深面，手术时，需经过大窦方可再入小窦。

4.额窦的多间隔变异

额窦腔内完全或不全的多间隔变异，多在额窦腔过度扩伸时，因其板障较为坚实而不能被完全吸收所致。亦有学者认为：多窦腔额窦畸形，实为筛窦的筛房异常发育，突入额骨的鳞部所致。额窦可被分隔成3个以上的窦腔，甚至可多达5～6个窦腔；其间可有小孔互相沟通，形成多房性额窦，且各自有其开口通向中鼻道。

(三)筛窦的异常发育或变异

筛窦异常发育或变异主要表现为筛窦气房在数目上存在个体差异，或多或少，因人而异，即气房可为3～17个不等；而筛窦发育不全或缺失者则极少见。此外，尚可有过度发育的筛房向其四周扩伸，如向额骨眶上板扩伸，可形成筛额气房，感染时较难与额窦炎鉴别；如向额窦底部扩伸，则可形成额筛泡，行额窦手术时易误入此泡；若向上颌骨眶下板扩伸时，可形成筛上颌气房，感染时症状与上颌窦炎相似；若向蝶窦或蝶骨大、小翼扩伸时，可形成筛蝶气房，感染时症状颇似蝶窦炎；若向腭骨眶突或翼板扩伸时，可形成筛腭气房；向泪骨部突伸时，则可形成筛泪气房；向鼻甲气化时，可形成筛甲气房，或称为泡状鼻甲或鼻甲泡，多为中鼻甲，极少数泡状鼻甲可位于下鼻甲。

因筛窦过度发育，极少数病例的筛房可超出筛骨范围，突向较重要或甚为危险的区域，如眼眶或颅底等部位。当筛房所突向之处的骨壁极其菲薄甚至缺失，直接与眶骨膜、视神经、脑膜或海绵窦等部分或完全相接触时，尤应注意。尽管这类患者为数不多，但仍须有所认识或准备，以免在行鼻窦手术过程中不慎造成严重并发症。

(四)蝶窦的异常发育或变异

蝶窦的异常发育或变异主要表现为窦腔过度发育、蝶窦中隔偏斜或多间隔、蝶窦发育不全或缺失等。

1.蝶窦过度发育

蝶窦所处的解剖部位极为重要。当蝶窦过度发育时，其与颅前、中、后窝的相距会更加接近，并且与颈内动脉、海绵窦、视神经、翼管神经、蝶腭神经节，以及途经眶上裂的第Ⅲ、Ⅳ、Ⅴ、Ⅵ对脑神经的关系会更加密切。一旦蝶窦发生病变，将有可能累及到上述重要的血管和神经组织，从而出现各种并发症或综合征，如外展神经麻痹、单眼或双眼失明、蝶腭神经节综合征、眶尖或蝶裂综合征、海绵窦综合征、垂体综合征等。

有时颈内动脉和海绵窦形成蝶窦侧壁的外界。当蝶窦过度发育以致窦腔骨壁菲薄如纸甚至缺如，此时，颈内动脉可膨突于窦腔内，当经鼻行垂体手术时，须注意防止损伤此类变异。

2.蝶窦间隔变异

蝶窦间隔变异大致有蝶窦间隔缺失、偏斜及出现异常的多间隔等。蝶窦中隔缺失者,其两侧窦腔合为一窦,仅有一个开口通向鼻腔,有学者认为此属一侧窦腔过度发育,致使另外一侧未发育之故。当蝶窦中隔斜向一侧时,其宽侧窦腔的容积可为窄侧的3~4倍。变异的蝶窦间隔可呈水平位或呈冠状面垂直位,而将蝶窦分成呈上下或前后的腔隙。若出现多间隔变异,蝶窦便被分隔成多个窦腔。

3.蝶窦发育不全或缺失

不同个体的蝶窦,可呈多种类型发育,其中蝶窦未发育者较为少见。据部分学者曾观察100个解剖标本,发现蝶窦完全不发育者仅为1%。

(沙颖红)

第三节 外鼻畸形

一、管形鼻

管形鼻是在鼻正常发生部位形成一外形呈象鼻样的组织团。管形鼻的管内不完全中空,呈圆柱状,突出或悬垂于面中部。此畸形常并发独眼,管形鼻突悬于独眼上方。管形鼻相对少见,特别是随着国家优生优育政策的落实,其发病率已大幅下降。

该畸形可能为鼻额突发育时,在其下缘两侧未出现正常的两个鼻窝,而是在其下缘中央部位出现一异位鼻窝,经异常发育而成。此异常发育有时可表现为额部下方或眉弓处长出一额外管形鼻。具有此畸形的胎儿一般不能存活,生存患儿应及早手术,以矫治畸形,主要是恢复鼻腔的通气功能。

二、双鼻畸形

双鼻畸形即在面部中央正常鼻梁处形成两个平行鼻梁,共有4个前鼻孔,呈上、下或左、右排列。一般两外侧鼻腔具有正常鼻甲结构并与鼻咽部相通,内侧两鼻腔常为盲腔;上、下排列者上鼻腔常为盲腔。多伴有鼻梁、鼻翼、鼻孔及鼻中隔等畸形。

该畸形是在胚胎发育过程中,两侧鼻额突不协调,致其不能完全融合所致。广义上讲此畸形应为严重鼻裂的一种特殊类型,为鼻梁正中留有浅沟或深沟,将鼻裂为两部分。轻者可仅有鼻尖部裂开。此畸形均有鼻背增宽及内眦距增宽,裂沟常沿中线纵行,自眉间至中隔小柱凹陷,可合并鼻背皮肤瘘管、后鼻孔闭锁、唇裂或齿槽裂。

如果双鼻畸形伴严重呼吸障碍,幼儿期即可手术,主要改善鼻呼吸功能,但鼻部成形手术须到青春期后施行。轻者可在5~7岁进行手术矫治,既可使鼻部得到充分发育,也不至于过分影响小儿心理健康。病变局限在鼻尖者,可取鼻内切口,将距离较宽的两侧鼻大翼软骨内侧脚缝合拉紧即可。其余多采用鼻外进路。同一水平的双鼻畸形应将两内侧鼻腔切除,将双鼻合成单鼻。上下排列的双鼻畸形手术,应于上下鼻孔之间切开皮肤、皮下组织、软骨等双鼻间隔,使之合二为一,最后缝合鼻腔内外创缘。双鼻畸形手术在将双鼻合成一单鼻的同时,应根据鼻翼、鼻梁、鼻尖及鼻孔等处的畸形情况，利用周围皮肤进行修复。必要时用骨、软骨及医用硅橡胶等充填，以改善鼻外形。

三、驼峰鼻

驼峰鼻又名驼鼻，为一种常见的外鼻畸形，此畸形多为先天性，鼻外伤也可导致此畸形发生。其特征为侧视可见鼻梁上有驼峰状隆起，多居于鼻骨与外鼻软骨交接处。驼峰鼻的程度以其相对高度衡量，即驼峰突出鼻梁基线平面以上部分的高度，它反映了驼峰的真实高度。驼峰鼻除形态异常外，并无功能影响。轻度者鼻形如棘状突起，发生在鼻骨与鼻背软骨交界处，有时鼻尖过长；重度者鼻梁宽大且成角突起，均多伴有鼻梁不直、鼻尖过长或向下弯垂呈“鹰钩状”，常有上颌骨轻度凹陷畸形所致的中面部塌陷。其先天性原因是鼻翼软骨发育过盛或过差，鼻中隔软骨、侧鼻软骨发育过盛造成。

驼峰鼻在西方美容患者中占相当大比例，而在东方人中比例相对较少。典型的驼峰鼻矫正术主要有鼻孔内进路和鼻孔外进路两种方式，现手术方式已在此基础上有较大改进，多采用鼻翼缘蝶形切口，此切口术野清楚，操作方便。具体手术原则：①对仅有棘状突起的轻度患者，可截除隆起过高的鼻骨，剪除过高的鼻中隔软骨；对合并鼻背宽大者，在鼻背的缺损区截断基部的鼻骨或上颌骨额突，用手指在鼻外的两侧向中间挤压侧鼻软骨，使鼻梁恢复到正常的平直形态。②驼峰鼻如伴有鼻尖过长者，经缩短鼻中隔软骨前端即可达到矫正的目的；在鼻尖弯曲时，则需把弯曲的鼻翼软骨内脚剪平。

术中若过多切除鼻背的骨质及软骨，则易形成缩窄鼻。其他常见并发症为术后感染及继发畸形。较常见的继发畸形为鼻梁基底部呈阶梯状改变或两侧鼻背不对称，需在术后 2 周内，鼻骨尚未纤维愈合之前做矫正，如已骨性愈合，应尽早考虑行二期手术。

四、鞍鼻

鞍鼻是指鼻梁平坦或凹陷呈马鞍状，致使鼻的长度缩短，鼻尖上翘，重者鼻孔朝天，鼻唇沟加深。其为一较常见的鼻部畸形，常有家族遗传倾向。先天性者多由发育异常或孕期母亲感染梅毒所致。

(一)临床表现

患者常感鼻塞及鼻腔干燥不适。患者鼻部外观主要呈塌陷畸形，并根据塌陷程度分为三度。

Ⅰ度：鼻梁轻度凹陷，症状轻微。

Ⅱ度：鼻梁明显塌陷，前鼻孔微朝上仰。

Ⅲ度：鼻梁塌陷极为明显，前鼻孔朝向前方，鼻尖朝上。严重者，其面部中央因发育不良而下陷，呈“蝶形脸”畸形。先天性者多属上度。

(二)治疗

整形术是其根本性治疗方法，但 18 岁以下者不宜行此手术，因其面部尚未发育定型。若过早施术，术后仍可发生畸形。根据患者的具体情况，可选择不同的充填材料，主要有自体肋软骨、髂骨、医用硅橡胶、聚乙烯等，术前应先将其塑形成形状合适的矫形模。具体手术操作步骤如下。

(1)麻醉：多采用局部麻醉，复杂性手术可采用全身麻醉。

(2)切口：根据鼻梁及鼻小柱塌陷的类型，可于鼻低部做蝶形、V 形、Y 形等切口，或采用鼻小柱正中垂直切口、前鼻孔缘切口及上述几种切口的变通或结合形式作为手术进路。

(3)分离鼻背皮下组织：循上述切口，分别以小而细的组织剪、小圆刀及蚊式钳等器械，在鼻背板及鼻骨前面自下而上，先后做锐性及钝性潜行分离，直到将鼻背部的皮下组织分离成囊袋状，其上界需超越畸形区。

(4)置入矫形模：将事先准备好并经严格消毒的矫形模，置入已分离好的鼻背部皮下组织囊袋内。此时应注意反复修磨矫形模，直至确定畸形矫正满意后，方可缝合切口。

(5)固定矫形模：切口缝好后，两侧鼻腔内可酌情填塞凡士林纱条或碘仿纱条。用打样胶或纱布适当加压固定鼻背部，以防矫形模移位。

术后应取半坐位休息，使用抗生素预防感染。48 小时内限制患者头部活动；48 小时后宜取出鼻腔内凡士林纱条，碘仿纱条填塞时间可适当延长。

术后除可发生感染、血肿、偏斜等并发症外，最常见的是矫形模脱出，多因矫形模过大，置入后鼻尖部皮肤张力过大，或于分离组织时未贴近软骨及骨部，以致囊袋处皮肤太薄，血运差，局部坏死所致。多见于硅橡胶假体支架，唯一的处理办法就是取出支架，重新放入自体髂骨或肋软骨。

（石红霞）

第四节　先天性鼻部脑膜脑膨出

先天性鼻部脑膜脑膨出是指胚胎期部分脑膜及脑组织经鼻部附近颅骨发育畸形的颅骨缝或骨缺损处膨出颅外至鼻部的一种先天性疾病。此病多见于亚洲及非洲，欧美少见，发病率为1/10 000～1/5 000，男性多于女性。

一、病因

该病确切病因不明。多数学者认为是胚胎发育期间，神经管发育不全及中胚层发育停滞导致颅裂，部分脑膜及脑组织经颅裂或尚未融合的颅骨缝疝至颅外所致。

二、病理

根据膨出程度及膨出物包含的组织不同，可分为含脑膜及脑脊液的脑膜膨出；含脑膜及脑组织的脑膜脑膨出；除上述之外，若连同脑室前角亦膨出颅外者，即称为脑室脑膨出。临床上按膨出部位不同可分为鼻外和鼻内两型，鼻外型膨出物经鸡冠前之前颅窝底疝出于鼻根或内眦部、鼻内型膨出物经鸡冠后之前颅窝或中颅窝疝出至鼻腔、鼻咽、球后或翼腭窝(图 7-6、图 7-7)。其中鼻外型较鼻内型者多见。也有人根据膨出物的具体颅底疝出部位细分为囟门型(又称额筛型)和基底型(又称颅底型)。前者在临床上主要表现为鼻外型，包括鼻额型、鼻筛型和鼻眶型；后者则包括鼻腔型、蝶咽型、蝶筛型、蝶眶型及蝶上颌型等。组织镜检从外至内依次为皮肤或黏膜，皮下或黏膜下组织、硬脑膜等。其所形成的囊内均包含脑脊液，较重者同时包含脑组织。

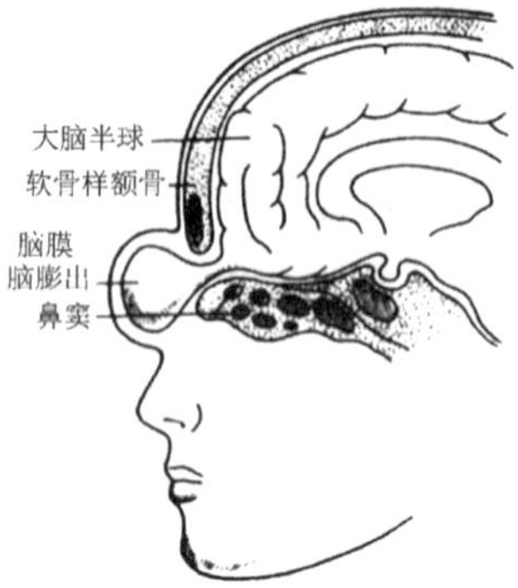

图 7-6　**鼻外型脑膜脑膨出**

小额叶脑组织、脑脊液及硬脑膜经鼻前囟膨出

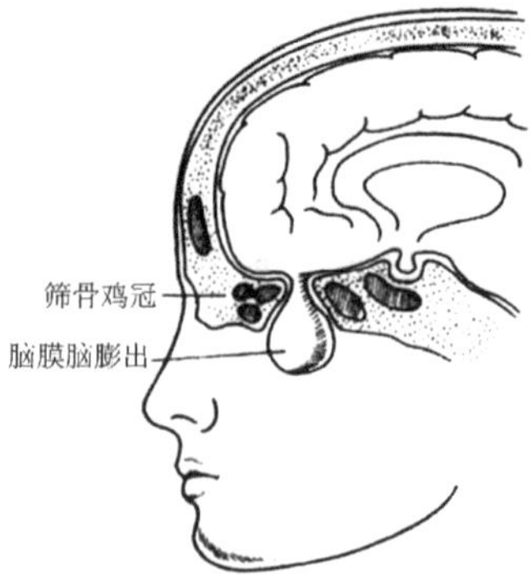

图 7-7　**鼻内型脑膜脑膨出**

额叶脑组织、脑脊液及硬脑膜经筛骨筛状板膨出至鼻腔内

三、临床表现

（一）鼻外型

患儿出生后即发现外鼻上方近中线的鼻根部或稍偏一侧的内眦部有圆形囊性肿物，表面光滑，随年龄而增大。肿物表面皮肤菲薄但色泽正常，有透光感，触之柔软，可触及同脉搏一致的搏动感。患儿啼哭或压迫颈内静脉时肿物张力增高，体积增大，但若骨缺损较小，则此种表现不典型。肿物位于双眼之间，可使鼻根部变宽，眼距增大，形成所谓“眼距加宽征”。

（二）鼻内型

新生儿或婴幼儿鼻不通气，哺乳困难，检查发现单侧鼻腔或鼻咽部有表面光滑的圆形肿物，根蒂位于鼻腔顶部，应考虑到鼻内型先天性脑膜脑膨出。若肿物破溃则有脑脊液鼻漏。但出现此症状的年龄往往较大甚至到成年始发，继发感染则多表现为发作性脑膜炎。

对于不能判明病变性质，而又不能除外本病者，应慎做或禁做活检，必要时可在严格消毒的情况下行局部试穿，若取得脑脊液可确定论断，但有发生脑脊液鼻漏和继发感染引起脑膜炎的危险。因此不能作为常规检查。

四、诊断与鉴别诊断

根据病史及上述临床表现，如外鼻、鼻腔或鼻咽可见圆形光滑肿物，且伴水样鼻漏，应高度怀疑本病，借助其他辅助检查可进一步确诊。华氏位 X 线片可见前颅窝底骨质缺损或筛骨鸡冠消失，新生儿颅骨钙化不全等；CT 或 MRI 等检查可进一步明确脑膜脑膨出的大小、确切位置及内容物等。

临床上应注意与鼻息肉、额筛窦黏液囊肿、鼻根部血管瘤、鼻内肿瘤等鉴别，因新生儿、婴幼儿患上述疾病者甚少，结合其临床表现，往往易与本病鉴别。但须与鼻部其他先天性肿物相鉴别，特别是鼻部神经胶质瘤。后者与脑膜脑膨出同属先天性神经源性鼻部肿物，均常见于新生儿，且病因相似，所不同的是部分脑膜脑组织疝出后，其颅底脑膜及颅骨缺损处已在胚胎期自然愈合，所遗留于鼻部的神经组织构成鼻神经胶质瘤，因不与颅内交通，故无波动感，且质较硬。其虽具某些肿瘤特征，但实为先天性异位脑组织，属一种发育异常。

五、治疗

先天性鼻部脑膜脑膨出一经确诊，宜及早手术。因小儿耐受力差，过早手术危险性大，过晚则易因肿物增大致颜面畸形，或因皮肤、黏膜破溃而并发脑脊液鼻漏，且使骨质缺损加大，增加手术难度。手术以2～3岁为宜。手术禁忌证：①大脑畸形，患儿无正常发育可能者。②膨出物表面破溃，并发感染者，或鼻内型伴发鼻炎、鼻旁窦炎者。③特大脑膜脑炎、膨出、脑畸形、脑积水同时并存者。

先天性鼻部脑膜脑膨出的手术治疗原则是将脑膜脑组织回纳颅内，不能回纳者可于蒂部切断后切除膨出物，缝合硬脑膜。修补颅底骨质缺损及矫正颅面畸形。手术分颅内法和颅外法，脑神经外科皆用颅内法，而耳鼻喉科多用颅外法或联合手术。鼻内型者亦可采用鼻内镜下经鼻手术。

（石红霞）

第五节　鼻前庭炎

鼻前庭炎是鼻前庭皮肤的弥漫性炎症，分为急性和慢性两种。

一、病因

(1)鼻分泌物尤其是脓性分泌物长期刺激鼻前庭皮肤。

(2)长期有害粉尘(如水泥、石棉、皮毛、烟草等)的刺激。

(3)挖鼻或摩擦致鼻前庭皮肤损伤继发感染。

二、临床表现

(一)急性鼻前庭性

患者感觉鼻孔内疼痛不适，尤其在擤鼻时更明显。检查可见鼻前庭内及其与上唇交界处的皮肤弥漫性红肿，或有皲裂及浅表糜烂，鼻毛上黏附脓块。

(二)慢性鼻前庭炎

患者常感鼻孔内发痒、发干、发热及异物感，有触痛，检查见鼻毛稀少，局部皮肤增厚、皲裂或盖有鳞屑样痂皮。

三、治疗

(1)必须彻底消除鼻腔内刺激性分泌物，避免有害粉尘的刺激，改正不良挖鼻习惯。

(2)急性者局部湿热敷或红外线理疗，涂抗生素软膏。

(3)慢性者先用3%过氧化氢溶液清洗，除去痂皮后涂抗生素软膏。皮肤皲裂或糜烂者先用10%～20%硝酸银烧灼，再涂抗生素软膏。

（石红霞）

第六节 急性鼻炎

急性鼻炎是由病毒感染引起的鼻黏膜急性炎性疾病，传染性强，俗称“伤风”或“感冒”。四季均可发病，但冬季更多见。

一、病因

各种上呼吸道病毒均可引起本病，常见的致病病毒为鼻病毒、腺病毒、流感和副流感病毒及冠状病毒等。当机体由于各种原因而致抵抗力下降时，鼻黏膜的防御功能遭到破坏，如血管痉挛、组织缺氧、纤毛运动功能障碍、SIgA减少等，病毒通过呼吸道侵入机体，或原来潜藏于上呼吸道的病毒生长繁殖，毒力增强而致病。在病毒感染的基础上还可继发细菌感染。常见的诱因包括以下几点。

(一)全身因素

受凉，过度劳累，烟、酒过度，维生素缺乏，内分泌失调及全身慢性疾病等。

(二)局部因素

鼻中隔偏曲，慢性鼻炎等鼻腔慢性疾病，邻近的感染病灶(如慢性化脓性鼻旁窦炎、慢性扁桃体炎等)，均有利于病原体在局部留存。

二、临床表现

(一)症状

1.初期

1～2天，多表现为一般性的畏寒、全身不适，鼻及鼻咽部发干、灼热，鼻黏膜充血、干燥。

2.卡他期

2～7天，渐有鼻塞，鼻分泌物增多，喷嚏和鼻腔发痒，说话呈闭塞性鼻音，嗅觉减退。鼻黏膜明显充血、肿胀，鼻腔内充满黏液性或黏脓性分泌物。全身有不同程度的发热、头胀、头痛等。

3.恢复期

鼻塞逐渐减轻，脓涕减少。若不发生并发症，则数天后可自愈。若合并细菌感染，炎症向下蔓延，发生咽喉、气管和肺的炎症。

(二)鼻腔检查

两侧鼻腔黏膜充血、肿胀，总鼻道或鼻底有较多分泌物，早期为清水样，以后逐渐变为黏液性、黏脓性，继发细菌感染时为脓性。

三、并发症

感染向邻近器官扩散，产生各种并发症。

(1)经鼻窦开口向鼻窦蔓延，引起急性鼻旁窦炎，其中以上颌窦炎及筛窦炎多见。

(2)经咽鼓管扩散引起急性中耳炎。

(3)感染向下扩散，并发急性咽炎、扁桃体炎、喉炎、气管炎及支气管炎，小儿及老人等抵抗力低下者，可并发肺炎。

四、治疗

以支持和对症治疗为主，同时注意预防并发症。

（一）全身治疗

多饮水，清淡饮食，保持排便通畅。症状较重者宜卧床休息。

1.早期

用发汗疗法可减轻症状，缩短病程。

（1）生姜、红糖、葱白煎水热服。

（2）解热镇痛药：复方阿司匹林 1 片，3 次/天，或阿司匹林0.3～0.5 g，3 次/天，亦可用复方盐酸伪麻黄碱缓释胶囊 1 粒，2 次/天。

2.中成药

氨咖黄敏胶囊 1～2 粒，3 次/天，或感冒清胶囊 1～2 粒，3 次/天，亦可用银翘片等。

3.合并细菌感染或有可疑并发症

合并细菌感染或有可疑并发症时，全身应用抗菌药物治疗。

（二）局部治疗

1.血管收缩药

滴鼻，可使黏膜消肿而减轻鼻塞症状，改善引流，如 1%（小儿用 0.5%）麻黄碱滴鼻液。

（1）仰卧法：仰卧，肩下垫枕；或仰卧，头后仰并悬垂于床沿外，前鼻孔朝上。

（2）坐位法：坐位，背靠椅背，头尽量后仰。

（3）侧卧法：向病侧侧卧，头下垂（此法适用于单侧鼻旁窦炎或高血压患者）。体位取定后，经前鼻孔向鼻腔滴药，每侧 3～5 滴。

2.穴位针刺或按摩

针刺或按摩迎香、上迎香等穴，可减轻鼻塞症状。此外，提倡正确的擤鼻法。紧压一侧鼻翼，轻轻擤出对侧鼻腔的鼻涕；或将鼻涕吸入咽部再吐出。

（石红霞）

第七节　慢性鼻炎

慢性鼻炎是鼻腔黏膜和黏膜下层的慢性炎症，表现为鼻黏膜慢性充血、肿胀，称慢性单纯性鼻炎。若发展为鼻黏膜和鼻甲的增生、肥厚，则称为慢性肥厚性鼻炎。二者的病因基本相同，但后者多由前者发展而来。

一、病因

致病因素主要有局部因素、全身因素、职业和环境因素。

（一）局部因素

（1）急性鼻炎反复发作或治疗不彻底而演变成慢性鼻炎。

(2)由于邻近的慢性炎症长期刺激或畸形,致鼻发生通气或引流不畅,如慢性鼻旁窦炎、鼻中隔偏曲、慢性扁桃体炎或腺样体肥大等。

(3)鼻腔用药不当而形成药物性鼻炎,常见于长期使用盐酸萘甲唑啉之后。

(二)全身因素

(1)长期慢性疾病,如内分泌失调,贫血,结核,长期便秘,风湿病和慢性心、肝、肾疾病等,而致鼻黏膜长期瘀血或反射性充血。

(2)营养不良:维生素A、维生素C缺乏。

(3)烟、酒过度可使鼻黏膜血管舒缩功能发生障碍。

(4)长期服用利舍平等降压药物,可引起鼻腔血管扩张而产生类似鼻炎的症状。

(三)职业和环境因素

长期接触各种粉尘(如水泥、面粉、石灰等)和刺激性气体(二氧化硫、甲醛等)。另外,环境温度和湿度的急剧变化也可引起慢性鼻炎。

二、病理

(一)慢性单纯性鼻炎

黏膜深层血管慢性扩张,尤以下鼻甲海绵状血窦变化最明显。黏液腺功能活跃,分泌增多。鼻甲黏膜肿胀,但黏膜下组织无明显增生性改变。鼻黏膜肿胀,表面光滑、湿润,一般呈暗红色。鼻甲黏膜柔软而富有弹性,探针轻压可现凹陷,移开探针则凹陷很快复原,特别在下鼻甲为明显。1%~2%麻黄碱液收缩鼻黏膜,鼻甲迅速缩小。总鼻道或下鼻道有黏液性或脓性分泌物。

(二)慢性肥厚性鼻炎

黏膜上皮纤毛脱落,变为复层立方上皮;黏膜下层水肿,继而发生纤维组织增生、黏膜肥厚,最终可呈桑葚状或息肉样变。骨膜及骨组织增生,鼻甲骨质也可呈肥大改变。下鼻甲明显肥大,或下鼻甲与中鼻甲均肥大,常致鼻腔堵塞。鼻腔底部或下鼻道有黏液或黏脓性分泌物。黏膜肿胀,呈粉红色或紫红色,表面不平,可呈结节状、桑葚状肥厚,或发生息肉样变,尤以下鼻甲前端及其游离缘为明显。探针轻压凹陷不明显,触之有硬实感。局部用血管收缩药后黏膜收缩不明显。

三、临床表现

(一)慢性单纯性鼻炎

1.症状

(1)鼻塞:呈间歇性或交替性。间歇性鼻塞一般表现为白天劳动或运动时减轻,夜间静坐或寒冷时加重。交替性鼻塞表现为侧卧时位于下侧的鼻腔常阻塞加重,上侧则较好。

(2)多涕:常为黏液性,黏脓性或脓性者多于继发性感染后出现。

2.检查

见双侧鼻黏膜肿胀,表面光滑、湿润,一般呈暗红色。鼻甲黏膜柔软而富有弹性,探针轻压可现凹陷,但移开探针则凹陷很快复原,特别在下鼻甲更明显。若用1%~2%麻黄碱液收缩鼻黏膜,则鼻甲迅速缩小。总鼻道或下鼻道有黏液性或脓性分泌物。

(二)慢性肥厚性鼻炎

1.症状

(1)鼻塞:较重,多为持续性,常张口呼吸,嗅觉多减退。

(2)鼻涕：稠厚，多呈黏液性或黏脓性。

(3)头痛、头昏：当肥大的中鼻甲压迫鼻中隔时可引为起三叉神经眼支所分出的筛前神经受压，出现不定期发作性额部疼痛，并向鼻梁和眼眶放射，称为筛前神经综合征。

2.检查

鼻黏膜肿胀，呈粉红色或紫红色，表面不平，呈结节状或桑葚状，尤以下鼻甲前端及其游离缘为明显。探针轻压凹陷不明显，触之有硬实感。局部用血管收缩药后黏膜收缩不明显。

四、治疗

治疗原则为根除病因，恢复鼻腔通气功能。

(一)慢性单纯性鼻炎

1.病因治疗

找出与疾病有关的病因并及时治疗，如全身慢性疾病、鼻中隔偏曲、鼻旁窦炎等。锻炼身体，增强机体抵抗力。

2.局部治疗

(1)鼻内用鼻血管收缩药：1%麻黄碱、呋喃西林麻黄碱或氯霉素麻黄碱滴鼻，每天3次。一般不超过7天。

(2)短波或红外线理疗：可改善局部血液循环以减轻症状。

(3)封闭疗法：鼻丘封闭或下鼻甲黏膜下封闭，现已较少应用。

(二)慢性肥性鼻炎

1.病因和药物治疗

同慢性单纯性鼻炎。

2.手术治疗

下鼻甲部分切除术或下鼻甲黏膜骨膜下切除术等。

3.其他治疗

鼻甲黏膜下注射硬化剂，微波、微光或射频消融治疗等，应慎用。

(石红霞)

第八节　萎缩性鼻炎

萎缩性鼻炎又称臭鼻症，是一种发展缓慢的鼻腔萎缩性炎症，其特征为鼻腔黏膜、骨膜和骨质发生萎缩。严重而伴有典型恶臭者，称臭鼻症。多始于青春期，女性较男性多见。病因目前仍不明确。主要表现为鼻及鼻咽部干燥感、鼻塞、鼻出血、鼻内脓痂多、嗅觉障碍、呼出气恶臭、头痛、头昏等。

一、病因

(一)原发性

目前仍不十分清楚。传统的观点认为，本病的发生与内分泌紊乱、自主神经功能失调、细菌感染、营养不良(维生素 A、维生素 B_2、维生素 D、维生素 E 缺乏)、遗传因素、血中胆固醇含量偏低等因素有关。学说甚多,然尚无定论。近年来发现本病与微量元素缺乏或不平衡有关。免疫学研究则发现本病患者大多有免疫功能紊乱,如患者血清中有针对鼻黏膜抗原而形成的高效价沉淀素和凝集素等自身抗体,玫瑰花结试验表明 T 淋巴细胞减少,组织化学研究发现鼻黏膜乳酸脱氢酶含量降低等,故又提出本病可能是一种自身免疫性疾病。

(二)继发性

此类病因明确,包括慢性鼻炎、慢性鼻旁窦炎脓性分泌物的长期刺激;高浓度有害粉尘、气体的长期刺激;多次或不适当鼻腔手术所致的鼻黏膜广泛损伤;特殊传染病如结核、梅毒和麻风对鼻黏膜的损害。

二、病理

早期黏膜仅呈慢性炎症改变,继而发展为进行性萎缩,表现为黏膜和骨部血管逐渐发生血栓闭塞性动脉炎和海绵状静脉丛炎,血管壁结缔组织增生、肥厚,管腔缩小或闭塞,血供不良导致黏膜、腺体、骨膜、骨质萎缩和纤维化,以及黏膜上皮鳞状上皮化生,甚者蝶腭神经节亦发生纤维变性。

三、临床表现

(一)鼻、咽干燥

由腺体萎缩、分泌减少和长期张口呼吸所致。

(二)鼻塞

鼻塞为鼻腔内脓痂阻塞所致。另外,鼻黏膜感觉神经萎缩可引起感觉迟钝,从而使患者误认为鼻塞。

(三)鼻出血

因鼻黏膜萎缩变薄和干燥,或挖鼻和用力擤鼻致毛细血管损伤所致。

(四)嗅觉障碍

由嗅区黏膜萎缩或脓痂阻塞所致。

(五)恶臭

晚期和严重者具有恶臭,为脓痂中的蛋白质腐败分解所致,故本病又称为臭鼻症。

(六)头痛、头昏

由鼻黏膜和鼻甲萎缩,调温、保湿功能缺失和吸入冷空气或脓痂所致。

四、治疗

目前尚无特效疗法,宜局部和全身综合治疗。

(一)局部治疗

(1)无菌、温热的生理盐水冲洗鼻腔脓痂。

(2)鼻内应用 1%复方薄荷樟脑液状石蜡、鱼肝油等以润滑黏膜和软化脓痂便于擤出;鼻内用 1%链霉素以抑制细菌生长,每天 3 次,减少炎性糜烂,有利于上皮生长。

(3)鼻内应用 1%新斯的明促进黏膜血管扩张,鼻内应用 0.5%雌二醇或己烯雌酚,可减少痂皮、减轻臭味,鼻内用 50%葡萄糖溶液,可刺激黏膜腺体分泌。

(二)全身治疗

维生素 A 可保护黏膜上皮、增加结缔组织抗感染能力，维生素 B_2 可促进组织、细胞代谢，烟酸可扩张血管和改善鼻黏膜血液循环。

(三)手术治疗

保守治疗无效者可采用手术治疗，主要目的是缩小鼻腔、减少鼻腔通气量、降低鼻黏膜水分蒸发、减轻黏膜干燥和减少结痂形成。手术方法：①鼻腔外侧壁内移及固定术。②前鼻孔缩小术，两侧可分期进行，约 1.5 年鼻黏膜基本恢复正常后重新开放前鼻孔。③医用人工生物陶瓷黏骨膜下埋藏术。

(石红霞)

第九节　变应性鼻炎

变应性鼻炎又称过敏性鼻炎，是鼻腔黏膜的变应性疾病，可引起多种并发症。近年来发病率有升高趋势。据统计，变应性鼻炎约占全部鼻炎的 40%。临床上一般分为常年性和季节性两型。变应性鼻炎本身虽不是严重疾病，但可影响患者的生活质量(睡眠、学习、工作、社交和文娱活动)，并可诱发支气管哮喘、鼻旁窦炎、鼻息肉、中耳炎等，或与变应性结膜炎同时发生。

一、抗原种类

(一)吸入性变应原

吸入性变应原如室内外尘埃，尘螨，真菌，动物皮毛，羽毛，棉絮等，多引起常年性发作；由植物花粉引起者多为季节性发作。

(二)食物性变应原

食物性变应原如鱼、虾、鸡蛋、牛奶、面粉、花生、大豆等。某些药品，如磺胺类药物、奎宁、抗生素等均可致病。

(三)接触物

接触物如化妆品、汽油、油漆、乙醇等。

二、发病机制及病理

(一)发病机制

变应性鼻炎是发生在鼻黏膜的Ⅰ型变态反应。变应原主要经呼吸道进入人体，经巨噬细胞处理，刺激 B 淋巴细胞转化为浆细胞，后者产生特异性 IgE 抗体。现已证明，鼻黏膜中的特异性 IgE 抗体主要来自扁桃体。IgE 经血液到达鼻黏膜，以其 Fc 段附着于鼻黏膜中肥大细胞、嗜碱性粒细胞的细胞膜上，使黏膜处于致敏状态。当变应原物质再次进入鼻黏膜，与 IgE 抗体的 Fab 段结合，并使相邻的 IgE 发生桥连，导致肥大细胞和嗜碱性粒细胞的细胞膜结构发生变异，释放出多种化学介质，主要为组胺、激肽、白三烯、嗜酸性粒细胞趋化因子、前列腺素、血小板活化因子、5-羟色胺等。这些介质通过与其各自在鼻黏膜血管壁、腺体和神经末梢上的受体结合，使小血管扩张，血管通透性增高，渗出增加，炎性细胞浸润(以嗜酸性粒细胞为主)，组织水肿，神经末稍兴奋性增强等。上述病理变化即可导致相应的临床症状和体征。

(二)病理

鼻黏膜组织间隙水肿,小血管扩张,黏膜上皮杯状细胞增生,腺体扩张。黏膜中有较多嗜酸性粒细胞、淋巴细胞、单核细胞和浆细胞浸润,黏膜组织中有较多肥大细胞,黏膜浅层有较多嗜碱性粒细胞。

三、临床表现

(一)症状

症状可因与刺激因素接触的时间、数量及患者的机体反应状况不同而异。常年性变应性鼻炎,随时可发作,时轻时重,或于晨起时发作而后逐渐减轻。一般在冬季容易发病,常同全身其他变应性疾病并存。季节性变应性鼻炎,呈季节性发作,多在春、秋季发病,迅速出现症状,发病可持续数小时、数天至数周不等,间歇期时患者完全正常。

典型症状为鼻痒、连续喷嚏阵发性发作、大量水样鼻涕和鼻塞。具体表现如下。

1.鼻痒和连续喷嚏

每天常有数次阵发性发作,随后出现鼻塞和流涕,尤以晨起和夜晚明显。鼻痒见于多数患者,有时眼、腭、咽部等处发痒,季节性鼻炎以眼痒较为明显。

2.大量清水样鼻涕

急性发作时常有大量水样清涕流出,缓解时涕少而稠。若继发感染可变成黏脓样分泌物。

3.鼻塞

程度轻重不一,单侧或双侧,间歇性或持续性,亦可为交替性。

4.嗅觉障碍

由黏膜水肿、鼻塞而引起者,多为暂时性。因黏膜持久水肿导致嗅神经萎缩而引起者,多为持久性。

(二)检查

1.鼻部检查

发作期鼻黏膜苍白、水肿,或呈浅蓝色,以下鼻甲改变为明显;非发作期黏膜可为暗红色充血。鼻腔内可有多量稀薄水样或黏性分泌物。局部应用1%麻黄碱滴鼻液后,可使肿胀的鼻甲明显缩小。严重者可有息肉形成。

2.实验室检查

(1)鼻腔分泌物细胞学检查正常情况下,鼻分泌物中只有少量上皮细胞和淋巴细胞。变应性鼻炎时,分泌物中可出现较多的嗜酸性粒细胞、嗜碱性粒细胞和杯状细胞。

(2)变应原皮肤试验:将变应原注入皮内,使其与皮内肥大细胞表面的特异性 IgE 结合,致肥大细胞释放介质,局部出现丘疹或风团等荨麻疹样变态反应。临床上常用的方法有两种。①皮内法:将一定浓度(1∶100 或 1∶1 000)的变应原溶液 0.01～0.02 mL 注入皮内,观察 15～20 分钟。若注射局部出现风团样反应,直径在 0.5 cm 以上即为阳性。②挑刺法:将一定浓度(1∶10)的变应原溶液滴在皮肤表面,然后在滴液处用针尖挑刺,挑破表皮但不出血。观察15～20 分钟,局部隆起并有红晕为阳性。

(3)血清变应原特异性 IgE 测定:通过放射变应原吸附试验(RAST)、酶联免疫吸附试验(ELISA)等测定患者血清和鼻分泌物有无特异性 IgE,可作为确诊过敏性鼻炎的依据,并辅助确定患者的变应原种类。

四、诊断

典型病例较易诊断，若病史不详或症状不典型，则易误诊为急性或慢性鼻炎，应予以注意。因此，要获得正确的诊断，必须进行多方面的检查。

（一）病史

详细询问病史，在既往史及家族史方面，特别是变应性疾病史，应详细询问，找寻有关病因。

（二）主要症状

主要症状为鼻痒、连续喷嚏、大量清水样鼻涕等。

（三）前鼻镜检查

可见鼻黏膜苍白、水肿，大量清水样分泌物。若为持久性水肿，则可发生鼻息肉或息肉样变性。

（四）鼻腔分泌物

涂片检查在变态反应发作期间，鼻分泌物中可见嗜酸性粒细胞增多。

（五）变应性激发试验

一般用皮肤试验（划痕、皮内及接触法等），使假定的变应原与机体接触，观察有无反应出现，以协助诊断。

五、治疗

变应性鼻炎的治疗体系主要由避免接触变应原、药物治疗、免疫治疗和医患宣传教育四部分构成。首要步骤是避免接触变应原，在此基础上进行药物治疗是缓解症状的有效手段。对药物治疗效果不佳和症状持久的患者可采用特异性变应原免疫治疗，同时也可考虑进行手术治疗。

（一）避免接触变应原

对已明确的变应原，应尽量避免与之接触。

（二）药物治疗

服用方便，效果明确，是治疗本病的首选措施。

1.抗组胺药

一般是指组胺 H_1 受体拮抗剂。这类药物有拮抗变应性反应中释放出的组胺的作用，能特异性地和组胺 H_1 受体结合，而竞争性地阻断组胺的作用。氯苯那敏等第一代抗组胺药因嗜睡等不良反应，临床逐渐弃用。近年来，第二代抗组胺药的共同特点是无困倦、嗜睡等不良反应，且作用时间长达 24 小时，如西替利嗪、氯雷他定、氮草斯汀、特非那定和阿司咪唑等，由于特非那定和阿司咪唑有严重心脏毒性反应，已很少使用。目前，国内常用的主要有西替利嗪、氯雷他定、依巴斯汀等。第三代抗组胺药则包括左旋西替利嗪、氯雷他定等，第三代抗组胺药既没有中枢神经抑制作用，也没有发现心脏毒性反应，可以更好控制过敏性鼻炎的症状，并对预防哮喘有一定作用。局部抗组胺药的应用主要有左卡巴斯汀、氮草斯汀喷鼻剂。

2.糖皮质激素

近年来，糖皮质激素已成为治疗变态反应性疾病的一线药物。其对变应性鼻炎的作用机制尚不十分清楚。目前的研究结果认为，其作用可能是多方面的，如减少嗜碱性粒细胞的数量、减轻黏膜水肿和血管扩张、稳定上皮和内皮屏障等。全身用药仅适用于少数重症患者，疗程不超过

2 周，应注意用药禁忌。多采用口服泼尼松，每天 30 mg，连续服用 7 天后，每天减量 5 mg，然后改为鼻内局部用药。鼻内糖皮质激素制剂的特点是对鼻黏膜局部作用强，但全身生物利用度低，按推荐剂量使用可将全身不良反应降至最低。临床上通常选用布地奈德、氟替卡松、糠酸莫米松等糖皮质激素气雾剂喷鼻。

3.鼻血管收缩药

用于治疗鼻塞，常用药为 1%麻黄碱(儿童为 0.5%)和羟甲唑啉，不宜长期使用，以避免药物性鼻炎。

4.肥大细胞膜稳定剂

其主要作用是当变应原与 IgE 抗体结合后，它能抑制肥大细胞释放炎性介质和非免疫介质。临床上常用的药物有色甘酸钠及酮替芬。前者可配成 2%溶液或气雾剂局部应用，也可制成粉剂喷入鼻腔；后者可口服或配成溶液行鼻腔喷雾。此类药物应于发病前2 周提前使用，因维持作用时间仅 3～4 小时，故每天需用 3 次。其对控制喷嚏、鼻痒和流涕的效果较好，而对减轻鼻塞的效果不甚明显。

5.胆碱受体阻滞物

胆碱受体阻滞物用于治疗严重者。0.03%异丙托溴铵喷鼻剂可明显减少鼻清水样分泌物。

(三)免疫治疗

从免疫学角度来看，变应性鼻炎是因体外环境因素作用于特应性机体导致 IgE 介导的异常免疫反应，造成 Th_1 和 Th_2 免疫反应失衡而引发的以鼻腔黏膜 Th_2 免疫反应为主的变应性炎症反应，其主要的免疫病理学特征是组织中有大量表达 Th_2 细胞因子的细胞浸润。免疫治疗是通过直接影响患者的免疫系统，从细胞和体液免疫的角度，调节患者的免疫平衡，其基本原理是通过抑制 Th_2 免疫反应和刺激 Th_1 免疫反应，达到控制变应性症状的目的。

免疫治疗主要指变应原特异性免疫治疗，根据给药途径的不同可分为皮下注射免疫治疗和非注射免疫治疗。非注射免疫治疗又可分为舌下免疫治疗、口服免疫治疗、鼻内免疫治疗和气管免疫治疗。

(四)手术治疗

手术的依据是因鼻变态反应时副交感神经活性增高，故切断鼻腔的副交感神经供给，或降低其活性。但手术并不能改变变应性鼻炎患者的变态反应体质，其远期效果亦尚不明确，所以只能作为最后选择的辅助治疗。此类手术的方法有翼管神经切除术、筛前神经切断术及岩浅大神经切断术等。为解除鼻塞症状，可针对鼻甲肥大行中、下鼻甲部分切除术及鼻中隔矫正术等。亦有学者采用鼻黏膜局部烧灼或激光等降低其敏感性，有利于控制症状。

(石红霞)

第十节　职业性鼻炎

职业性鼻炎(occupational rhinitis，work-related rhinitis)是指由于接触出现在工作环境中的气传颗粒而导致的鼻炎，可为变态反应或理化刺激引起高敏反应。在特定的工作环境下出现的间断或者持续的鼻部症状(如鼻塞、打喷嚏、流鼻涕、鼻痒)和/或鼻部气流受限及鼻分泌物增多，脱离工作环境则不会被激发。根据与工作的关系可分为两种，一种是完全由特定的工作环境引起，第二种是既往就有鼻炎，在工作环境下症状加重。职业性鼻炎患者会发展为哮喘的比例尚不明确，但职业性鼻炎的患者出现职业性哮喘的危险性明显增加。

一、病因

病因可包括实验室动物（大鼠、小鼠、豚鼠）、木屑（特别是硬木，如桃花心木、西部红松）、螨虫、乳胶、酶、谷类，以及化学试剂如无水物、胶水、溶剂等

二、临床表现

（一）病史

病史包括患者有典型的鼻炎症状（如鼻塞、打喷嚏、流鼻涕、鼻痒），与非职业性鼻炎症状类似，IgE 介导的职业性鼻炎患者结膜炎症状更明显。症状与工作密切相关，患者在从事目前工作尚未发病时间（潜伏阶段）；可能接触的引起或者加重症状的试剂，离开工作后症状缓解的时间（如周末或假期）。

（二）查体

用前鼻镜或者鼻内镜检查鼻黏膜，排除其他类型鼻炎或者加重鼻塞的疾病（如鼻中隔偏曲、鼻息肉）。

（三）鼻塞的评估

用鼻阻力测量、鼻声反射、峰流速仪等客观方法评估鼻塞程度，缺点是个体差异大，不能完全依赖检测数据，但在鼻激发后测量数据更有意义。

（四）鼻腔炎症的检测

鼻分泌物检测炎症细胞和介质，鼻腔盥洗和活检的方法并不实用。

非特异性鼻反射检测：用组胺、乙酰胆碱或者冷空气等进行激发试验来检测。

（五）免疫学检测

IgE 介导的职业性鼻炎，可用皮肤点刺试验和血清特异性 IgE 检测，但其敏感性和特异性比鼻激发试验差，无症状的暴露个体可出现阳性结果，如变应原选择合适，阴性结果可除外职业性鼻炎。

（六）鼻激发试验

目前，该方法被认为是诊断职业性鼻炎的金标准，鼻激发试验可在实验室进行，也可在工作环境进行，该方法被 EAACI（欧洲变态反应和免疫协会）推荐使用，该方法的主要局限性是阳性标准未统一。

三、诊断及鉴别诊断

诊断包括评估患者是否有鼻炎症状，及鼻炎症状同工作的关系，需要通过客观方法来证实，因为误诊可能会导致严重的社会和经济问题，诊断步骤包括病史、鼻腔检查、免疫学检查和鼻激发试验，另外关于患者是否累及下呼吸道则需要通过调查问卷、峰流速仪、非特异性的气道反应监测来明确。

四、治疗

治疗目的：减少鼻部症状对患者生活质量的影响及防止发展为哮喘。

(一)环境干预

减少接触致病试剂,是最有效办法,但这往往意味着更换工作从而产生实际的社会经济问题。

(二)药物治疗

与非职业性变应性鼻炎治疗方法相似,但与避开或者减少接触致敏试剂相比,后者更合适。

(三)免疫治疗

有报道用啮鼠动物蛋白、面粉和乳胶等进行免疫治疗控制职业性鼻炎,但其效果仍需更多的研究资料证实。

(四)预防

一级预防就是控制工作环境,防止暴露于易致敏的试剂环境,这是防止发展成为职业性鼻炎最有效的方法。二级预防是早期发现职业性鼻炎患者,采取有效措施控制鼻炎的持续时间和严重程度。三级预防仅适用于已确诊患者,因为职业性鼻炎是发展成为职业性哮喘的危险因素,故预防职业性鼻炎也预防了职业性哮喘。

(沙颖红)

第十一节　药物性鼻炎

全身或局部使用药物引起鼻塞的症状时,称为药物性鼻炎。尤其是后者引起的更为常见,故亦称“中毒性鼻炎”。不少患者不经专科医师检查诊治,自行购药治疗,以致滥用滴鼻药造成药物性鼻炎。

一、病因

全身用药引起鼻塞的药物主要有以下几种。①抗高血压药物:如α肾上腺素受体阻滞剂(利血平、甲基多巴胺等);②抗交感神经药物;③抗乙酰胆碱酯酶药物:如新斯的明、硫酸甲基噻嗪、羟苯乙胺等可引起鼻黏膜干燥;④避孕药物或使用雌激素替代疗法可引起鼻塞。局部用药主要是长期使用减充血剂,如萘甲唑啉(滴鼻净)最为常见。临床上药物性鼻炎主要指的是局部用药引起的鼻炎。主要原因是鼻腔黏膜血管长时间收缩会造成血管壁缺氧,出现反跳性血管扩张,造成黏膜水肿,从而出现鼻堵的症状。

二、病理

使用血管收缩剂后鼻黏膜小动脉立即收缩,如长期使用此类药物,血管长期收缩可导致小血管壁缺氧,引起反应性血管扩张,腺体分泌增加,鼻黏膜上皮纤毛功能障碍,甚至脱落。黏膜下毛细血管通透性增加,血浆渗出水肿,日久可有淋巴细胞浸润。上述病理改变可于停药后逐渐恢复。镜下可见鼻腔黏膜纤毛脱落,排列紊乱。上皮下层毛细血管增生,血管扩张。有大量炎性细胞浸润。

三、临床表现

长期使用血管收缩剂滴鼻后，药物的疗效越来越差，鼻腔通畅的时间越来越短，鼻堵的症状越来越重。因此患者常自行增加滴药的次数，从而发生恶性循环，称为多用减效现象。多于连续滴药 10 天后症状明显出现。表现为双侧持续性鼻塞，嗅觉减退，鼻腔分泌物增加，并由清涕转为脓涕。常伴有头痛、头晕等症状。检查可见鼻腔黏膜多为急性充血状并且干燥、肿胀。对麻黄碱的收缩反应性明显降低。鼻道狭窄，有大量分泌物。婴幼儿使用萘甲唑啉（滴鼻净）可引起面色苍白、血压下降、心动过缓、昏迷不醒甚至呼吸困难等中毒现象。

四、诊断及鉴别诊断

本病的临床表现与肥厚性鼻炎非常相似。要仔细询问全身与局部用药史，以及使用时间，对1%麻黄素棉片的收缩反应性差。

五、治疗

(1)确诊后立即停用血管收缩剂，可改用生理盐水滴鼻。
(2)局部用糖皮质激素鼻喷剂：如二丙酸倍氯米松气雾剂、布地奈德气雾剂等。
(3)三磷酸腺苷（ATP）：40 mg，2～3 次/天口服。
(4)也可行下鼻甲封闭，如 0.5%普鲁卡因 2 mL＋醋酸考地松 0.5 mL 双下鼻甲黏膜下封闭。

六、预防

尽量少用或不用鼻腔血管收缩剂。如果必须使用，使用时间最好不要超过 10 天。用药期内大量服用维生素 C。婴幼儿、新生儿应禁用此类药物。

（沙颖红）

第十二节 血管运动性鼻炎

血管运动性鼻炎又称血管舒缩性鼻炎。其发病机制复杂，许多环节尚不清楚，确诊困难。因发现与自主神经功能紊乱有关，亦有人称其为自主神经性鼻炎；又因对某些刺激因子的反应过于强烈，也有人称其为高反应性鼻病。其症状与变应性鼻炎及非变应性鼻炎伴嗜酸性粒细胞增多综合征相似，治疗亦大致相同。

一、病因及发病机制

可能与下列因素有关。

（一）副交感神经兴奋性增高

乙酰胆碱释放，导致腺体分泌；血管活性肠肽（VIP）释放，则引起血管扩张。经常反复过度焦虑、烦躁或精神紧张，以及服用抗高血压药等均可使交感神经兴奋性降低而副交感神经兴奋性增高。

(二)内分泌失调

某些女性患者在妊娠期或经前期有鼻部高反应性症状,可能与此有关。

(三)非免疫性组胺释放

在一些物理性(如急剧的温度变化、阳光照射)、化学性(如挥发性刺激性气体)及精神性(如情绪变化)等因素的作用下,可引起肥大细胞释放介质。但这些因素均不属免疫性的。

二、诊断

(一)鼻腔检查

(1)鼻黏膜色泽无特征性改变,或呈慢性充血状,或为浅蓝色,或类似变应性鼻炎而表现苍白、水肿,或两侧表现不一致。

(2)大多有鼻中隔偏曲和/或鼻甲肥厚。

(二)实验室检查

(1)免疫学检查 变应原皮肤试验及血清特异性 IgE 检测均为阴性。

(2)鼻分泌物中找不到或找到极少嗜酸性粒细胞。

三、治疗

(1)除去病因。

(2)药物:鼻塞适当应用鼻减充血剂。抗组胺药,抗胆碱药(如异丙托溴铵)。鼻用糖皮质激素抗炎消肿。

(3)手术:鼻中隔矫正、筛前神经切断等。

(4)激光、射频:对筛前神经鼻中隔支、鼻丘及下鼻甲内侧面等处进行电灼或凝固。

(沙颖红)

第十三节 急性鼻旁窦炎

鼻旁窦炎为细菌感染、变态反应等引起的鼻窦黏膜卡他性炎症和化脓性炎症。因为鼻旁窦炎常继发于鼻炎,而且常同时存在,因此 1997 年美国耳鼻咽喉头颈外科协会采用了鼻-鼻旁窦炎这一术语(本节简称鼻旁窦炎)。急性鼻旁窦炎是指症状持续不超过 4 周(4～8 周称亚急性),1 年内发病少于 4 次。上颌窦因窦腔较大,窦底较低,而窦口较高,易于积脓,且居于各鼻窦之下方,易被他处炎症所感染,故上颌窦炎的发病率最高,筛窦炎次之,额窦炎又次之,蝶窦炎最少。严重的鼻旁窦炎可伴发相应骨髓炎或眼眶、颅内感染等并发症。

从急性细菌性鼻旁窦炎患者的鼻窦中分离出的常见细菌菌群是肺炎链球菌、溶血性链球菌和葡萄球菌等多种化脓性球菌。其次为流感嗜血杆菌和卡他莫拉菌属,后者常见于儿童。其他的致病菌还有链球菌类、厌氧菌和金黄色葡萄球菌等。由牙病引起者多属厌氧菌感染,脓液常带恶臭。

最近的研究显示,在美国大约 25%的肺炎链球菌对青霉素产生耐药性,另外大环内酯类和磺胺类药物的耐药性也很普遍。将近 30%的流感嗜血杆菌产生 β_2 内酰胺酶,而几乎所有卡他莫

拉氏菌属都产生 β_2 内酰胺酶。流感嗜血杆菌对磺胺类药物的耐药性非常普遍。

一、病因

(一)局部病因

(1)感染:常继发于呼吸道感染或急性鼻炎。在上呼吸道感染时,水肿的鼻黏膜阻塞了鼻窦的开口,窦内氧气为黏膜内血管所吸收,形成鼻窦内相对负压(真空性鼻旁窦炎)。来自黏膜的渗出液蓄积鼻窦内,并成为细菌的培养基。后者从窦口或通过黏膜固有层播散的蜂窝织炎或栓塞性静脉炎进入窦腔,结果导致血清和白细胞外渗以与炎症抗争,黏膜变得充血和水肿。

(2)鼻腔疾病:鼻中隔高位偏曲、中鼻甲肥大、鼻息肉、鼻肿瘤。均可妨碍窦口引流而致病。过敏性鼻炎,由于患者黏膜水肿,也可导致窦口引流不畅。

(3)外伤:前组鼻窦,特别是上颌窦和额窦位置表浅。易受外伤而发生骨折,细菌可由皮肤或鼻黏膜侵入鼻窦,也可因弹片、尘土等异物进入而引起感染。

(4)牙源性感染:上颌第 2 前磨牙及第 1、第 2 磨牙的牙根位于上颌窦底壁,当其发生牙根感染时,可能穿破窦壁,或拔牙时损伤底壁均可引起上颌窦炎,称牙源性上颌窦炎。

(5)气压改变:航空、潜水、登山时,可因气压骤变,鼻腔内发生负压而引起损伤,称气压创伤性鼻旁窦炎。

(6)直接因素:如游泳后污水直接经鼻腔进入鼻窦,鼻腔内填塞物留置时间过久,因局部刺激或污染而导致鼻窦发炎。

(二)全身病因

过度疲劳、营养不良、维生素缺乏及患有各种慢性病如贫血、结核、糖尿病、慢性肾炎等时,身体抵抗力减弱,可成为鼻旁窦炎的诱因,亦可继发于流感等急性传染病后、内分泌紊乱,如甲状腺、垂体或性腺的病变,亦可使鼻窦黏膜水肿,导致窦口阻塞。

二、病理

早期为急性卡他期,黏膜短暂贫血,继而血管扩张,渗透性增加,渗出物经过扩张的毛细血管流入窦腔,黏膜红肿,上皮肿胀,纤毛运动迟缓,上皮下层有多形核白细胞和淋巴细胞浸润,分泌物为浆液性或黏液性;后即转入化脓期,窦腔黏膜水肿及血管扩张加重,炎性细胞浸润更为明显,分泌物变为黏脓性,时间越久,充血越重,毛细血管可破裂出血,由于水肿压迫,使血液供应不足,可发生纤毛上皮细胞坏死脱落,此时分泌物为黄色脓液。少数病例可发生窦壁骨膜炎、骨髓炎和其他并发症,一般多见于幼儿。

三、临床表现

(一)全身症状

常在急性鼻炎病程中症状加重,出现畏寒发热、周身不适、精神不振、食欲缺失等。以急性牙源性上颌窦炎的全身症状较剧。儿童发热常较高,可发生抽搐、呕吐和腹泻等症状。

(二)局部症状

1.鼻阻塞

表现为较严重的鼻塞,因鼻黏膜充血肿胀和分泌物积存,排除鼻涕后,通气虽能暂时改善,但随即又觉鼻塞。

2.嗅觉障碍

因鼻黏膜充血肿胀和分泌物积存或嗅区黏膜炎性病变，可出现患侧暂时性嗅觉障碍，少数可能为永久性。

3.鼻漏

患侧鼻内有较多的黏脓性或脓性分泌物擤出，初起时涕中可能带少许血液。厌氧菌或大肠埃希菌感染者脓涕恶臭，多见于牙源性上颌窦炎。脓涕可后流至咽部和喉部，刺激局部黏膜引起发痒、恶心、咳嗽和咳痰。

4.局部疼痛和头痛

急性鼻旁窦炎除发炎鼻部疼痛外，常有较剧烈的头痛，这是由于窦腔黏膜肿胀和分泌物潴留压迫或分泌物排空后负压的牵引，刺激三叉神经末梢而引起。疼痛或头痛的分布和特征有助于临床对病变的定位。额窦炎的头痛向前额部放射，通常表现为整个头痛；急性上颌窦炎的疼痛通常从内眦部向面颊部放射，也可向齿槽区放射，酷似牙尖疾病；筛窦炎的疼痛常位于鼻根和眼球内眦后部，并周期性发作，晨起较重；蝶窦炎的诊断一般缺少特性，通常为鼻旁窦炎的一部分，但也可孤立发病，引起枕部或球后部疼痛。所有鼻旁窦炎的疼痛在窦口完全阻塞和脓性分泌物潴留时更为严重。该症状在临床上比较危险，因为病变的发展可致鼻窦骨壁破坏、溶解、吸收，引起眶内或颅内的脓毒症。

5.耳部症状

少数患者可出现耳鸣、眩晕或听力减退等症状，多见于急性蝶窦炎患者其耳鸣、眩晕可能是翼管神经受刺激之故，患者可有天旋地转、摇摆不稳或如在舟中之感。

(三)检查

1.局部红肿及压痛

前组急性鼻旁窦炎由于接近头颅表面，其病变部位的皮肤及软组织可能发生红肿，由于炎症波及骨膜，故在其窦腔相应部位有压痛。急性上颌窦炎可表现为颌面、下睑红肿和压痛；急性额窦炎则表现额部红肿及眶内上角(相当于额窦底)压痛和额窦前壁叩痛；急性筛窦炎在鼻根和内眦处偶有红肿和压痛。后组急性鼻旁窦炎由于位置较深，表面无红肿或压痛。

2.鼻腔检查

鼻黏膜充血、肿胀，尤以中鼻甲和中鼻道黏膜为甚。鼻腔内有大量黏脓性或脓性鼻涕，用1%麻黄碱收缩鼻黏膜后观察中鼻道和嗅裂，前组鼻旁窦炎可见中鼻道有黏脓性或脓性物，后组鼻旁窦炎可见嗅沟积脓，擤尽鼻涕后可能暂时消失，应体位引流后再做检查。如一侧鼻腔脓性物恶臭，应考虑牙源性上颌窦炎。

3.鼻窦内镜检查

鼻窦内镜有硬管和光导纤维两种。用1%麻黄碱和1%丁卡因棉片做鼻黏膜收缩和麻醉后，擤尽鼻腔脓涕。利用不同视角检查鼻腔各壁，并伸入鼻道检查窦口及其附近黏膜，可精确判断鼻腔黏膜，尤其是窦口及其附近黏膜的病理改变，包括窦口形态、黏膜红肿程度、息肉样变及脓性分泌物来源等。

4.上颌窦穿刺冲洗检查

一般在全身症状消退和局部炎症控制后进行，具有诊断和治疗的双重作用。须在患者无发热和抗生素控制下施行。如有脓性分泌物，应做细菌培养和药物敏感试验，以利进一步治疗。

5.X 线鼻窦摄片

X 线华氏位和柯氏位摄片有助于诊断，特别是大鼻窦的急性炎症有一定价值。急性鼻旁窦炎时可显示鼻窦黏膜肿胀；若窦内蓄脓，片中常可见上颌窦内的液平面。但窦口扩大、病变广泛时，平片仅表现为整个透过度下降，无法精确显示病变范围。脓毒症形成时，平片上的表现与急性鼻旁窦炎没有区别。

6.CT 检查

在鼻窦 CT 扫描中，除了鼻窦的密度增高，还可见鼻窦骨壁的稀疏，提示若感染未得到控制，会出现较严重的并发症。对反复感染者要检查牙根，即应考虑牙源性上颌窦炎，牙根疾病的迁延可能是反复感染的因素。因此在鼻窦急性炎症，特别是有可能出现并发症的情况下，鼻窦 CT 可良好地显示鼻窦的病变程度和范围，特别是鼻窦骨质变化，后者常提示可能出现并发症或并发症的根源。

（四）各组鼻旁窦炎分述

1.急性上颌窦炎

急性上颌窦炎为上颌窦急性感染，多继发于急性鼻炎。若感染来自上颌窦下壁的牙根尖部，称为牙源性急性上颌窦炎。

（1）临床表现。①鼻塞：由于鼻甲肿胀，鼻腔分泌物积蓄所致，表现为持续性或间歇性。②鼻漏：为急性上颌窦炎的主要症状。由于病理状态不同，鼻漏的性状也可不同，在急性分泌期时，表现为大量浆液性鼻漏，在急性化脓期时，表现为脓性鼻涕，量较少，难以擤尽。牙源性上颌窦炎患者因多为厌氧菌或大肠埃希菌感染，脓涕呈恶臭味。鼻涕可向后流至咽喉部，引起恶心、咳嗽。③头痛：是上颌窦炎的早期常见症状。疼痛位于上颌窦前壁、上颌磨牙区及眶上、额部。特点是晨起轻，午后重，常在傍晚时缓解。疼痛是由脓性分泌物、细菌毒素和黏膜肿胀刺激及压迫神经末梢所致。④全身症状：可有发热、畏寒、乏力等不适，小儿尤为明显。

（2）诊断要点。①病史：多有上呼吸道感染史、牙病史。②症状：典型的上颌窦区疼痛，呈现晨起轻，午后加重的特点。③体征：局部检查见患侧颌面、下睑红肿，上颌窦区叩诊时疼痛明显，叩击尖牙和前磨牙时也可出现疼痛。④鼻腔检查：鼻腔黏膜充血、肿胀，鼻底部见大量黏脓性或脓性分泌物，或中鼻道可看到脓液。鼻咽镜见中鼻甲后端充血，鼻咽部有脓性分泌物。⑤上颌窦诊断性穿刺：须在患者无发热和使用抗生素后进行，若穿刺发现脓性分泌物即可诊断，并将脓液做细菌培养和药敏试验，以指导下一步治疗。⑥鼻窦影像学检查：X 线平片（华氏位）显示患侧上颌窦黏膜增厚，窦腔密度增高，有液平面表示窦腔积脓。鼻窦 CT 扫描（水平位或冠状位）可获得更为清晰的炎症性改变影像。

2.急性额窦炎

急性额窦炎发病率较低，常与筛窦炎、上颌窦炎同时存在，转为慢性额窦炎者较少。急性额窦炎常见的致病菌为链球菌、葡萄球菌或肺炎球菌。

（1）临床表现。①前额部局限性疼痛：特点为周期性发作，即晨起出现，并逐渐加重，至午后开始缓解，晚间可消失，但次日又重新发作。头痛轻重与炎症程度和额窦开口阻塞的程度有关，阻塞严重者，头痛周期性不明显。②鼻阻塞和脓涕：由于鼻腔黏膜肿胀，分泌物增多而出现鼻阻塞和脓涕，先为黏性涕，后为黏脓性或脓性涕。③嗅觉障碍：鼻塞可引起嗅觉减退或消失。鼻塞解除后嗅觉多数能恢复。④轻度或中度发热、全身不适、食欲缺失等全身症状。

（2）诊断要点。①病史：多有急性鼻炎史，或有游泳、跳水史，或高空飞行时速降、潜水作业等气压创伤史。②症状：周期性额部局限性痛为其典型症状。③体征：检查可见患侧额部红肿，眼眶内上方额窦底壁处压痛明显。④鼻腔检查：鼻腔黏膜充血，鼻甲红肿，中鼻道有黏液或脓性分泌物存在。⑤影像学检查：X 线摄片或 CT 扫描显示额窦炎性改变。

3.急性筛窦炎

筛窦炎发病率次于上颌窦炎，多合并上颌窦炎。炎症可局限在前组筛窦，但以前、后组筛窦同时受累常见。其病因为细菌或病毒感染、变态反应，或并发于急性传染病、外伤等。

（1）临床表现。①头痛：局限于内眦或鼻根部或额部，程度轻重不一。②鼻塞、多涕：因鼻腔黏膜肿胀，分泌物存留所致。③其他：前筛房病变有流泪、畏光等症状，后筛房病变可出现嗅觉减退，有人可出现发热等全身症状。

（2）诊断要点。①病史：多有上感史或急性传染病史。②临床表现：鼻根、内眦处压痛，鼻腔黏膜及鼻甲红肿，中鼻道或嗅裂存脓。③影像学检查：X 线摄片或 CT 检查可见筛窦炎性改变。

4.急性蝶窦炎

蝶窦炎少见，症状不典型，常被忽视。急性蝶窦炎因细菌或病毒感染而引起。

（1）临床表现。①头痛：为急性蝶窦炎的主要症状，表现为颅底或眼球等深部钝性头痛，也可放射到头顶、额部及枕部，夜间或酒后加重。②脓涕：多有脓性鼻涕，若鼻分泌物经后鼻孔流至咽部，可引起不时抽吸或吐出。③嗅觉障碍：常为唯一主诉，经过治疗多可恢复。④鼻阻塞：多因鼻腔黏膜肿胀，分泌物存留所致。

（2）诊断要点。①无典型症状，需综合病史、临床表现进行分析。②鼻内镜检查：可发现蝶窦口或蝶筛隐窝有脓液和黏膜红肿等炎性改变。③影像学检查：CT 扫描可清楚显示蝶窦病变。

四、治疗

以非手术疗法为主，尽快消除病因，控制感染；促进鼻窦的通气引流，控制感染，以防止发生并发症或转成慢性鼻旁窦炎。

（一）一般治疗

注意休息，多饮水或进高营养流质饮食。如头痛或局部疼痛剧烈时，可使用镇痛剂。

（二）全身用药

因多为球菌、杆菌或厌氧菌感染，故应首选并足量使用青霉素类抗生素，如患者对青霉素过敏或细菌对此类抗生素具抗药性，可改用其他广谱抗生素或磺胺类药物。在使用抗生素之前或使用时，应做细菌培养和药敏试验。正确选择并足量使用抗炎药物，对防止并发症发生或转成慢性鼻旁窦炎至关重要。2004 年，美国鼻窦变态反应健康协会推荐的《急性细菌性鼻旁窦炎抗生素治疗指南》指出：首选 β_2 内酰胺类抗生素，但对 β_2 内酰胺过敏或最近使用其他药物治疗失败的患者，推荐使用喹诺酮类。喹诺酮类对急性细菌性鼻旁窦炎主要病原体的细菌学效能是有限的，治疗失败的可能性达到 20%～25%。复方新诺明的联合使用，能使发生致命的中毒性表皮坏死松解症的危险性升高。临床医师应该注意速发型超敏反应及其他少见的不良反应。对 β_2 内酰胺类有速发型超敏反应的儿童可能需要脱敏治疗、鼻窦穿刺或其他的辅助措施等。

(三)局部治疗

1.鼻部用药

常用1%麻黄碱液或呋喃西林麻黄碱液、氯霉素麻黄碱液滴鼻。若为急性额窦炎或筛窦炎，滴鼻时应采用头后仰位。若为急性上颌窦炎应采用侧头位，使黏膜消肿，改善鼻窦的通气引流而减轻头痛。用1%丁卡因加2%麻黄碱混合液棉片，置于中鼻道前段最高处，每天更换1～2次，使额窦开口处的黏膜消肿以促进其通气引流，可减轻急性额窦炎患者之头痛。

2.鼻窦置换疗法

鼻窦置换疗法适用于各种非急性期的鼻旁窦炎，而仍有多量脓涕及鼻阻塞者，以利鼻窦引流。

3.上颌窦穿刺冲洗

急性上颌窦炎无并发症者，在全身症状消退和局部炎症基本控制时，可行上颌窦穿刺冲洗，有时一次冲洗即愈。亦可于冲洗后向窦内注入抗生素或类固醇激素，每周1～2次，直至痊愈。

4.蝶窦冲洗

在鼻内镜窥视下，将细长吸引器头放入蝶窦开口处进行抽吸和冲洗。

5.额窦钻孔引流

适用于保守治疗无效，或病情加重，可能引起额骨骨髓炎的病例，即于患侧额窦前下壁处钻一直径约0.8 cm的孔至窦腔内，经此孔吸出脓液，用生理盐水冲洗，并置入引流管从鼻腔引出，在症状消除后适时从鼻腔拔管。

6.物理治疗

超声雾化蒸汽吸入、红外线照射、超短波电疗、电透热法和局部热敷等物理疗法，对改善局部血液循环，促进炎症消退或减轻症状均有帮助。行超声雾化或蒸汽吸入时，多用α-糜蛋白酶，或庆大霉素8万U加地塞米松5 mg。

7.手术疗法

急性期多不宜手术，仅在鼻旁窦炎症向外扩散而导致毗邻器官发生严重并发症(如眶内或颅内感染)时才施行，但须严格掌握适应证。

五、预防

预防感冒；及时治疗急性鼻炎；鼻腔有分泌物时忌用力擤鼻；积极防治牙病。

(韩闯举)

第十四节　慢性鼻旁窦炎

慢性鼻旁窦炎是鼻疾病中最常见的疾病，常为急性鼻旁窦炎未彻底治愈或反复发作而形成，牙源性上颌窦炎及部分筛窦炎也可以开始即成慢性。慢性化脓性鼻旁窦炎可表现为某一鼻窦单发，也可累及多个鼻窦。凡一侧或两侧鼻窦均患炎症者，称为全鼻旁窦炎。

一、病因

多因急性化脓性鼻旁窦炎反复发作未彻底治愈而迁延所致，故其病因和致病菌与急性化脓性鼻旁窦炎者相似。本病亦可慢性起病（如牙源性上颌窦炎）。

二、病理

黏膜病理改变表现为水肿、增厚、血管增生、淋巴细胞和浆细胞浸润、上皮纤毛脱落或鳞状上皮化生及息肉样变。若分泌腺管阻塞，则可发生囊性改变。亦可出现骨膜增厚或骨质被吸收，后者可致窦壁骨质疏松或变薄。此外，黏膜亦可发生纤维组织增生而致血管阻塞和腺体萎缩，进而导致黏膜萎缩。根据不同的病理改变，可分为水肿浸润型、浸润型和浸润纤维型。

三、临床表现

（一）症状

1.全身症状

轻重不等，有时则无。较常见的为精神不振、易倦、头昏、记忆力减退、注意力不集中等。

2.局部症状

（1）流脓涕：为主要症状。黏脓性或脓性。前组鼻旁窦炎者，鼻涕易从前鼻孔擤出；后组鼻旁窦炎者，鼻涕多经后鼻孔流入咽部。牙源性上颌窦炎的鼻涕常有腐臭味。

（2）鼻塞：为主要症状。因鼻黏膜肿胀、鼻甲息肉样变、息肉形成或鼻内分泌物较多所致。

（3）头痛：不一定具有此症状。即使有头痛，亦不如急性化脓性鼻旁窦炎者严重，一般表现为钝痛和闷痛。是因细菌毒素吸收所致的脓毒性头痛，或因窦口阻塞、窦内空气被吸收而引起的真空性头痛。

（二）检查

1.鼻腔检查

病变以鼻腔上部变化为主，可见中鼻甲水肿或肥大、息肉样变。有的有多发性息肉。前组鼻旁窦炎可见中鼻道及下鼻甲表面有黏脓性分泌物附着，后组鼻旁窦炎可见嗅沟及中鼻道后部存有黏脓液。

2.鼻窦 CT 检查

对诊断不明确或怀疑有其他病变者，可协助诊断。

3.体位引流

疑有慢性化脓性鼻旁窦炎而中鼻道或嗅沟无脓液存留时，可行体位引流检查。

4.口腔检查

在疑有牙源性上颌窦炎时，应进行有关牙的检查。

5.上颌窦穿刺冲洗术

上颌窦穿刺冲洗既是对上颌窦炎的一种诊断方法，也是一种治疗措施。冲出液宜做需氧菌培养。

四、诊断

根据病史，有关症状，结合局部常规检查和鼻内镜检查、影像学检查即可诊断。

五、治疗

(一)滴鼻剂

以鼻血管收缩药为主,能改善鼻腔通气和引流,常用1%麻黄碱滴鼻液。本病多数与变态反应有关,故可在鼻血管收缩药内可适当加入类固醇激素。此外,滴鼻剂配伍中应含有保护和恢复鼻黏膜纤毛活性的成分,如ATP、溶菌酶等。

(二)上颌窦穿刺冲洗术

上颌窦穿刺冲洗术为治疗慢性鼻旁窦炎的常用方法,每周1～2次。必要时可经穿刺针导入硅胶管留置于窦内,以便每天冲洗和灌入抗生素及类固醇激素等药物。

(三)置换法

用负压吸引法使药液进入鼻窦。应用于额窦炎、筛窦炎和蝶窦炎,适用于慢性化脓性全鼻旁窦炎者。方法:①先用1%麻黄碱滴鼻液收缩鼻黏膜,以利窦口开放,擤尽鼻涕。②取仰卧、垫肩或头低垂位,使下颌颏部与外耳道口连线与水平线(即床平面)垂直。③将以0.5%麻黄碱滴鼻液为主并适当配入抗生素、类固醇激素和α-糜蛋白酶的混合液2～3 mL注入患侧鼻腔。④将连接吸引器[负压不超过24.0 kPa(180 mmHg)]的橄榄头塞入患侧前鼻孔(不能漏气),同时指压另一侧鼻翼以封闭该侧前鼻孔,并令患者连续发断续的"开-开-开"音,同步开动吸引器,持续1～2秒即停,如此重复6～8次。

(四)辅助性手术

如中鼻甲切除术、鼻息肉摘除术和纠正高位鼻中隔偏曲等。手术目的是解除中鼻道及其附近区域的阻塞,改善鼻窦通气和引流,促进鼻旁窦炎症的消退。

(五)鼻窦手术

上述保守治疗无效者可采用手术方法。

1.经典的鼻窦根治性手术

原则是切除患窦不可逆性的病变黏膜,并建立鼻窦与鼻腔间长期稳定的通气和引流。彻底切除窦内黏膜后,行上颌窦内侧壁和鼻腔下鼻道开窗,开放额窦鼻腭管和蝶窦开口等。

2.功能性内镜鼻窦手术

功能性内镜鼻窦手术是当今治疗鼻旁窦炎的主流手术,原则是解除鼻腔和鼻窦口的通气和引流障碍,清除以中鼻道为中心的附近区域(窦口鼻道复合体)病变,特别是前筛窦的病变。无须行广泛的鼻窦黏膜切除,即通过小范围或局限性手术解除广泛的鼻窦病变。如钩突切除术,前筛窦切除术,上颌窦自然口、蝶窦开口和额窦开口扩大术等。

(韩闯举)

第十五节　干酪性鼻炎

干酪性鼻炎是鼻腔或鼻窦内积聚恶臭的干酪状(豆渣样)团块,日久侵蚀周围组织和骨质,严重者可发生鼻部畸形。本病较少见,多为单侧发病。

一、病因

本病病因至今未完全明了。过去有些学者称此病为鼻腔胆脂瘤,但缺乏组织学依据。近年来多数学者认为本病是由于鼻腔或鼻窦引流受阻(如鼻息肉、异物、鼻石、鼻中隔偏曲、窦口阻塞等),导致炎性分泌物潴留鼻腔,分泌物引流不畅,进而鼻黏膜发生干酪样坏死和脓性分泌物浓缩,最终形成干酪样物质积蓄于鼻腔或鼻窦所致。

二、病理

干酪样物为淡黄色无组织结构的半固体团块状结构,主要由炎性细胞、坏死组织、脱落上皮、硬脂、少量胆固醇和钙盐结晶等无定型碎屑构成;其中尚可见细菌(如白色链丝菌等真菌、类白喉杆菌、溶血性链球菌等)和异物(如鼻石、死骨等)。鼻黏膜的病理改变视本病严重程度而异,轻者为炎性浸润、增生;重者则发生黏膜变性、坏死和肉芽增生;更甚者骨质破坏、外鼻变形或瘘管形成。

三、临床表现

可分为 3 期。

(一)早期

一侧经常性鼻塞,多脓涕伴恶臭,自觉鼻内有臭气。常伴有慢性鼻炎或鼻旁窦炎的其他症状,如嗅觉减退、轻度头痛等。检查时可见鼻道中有豆渣样物堆积,有臭味。若同时有鼻息肉或鼻中隔偏曲,检查若不仔细或缺乏对本病的认识则易漏诊。

(二)中期

上述症状加重,脓涕增多,鼻塞可为双侧,常发生上呼吸道感染症状、流泪及眼部烧灼感。鼻腔检查可见鼻道内大量脓涕及豆渣样物。取出后,可见鼻黏膜糜烂、损坏,有肉芽组织生长,骨质可有破坏,筛窦及上颌窦易受侵蚀,鼻中隔可被推向对侧。

(三)晚期

因长期鼻病症状较重或脓毒血症而有虚弱、疲乏、食欲缺乏、头昏、头痛及失眠等,患者一般情况明显下降。检查可见鼻腔内大量豆渣样物,可发生鼻梁变宽或塌陷,颊部肿胀变形或眼球移位等。在鼻背接近内眦处,上颌骨额突或面颊部可发生脓性瘘口,鼻中隔、硬腭也可被破坏,破坏区全为豆渣样物所充填。

四、诊断

根据单侧进行性鼻塞伴有恶臭脓涕病史,鼻腔检查发现大量豆渣样物,即可诊断。必要时可行 X 线拍片或 CT 检查。X 线拍片早期表现为鼻窦均匀模糊,晚期则可见窦腔扩大和骨质破坏;CT 扫描显示更为清楚。活组织检查仅显示慢性炎症。本病应与恶性肉芽肿、恶性肿瘤及特异性肉芽肿相鉴别。

五、治疗

以手术治疗为主。彻底清除鼻腔或鼻窦内干酪样物,做鼻腔冲洗。若清除干酪样物后发现鼻腔有鼻息肉、肉芽组织、异物或死骨等也应全部清除。合并有鼻旁窦炎者应积极治疗。若筛窦有干酪样物应行筛窦切除术，上颌窦有干酪样物者应行鼻内镜手术通畅引流或上颌窦根治术。面部有瘘管者，常在清除豆渣样物后，自行愈合。若瘘管较大，则宜在搔刮后予以缝合。本病预后较好，经治疗后多不复发。

（韩闯举）

第十六节　鼻　息　肉

除继发于慢性鼻旁窦炎的鼻息肉之外，另一类鼻腔原发的鼻息肉以鼻腔炎症黏膜形成带蒂或广基、单发或多发的高度水肿的息肉为临床特征。该类型鼻息肉的发病至今仍不清楚。常发生于支气管哮喘、阿司匹林耐受不良、变应性真菌性鼻旁窦炎与囊性纤维化患者。据报道，人群中成人鼻息肉发生率为1%～4%，儿童则较低。鼻息肉的好发年龄为30～60岁，男性多发，男女比例波动于2∶1和4∶1之间。

一、病因与发病机制

目前鼻息肉被公认为是一种多致病因素导致的疾病实体，这些因素包括免疫异常、解剖异常、遗传因素、感染等。其组织学特征为血管内皮间隙增宽后血浆蛋白大量漏出，导致组织高度水肿。表面为假复层柱状纤毛上皮覆盖，上皮基底膜广泛增厚并扩展到黏膜下层，形成不规则的透明膜层，上皮下为水肿的疏松结缔组织，组织间隙扩大并增生的腺体，其间多种炎细胞浸润。有学者根据其组织学特点将鼻息肉分为四种情况：①嗜酸性粒细胞增多伴水肿型。②慢性炎症或纤维化型（大量炎症细胞主要为淋巴细胞和中性粒细胞）。③浆黏液腺体型。④不典型基质型。

二、临床表现

临床表现因息肉出现的侧别、大小及多少而异。体积小且单发的鼻息肉，可以无任何症状，仅在体检时发现。随着鼻息肉体积增大则出现持续性鼻塞并进行性加重，严重者说话有闭塞性鼻音，睡眠打鼾。嗅觉障碍也常见，多因鼻息肉堵塞鼻道致气流不能到达嗅区引起，也可能是嗅区黏膜本身的病变导致嗅觉减退甚至失嗅，有报道嗜酸性粒细胞增多的鼻息肉患者常以嗅觉减退为首发症状。伴发鼻炎或并发鼻旁窦炎时，可有流涕，为浆液、黏液或脓性；也可能出现鼻背、额部及面颊部胀痛不适感。伴有变应性鼻炎的患者，常有喷嚏、鼻痒等过敏症状。息肉体积增大可压迫咽鼓管咽口或炎性刺激造成咽鼓管口黏膜肿胀，导致咽鼓管功能障碍，可出现耳鸣，耳闷塞感，甚至听力下降。

前鼻镜检查鼻腔可发现荔枝肉样新生物，鼻内镜检查可更加明确病变为单发或多发，表面光滑，灰白或淡黄、半透明，病程长的病例则为粉红色，息肉带蒂或广基，基底可来源于中鼻道、嗅裂或下鼻甲。触之柔软，不痛，不易出血。病史较长或反复发作或巨大的双侧鼻息肉，严重时可引起外鼻畸形，即两侧之鼻背变宽，形似蛙腹，而称之为“蛙鼻”。鼻窦CT检查以明确病变范围，在不伴鼻旁窦炎的病例，鼻窦无软组织影充填。

三、诊断

根据病史、症状和体征，诊断并不困难。但要注意鼻息肉病的可能。下列情况则要想到鼻息肉病：①有鼻息肉前期手术及术后复发史。②糖皮质激素治疗有效。③息肉样变黏膜与正常黏膜无明显分界。④双侧鼻腔鼻窦黏膜广泛型炎症反应和息肉样变，累及多个鼻窦。⑤常伴有支气管哮喘。

四、鉴别诊断

鼻息肉需与以下疾病鉴别。

(一)鼻腔鼻窦内翻性乳头状瘤

外形如多发性鼻息肉，表面粗糙不平，色灰白或淡红。多发生于一侧鼻腔，手术时易出血，术后易复发，并可恶变。故需重视病理检查。

(二)鼻咽纤维血管瘤

纤维血管瘤基底广，多在鼻腔后段及鼻咽部，偏于一侧，不能移动。表面可见血管，色红，触之较硬，易出血，有鼻塞、鼻出血史，多见于男性青少年。

(三)鼻腔恶性肿瘤

凡单侧进行性鼻塞，反复少量鼻出血或有血性脓涕且臭、外鼻变形、面部麻木、剧烈偏头痛、一侧鼻腔内有新生物等临床表现时，必须实施活检，明确诊断。

(四)鼻腔脑膜脑膨出

鼻腔脑膜脑膨出多发于婴幼儿，但鼻内型诊断较为困难，极少有出生后即发现的。临床上表现为单侧鼻腔肿物，表面光滑，大部分患者合并有脑脊液鼻漏或反复发作性脑膜炎。因此，儿童单侧鼻腔肿物应考虑脑膜脑膨出的可能，应早做 CT 或 MRI 检查，以明确诊断。

五、治疗

(一)药物治疗

1.糖皮质激素

如果鼻息肉的性质确定，所有患者在外科治疗前后都可接受药物治疗。较小的息肉可能仅使用鼻内局部糖皮质激素即有效，而较大的息肉可能需要全身使用糖皮质激素，例如，泼尼松龙 0.5 mg/kg，每天早晨顿服，疗程 5～10 天；同时使用鼻内糖皮质激素，并维持治疗。这种治疗方法被形象地称为“药物息肉切除”。鼻内局部使用糖皮质激素可减小息肉体积和延缓息肉生长。由于鼻息肉易于复发，推荐长期持续治疗。一般来说，以嗜酸性粒细胞浸润为主的炎性息肉需延长治疗时间，但是尚无证据显示应持续多久。

2.大环内酯类药物

来自日本的研究显示，大环内酯类药物口服数周至数月能使鼻息肉减小，并与降低鼻分泌物中 IL-8 水平有关。

3.抗白三烯药(白三烯受体拮抗剂)

主要用于哮喘的治疗，可能对阿司匹林敏感性鼻-鼻旁窦炎有效，而对鼻息肉的疗效已在一项开放性研究中得到初步肯定，但仍需要安慰剂对照试验进一步证实。

(二)手术治疗

手术治疗是鼻息肉的主要治疗方法。传统的鼻息肉手术是在额镜照明下,用圈套器或息肉钳摘除鼻息肉,不能明视,容易损伤正常结构,而且不易切除干净,容易复发。随着鼻内镜的问世和应用,鼻息肉手术也得到大大改进。在内镜明视下,可清楚判断鼻息肉的根蒂部,将其切除干净,并且能够保留正常结构。而且鼻息肉多合并鼻旁窦炎,可以在鼻内镜同时行鼻窦开放手术。

1.麻醉

用1%～2%丁卡因加1‰肾上腺素(3∶1),或1%麻黄碱滴鼻液(1∶1)棉片,或纱条做鼻顶、鼻腔底、中鼻道、总鼻道及息肉根部麻醉。息肉过大或过多、棉片及纱条不易填入时,可使患者取仰卧垂头位,从前鼻孔滴入上述配好之麻醉剂,或采取“步步为营”的方法,麻醉一部分,切除一部分,“步步深入”。

2.操作方法

(1)用钢丝圈套器尽量将息肉蒂部套住(图7-8),收紧钢丝圈套后,再将圈套器旋转1～2周,自鼻腔向外拉出。亦可用鼻息肉钳将息肉组织分次钳出。

(2)用鼻息肉钳或筛窦钳将残留的息肉根部及息肉样变的黏膜钳取干净,如筛泡或其他筛房已破裂,则随之行鼻内筛窦切开术;如筛窦黏膜息肉样变或脓性分泌物较多,则同时可行鼻内筛窦切除术。

(3)如遇中鼻甲息肉样变,则行中鼻甲部分切除术。

(4)单个后鼻孔息肉,其蒂多在中鼻道上颌窦自然开口处。可用钢丝圈套器由患侧鼻腔伸入,直达鼻咽部,术者示指伸入鼻咽部,摸清息肉及钢丝后,将息肉送入钢丝圈套内(图7-9)并收紧钢丝圈套,从鼻腔内向外拉出;也可用鼻息肉钳或筛窦钳从患侧鼻腔伸入,挟紧息肉根部后拉出。如息肉过大,难以从鼻腔拉出时,息肉可坠入鼻咽→口咽,嘱患者从口腔吐出。

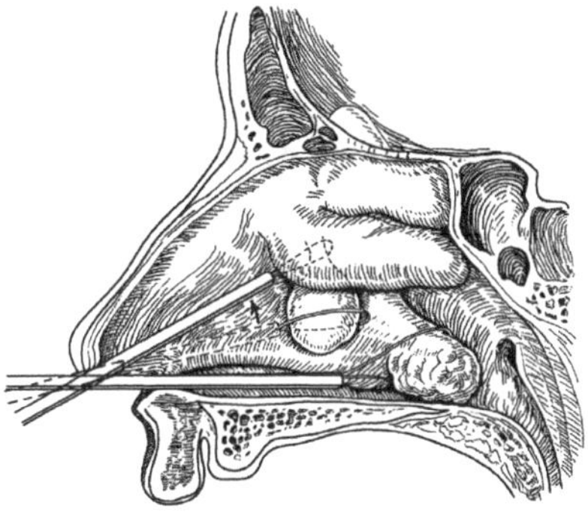

图7-8　用钢丝圈套器切除息肉及下鼻甲后端

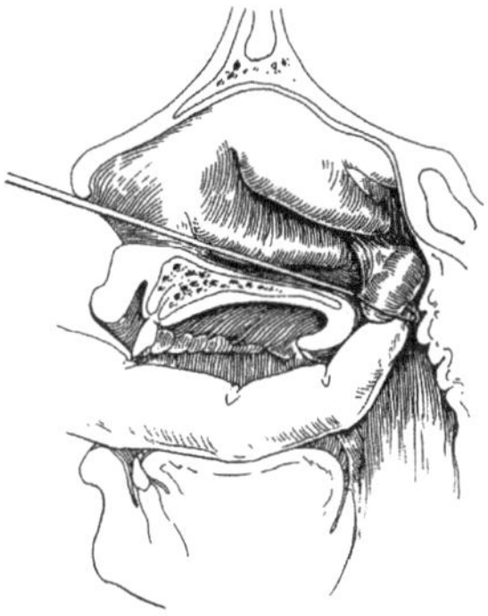

图7-9　后鼻孔息肉切除术

(5)巨大后鼻孔息肉,除鼻腔表面麻醉外,需加口咽及鼻咽1%丁卡因喷雾麻醉。小儿需在气管内插管全麻下进行。具体方法:①用导尿管经患侧鼻腔伸入达鼻咽部至口咽后壁,将头端拉出口腔外。用一根长40～50 cm的钢丝,两端缚于导尿管的头端(图7-10A),然后将导尿管回抽并将钢丝的两端带出前鼻孔,钢丝则被弯成圈套,留于口腔中。②示指将钢丝圈套推入鼻咽部,将钢丝两端穿入一细长金属管(如喉吸引管)内并从金属管中拉出,用血管钳挟住其两端,作为一特制圈套器(图7-10B)。③用扁桃体钳从口咽部挟住息肉,将金属管的头端伸进鼻腔,顶住息肉并收缩钢丝圈套,尽量将息肉根蒂部套进圈套内,然后绞断息肉蒂部,从口腔中取出息肉(图7-10C)。

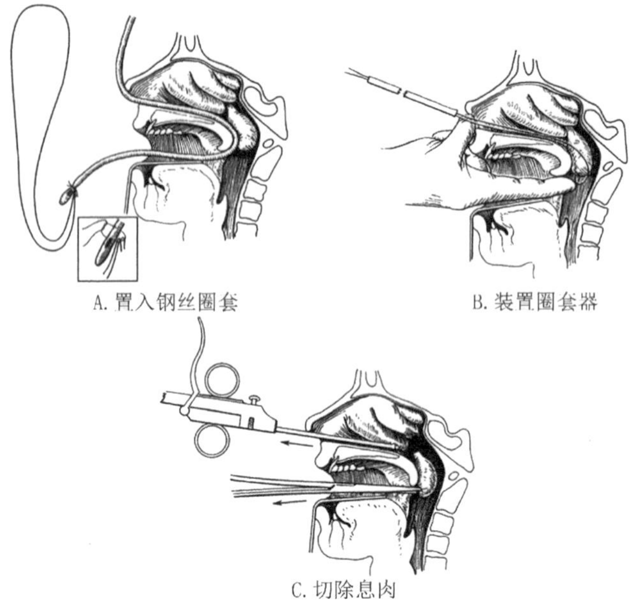

A.置入钢丝圈套　B.装置圈套器　C.切除息肉

图 7-10　后鼻孔巨大息肉切除术

3.注意事项

(1)做鼻息肉切除术时不可挟住骨质(包括中鼻甲)强行拉扯,以免损伤筛骨纸板,伤及眼动脉、视神经或导致眶内感染。

(2)后鼻孔息肉及后鼻孔巨大息肉切除后一般出血极少,甚至可不行填塞止血;否则,需行后鼻孔填塞或鼻咽填塞。

(三)综合治疗

由于鼻息肉发病与多因素有关,而且易复发,因此现多主张综合治疗。术前 1 周即采用口服泼尼松龙 30 mg/d,并用鼻内糖皮质激素喷鼻,每天 2 次;再行手术治疗,术后继续口服泼尼松龙 7 天,鼻内糖皮质激素喷鼻维持 3 个月,甚至 6～12 个月。

(杨洪涛)

第十七节　鼻　出　血

鼻出血是鼻科常见急症之一,多因鼻腔病变引起,也可由全身疾病引起,偶有因鼻腔邻近病变出血而经鼻腔流出者。鼻出血多为单侧,亦可为双侧;可间歇反复出血,亦可持续出血;出血量多少不一,轻者仅鼻涕中带血,重者可引起失血性休克;反复出血则可导致贫血。

一、病因

(一)局部因素

1.创伤或医源性损伤

鼻部受到外伤撞击,挖鼻过深或过重,剧烈喷嚏,鼻和鼻窦手术及经鼻插管致黏膜损伤。

2.炎症

非特异性炎症如萎缩性鼻炎、干燥性鼻炎、急性鼻炎等。特异性感染如鼻结核、鼻白喉、鼻梅毒等,因黏膜溃烂,易致鼻出血。

3.肿瘤

鼻腔或鼻窦血管瘤、鼻咽纤维血管瘤、鼻咽癌等。

4.鼻中隔病变

鼻中隔偏曲、鼻中隔穿孔、鼻中隔黏膜糜烂。

(二)全身因素

1.血液疾病

(1)血小板量或质的异常:血小板减少性紫癜。

(2)凝血机制的异常:血友病、白血病。

2.心血管疾病

(1)动脉压过高:如高血压、动脉硬化、肾炎、子痫等。

(2)静脉压增高:如二尖瓣狭窄,胸腔、纵隔、颈部巨大肿块,肺气肿,肺水肿及支气管肺炎等。

3.急性发热性传染病

流感、麻疹、流行性出血热等。

4.维生素缺乏

维生素 C、维生素 K、维生素 P 及微量元素 Ca 等缺乏时,均易发生鼻出血。

5.化学药品及药物中毒

磷、汞、砷、苯等中毒,可破坏造血系统的功能而引起鼻出血。长期服用水杨酸类药,可致凝血酶原减少而易出血。

6.内分泌失调

代偿性月经、先兆性鼻出血常发生于青春发育期,多因血中雌激素含量减少,鼻黏膜血管扩张所致。

7.其他

肝、肾慢性疾病及风湿热等,也可伴发鼻出血。

二、临床表现

鼻出血轻者仅为鼻涕带血或从前鼻孔滴出,重者血流如注,自口、鼻同时涌出。出血可发生在鼻腔的任何部位,但以鼻中隔前下区最为多见,有时可见喷射性或搏动性小动脉出血。鼻腔后部出血常迅速流入咽部,从口吐出。一般说来,由局部疾病引起的鼻出血,多限于一侧鼻腔,而由全身疾病引起者,可能两侧鼻腔内交替或同时出血。

三、诊断

对鼻出血患者,应进行全面、精确的检查,这关系到以后的治疗效果。

(一)询问病史

鼻出血严重者就诊时往往双侧皆有血迹,通过询问病史了解首先出血的一侧,该侧即为出血鼻腔,对以往主要相关疾病的了解也是有必要的。

(二)查找出血点

将浸有 0.1%肾上腺素溶液的棉片放于出血鼻腔内,1 分钟后取出,在鼻腔下寻找出血部位。

1.鼻中隔前下方出血

该处鼻黏膜内有来自筛前动脉、鼻腭动脉、上唇动脉的分支,在黏膜浅层互相吻合成网状,该处称为 Little 区,是常见的出血部位。

2.鼻腔后部出血

该部位出血多来自下鼻道后端的咽静脉丛,常见于中老年患者。

3.鼻腔顶部出血

头面部外伤时应注意鼻腔顶部的检查,血液自鼻腔顶部向下流,提示筛前动脉破裂,可发生严重出血。

4.鼻腔黏膜弥漫性出血

鼻腔黏膜弥漫性出血多发生在有全身性疾病如血液病、急性传染病和中毒的患者。

四、治疗

处理原则是先止血,后查病因,然后针对病因治疗。

(一)一般处理

(1)对患者应多方安慰。

(2)严重鼻出血可使大脑皮质供血不足,患者常出现烦躁不安,可注射镇静药,一般用巴比妥类药,但对老年人以用地西泮或异丙嗪为宜。对心力衰竭及肺源性心脏病患者鼻出血时,忌用吗啡以免抑制呼吸。

(3)对已出现休克症状者,应注意呼吸道情况。对合并有呼吸道阻塞者,应首先予以解除阻塞症状,同时进行有效的抗休克治疗。

(二)局部止血方法

按病因和病情不同区别对待。

1.指压法

此法适用于 Little 区鼻出血。用拇指和示指紧紧压住两侧鼻翼,压向鼻中隔部,同时在患儿前额部和后颈部敷以冷毛巾,一般压迫 5～10 分钟,出血即可止住。

2.烧灼法

烧灼法适用于反复少量出血且能找到固定出血点者。先用 1%麻黄碱收缩后用 1%丁卡因行表面麻醉,用 30%～50%硝酸银点状烧灼出血点。有条件时可用激光、微波、射频烧灼。

3.前鼻孔填塞法

前鼻孔填塞法是治疗严重鼻出血的有效措施。其目的是在出血的部位直接压迫,使破损的血管重新闭合。填塞前先用 1%麻黄碱收缩,并用 1%丁卡因行表面麻醉,便于看清出血点和减少疼痛。用无菌凡士林纱条,从前鼻孔放入鼻腔,形成向外开口的"口袋",再向"口袋"内填塞,以防纱条坠入鼻咽部。填塞时间一般不宜超过 48 小时。用碘纱条填塞者,留置时间可达 3 天。

4.后鼻孔填塞法

经前鼻孔填塞后仍有血流入咽部或从另一鼻孔出时,则应改用后鼻孔填塞法。填塞前先用 1%丁卡因麻醉鼻腔和咽部,以细导管插入鼻腔,从口中引出,将备用的填塞锥形纱球尖端的粗线缚于导管的头端,导管从鼻腔拉出,纱球填塞于后鼻孔。填紧鼻腔,将纱球一端的线固定在鼻前孔，另一端线从口中引出，固定在口角。48～72 小时后取出纱球。

5.血管结扎术

鼻腔及后鼻孔填塞仍不能止血者，可采用血管结扎术，可根据出血的部位选择结扎的血管：①中鼻甲下缘平面以下出血可考虑结扎上颌动脉或颈外动脉。②鼻中隔前方出血可结扎上唇动脉。③中鼻甲平面以上出血可结扎筛前动脉。

（三）全身治疗

(1)半坐位休息。注意营养，给予高热量、易消化饮食。对年老或出血较多者，注意有无贫血、休克、心脏损害等情况，有贫血或休克者应纠正贫血或进行抗休克治疗。

(2)寻找出血原因，进行病因治疗。

(3)给予足够的维生素 C、维生素 K、维生素 P 等，并给予适量的镇静药。

(4)静脉注射 50%葡萄糖、5%氯化钙或凝血质(3～4 mL，肌内注射，每天 2 次)，以促进凝血。适当应用止血剂，如氨甲苯酸、氨基己酸、酚磺乙胺或云南白药等。

(5)鼻腔填塞时间较长者，应加用抗生素预防感染。

（杨洪涛）

第十八节　鼻骨骨折

外鼻突出于颜面前部，颜面受伤它常首当其冲，易遭受撞击或跌碰而发生鼻骨骨折。据统计鼻骨骨折是鼻外伤中最常见的。鼻中隔骨折多并发于鼻骨骨折，故本节将二者合并叙述。

一、病因

鼻骨骨折多由直接暴力引起，如运动时的碰撞、拳击、斗殴、交通肇事、生产事故、小儿跌伤等。

二、分类

由于鼻骨上部厚而窄，下部薄而宽，故多数鼻骨骨折仅累及鼻骨下部。严重的鼻骨骨折可伴有鼻中隔骨折、软骨脱位，甚至累及眼眶、泪骨、上颌骨和颧骨而构成合并伤。鼻骨骨折处必伴有外鼻软组织不同程度的损伤或鼻腔内黏膜的破裂。暴力的大小和方向决定鼻骨骨折的程度。根据鼻骨骨折的程度、对鼻梁外形的影响、累及鼻骨外结构的范围，鼻骨骨折分为四型(图 7-11)。

Ⅰ型：单纯鼻骨骨折，影像学检查可见有一条或以上的骨折线，但无明显移位，鼻梁外形正常。

Ⅱ型：Ⅰ型的基础上出现骨折线对位不良，鼻梁外观变形。

Ⅲ型：Ⅱ型Ⅰ型的基础上伴鼻中隔软骨骨折、脱位、血肿或鼻黏膜严重撕裂损伤。

Ⅳ型：Ⅰ型、Ⅱ型或Ⅲ型的基础上并有鼻骨周围骨质骨折，如上颌骨额突、额骨鼻突或鼻窦骨折等。

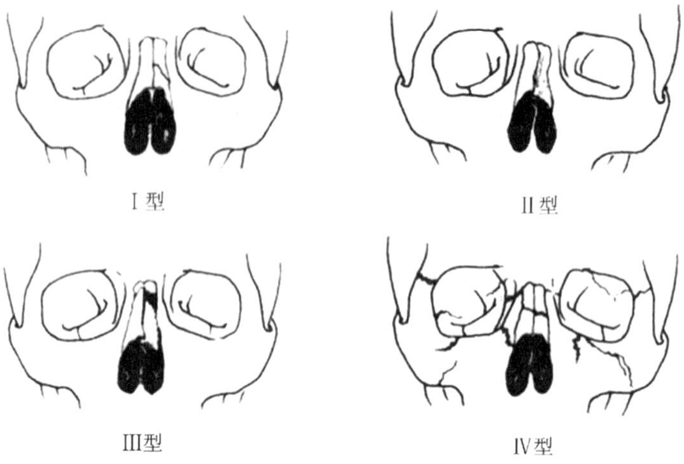

图 7-11　鼻骨骨折类型

三、临床表现

受伤后立即出现鼻梁歪斜或下陷，局部疼痛，因常伴有鼻黏膜破裂而出现鼻出血。2～4 小时后，因局部软组织肿胀，轻度畸形可被掩盖。小儿患者肿胀尤为明显，消肿后畸形复现。由于鼻腔内有血块积聚或鼻甲肿胀，可有鼻塞。检查可见外鼻软组织有皮下瘀血或裂伤。触诊可发现压痛点，骨质凹陷、移位或骨摩攘感。擤鼻后可出现皮下气肿，触之有捻发感。故用前鼻镜检查鼻腔时，如有血块，可用吸引器吸出，切勿让患者擤鼻，以防引起皮下气肿。鼻中隔软骨脱位时，可见鼻中隔软骨偏离中线，前缘突向一侧鼻腔。如有鼻中隔骨折，可见鼻中隔向一侧鼻腔偏歪，该侧可见黏膜撕裂及骨折片外露。若鼻中隔黏膜下形成血肿，则鼻中隔向一侧或两侧膨隆。继发感染者，可形成鼻中隔脓肿，软骨坏死，可致鞍鼻畸形。

在头颅创伤中，鼻骨骨折可能是多发性骨折的一部分，也可能出现在鼻窦、颅脑或跟部创伤的同时，患者有相应的临床表现。

四、诊断

根据外伤史、鼻部的视诊和触诊、X 线照片检查等，诊断并不困难。X 线鼻骨照片可显示骨折的部位、性质及碎骨片的移位方向。实践证明，一般颅骨后前位照片，骨非薄而不能显示。侧位照片，眶缘影与颧骨重叠，不易显示骨折片移位。最好用鼻颏位（Water 位）照片可显示鼻骨和眶缘情况，同时亦可检查上颌骨、额骨、颧骨等处有无骨折。若患者因伤势不能俯卧，可取仰卧鼻颏位照片。诊断时应注意，严重的鼻骨骨折可能伴有眼眶、鼻窦、颅底骨折，甚至颅脑损伤。

五、一般治疗

包括止血、止痛、清创缝合及防治感染等。

（一）一般处理

鼻骨骨折，尤伴有鼻出血者多情绪紧张和恐惧，故首先应予以安抚，使其镇静。

（二）止血

鼻骨骨折引起的鼻出血多可自止。若就诊时有前后鼻孔活动性出血，应先予止血。可用肾上腺素、丁卡因棉片进行鼻腔填塞止血，同时行鼻腔黏膜麻醉，为鼻骨复位做准备。如仍不止血，可用凡士林纱条行前鼻孔填塞。严重者可行前后鼻孔填塞。但如合并脑脊液鼻漏者，是否填塞应取决于出血是否危及生命。

3.创口处理

止血后检查鼻部创面。较简单的鼻骨骨折，可先清创缝合后行骨折复位。较复杂的骨折，特别是有鼻骨暴露或需行切开复位者，可先行骨折复位，再予清创缝合，这样可在直视下复位，保证复位时骨折片对位对线良好。清创后用细针细线仔细缝合。应尽量保留有活力的组织，若有皮肤缺失，不宜在张力下缝合，必要时使用 Z 形减张缝合法，或取耳后薄层皮片修补创面。外鼻部有整层皮肤缺损或伤后瘢痕挛缩者，可做整复。必要时应肌内注射破伤风抗毒素 1 500 U。

六、骨折复位

如合并严重头面部外伤或其他严重全身性疾病，须待全身情况稳定后再行复位。临床处理时，Ⅰ型鼻骨骨折无移位时不必整复。即使骨折远端有轻微移位，因对外鼻形状及鼻腔功能无影响，可不做复位处理。Ⅱ型者，鼻骨骨折需复位。复位最好时机在伤后 2～3 小时，因此时局部软组织尚无明显肿胀。若局部肿胀严重、出血不止或患者精神过于紧张，骨折复位可在伤后 10 天内施行，骨折超过 2 周，因骨痂已开始形成，增加晚期复位的困难，但用力仍可撬起下塌的鼻骨。如果是时日已久，骨折错位愈合，单纯鼻内复位较困难。此时，从理论上来说，可以切开用开放式复位。但因此造成的外鼻体表瘢痕也是影响美容的因素，应慎之。Ⅲ型者，除按Ⅱ型原则处理外，同时整复鼻中隔及鼻腔内黏膜。Ⅳ型者，鼻骨骨折复位不是临床首先考虑重点，值得重视的是鼻骨邻近重要器官的创伤及严重的并发症。应在病情允许时才考虑骨折复位。

鼻骨骨折治疗的目的是使鼻梁外形恢复原来面目，减少或避免因创伤造成鼻部功能的损害。复位后复查 X 线照片了解骨折片的对位对线并非临床绝对必需。鼻中隔骨折错位而致的鼻中隔偏曲，如严重影响鼻腔功能，可在伤愈后经鼻中隔黏膜下切除术治疗。

骨折复位有闭合式复位法和开放式复位法两种。闭合与开放仅是对覆盖于鼻骨的皮肤软组织而言。一般来说，前者已适用于大多数鼻骨骨折的复位，后者较常用于复杂性的骨折，如鼻骨与额骨鼻部或上颌骨额突分离，复杂的粉碎性骨折及已经畸形愈合的骨折等。

（一）闭合式复位法

1.麻醉与体位

成人多用局麻，采用坐位或半坐位。儿童可用全麻。

2.手术器械

单侧鼻骨复位器，常用直血管钳、刀柄、骨膜剥离器顶端套橡胶管代替。Walsham 鼻骨复位钳（图 7-12）。此外还需用前鼻镜、枪状镊、压舌板、剪刀等。

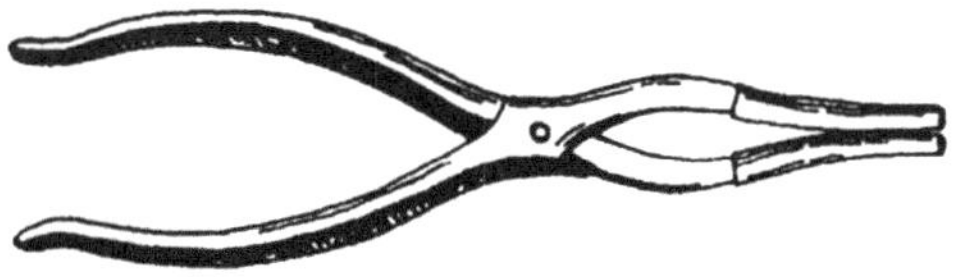

图 7-12　Walsham 复位钳

3.手术方法

以含肾上腺素的1%～2%丁卡因棉片行鼻腔黏膜麻醉，先于鼻外测试骨折处与前鼻孔的距离，然后一手持复位器伸入鼻腔达骨折部位，向上、向外用力，将塌陷的骨折片抬起。此时常可听到骨折复位出现的“喀嚓”声。同时另一手拇指和示指按住鼻背，拇指推压健侧鼻骨，协助鼻梁复位，示指置于鼻骨塌陷处，以防骨折片过度向上移位（图 7-13）。

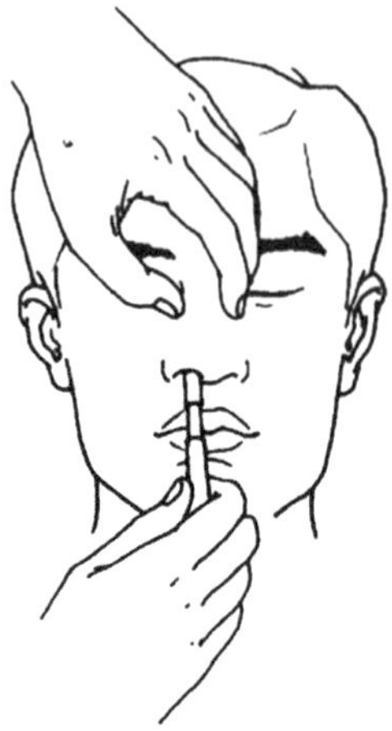

图 7-13 单侧复位

复位器远端伸入鼻腔的深度，不应超过两侧内眦连线，以免损伤筛板。如骨折片嵌于上颌骨额突后，可用 Walsham 鼻骨复位钳的一叶伸入鼻腔，另一叶置于鼻背外，夹住软组织与骨折片向前上、向内拧动，使嵌入骨片复位（图 7-14A）。

如骨折片位于对侧鼻骨之后，可用上法将骨折片向前上、向外拧动，使嵌入骨片复位。如双侧鼻骨骨折及鼻中隔脱位、骨折者，可用 Walsham 鼻骨复位钳两叶分别伸入两侧鼻腔，置于鼻中隔偏曲处的下方，夹住鼻中隔向前上抬起，使鼻中隔恢复正常位置。再将复位钳两叶向前上移动达鼻骨塌陷处，将骨折片向上向外抬起，同时另一手拇指、示指在鼻背外部按压，协助鼻骨复位并使鼻梁变直（图 7-14B）。

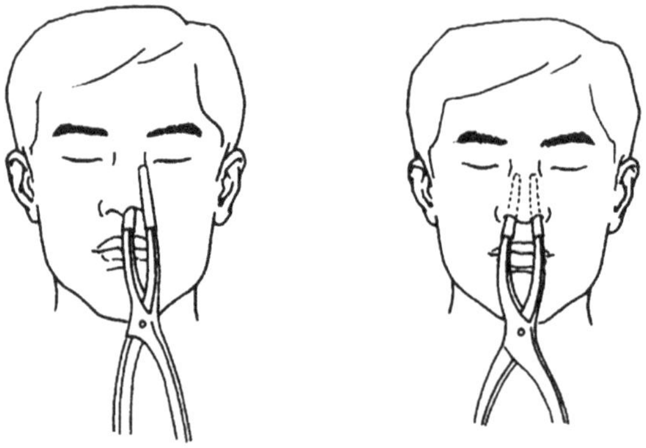

A. 单侧复位　　B. 双侧复位

图 7-14 Walsham 复位钳复位

鼻中隔骨折断端骨质暴露者予以剪除，以利于黏膜对合。复位后，鼻腔用凡士林纱条填塞。填塞的作用主要在于止血，而不是支撑骨折片，所以行鼻腔上部黏膜撕裂处填塞即可。有脑脊液鼻漏者要加强抗感染，一般不主张鼻腔填塞，但如鼻腔活动性大出血，可能因失血危及生命时，鼻腔填塞并非绝对禁忌。

4.术后处理

48 小时后拔出鼻腔纱条，用 1％麻黄素溶液滴鼻，每天 3～4 次。禁止擤鼻及按压鼻部，并避免碰撞。对小儿或特殊需要者可制作外鼻保护罩。鼻部肿胀及皮下淤血者，可热敷以消肿散淤，并给予抗生素以防感染。

（二）开放式复位法

1.麻醉与体位

采用平卧位，行气管插管全麻或局麻。

2.手术器械

鼻侧切开包、电钻、不锈钢丝、Walsham 鼻骨复位钳、小塑料板等。

3.手术方法

做一侧内眦部弧形切口，必要时可做两侧内眦部切口，并做一横行切口，使切口呈 H 形。暴露骨折片，在直视下将下陷移位的骨折片用小钩挑起。也可用闭合式复位的方法，从鼻腔内将塌陷骨折片托起。有鼻中隔脱位或骨折者，用 Walsham 鼻骨复位钳将鼻中隔复位。鼻中隔骨折断端暴露者，予剪除。有碎骨片者，予去除。然后用电钻将碎骨片钻孔，穿以不锈钢丝。根据具体情况，固定在额骨鼻部、上颌骨额突上，或将两块碎骨片相连接。为避免碎骨再塌陷，必要时可在复位后用两根不锈钢丝横贯鼻腔，将两侧骨折片分别固定在鼻背外的塑料板上。复位后鼻腔填以碘仿纱条。在鼻腔填塞之前需放入鼻腔通气管，以便保证患者术后用鼻呼吸，此点对昏迷患者有预防窒息作用，甚为重要。

对于皮肤无撕裂的粉碎性鼻骨骨折。如受伤时行闭合式复位后鼻骨又塌陷，不必急于行开放式复位，可待一周左右，外鼻肿胀消退后再行闭合式复位。此时由于碎骨片间已由纤维组织连接成片，复位后不再塌陷。由此避免了开放式复位所致的损伤和外鼻部皮肤瘢痕。

4.术后处理

同闭合式复位法，但鼻腔填塞的纱条可适当延迟拔除，以防鼻骨再塌陷。

（杨洪涛）

第十九节　鼻窦外伤性骨折

一、单个鼻窦骨折

鼻窦外伤性骨折多由交通事故、撞伤、斗殴伤及战时火器伤所致。单个鼻窦的单纯性骨折，常见于上颌窦及额窦，而筛窦及蝶窦罕见。

（一）临床表现

鼻窦骨折是一个极为复杂的临床问题，骨折发生的部位往往决定了它可能发生的后果。而骨折的局部状态虽与病情有关，但并非完全决定后果。如上颌窦、额窦前壁塌陷骨折，骨折明显但后果并不严重。而累及视神经管的鼻窦骨折，可能仅见骨折线，尽管对位良好，但对视力的影响却是严重的。

鼻窦骨折常见的并发损伤及症状如下。

(1)上颌窦骨折:咬合不良、张口困难、颌面部皮下气肿、鼻出血或涕血、下眼睑皮下淤血。

(2)额窦骨折:眉弓内侧凹陷、皮下气肿、脑脊液鼻漏。

(3)筛窦骨折:鼻梁凹陷、眶周淤血或气肿、眼结膜淤血、眶内淤血、眼球突出、眼球凹陷、复视、溢泪、脑脊液鼻漏、视力下降及鼻出血等。

(4)蝶窦骨折:脑脊液鼻漏、脑震荡、颅底骨折、严重鼻出血。

(二)诊断

(1)明确的外伤病史,并出现上述临床症状。

(2)局部软组织凹陷或淤血肿胀,可能扪及骨擦感或骨擦音。

(3)鼻窦 X 光照片或 CT 检查提示骨折存在。

(三)治疗

鼻窦单纯性骨折而无移位,且无功能受损者,无须特殊治疗;面部有创口者按常规清创缝合处理,鼻出血一般不剧,常规鼻腔填塞即可以止血。鼻窦骨折且骨壁有移位者,根据伤及的鼻窦和部位酌情处理。

1.上颌窦前壁凹陷性骨折

可在下鼻道开窗,用弯形金属器械经窗口伸入窦内将骨折部分抬起复位;亦可行柯-陆氏切口,暴露凹陷区域骨质,然后用鼻中隔剥离子将凹陷骨片撬起复位。如无明显颌面畸形者可不作为骨折处理。

2.上颌窦上壁骨折(眶下缘完整)

经上颌窦根治术径路,凿开上颌窦前壁,用器械抬起骨折区域,观察眼球复位是否满意,窦内填塞碘仿纱 5～7 天后,经下鼻道开窗处抽出纱条。

3.上颌窦下壁骨折

因伤及牙槽骨出现咬合异常,复位后用不锈钢丝行牙间固定。

4.额窦前壁骨折

如果凹陷性骨折明显,需要复位。额部皮肤有创口时可直接经创口暴露额窦前壁,或适当调整为眶内上角弧形皮肤切口,如为闭合性损伤,可考虑行额部冠状切口。单纯凹陷性额窦前壁骨折可用金属器械撬起复位,粉碎性骨折者清理无生命活力的碎骨片,将有生命活力的骨片复位拼接,再用钢丝或螺丝金属网固定。保持额窦引流通畅,窦底钻孔置管引流,或开放鼻额管经鼻内引流。

5.额窦后壁骨折

一般伴有前壁骨折,径路与前壁骨折相同,处理骨折应注意如发现前壁骨片已游离时,应取去骨片,暴露整个额窦,如前壁轻度移位,可将前壁整块皮瓣翻起,处理完后壁及窦腔黏膜后再将成瓣的前壁复回固定。处理后壁时应注意,如后壁骨折移位轻微,即移位幅度小于后壁骨皮质的厚度,则可不予处理。如移位较明显,应除去骨折片检查其后方的硬脑膜是否完整,有撕裂和粉碎的小骨片须仔细剥去后缝合。同时应保持窦腔引流通畅。

单纯筛窦或蝶窦骨折甚少见,如不出现严重鼻出血、视神经损伤、脑脊液鼻漏或其他颅内并发症,则无须特殊处理。

二、复杂性鼻窦骨折

复杂性鼻窦骨折指 2 个或 2 个以上鼻窦同时骨折，或者骨折累及窦外的器官或组织，出现眼眶、颅底、视神经及颅内动脉颅内段出血等并发症，通常伤势严重。

(一)临床表现

由于损伤范围广泛，可包括鼻骨、上颌骨，眶骨、筛窦及额窦多处同时的复合性骨折，多有移位，也可同时伴有下颌骨和颅底骨折，故可出现颜面部肿胀，鼻出血，眶周淤血，球结膜出血，眼球运动障碍，视力下降，颜面部中央凹陷(盘状脸)，牙齿咬合异常，上颌骨异常活动等表现。如伴颅底骨折可出现脑脊液鼻漏，颅脑外伤可伴有意识障碍，大出血可致失血性休克。此外，蝶窦侧壁骨折可同时伴有颈内动脉损伤，发生致死性大出血，或形成颈内动脉假性动脉瘤，出现迟发性、反复大量的鼻出血(图 7-15)。

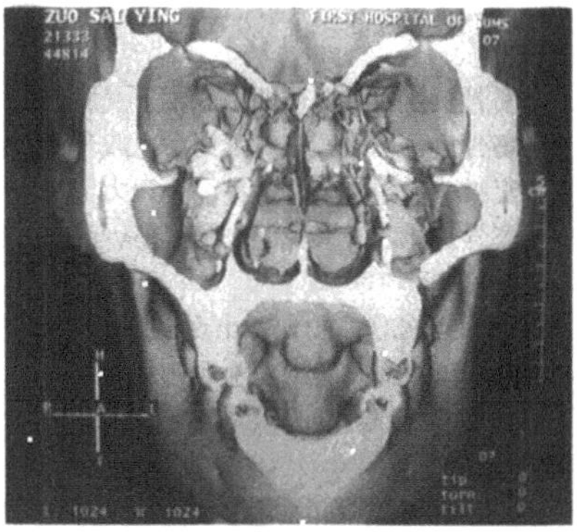

图 7-15　鼻窦、颌面、眼眶复杂性骨折

CT 三维重建

(二)诊断及辅助检查

根据外伤史及临床表现，一般可做出诊断。但 CT 扫描是必须的辅助检查，它可较好地显示额、筛、蝶窦、上颌窦、上颌骨及颅底的受损情况。CT 三维重建的图像为骨折复位，矫正畸形提供参考依据。

(三)治疗

因鼻窦复杂性骨折同时存在着多器官组织受损，病情也较复杂，如鼻额筛眶复合骨折可能并有颅脑损伤、外伤性休克、喉气管损伤或胸腹等联合伤等。所以临床处理时分清主次、轻重缓急尤其重要。治疗应以处理危及生命的损伤为先，然后再处理因复杂性骨折所引起的畸形和功能障碍。骨折复位处理的目的是恢复损伤器官组织的功能如鼻功能、视功能及正常咬合功能等，尽可能减少创伤所致的外观畸形。消除创伤后的心理障碍。

1.急救处理

根据生命体征判断外伤的严重程度，保持呼吸道通畅，必要时行气管插管或气管切开术。注意观察呼吸状态和监测血氧变化，保持循环系统的稳定，防止失血性休克(包括输血输液及抗休克药物的应用、吸氧等)。

2.骨折的早期处理

一般认为外伤后 6～8 小时内为最佳时机，此时伤口新鲜，软组织肿胀未达高峰，术中暴露好，术后恢复快，预后好。受伤后一周之内，骨折处骨痂尚未形成，软组织水肿已明显消退而未纤维化，这段时间内有充分时间制定合理的治疗方案，故我们认为外伤后一周内进行骨折复位是可行的。

3.制订实施最佳治疗方案的术前准备

(1)术前 CT 检查，必要时 CT 三维重建，了解骨折及畸形情况。

(2)准备合适的手术器械及可供选择的修复或固定材料。

4.手术径路问题

应根据外伤情况具体而定，理想的手术径路应具备：①视野宽阔便于骨折复位固定；②同一术野能够同时进行功能重建及外观畸形的整复；③同时能够兼顾鼻窦、眼眶及颅底的清创及处理；④造成新的创伤少。

常用的手术径路如下所述。

(1)经开放性伤口：直接经颌面伤口或适当变通进行整复。

(2)经额冠状切口：适用于额窦、颧弓及眶外侧壁骨折的闭合性损伤。也可选择双眉弓-鼻根联合整形切口。

(3)面中部掀翻术：适用于闭合性外伤骨折移位不大，面部畸形不太明显者，如 LeFort Ⅰ 型骨折，此径路暴露上颌及颧骨充分，可同时行鼻骨骨折复位。

(4)柯-陆氏径路：适用于上颌骨包括眶下壁骨折的整复。

(5)下睑切口：可显露眶底，眶下缘及颧颌缝，对于合并有眶下缘，眶底骨折移位畸形选用。

(6)上睑切口：可暴露颧缝，术后瘢痕隐蔽对骨折范围大，移位明显，考虑单一手术切口暴露及复位不理想时可考虑联合径路。

5.注意事项

鼻窦骨折的复位固定主要是针对鼻窦边界区域影响颌面外周围器官，而腔内的骨碎片可予以清除，尤其是当其妨碍鼻窦引流时。如下几点值得注意。

(1)在使较大的骨折断端对位，对线良好的同时，尽可能将所有骨折片复位固定。

(2)清除异物、血肿、病变黏膜及坏死组织。

(3)骨折间固定可使用钢丝，或特制材料固定。

(4)眶壁粉碎性骨折除采用自身材料外最好使用钛板钛钉或钛金属网进行修复。也可采用新型可吸收的高分子材料进行修复。

6.晚期处理

对于外伤整复后欠满意，如残留的鼻通气障碍、复视、咬合异常、鼻泪管阻塞或瘢痕等，等病情稳定后行二期处理整形。一般在第一次术后 1～3 个月后进行。

(杨洪涛)

第二十节　外伤性脑脊液鼻漏

一、脑脊液鼻漏病因分类

脑脊液鼻漏分为外伤性及非外伤性，两者之比约为 3：1。外伤性脑脊液鼻漏又分为颅底冲击伤、火器伤及医源性损伤，这 3 种脑脊液鼻漏均可表现为急性和迟发性。据 Calcaterra(1980 年)统计，头部外伤并脑脊液鼻漏者占 2%，并发于颅底骨折者占 5%，以颅前窝骨折者最为多见。孙正良(1999 年)报道颅底骨折 286 例，并发脑脊液者 66 例(23.1%)，其中发生在颅前底者 59.8%，中颅底者 36%，其他部位 4.7%。筛骨筛板和额窦后壁骨板很薄，并且有硬脑膜与之紧密相连，在外伤时脑膜与骨板同时破裂，则导致脑脊液鼻窦。颅中窝骨折可损伤蝶窦上壁，特别是气化良好的蝶窦，其上壁可发育到颅中窝底部，因此颅中窝底骨折也可发生脑脊液鼻漏。此外，咽鼓管骨部骨折，乳突天盖骨折所造成的脑脊液耳漏，也能通过咽鼓管流到鼻咽或鼻腔，成为脑脊液耳鼻漏。有的患者在伤后一段时期才出现脑脊液漏，即迟发性脑脊液漏，其机制可能是受伤时颅底骨折有裂隙而无明显的硬脑膜破裂，以后颅压受脉搏和呼吸波动影响，硬脑膜逐渐疝入骨折裂隙内，久之则硬脑膜纤维逐渐破裂，形成小孔，而致脑脊液鼻漏；也有认为，血块将破裂的硬脑膜和骨壁封闭，后来血块分解，则脑脊液自鼻流出。自发性脑脊液鼻漏较少见。其原因尚未完全明了。

医源性颅底损伤包括颅底肿瘤的手术或放疗、鼻窦手术、眼眶及视神经减压手术及中耳内耳手术等，均可并发脑脊液鼻漏或脑脊液鼻耳漏。颅底肿瘤手术，如颅底脑膜瘤、垂体瘤、颅咽管瘤及某些恶性肿瘤等，可因手术时颅底创伤过大，修复不当，而发生脑脊液鼻漏。颅底邻近器官组织病变进行手术治疗时所造成的颅底创伤，多属手术并发症。易发生颅底损伤的手术有：额窦手术、筛窦手术、蝶窦手术、眶减压或视神经减压术，鼻咽、翼腭窝及颞下窝手术和某些耳科手术等。鼻窦和颅底的手术所致的外伤性脑脊液鼻漏，据报告发生率为 0.9%，这主要取决于病变的部位、范围和手术类型。在这些患者中，多数是在手术中立即发生，少部分患者是在术后一段时间内发生的迟发性脑脊液鼻漏(图 7-16、图 7-17)。

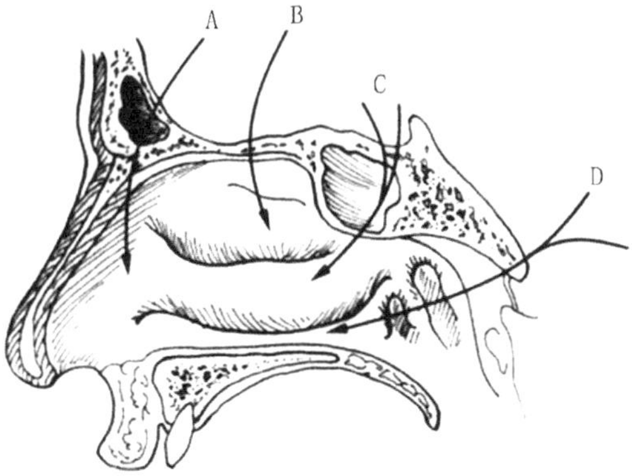

图 7-16　脑脊液鼻漏的不同来源

A.来自额窦；B.来自筛顶；C.来自蝶窦；D.来自颞骨中耳的脑脊液耳鼻漏

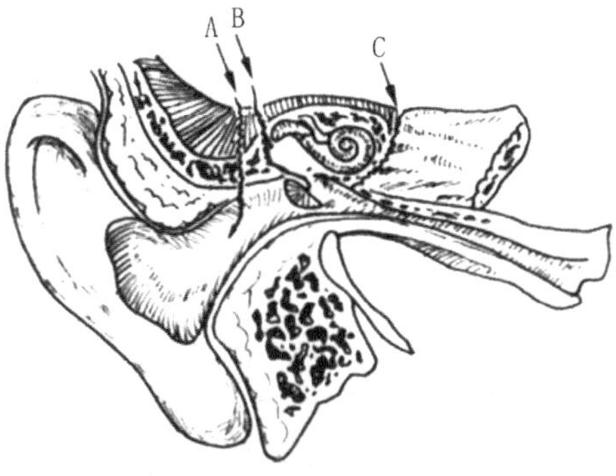

图 7-17　颞骨骨折致脑脊液耳漏及耳鼻漏

二、外伤性脑脊液鼻漏的诊断

(一)以下情况应怀疑有脑脊液鼻漏

(1)外伤后即有血性液体自鼻孔流出,其流出液体中心呈红色而周边清澈,或鼻孔流出的液体干燥后不呈痂状者(因脑脊液蛋白含量不高于 0.2 g/L)。

(2)鼻孔流出清澈液体,在低头用力、衣领扣紧,压迫颈内静脉等情况下流量增多者。

(3)并发反复发生细菌性脑膜炎者。

(4)鼻腔持续性或阵发性流出清水样液,或自觉有多量液体流入咽喉部,反复吞咽或出现呛咳者。

(5)脑脊液的鉴定:靠葡萄糖定量分析,即在鼻分泌物中葡萄糖含量需在 0.17 mmol/L(3 mg%)以上,如只凭定性诊断,并不可靠。因为葡萄糖过氧化酶灵敏度很高,葡萄糖浓度在 0.027 mmol/L(0.5 mg%)以上可呈阳性,有泪液或微量血液时可造成假阳性而导致误诊。有报道用 β_2 载铁清蛋白免疫固定法诊断最为可靠。

(二)脑脊液鼻漏瘘口定位

脑脊液鼻漏瘘口预测的依据如下。

1.病史、颅底外伤的类型及程度

颅底创伤并脑脊液鼻漏的部位及大小视其创伤作用力的部位,大小及方向而定。当额部受撞击时,易出现额窦后壁、筛板及筛顶骨折脑脊涟鼻漏。当眶颌面受撞击时,易出现筛板筛顶、眶纸样板及视神经管骨折脑脊液鼻漏。当额部侧面、眶骨、颧骨及颞骨受撞击时,易出现颅颌面复合性骨折及蝶骨骨折或颞骨骨折,可出现蝶窦脑脊液鼻漏或脑脊液耳鼻漏。医源性颅底手术损伤多出现在手术部位或其邻近颅底骨质薄弱处。火器伤则根据弹道方向及贯穿伤的部位而定,也可发生在颅底其他部位的对冲伤,出现脑脊液鼻漏和耳鼻漏。

2.周围脑神经功能障碍

单侧嗅觉丧失,多提示颅底骨折脑脊液鼻漏位于筛板。单侧视力障碍,多提示颅底骨折脑脊液鼻漏在蝶窦外壁和上壁,也可能来自最后组筛房的外上壁。眶上神经分布区感觉消失,提示瘘口在额窦后壁。三叉神经上颌支分布区感觉消失,提示瘘口在颅中窝。鼻孔流出的脑脊液流量随头部位置而改变,则提示是从鼻窦而来;来自蝶窦者,此现象更为明显。耳蜗前庭功能障碍、耳聋、耳闷、面瘫、自发性眼球震颤者提示瘘口在颅后窝。

3.确定瘘口常用的检查

(1)影像学检查:常用鼻窦、乳突 X 线照片和鼻颅底及中耳岩部薄层 CT 扫描的检查方法,用以显示骨折部位和鼻窦及乳突内的积液,为瘘口定位提供线索(图 7-18、图 7-19)。

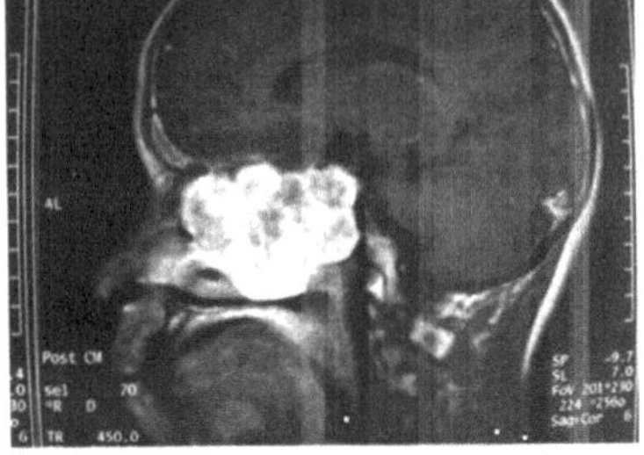

图 7-18　MRI 影像示颅底肿瘤侵犯前颅底及中颅底

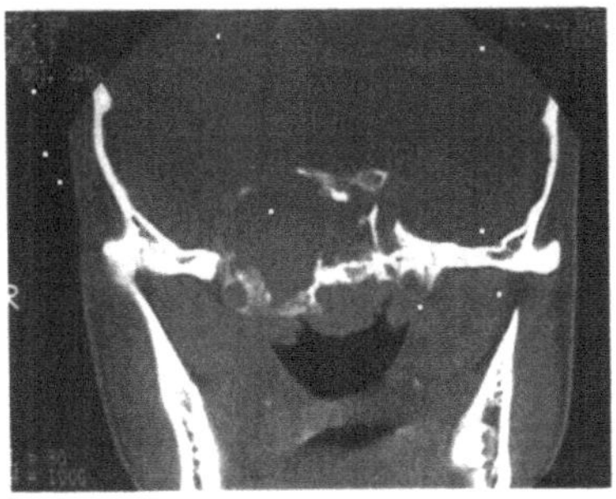

图 7-19　CT 扫描示颅中窝骨质破坏

(2)核素扫描:是应用 ECT 技术或称为伽马照相机,进行鼻颅底扫描。患者需先从椎管注射放射性示踪溶液,如^{131}I和其他显示剂,然后侧卧或俯卧在检查台上,应用 ECT 机进行持续动态扫描,如鼻颅底有显影,则提示相应的部位存在脑脊液鼻漏。该方法相对较为敏感,但部分患者脑脊液鼻漏呈现为阵发性,特别是病变较为轻微的病例,或者瘘口较狭小者,脑脊液鼻漏时而发生,时而停止。如果检查时正好脑脊液鼻漏暂时停止,则检查结果呈现假阴性。

(3)鼻内镜检查方法:应用鼻窦内镜检查,可以较好地检查出脑脊液鼻漏并进行定位。应选用质量较好的鼻窦内镜及影像系统,才能观察到细微的脑脊液鼻漏。如果脑脊液鼻漏不明显,可压迫颈静脉,使颅内静脉及脑脊液压力暂时升高,增加脑脊液鼻漏的流量,以便观察。检查时应结合鼻颅底影像学照片,沿鼻顶前部、后部、蝶筛隐窝、中鼻道及嗅裂至鼻咽部咽鼓管咽口按顺序进行检查,有时微量的清水样脑脊液鼻漏不易观察到,此时可用吸管轻触吸引可疑部位的黏膜,如中鼻道、蝶筛隐窝、后鼻孔及咽鼓管咽口等,采用内镜近距离观察放大图像。如应用变焦显微内镜,则更易观察到微量的脑脊液鼻漏。用吸管轻吸可疑部位鼻黏膜,可使黏膜出现微量出血,如有清水一样脑脊液流出与微量血液混合流动,可较容易被察觉,并可由此追踪,找出瘘口。对脑脊液鼻漏较为明显者,或流量较大者,进行鼻窦内镜检查,要慎重进行。以免引起颅内感染。可在严格消毒做好手术准备的条件下,进行鼻内镜探查,必要时开放前后筛窦或蝶窦,仔细探查鼻额管口、筛顶筛板及蝶窦口,找到瘘口后即进行适当的修补。根据临床经验,进行脑脊液鼻漏修补手术以前,没必要应用内镜试图做瘘口精确定位。可在手术过程中才应用内镜按上述方法探查瘘口,多无特别困难。

(4)鼻内粉剂冲洗方法:此法是利用脑脊液冲刷鼻内粉剂,从而在鼻内镜下追踪瘘口的部位。先做鼻黏膜表面麻醉并充分收缩,再用磺胺噻唑粉或粘菌素硼酸粉喷于鼻腔内,使黏膜表面形成一层白色薄膜,然后压迫所观测颈内静脉使颅压增高,当脑脊液流出时,可见到流经之处白色药粉被冲去,显出一条粉红色的细线,由此向上追溯观察,便可找到瘘口部位。此法较适宜确定颅前窝瘘口的定位(图 7-20)。

(5)椎管内注药法:在鼻黏膜收缩和醉后,用 4 块棉片分别放于鼻顶前部、中鼻道、鼻顶后部及蝶筛隐窝和下鼻道后方。按常规行腰椎穿刺,放出脑脊液 10 mL,再注入着色剂 0.5 mL,30 分钟后依次取出 4 块棉片观察。若鼻顶前部棉片着色,则提示瘘口在筛骨筛板;中鼻道棉片着色,提示瘘口在额窦;鼻顶后部及蝶筛隐窝棉片着色,提示瘘口在后组筛窦或蝶窦;下鼻道后方棉片着色,提示脑脊液来自咽鼓管。所用的着色剂有靛胭脂、亚甲蓝和 5%荧光素钠。但必须注意的是,有报道认为这些药物对神经组织都有刺激性,有的患者可能在此项检查后发生视神经萎缩、下肢瘫痪、偏瘫、痴呆及无菌性脑膜炎等并发症，尤以荧光素椎管内注射最为严重。有报道用5%荧光素钠数小时后，发生癫痫状态、昏迷、高热等险情。况且此法对严重的脑脊液鼻漏不能起到瘘口定位作用，因鼻腔内所放的4块棉片，可同时皆被荧光素染成黄色，失去鉴别指标。这些经验值得确定采取此项检查时慎重考虑。

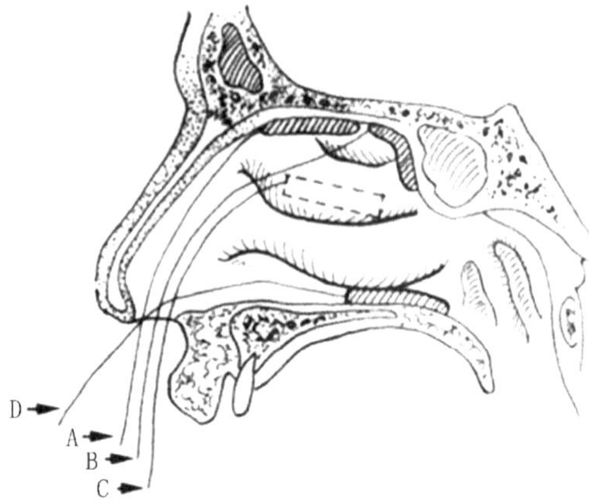

A.鼻顶前部；B.鼻顶后部及蝶筛隐窝；C.中鼻道；D.下鼻道后方

图7-20　脑脊液鼻漏棉片法定位

(6)CT脑室造影法：采用低黏度、非离子性、对神经组织无毒性反应的泛甲糖胺水溶性造影剂经腰椎穿刺或颈椎 C_1～C_2 穿刺注入蛛网膜内5～8 mL。然后令患者保持头低脚高位45°～60°，1～2分钟，使此显影剂由重力作用流入颅底脑池，即开始自冠状面自蝶鞍区至额窦前壁CT扫描，和眶耳轴位CT扫描，每4 mm为一层面。为了便于发现瘘口，最好注入显影剂之前另做一次CT扫描以资比较。此法对蝶鞍或蝶窦的瘘口定位较为准确可靠。

(7)鼻内镜荧光检查方法：检查时先用少量荧光素钠注入椎管内，然后再用一种特殊蓝光源(也称D光源)连接鼻窦内镜检查鼻腔、鼻窦和颅底，如有淡黄色的荧光液体流出，即提示该处有脑脊液鼻漏。此法准确性相对较高，即使仅有微量的脑脊液鼻漏，也能较灵敏地查出。其缺点是设备较为昂贵，必须进行椎管内注射荧光素，有可能引起神经组织刺激反映。

三、外伤性脑脊液鼻漏的治疗

脑脊液鼻漏随时可引起颅内感染，因此及早进行有效治疗十分重要。

(一)保守治疗

如果创伤比较轻微，颅底硬脑膜损伤裂口较小，经过有效的保守治疗，部分可以逐渐愈合。疗法主要包括：降低颅内压，预防感染，促使瘘口自然愈合。具体方法：嘱患者取半坐位，限制饮水量和食盐量，避免用力咳嗽、擤鼻，防止便秘，适当应用抗生素，特别注意应用能透过血-脑屏障的广谱抗生素，如青霉素、氯霉素等。如此保守治疗观察2周至两个月，部分脑脊液鼻漏病例可逐渐愈合。如在观察期间，脑脊液鼻漏的量逐渐增多或并有脑膜炎、颅内积气等症状时，应尽早行手术治疗。有研究者介绍一种鼻内药物腐蚀疗法，适用于瘘口在筛骨筛板流量较少的脑脊液鼻漏，经治疗20例，有18例成功。在鼻黏膜表面麻醉下，经内镜确定瘘口部位后，用卷棉子蘸少许20%硝酸银，在明视下涂于瘘口边缘的黏膜上，造成创面，促使瘘口肉芽生长。涂药后再按上述方法保守治疗，多可以治愈。也有采用腰椎穿刺持续引流术，治愈外伤性和手术后脑脊液鼻漏的报道。

(二)手术治疗

1.适应证

(1)颅底损伤较为严重,脑脊液鼻漏流量较大者。

(2)脑脊液鼻漏伴有气颅症、脑外伤出血及颅内异物。

(3)经采用保守疗法、涂药疗法无效者。有个别患者,脑脊液鼻漏治疗未愈,且长期出现微量鼻漏,而未发生颅内感染。当对这种情况不能掉以轻心,因为一旦出现感冒或上呼吸道感染,均随时有可能并发颅内感染,如细菌性脑膜炎。因此,应采取积极方法进行手术治疗。

(4)脑脊液鼻漏并发化脓性脑膜炎,经积极治疗不见好转者。

2.手术方法

(1)颅内修补法:此法适应于急性外伤性脑脊液鼻漏如开放性和闭合性的脑挫伤,脑组织损伤,有脑组织脱出,硬脑膜撕裂、颅脑血肿及异物等。凡处理脑外伤时,如发现颅底有脑脊液瘘口,均应即时修补,如额窦有碎骨片、异物、骨髓炎及额窦炎的,则不宜经鼻修补,而应以颅内修补为宜。颅内修补法又可分为硬脑膜外及硬脑膜内两种。硬脑膜外方法适用于修补颅前窝的瘘口,损伤性较小,但对迟发性脑脊液鼻漏及曾有脑膜炎反复发作者,因颅底与硬脑膜粘连,分离时易使硬脑膜撕破,遇此情况,应当以硬脑膜内修补为宜。

颅内修补法的缺点:容易损伤嗅神经、寻找瘘口比较困难,尤其对蝶窦上壁及后壁处的瘘口不易看清,操作困难。Calcaterra 所报道的 19 例颅外法修补术中有 7 例是经颅内修补后失败的,其他资料也有报道失败率为 27%。

术前准备同颅前窝开颅手术。一般采用冠状切口,切开皮肤、皮下组织和骨膜,将皮瓣翻向下方达眉弓,在额窦上方,用骨钻钻孔,钻成双侧额骨瓣,翻向外方,留颞侧骨膜作为骨瓣的蒂部,仔细剥离颅前窝硬脑膜,向后牵引,寻找颅底的瘘口及碎骨片,发现硬脑膜裂口,即用丝线紧密缝合;颅底的瘘口用肌肉块填上,放回硬脑膜,额骨瓣复位,缝合皮下组织和皮肤,不置引流、包扎;术后头高卧位,醒后改为半卧位,限制液体摄入量,预防便秘,用有效广谱抗生素以防感染。颅内修补方法也有多种改良的术式,如颅底损伤较为严重,硬脑膜缺损较大,可应用阔筋膜或颞筋膜修补,也可应用人工硬脑膜进行修补。比较好的方法是,制作带蒂的额窦骨膜瓣,蒂部位于近眉弓处,经分离颅前窝硬脑膜后,清理颅底创面,将带蒂额骨膜向内放入覆盖于破损的前颅底上,然后再将修补破损的硬脑膜复位,其覆盖面可用医用胶或蛋白胶粘着。用此方法结合颅底重建法可对前颅底较大的损伤进行可靠修补。

(2)颅外修补法:颅外修补法采用经鼻或经乳突的进路,术野比较狭小,有一定的难度,但对颅脑损伤很轻,尤其对治疗来自蝶窦的脑脊液鼻漏,其效果远胜于开颅修补,对瘘口不能确定而必须探查时,经额筛蝶窦开放术的损伤性比开颅探查要轻,对脑脊液耳鼻漏行中耳乳突探查术,也比颅中窝和颅后窝探查术损伤要小,但颅外修补法不适用于急性颅脑外伤并发脑脊液鼻漏的治疗,尤其是需要开颅手术处理颅内病变的患者。

脑脊液鼻漏颅外修补法又可分为鼻外法和鼻内法。

鼻外法脑脊液鼻漏修补术:即采用鼻外开筛的方法进行前颅底脑脊液鼻漏修补,此法术野相对较大,可结合鼻内手术,适用于额窦和筛窦等处脑脊液鼻漏的治疗。瘘口未确定者,可用此法探查。瘘口在岩部的脑脊液耳鼻漏,则需采用耳科手术探查修补。①额窦脑脊液鼻漏修补法:根据额窦前壁骨板完整情况和整形需要,可做美容切口和冠状切口,后者是用于额窦前壁完整者,可做骨板成型额窦开放术时选用。术中充分显露额窦后壁，去除额窦后壁黏膜，在瘘口处扩大并去除后壁骨质和肉芽，充分暴露硬脑膜，用丝线缝合硬脑膜裂口，或用筋膜修补缺损。可配合采用额窦填充手术，额窦内黏膜应去除干净，填塞腹壁脂肪，骨板复位固定。②筛窦脑脊液鼻漏修补法：筛窦顶壁的脑脊液鼻漏最多见，自鼻外做筛眶切口，剥离泪囊，结扎筛前动脉，做彻底的筛窦开放术，去除泪后嵴，以便显露筛窦顶部，然后将中鼻甲和鼻中隔上方的含骨鼻黏膜板向上翻转，盖于瘘口处，加压固定，或用游离阔筋膜置于扩大的瘘口，然后再用带蒂黏膜瓣加固于筛窦顶部，用抗生素油纱条填塞 5 天，或用碘仿纱条填塞 10 天。③蝶窦脑脊液鼻漏修补法：此处用颅内法不易暴露。可经鼻中隔径路进入蝶窦，去除窦内骨板及黏膜，用肌肉浆填在瘘口，阔筋膜加固修补。若瘘口尚不能确定位于蝶窦，可经鼻眶切口行筛窦开放术，进入蝶窦探查，寻找瘘口，按上法修补。国内有报道对一较大的蝶窦脑脊液鼻漏，先制作较长的带蒂额骨膜瓣，经鼻外开筛进路覆盖于蝶窦内，进行修补成功(图 7-21)。

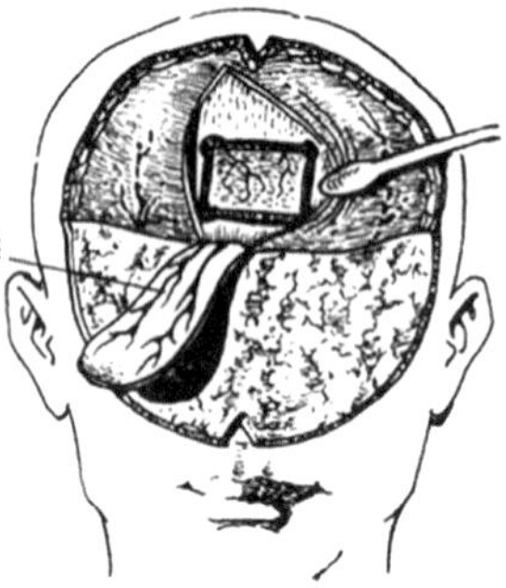

A. 带蒂额骨膜瓣

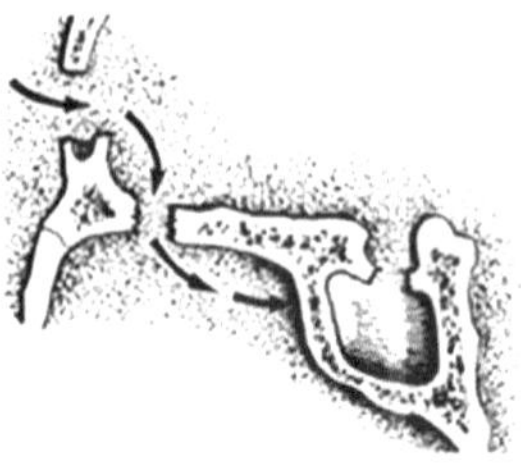
B. 带蒂额骨膜瓣修补蝶窦脑脊液鼻漏的途径

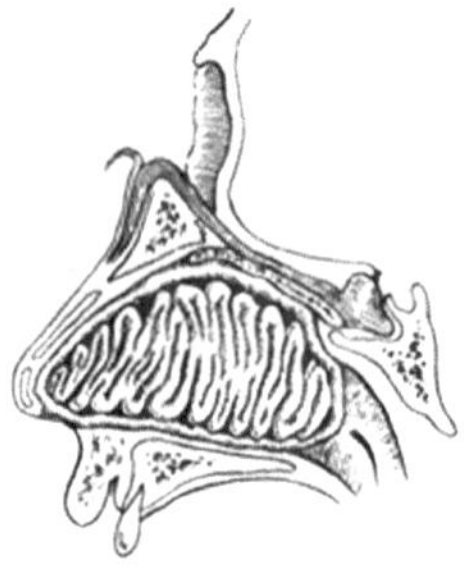
C. 骨膜瓣填塞蝶窦和鼻腔填塞

图 7-21　颅内法脑脊液鼻漏修补

鼻内法脑脊液鼻漏修补术：鼻内法脑脊液鼻漏修补术适用于蝶窦筛窦顶的瘘口部位明确的修补。特点是不做鼻外切口。①方法一：鼻中隔黏膜瓣法。自前鼻孔内将患侧鼻中隔切成长的黏膜瓣，向上翻转，盖于瘘口处，用抗生素油纱和碘仿纱条压迫固定。②方法二：阔筋膜游离修补法。适用于蝶鞍内肿瘤经蝶窦切除术后所发生的脑脊液鼻漏。将阔筋膜和肌肉取出后，直接经前鼻孔、鼻腔蝶窦置于鞍底瘘口处，用青霉素油纱条和碘仿纱条压迫填塞两周。鼻内法修补外伤性脑脊液鼻漏，自应用鼻内镜技术后，更加显出其优越性。

(杨洪涛)

第二十一节　鼻中隔偏曲

鼻中隔偏曲是由于鼻中隔在发育过程中受某些因素影响所致的结构上的畸形，形态上向一侧或两侧偏斜，或局部突起，可影响鼻腔生理功能，并引起一系列病理变化。鼻中隔部分呈尖锐突起者称棘突或距状突；呈长条状隆起者称嵴突；若鼻中隔软骨突入鼻前庭则称鼻中隔软骨前脱位。事实上鼻中隔完全正直者甚少，常有不同程度的偏斜，且上述各种形态可同时存在。如无功能障碍,可不做任何处理。此病以成年人多见,新生儿及婴儿亦可有之。恒牙萌生后,其发病率随年龄而增长,男性比女性多,左侧较右侧多。因判断标准不同,报道的发病率亦甚悬殊。

一、临床分型

由于鼻中隔在新生儿时为软骨,以后犁骨与筛骨垂直板先后逐渐骨化,在生长发育过程中,受外界影响而使中隔的形态变异,可出现各种症状。兹将各种类型分述如下。

(一)按部位分类

1.软骨部偏曲

软骨部偏曲多为外伤所致,常引起鼻呼吸障碍。软骨部前端偏曲,向一侧鼻前庭突出,称鼻中隔软骨脱位,该处黏膜干燥,易致鼻出血。

2.骨部偏曲

骨部偏曲多因发育异常或肿块压迫所致。筛骨垂直板偏曲,常压迫中鼻甲,阻塞中鼻道,影响该侧鼻腔通气和引流。犁骨偏曲则形成鼻中隔嵴突。

3.混合型偏曲

混合型偏曲多由于幼年鼻外伤,偏曲随生长而发展。其偏曲不仅累及鼻中隔各部分,且伴有鼻腔侧壁畸形,故严重影响鼻部生理功能,并成为耳鼻咽部并发症的重要病因。

(二)按形态分类

1.C 形偏曲

鼻中隔软骨与筛骨垂直板均向一侧偏曲,与该侧中、下鼻甲接触,阻碍鼻腔呼吸和引流。

2.S 形偏曲

筛骨垂直板向一侧偏斜,中隔软骨向另一侧偏斜。常致两侧鼻腔呼吸和引流障碍。

3.嵴突(骨嵴)

鼻中隔的长条形突起,自前下向后上方倾斜。多为鼻中隔软骨、鼻嵴或犁骨上缘混合偏曲。有的为鼻中隔软骨边缘脱位与犁骨重叠所致。伸入中鼻道的嵴突。可阻塞上颌窦和筛窦开口,一般对呼吸的障碍不大。位于前下方的嵴突常为鼻出血的局部原因。

4.距状突(骨棘)

距状突为局限性尖锐突起,常位于鼻中隔软骨的后端,或其与筛骨垂直板、犁骨交接处。其尖端压迫鼻甲黏膜,可引起反射性头面部神经痛。

(三)按高低分类

高位偏曲常阻塞中、上鼻道,压迫中鼻甲,常为鼻旁窦炎的病因。低位偏曲除阻碍分泌物引流外,影响较小。

(四)按偏斜方向分类

有纵偏、横偏及斜偏,除鼻中隔偏曲外,常伴有鼻外形歪斜。

二、病因

鼻中隔偏曲的病因尚无定论,多认为有以下各因素。

(一)外伤

外伤为鼻中隔偏曲的主要原因,直接或间接损伤鼻部均可造成。直接外伤常有鼻骨骨折、鼻中隔骨折及鼻中隔软骨脱位,引起鼻中隔变形。幼儿受伤后,常使筛骨垂直板、犁骨、鼻嵴及鼻中隔软骨的连接处发生脱位现象。因各骨发育不全，当时症状不显，随年龄增长，鼻中隔在发育过程中，逐渐形成偏曲。有谓新生儿鼻中隔偏曲的主要原因，为分娩产程中，颅骨在产道受压迫，使两侧颧骨及上颌骨向中线挤压，致腭弓向上扭转和鼻中隔组成部分形态改变而发生。鼻中隔后部骨化较早，且有鼻骨和颅骨保护，受伤机会极少，不易引起偏曲。但鼻中隔前部即软骨部，位于鼻梁中央皮下，易受外伤，发生脱位和偏曲。

（二）发育异常

鼻中隔上部的鼻骨、筛骨和其下的颌骨、腭骨、犁骨等一般发育较早，而鼻中隔软骨发育较晚，使后者四面受限制，造成鼻中隔前端偏曲。后有筛骨垂直板和犁骨的阻挡，鼻中隔软骨发展困难，多形成矩状突。头颅骨在发育期，抵抗力最弱处为犁骨和鼻中隔软骨接合处，故偏曲多在此处发生。亦有学者认为犁骨发育过度或切牙发育错乱为鼻中隔偏曲的原因。

（三）高拱硬腭

某些腺样体肥大患者，鼻腔阻塞，张口呼吸，日久，硬腭向鼻腔高拱，形成高拱硬腭，使鼻顶与鼻底距离缩短，鼻中隔发育受限制，渐呈偏曲状态。有学者通过测量证实，硬腭高拱者，多伴有鼻中隔偏曲；但亦发现不少鼻中隔端正，而具有高拱硬腭者。

（四）遗传因素

有人提出鼻中隔偏曲的发生与遗传因素有关。如父为长形头颅，母为小平头颅，其子女可能鼻中隔巨大而鼻腔狭小，致鼻中隔无发展余地，在发育中逐渐形成偏曲。亦有学者认为单纯偏曲可能为遗传性，多发性偏曲常为外伤所致。曾发现某些家庭中有同样鼻外或鼻内畸形的现象。

（五）压迫因素

鼻腔内肿瘤或异物压迫，可使鼻中隔偏向一侧。有谓鼻甲肥大亦可压迫中隔使成偏曲，但也有反对其说者。

总之，引起鼻中隔偏曲的因素较复杂，以外伤和发育异常为主。高拱硬腭和鼻中隔偏曲均属畸形发育，其相互关系不能单纯从局部解剖观点解释，应当进一步从生理角度来考虑。至于遗传因素，尚有待今后多加观察研究。

三、临床表现

（一）鼻塞

鼻塞程度与鼻中隔偏曲的程度有关，为最常见症状，多呈持续性，多见于偏曲侧。不仅与鼻中隔偏曲造成鼻腔狭窄有关，而且与偏曲的影响造成层流减少、涡流增加关系密切，平时患者感觉呼吸不畅，受冷和感冒时症状加重。对侧鼻腔初尚通畅，日久因生理性填补空间作用，使黏膜及鼻甲代偿性肥厚，以致鼻腔变小，两侧持续性鼻塞。若是儿童，长期鼻塞，经口呼吸，则影响患儿发育，可造成肺部扩张，形成鸡胸。鼻塞严重者可以出现嗅觉减退。

（二）鼻出血

鼻出血多发生于鼻中隔偏曲的一侧或棘、嵴处，该处黏膜张力大且黏膜较薄，局部血供丰富，黏膜由于气流的刺激容易干燥，故易出血。

（三）反射性头痛

偏曲的鼻中隔黏膜常与中、下鼻甲相接触，引起同侧的反射性头痛。此外，鼻中隔偏曲引起气流的变化，造成偏曲部位的后方局部黏膜水肿引起头痛。

四、诊断与鉴别诊断

鼻中隔偏曲的诊断一般不难。前部的偏曲，用鼻镜检查即可发现。后部的偏曲，用血管收缩剂收缩黏膜后，也易查见。但鼻中隔偏曲的诊断标准差异甚大，检查应注意：①距状突或嵴突，是否压迫相对的鼻甲黏膜。②偏曲部分是否影响鼻道引流。③鼻腔侧壁的相应变化，如鼻甲肥大、黏膜增厚等。④注意后部的偏曲及高位偏曲。鼻窦 CT 及鼻内镜检查有利于更加细致地了解鼻中隔偏曲的程度、部位及相邻结构的异常，利于手术方案的选择。

鼻中隔偏曲的判断标准尚未统一，可分为三类，即三度。

Ⅰ度：轻度偏曲。鼻中隔偏曲部与鼻腔侧壁不接触，对鼻腔功能和鼻窦引流尚无妨碍者。

Ⅱ度：较重偏曲。偏曲部与鼻腔侧壁接触，或伴有对侧鼻甲代偿性肥大或萎缩性改变，已影响鼻功能及鼻窦引流者。

Ⅲ度：严重偏曲。偏曲部与鼻腔侧壁紧靠，距状突或嵴突紧压鼻甲骨，以细棉签探查不能通过，伴有极明显鼻塞等症状者。

五、治疗

（一）手术适应证

（1）鼻中隔偏曲引起持续性鼻塞者。

（2）鼻中隔偏曲妨碍鼻窦通气及引流者。

（3）鼻中隔嵴突或距状突压迫鼻甲引起反射性头痛者。

（4）鼻中隔偏曲引起反复鼻出血者。

（5）鼻中隔偏曲伴一侧鼻腔有萎缩者。

（6）鼻中隔偏曲影响咽鼓管功能，发生耳聋、耳鸣者。

（7）鼻中隔偏曲伴有歪鼻者。

（二）手术禁忌证

（1）急性炎症期。

（2）伴全身性疾病。

（3）年龄在 18 岁以下，鼻部发育未全者。

（三）手术治疗的原则

1996 年 Lopatin 提出鼻中隔矫正术中的生物力学原则：鼻中隔软骨处于一种平衡的力的状态下，这些力会在做切口的软骨侧或在软骨膜剥离侧释放出来，从软骨直的一面剥离软骨膜会使软骨弯向未剥离的一侧，从鼻中隔偏曲的凹面做切口和剥离软骨膜可拉直软骨，从鼻中隔偏曲的凸面做切口和剥离软骨膜可增加原有的弯曲度，术后发生弯曲的程度与软骨的厚度成反比。因此，鼻中隔偏曲的矫正应充分考虑鼻中隔的力学原则，根据其偏曲的程度及部位采用不同的手术方式，以便取得良好的手术效果。

（1）鼻中隔后段偏曲：即鼻中隔骨性偏曲。多采用经典的 Killian 鼻中隔黏膜下切除术。

（2）鼻中隔前段、高位偏曲：主要是鼻中隔软骨部偏曲。适用于行鼻中隔黏膜下矫正术，即鼻中隔整形术或鼻中隔成形术。此手术可以克服鼻中隔黏膜下切除术切除鼻中隔软骨及骨过多而造成的鼻小柱收缩、鼻尖塌陷及鼻中隔黏膜松弛，呼吸时鼻中隔随气流而飘动，患者仍有鼻塞感等缺点。

(3)鼻中隔软骨段偏斜,合并有软骨段歪鼻或鼻中隔软骨前下缘脱位者:其特征是鼻中隔软骨本身尚平直,但偏离中线,并与鼻中隔后段相交成钝角,故影响鼻呼吸功能及鼻梁外形,可通过转门法手术同时矫正鼻中隔偏曲、鼻中隔软骨脱位及歪鼻。

(4)鼻中隔偏曲合并骨性歪鼻:有学者采取鼻内切口鼻中隔-鼻成形术,其方法为常规行鼻中隔矫正术同时将鼻中隔与鼻梁完全断离,如鼻中隔无明显畸形,则单纯将鼻中隔与鼻梁断离。

(5)儿童的鼻中隔手术:一个世纪以来,一直认为鼻中隔在鼻及面部骨骼的发育中起重要作用,因此许多医师认为未成年儿童行鼻中隔手术会影响鼻及面部发育。Hayton(1948)观察31例采用经典的鼻中隔黏膜下切除术的6～14岁儿童,其中有10人发生鼻部变宽鼻尖塌陷,从此建立16岁以下儿童勿施行鼻中隔手术的观念。近年,一些学者通过动物试验对此观点产生了质疑,Bernstein(1973)用不满周岁的小狗做鼻中隔黏膜下切除术,保留两侧的黏软骨膜完整,部分动物将切下的软骨做移植瓣植入两侧黏软骨膜中,经观察没有对任何一只狗鼻部及面部的骨骼发育发生影响,认为软骨膜在鼻中隔的生长过程中起重要作用,儿童如采用保守的鼻中隔成形术,并不影响鼻及面部的发育。目前认为,儿童如因鼻外伤或其他原因造成鼻骨骨折鼻中隔脱位偏曲时,应及时将鼻骨复位,鼻中隔偏曲可采用鼻中隔成形术,以避免以后骨折畸形愈合,瘢痕粘连造成手术困难。新生儿鼻中隔脱位的发生率为1.9%～4.0%。应尽早手法复位,最好不要超过出生后3周。

(6)鼻中隔的二次手术:鼻中隔第一次手术时因种种原因手术矫正不足、症状未消除,应做第二次手术,第二次手术最好在第一次手术后1～2周内施行,此时鼻中隔腔粘连不牢固,可自原切口进入,分离两侧的黏软骨膜再进行矫正。如在1～2个月以后,中隔腔已粘连牢固,分离困难,易造成穿孔。

(7)其他:对于鼻中隔软骨部锐利的骨棘,由于其比较薄而锐利,通常采用铲除法。对于鼻中隔嵴则采取切除法。若遇到严重的鼻中隔偏曲且伴有鼻尖塌陷者,则可采用Joriumi(1994)介绍的鼻中隔次全重建术。

(杨洪涛)

第二十二节　鼻中隔血肿

鼻中隔血肿为鼻中隔一侧或两侧软骨膜下或骨膜下积血。由于鼻中隔软骨膜和骨膜为一坚韧致密的结缔组织,外伤或手术损伤血管引起其下出血时,不易被穿破,血液淤积形成血肿,而黏膜与骨膜结合较紧,且质脆易破,故甚少形成黏骨膜下血肿。

一、病因

(一)鼻部外伤

鼻部外伤如头面部打击伤,或跌倒时鼻部触地,发生鼻骨、犁骨、筛骨骨折或鼻中隔软骨脱位的患者,常伴有鼻中隔血肿。一般以青少年为多见。

(二)鼻中隔手术后

术中止血不彻底,或术后因打喷嚏、擤鼻等活动,可以引起鼻中隔术腔出血。

(三)各种出血性疾病

各种出血性疾病如血液病、血友病、紫癜病等。有时可发生鼻中隔血肿，临床上较少见。

二、临床表现

一侧黏骨膜下血肿，呈单侧鼻塞。鼻骨或鼻中隔骨折、脱位或鼻中隔手术后的血肿，常为双侧性鼻塞。积血压迫神经末梢，引起反射性额部疼痛及鼻梁部压迫感。如鼻黏膜有损伤时，则可发生鼻出血。鼻腔检查，可见鼻中隔一侧或两侧呈半圆形隆起，表面光滑，黏膜颜色如常，或稍呈红色，触之柔软有弹性，大多位于软骨部。用鼻黏膜收敛剂时，可见其膨隆处的黏膜多无明显变化。穿刺时多可抽出血液。因筛前神经外支受压，可以出现鼻尖部皮肤感觉迟钝。

三、诊断与鉴别诊断

根据手术或外伤等病史、典型症状和体征，一般不难做出诊断。局部穿刺抽吸有血时，则更可确诊。对小儿鼻部外伤，必须详细检查，以免漏诊。

(一)鼻中隔偏曲

凸面隆起，可形似血肿，但其对侧凹陷，触诊坚硬，易于鉴别。

(二)鼻中隔脓肿

因炎症反应，鼻中隔隆起处黏膜呈暗红色，常有发热等全身症状。做穿刺抽吸检查，可以确诊。

鼻中隔血肿和脓肿的鉴别见表 7-1。

表 7-1　鼻中隔血肿和脓肿的鉴别

鉴别要点	鼻中隔血肿	鼻中隔脓肿
病因	外伤、手术、血液病	外伤、血肿、感染、传染病
发热	无	有
局部感觉	发胀	跳痛
外鼻皮肤	无变化	红肿
鼻梁触痛	无	有
黏膜颜色	正常	暗红
穿刺抽吸	血液	脓液

(三)鼻中隔黏膜部分肥厚

黏膜呈灰白色，常位于鼻中隔后上部近中鼻甲处，触之柔软，无手术及外伤史，穿刺抽吸阴性。

四、治疗

首先应清除淤血，对新近发生且较小的血肿，用粗针穿刺吸出。两侧鼻腔凡士林纱条填塞压迫。如果血肿较大或已凝成血块，则须在局部麻醉下于血肿下部平行于鼻底部切开黏骨膜，或者在血肿的最低处做一 L 形的切口，以吸引管吸出血液或凝血块。鼻中隔黏骨膜下切除术后并发血肿者，可以从原切口分开黏骨膜，或者在原切口的后上 1 cm 处做一新切口，清除术腔内积血及血块，并检查有无残留碎骨片并予取出，再用凡士林纱条填塞两侧鼻腔，24 小时后取出，同时适当应用止血药物，并全身应用抗生素预防感染。

五、预后

小血肿可被吸收消失，或血肿纤维化使鼻中隔增厚。血肿初期，软骨尚可依赖血肿的血清维持营养。但为时过长，软骨可以因供血不足发生无菌性坏死，致成塌鼻畸形。如果血肿感染，可转变为脓肿，其后果将更为严重。

（杨洪涛）

第二十三节　鼻中隔脓肿

鼻中隔脓肿为鼻中隔软骨膜或骨膜下积脓，多发生于鼻中隔软骨部。单侧者少见。

一、病因

（1）大多由鼻中隔血肿而来，故多见于外伤或鼻中隔手术后。鼻中隔的血液供应来自筛前动脉、筛后动脉、腭大动脉和鼻腭动脉，其中鼻腭动脉由蝶腭动脉分出，经犁骨的动脉沟直达犁骨尖端，并与穿过切牙孔的腭大动脉分支相吻合。由于鼻中隔软骨膜或骨膜为一较为坚韧的结缔组织，其下方的出血不易穿破，血液淤积其下方而形成血肿。鼻外伤多见于儿童，因跌伤、击伤引起鼻中隔血肿，未及时引流，继而感染而成脓肿；鼻中隔手术形成血肿，继发感染而成脓肿。另外也有报道内镜术后并发鼻中隔脓肿，考虑可能原因：手术对鼻黏膜的损伤，尤其是鼻中隔利特尔区及下鼻甲前端；术前准备不足，未行抗感染治疗；手术器械的污染；术后鼻腔清理不及时等。

（2）鼻中隔黏膜损伤，化脓菌侵入黏骨膜下发炎化脓。曾有因鼻腔插十二指肠引流管受伤后，引起鼻中隔脓肿的病例报道。

（3）邻近组织的炎症如鼻、唇、鼻中隔小柱及上切牙根感染，炎症蔓延至鼻中隔形成脓肿。

（4）急性传染病，如麻疹、伤寒、流行性感冒、猩红热、丹毒等，亦可并发鼻中隔脓肿。

二、临床表现

以全身及局部急性发炎症状为主，如寒战、发热、周身不适、鼻梁和鼻尖红肿疼痛，并伴有触痛，可向额部放射等。脓肿可先发于鼻中隔一侧，但因毒素侵蚀和营养障碍，致软骨坏死，使脓肿向两侧扩散，引起两侧重度鼻塞。

三、诊断与鉴别诊断

一般诊断较易。遇患鼻中隔血肿者，如疼痛加重、体温上升，应考虑感染化脓的可能。前鼻镜检查，可见鼻中隔黏膜向两侧膨隆充血，触之柔软有波动感及压痛。鼻道阻塞，有黏性分泌物。严重者鼻梁部亦红肿，鼻尖部有明显压痛。颌下淋巴结常肿胀、压痛。

（一）鼻中隔血肿

局部症状较轻，无急性炎症症状，穿刺抽吸，仅吸出血液。

(二)梅毒瘤

梅毒瘤多发生于鼻中隔骨部,向两侧隆起,黏膜亦充血,探针触之质地较硬。无发热及炎性症状,亦无外伤及手术史,梅毒血清试验阳性。

四、并发症

(1)鼻中隔脓肿若不及时治疗,其液体压力可致鼻中隔软骨与软骨膜分离,导致鼻中隔软骨缺血性坏死,骨性鼻中隔也可受累,将形成鞍鼻畸形。据 Ambrus(1981)在 7 例鼻中隔脓肿的出院后随访中发现,有 3 例出现明显的鞍鼻畸形。

(2)鼻中隔脓肿自行溃破,成为鼻中隔穿孔。

(3)炎症扩散至鼻梁部软组织。经静脉逆行,可引起海绵窦栓塞。鼻中隔脓肿导致颅内感染,可能有以下几个途径。①静脉通道:经鼻中隔前部的静脉与上唇危险三角区内静脉网连通眼静脉、筛静脉、面后静脉、翼丛等与海绵窦沟通,海绵窦又与脑膜紧贴,筛静脉亦可直接与上矢状窦相连接。②淋巴通道:已证实上鼻道淋巴可经筛板、垂直板与蛛网膜下腔相通。③嗅神经通道:嗅神经丝周围鞘膜间隙可能提供了从嗅区穿过筛板的颅内通道,导致鼻源性脑脓肿等颅内感染。④鼻外伤、骨折、局部病变腐蚀或经先天性缺损而直接侵犯:细菌经血行感染,可引起败血症。⑤其他:有报道鼻中隔脓肿可致眶蜂窝织炎、急性上颌骨骨髓炎等。

五、治疗

鼻中隔血肿的及时处理是预防鼻中隔脓肿及其并发症发生的关键。鼻中隔脓肿一经确诊后,应及早行切开排脓,可防止鼻中隔软骨的破坏。术前应向患者说明,术后可遗留塌鼻畸形等不良后果。有学者认为也可不行切开,仅行穿刺抽脓加凡士林纱条填塞双侧鼻腔,多一次即可治愈,必要时可再穿刺一次。切开位置,一般于鼻中隔一侧沿鼻底部做水平切口,以利于充分引流。若脓肿发生于鼻中隔手术后者,可将原切口分开,并向后扩大切口,用吸引器将脓吸净,去除残留病变骨片,术中可用抗生素溶液冲洗脓腔。同时应用广谱抗生素治疗,俟脓液细菌培养及药敏测定后,再改用敏感性抗生素。

鼻中隔脓肿切开引流时,如发现鼻中隔软骨部已广泛破坏,估计有塌鼻畸形者,应考虑整形问题。曾有倡用早期软骨植入法:待脓液排净,炎症控制后,即取储藏软骨片置入创口,可免以后鼻部畸形。大多却认为炎症消退 2～3 个月后,方可进行鼻部矫形手术。

(杨洪涛)

第二十四节　鼻中隔穿孔

鼻中隔穿孔是鼻中隔软骨部或骨部因外伤、感染、化学药物刺激或其他原因使之穿破,形成大小不等的穿孔,使两侧鼻腔相通,造成自觉有头疼、鼻塞、鼻出血、鼻腔干燥、呼吸时哨音等症状。也可为某些疾病的症状或后遗症,如梅毒、麻风等特种感染的鼻部症状;鼻中隔肿瘤治愈后的后遗症;鼻腔后部的穿孔症状并不一定明显。中华人民共和国成立以来,由于性病的消灭和工业安全保护的改善,此种原因的病例已少见,虽近几年随着国际交流的增多,性病发病已呈上升趋势，但性病造成鼻中隔穿孔的病例尚未见有增多，不过临床医师仍应注意。不同原因造成的鼻中隔穿孔的部位和大小都有所不同，如梅毒性穿孔多破坏较大，侵犯软骨部和骨部，多为大穿孔，甚至鼻中隔全部损毁，重者可有鞍鼻畸形；结核性穿孔多发于软骨部，穿孔边缘黏膜增厚或有肉芽组织或呈潜行性溃疡；麻风性穿孔黏膜常呈萎缩样，鼻腔宽大，黏膜干燥，但无臭味，以上特种感染者均应注意全身症状。化学性穿孔（如铬酸刺激造成穿孔）常发生于软骨部，伴有鼻黏膜肿胀、干燥、溃疡等变化；外伤性穿孔边缘多光滑，可有黏膜干燥，穿孔多位于软骨部，患者多有长期挖鼻习惯或有鼻中隔手术史，部分患者由于其他外伤，穿孔常不规则，并伴有其他外伤痕迹。

一、病因

各种原因形成的穿孔的部位、大小、形状等不同，一般有些病因往往先致鼻中隔一侧的黏膜溃疡，逐渐侵蚀软骨膜及其支架，继而累及对侧软组织，最后导致鼻中隔穿孔。

(一)外伤

鼻面部是外伤常易累及的部位，严重的外伤或鼻中隔贯通伤后可以遗留鼻中隔穿孔，此类鼻中隔穿孔多和鼻腔的粘连、鼻中隔的移位、鼻窦的外伤、骨或软骨的缺损、软组织的缺损合并存在，形成复杂的形状不规则的鼻中隔穿孔和其他鼻腔鼻窦的后遗症，常合并鼻中隔的异位或与鼻腔外侧壁的粘连。

(二)手术

在鼻中隔偏曲的手术矫正中，若不慎撕裂鼻中隔两侧相对应部位的黏骨膜或黏软骨膜，手术后就形成了鼻中隔穿孔，单侧的黏膜的撕裂不会形成鼻中隔的穿孔。鼻中隔手术中一定要注意保护好黏骨膜或黏软骨膜，在一侧黏膜撕裂或必须切开时，此时一定要保护好对侧的黏软骨膜或黏骨膜，必要时保留软骨，才能防止鼻中隔穿孔。此种穿孔多在鼻中隔的软骨部。

(三)挖鼻

挖鼻是许多人的一个很不卫生的习惯，因挖鼻形成习惯，反复地刺激鼻中隔黏膜，致使鼻中隔黏膜遭到损伤，形成炎症反应，久而久之鼻中隔黏膜形成溃疡；刺激如不能及时消除，反复的刺激使溃疡日益加深，双侧黏膜对应的较重溃疡，使之鼻中隔软骨失去了营养和血液供应，就可以形成鼻中隔软骨部的穿孔，此种穿孔比较小。

(四)理化因素

某些厂矿企业如电镀厂、水泥厂、玻璃厂、炼油厂、炼铝厂、磷酸石选矿厂、蓄电池厂等在生产、制造或加工过程中所产生的有害性气体或粉尘如硫酸、氟氢酸、铬酸、硝酸、铜钒、砷、汞等被吸入鼻腔，腐蚀黏膜，久之即出现鼻中隔黏膜的溃疡，而最终导致鼻中隔穿孔。临床上治疗鼻中隔李特尔区病变时，常反复应用硝酸银、三氯醋酸、电灼或二氧化碳激光治疗，亦可导致鼻中隔穿孔，还有报道行鼻腔镭锭治疗后致使鼻中隔穿孔者。此类鼻中隔穿孔的部位一般都在鼻中隔软骨部。

(五)感染

普通感染或特殊感染均可导致鼻中隔穿孔。普通感染主要有鼻中隔脓肿，特殊感染如梅毒、结核、狼疮、麻风等特殊传染病。急性传染病如白喉、猩红热、伤寒等均可能导致鼻中隔穿孔。普通的感染一般鼻中隔穿孔多在软骨部，而且均为中、小穿孔。特殊感染所致的鼻中隔穿孔可以软骨部和骨部同时存在，而且穿孔比较大。

(六)肿瘤及恶性肉芽肿

原发于鼻中隔的某些肿瘤累及鼻中隔深层时,可直接造成鼻中隔穿孔。或经手术切除后未当即修复而遗留永久性鼻中隔穿孔。鼻腔巨大肿瘤压迫鼻中隔天久亦可致鼻中隔穿孔。恶性肉芽肿多可直接形成鼻中隔穿孔。这一类鼻中隔穿孔多比较大,而且软骨部和骨部同时存在。

(七)其他

鼻腔异物或鼻石长期压迫可以导致鼻中隔穿孔。

二、鼻中隔穿孔对鼻腔鼻窦功能的影响

(一)呼吸功能

如前所述,鼻呼吸气流兼有层流和紊流的特征,以紊流为主。吸入的气流以从鼻瓣区沿鼻中隔侧的吸入量和速度为最大。因前部鼻瓣区的整个结构是由顺应性大翼部和稳定的鼻中隔软骨所支撑,所以呼吸气流主要通过鼻瓣区的基底部,沿鼻中隔侧以最大流量和最快速度通过鼻腔。一旦发生鼻中隔穿孔,吸入的气流沿各自鼻腔流动的方向发生改变,吸入量较大的一侧将较多的空气吸入自己鼻腔内,吸入的气流在鼻中隔穿孔的周围形成较多紊流,气流中所含成分沉滞,从而引起一系列的症状。

(二)湿度调节

由于鼻中隔穿孔的影响,吸入气流紊流成分过多的增加,气流中所含颗粒沉滞于鼻中隔穿孔周围,和鼻腔分泌物水分的减少并与之混合,形成痂皮,使鼻中隔局部腺体减少,黏膜干燥,引起鼻腔的临床症状。

(三)纤毛运动

鼻腔局部痂皮、黏膜干燥、腺体减小,共同对鼻腔的纤毛造成了破坏,使纤毛减少并影响了纤毛的运动,使鼻腔分泌物的排泄受到影响,引起鼻部的临床症状。

(四)嗅觉

一般鼻中隔穿孔对嗅觉功能无太大的影响,但是,发生于中鼻甲水平以上的鼻中隔高位的大穿孔,因为痂皮的刺激,可能影响到嗅觉功能。

三、临床表现

鼻中隔穿孔的患者,一般的感觉是鼻腔干燥,易结干痂,鼻塞,头痛,往往有类似神经衰弱的症状,如头昏、头疼、注意力不集中、记忆力减退等。待排出鼻腔痂皮后鼻塞可以好转,但是可以有鼻腔小量出血。鼻中隔穿孔位于鼻中隔软骨部偏前者,可以在呼吸时产生吹哨声音;若位于鼻中隔后部,则可以没有明显症状。鼻中隔穿孔过大者,可以干燥感觉比较重,如合并鼻中隔的偏曲,呼吸气流可以经常偏向一侧,造成一侧的通气过度、干燥感或其他症状明显。

鼻中隔穿孔一般常规鼻镜检查就可以发现,但是位于后部或偏上、偏下的小穿孔则有时可以漏诊,这时应该详细检查,必要时应用麻黄碱收敛鼻腔黏膜后再行检查,也可以应用鼻内镜检查,纤维鼻咽、喉镜也可以进行检查。一般检查都可以见到鼻中隔的不同部位的大小不等的穿孔,穿孔周围有干痂存在,除去后可以见到穿孔边缘的出血、黏膜的干燥或萎缩。如果鼻中隔存在痂皮,未见穿孔,则应该除去痂皮,仔细检查。在合并外伤的患者,应该仔细收敛检查。

四、诊断与鉴别诊断

鼻中隔穿孔根据鼻中隔穿孔的症状和检查,一般诊断不难,但是应该注意鉴别其发病原因。

对合并外伤,或其他特殊感染的患者,诊断时一定要注意。另外,还要注意神经衰弱的症状是否与鼻中隔穿孔有关,必要时请有关科室会诊。

五、治疗

鼻中隔穿孔如果患者症状不明显,患者没有特殊要求,则可以不用治疗,但是平时要注意保护性地采取一些护理措施,以防止症状进一步加重。治疗一般分为保守治疗和手术治疗两种。

(一)保守治疗

鼻中隔穿孔的治疗主要应查明原因,进行对症治疗,如抗结核治疗、驱梅疗法。化学性刺激强应改善工作环境,避免再受刺激;局部有肉芽组织可用药物烧灼或电灼;鼻内经常结痂或鼻出血,可涂以1%黄降汞软膏或抗生素软膏;因铬酸引起的溃疡穿孔。须涂以5%硫代硫酸钠软膏;对无炎症反应的又有明显鼻功能障碍或临床症状的鼻中隔穿孔,应行手术修补,但全身病因尚未控制,鼻内尚有炎症时,不宜施行手术。一般认为,鼻中隔穿孔在1 cm以下者为大穿孔,手术修补较为困难。

(二)应用赝复物封闭鼻中隔穿孔

应用赝复物封闭鼻中隔穿孔,多用蜡模制作的尼龙纽扣。热石膏模翻制的软塑料塞,盘形硅胶置入周边开槽的中隔赝复物,热处理的丙烯酸树脂纽扣,硅胶封闭器等。Pallauch报道应用硅胶中隔纽扣封闭了136例大小为0.09～1.1 cm^2 的鼻中隔穿孔,其中100例(73.5%)效果良好。Reiter和Facer亦有类似报道。Dishoech用蜡模封闭鼻中隔穿孔30例,取得了一定的效果。Gray先用硅胶纽扣封闭鼻中隔穿孔。发现易脱落,改用较硬硅胶后效果较好。一般认为,赝复物封闭鼻中隔穿孔,多用于有手术危险者,或肉芽肿和血管性疾病所致鼻中隔穿孔的患者,或穿孔边缘供血不足的患者。

(三)手术治疗

1.适应证

(1)如果在手术(如鼻中隔矫正手术)中,不慎撕裂双侧同一部位的黏软骨膜,造成鼻中隔的穿孔,可以在手术当中立即予以修补。

(2)鼻中隔穿孔位于鼻中隔前部,引起鼻内干燥、出血、结痂,或呼吸时有哨音者。

(3)因各种原因所致的鼻中隔穿孔,只要诱发因素已经治愈。可以行鼻中隔穿孔修补手术。

2.禁忌证

(1)鼻中隔穿孔的原因如果为结核、梅毒或其他慢性传染病,若原发因素病因不清或原发病尚未控制时,必须弄清原发因素或待原发病治愈后,再行修补手术。

(2)如果鼻腔或鼻窦内尚有炎症未完全治愈时,应先控制炎症,炎症控制后方可施行手术。

(3)鼻腔有萎缩性黏膜改变,行手术时应予以注意,不应强调为手术绝对禁忌证。

(4)鼻中隔后部的大穿孔,如果筛骨垂直板已经切除,没有明显症状者,可以不行手术治疗。

3.体位与麻醉

鼻中隔穿孔修补手术一般采用半坐位,患者不能耐受手术者,可以采用平卧位,但是头部略抬高。麻醉一般应用鼻腔黏膜麻醉加局部浸润麻醉,不能耐受者可以采用全身麻醉。

4.手术进路的选择

较早的鼻中隔穿孔手术基本都采用经前鼻孔进路,因视野狭小,操作不便,固定困难,所以经前鼻孔修补 1 cm 以内的小穿孔尚可以成功，而 1 cm 以上的大穿孔则成功率不高。

国内外专家学者进行了很多研究：①张庆泉先应用鼻翼切开使手术进路变得宽大，操作方便。在局部麻醉后，顺鼻翼全层切开，牵拉固定，然后行鼻中隔穿孔修补手术。因切口在鼻翼沟处，无明显瘢痕。切口处可以不缝合，应用耳脑胶或瞬康黏合剂黏合切口。②张庆泉在对复杂的鼻中隔偏曲合并穿孔时，采用了鼻小柱、鼻翼缘蝶形切开，这样可以充分暴露偏曲的鼻中隔和穿孔处，既可矫正鼻中隔偏曲，又可修补鼻中隔穿孔。切口在鼻尖、鼻翼处，瘢痕不明显，亦可使用黏合剂。③唇龈沟切口：鼻中隔穿孔在前部近鼻底处时，可以采用此切口。局部麻醉后，在上唇系带处向两侧切开约 4 cm，分离至骨面，然后顺梨状孔向鼻底至鼻中隔穿孔分离，进行修补手术。④鼻内镜下进路：采用鼻内镜下进行手术，可有清楚的视野，准确的操作，缺点是单手操作，配合较差。对鼻中隔后部的穿孔，鼻内镜下操作可以和其他进路结合进行，取长补短，保证修补手术的成功。⑤显微镜下手术：陈文史报道，在手术显微镜下行鼻中隔穿孔修补，有双手操作、视野清楚、修补仔细的特点。⑥前鼻孔撑开器下手术：用特制的前鼻孔撑开器，可以使前鼻孔开大，而且可以双手操作，但是只适用于鼻中隔前部的穿孔。

5.应用游离组织瓣封闭鼻中隔穿孔

应用游离组织瓣封闭鼻中隔穿孔是国内外常用的修补方法。吴学愚报道应用筋膜嵌入法修补鼻中隔穿孔 7 例，成功 5 例；陈兆和报道应用耳屏软骨膜修补鼻中隔穿孔 9 例，成功 8 例；马培堂、徐怀三等也有类似报道，所用的方法有游离组织瓣嵌入法和外贴法两种。Hussain 报道应用骨膜游离移植修补鼻中隔穿孔，取得了一定的效果。失败的病例是因单层组织瓣修补固定不易，易脱落，血运差，中央易发生再穿孔、边缘易出现裂隙等。

6.应用带蒂组织瓣封闭鼻中隔穿孔

早年有学者报道应用带蒂的下鼻甲黏膜瓣转移修补鼻中隔穿孔取得了较好的效果，但需要二期断蒂且手术操作较为复杂。Karkan 报道应用带单蒂或双蒂的鼻中隔黏软骨膜瓣修补鼻中隔穿孔，血运供应好，成功率高，但有内上端固定困难、边缘易出现裂隙等缺点。Rettinger 报道应用旋转鼻中隔黏软骨膜瓣修补鼻中隔穿孔，对 1 cm 以内的较小穿孔较为适宜，而用以修补 1 cm以上穿孔则较为困难。勾大君报道应用双蒂鼻腔外侧壁黏膜瓣修补鼻中隔穿孔效果好，治疗 16 例全部愈合，但有鼻塞，而且需要二期断蒂。

7.应用复合瓣封闭鼻中隔穿孔

(1)有学者报道采用耳后中厚皮片 2 片，在刮除鼻中隔穿孔边缘 5～10 mm 的两侧黏膜上皮，使形成新鲜创面，继将皮片分贴于鼻中隔穿孔的两侧，填塞固定 1～2 天。

(2)先在一侧鼻中隔穿孔之前做弧形切口，沿穿孔周围分离黏骨膜。在另一侧鼻中隔穿孔的上下做两横切口，上切口做于鼻中隔近顶部，下切口沿鼻底外侧，形成上下两个双蒂黏骨膜瓣。用细肠线缝合两黏骨膜瓣，封闭一侧穿孔。将备用的颞骨骨膜塞入黏骨膜和鼻中隔软骨之间，覆盖鼻中隔穿孔，并超过穿孔边缘 5～10 mm，摊平铺贴。然后在原侧鼻底做黏膜瓣，旋转至鼻中隔穿孔处，缝合固定，填塞鼻腔，7 天取出。

(3)也有学者报道先切除耳后岛状皮肤比鼻中隔穿孔稍大，切口紧贴耳甲腔切除耳甲腔软骨备用。再将鼻中隔穿孔前方正常黏膜弧形切开，向下至鼻底，向后上及后下方分离黏膜瓣，通常分离至鼻底或至下鼻甲下表面纵形切断黏膜瓣，蒂留于鼻中隔穿孔的后方，利于上面的黏膜瓣向下推进与下面的黏膜瓣对合封闭鼻中隔穿孔。用 3 个 0 的可吸收肠线缝合封闭穿孔。同法切除对侧鼻中隔黏膜瓣，将复合软骨移植片镶嵌在穿孔的软骨与将近封闭穿孔的黏膜瓣之间，皮肤面放在对侧掀起的黏膜瓣下，3 个 0 的可吸收肠线缝合固定软骨移植片，软硅胶鼻夹板无张力的缝合在下面黏膜表面，略松填塞鼻腔。术后第 2 天抽出填塞物，术后 10 天取出鼻夹板。

8.游离组织瓣的选择

行鼻中隔穿孔的修补，以往多用颞肌筋膜、软骨膜、阔筋膜、骨膜、皮片等。使用筋膜、软骨膜等游离组织瓣，成活后先呈灰白色，然后逐渐转变为淡红色。黏膜上皮的恢复则需要 2 个月以上，所以要定期门诊复查换药。鼻息肉、下鼻甲黏膜因为有黏膜上皮，则成活即为淡红色，但操作时已多少损伤了黏膜上皮，恢复也需要 1 个月以上的时间。皮片的恢复时间更长，而且很难变化至与鼻腔黏膜一样，现在已很少用。

9.手术前后的处理

手术前后的处理也很重要，应该注意以下几个问题。

(1)鼻中隔穿孔外科手术修补前，应常规鼻腔滴药，如呋麻液、复方薄荷油等。每天 1～2 次的鼻腔局部冲洗，清除鼻腔痂皮，但要注意，不能损伤鼻腔黏膜。

(2)手术后应常规应用 3～7 天抗生素，应用山莨菪碱、低分子右旋糖酐等药物。抽出鼻腔填塞物后，应用呋麻液、复方薄荷油等滴鼻剂。

(3)3～7 天抽出填塞物后，应每天鼻腔换药，移植组织瓣处最好应用湿的吸收性明胶海绵贴敷，保持湿润。应避免组织瓣干燥，以免影响组织瓣成活。

10.以往手术失败原因

以往鼻中隔穿孔治疗失败的原因主要有以下几种。

(1)手术进路问题：因为以往手术修补鼻中隔穿孔，只从前鼻孔进路，又无撑开器，进路狭窄，操作不便，照明不清楚，术腔视野欠清晰，所以仔细操作受限，是成功率不高的原因之一。

(2)血运问题：以往修补鼻中隔穿孔的方法，大部分都是分离穿孔周围的黏软骨膜，将修补的单层瓣膜，嵌塞于两层之间，这种情况对于鼻中隔 1 cm 以上的穿孔，瓣膜中央的供血就成为问题，所以容易使瓣膜中央缺血造成再穿孔。

(3)固定问题：因为鼻腔本身狭窄，操作不便，所以以往将瓣膜嵌塞于黏软骨膜下，前部较易固定，但后部的固定就成为问题，只靠填塞，稍微填塞操作不慎，就可以使填塞之瓣膜移位，重者使瓣膜脱落，轻者边缘出现裂缝，使手术失败。

(4)带蒂瓣膜问题：有报道应用带蒂的下鼻甲黏膜瓣，外侧壁黏膜瓣等修补鼻中隔穿孔。除了操作上的困难以外，只要固定好，应该效果很好，但是手术后有暂时鼻塞，二次手术，引起泪道堵塞等弊病。

(5)游离瓣膜的问题：游离瓣膜的选择，以往多应用鼻腔以外的组织，就是成活好，黏膜上皮的恢复也需要很长的时间，有些组织(如皮片)，基本上不能恢复到较为正常的鼻腔黏膜上皮，所以就是穿孔封闭也不能恢复成为鼻中隔黏膜上皮的功能。

(6)术后处理的问题：鼻中隔穿孔的术后处理是很重要的，手术中不适当力量的填塞，鼻腔换药干湿度的掌握上，过度干燥可以造成移植瓣膜的缺血坏死。

(王艳玲)

第二十五节　鼻　　石

鼻石是一种少见病。一般为单侧鼻腔出现单个鼻石，多发性结石或发生于双侧鼻腔者亦偶尔有报道。巨大鼻石可致鼻中隔或硬腭穿孔，或可侵入同侧上颌窦及筛窦。病程缓慢，常常历经数年。

一、病因

以细小异物为核心，鼻腔分泌物、泪液或炎性渗出物中经浓缩分解出的多种无机盐类（如碳酸钙、磷酸钙、磷酸铵、氯化钠及镁盐等）逐渐沉积于小异物表面，日久形成鼻石。

二、症状

虽其症状近似于鼻腔异物，如表现为一侧鼻塞，渐进性加重，流脓性或血性鼻涕，可有臭味等，但以成人多见，且可伴有头痛、头昏等症状。

三、检查

先清除鼻腔内分泌物后，即可查见一侧总鼻道中有块状物，形状不规则，表面欠光滑，状如砂石或桑葚，可呈白、黑或灰褐色，若用探针触之，其质坚如石，常可使其邻近黏膜出现溃疡及肉芽，巨大鼻石可将鼻中隔推向对侧，甚至压迫鼻中隔及硬腭而使其穿孔。曾有报道鼻石累及同侧上颌窦及筛窦者。CT 扫描可进一步了解鼻石的形状、大小、侵犯部位及范围。

四、治疗

一般多可在表麻或局麻下经前鼻孔取出。若鼻石较大而不易取出者，宜先用咬钳咬碎后再分次取出。倘若其特别巨大，且部分已进入同侧上颌窦者，可根据具体情况，以鼻侧切开或 Caldwell-Luc 手术进路取除之。

（王艳玲）

第二十六节　鼻 腔 异 物

鼻腔异物是鼻腔内外来的物质。多发生于儿童。主要有 3 种类型：①非生物类，如包糖纸、塑料玩具、纽扣、项链珠、玻璃珠、小石头等。②植物类，如豆类、花生、瓜子、果核等。③动物类，如昆虫、蛔虫、蛆虫、水蛭等。

一、病因

异物可由前鼻孔、后鼻孔或外伤穿破鼻腔各壁进入鼻腔。

(1)儿童好奇,误将玩具零件或食物塞入鼻孔而进入鼻腔,不敢告诉家长,日久忘记,至发生感染和出血,始被注意。

(2)呕吐、喷嚏时,可使食物、蛔虫经后鼻孔进入鼻腔。

(3)外伤、战伤或工伤时异物进入鼻腔,常合并鼻窦和眼眶异物。

(4)鼻腔内手术时,手术者不慎将纱条或油纱条填入鼻腔而忘记取出,称医源性异物。

二、临床表现

视异物大小、形状、类型、性质而异,主要症状为患侧鼻塞,脓性鼻涕,带有臭气和血性,有时因慢性鼻出血,可引起贫血症状,如面色苍白,周身乏力,易疲劳,多汗等。少数病例以异物为核心形成鼻石。

三、诊断

详细询问病史。吸出鼻前庭和鼻腔内分泌物,用血管收缩剂收敛红肿的鼻腔黏膜,仔细用前鼻镜或纤维鼻咽镜观察,必要时可用钝头探针触摸异物的大小、性质和所在部位。X线检查仅对金属性和矿物性异物有诊断价值。

四、治疗

根据异物的性质、大小而治疗方法各异。

(1)对鼻腔前部的圆形光滑异物不可用鼻镊夹取,以免将异物推至鼻腔深部,甚至坠入喉内或气管中,而发生窒息危险。需用弯钩或曲别针,自前鼻孔伸入,经异物上方达异物后面,然后向前钩出。对小儿患者需将全身固定,以防挣扎乱动,必要时可用全身麻醉。

(2)对不能钩出的较大异物,可用粗型鼻钳夹碎,然后分次取出。

(3)对过大的金属性或矿物性异物,可行唇龈沟切开经梨状孔取出,对一些在上颌窦或额窦的异物,需行上颌窦或额筛窦凿开术取出。

(4)对有生命的动物性鼻腔异物,需先用乙醚或氯仿棉球塞入鼻腔内,使之失去活动能力,然后用鼻钳取出。

(王艳玲)

第二十七节　鼻前庭囊肿

鼻前庭囊肿为发生在鼻前庭底部皮肤下、梨状孔的前外方及上颌骨牙槽突浅面软组织内的囊性肿块,也有称之为鼻牙槽突囊肿、鼻底囊肿等。女性多见,好发年龄为30～50岁。无左右侧差异,偶有双侧发生。

一、病因

(一)腺体潴留学说

鼻腔底黏膜黏液腺的腺管阻塞,致腺体分泌物潴留形成囊肿。

(二)面裂学说

胚胎发育期面部各突起连接处有残留或迷走的上皮组织发展成囊肿,又称面裂囊肿,最具代表性的就是鼻前庭囊肿,其他还有球颌突囊肿,鼻腭囊肿,正中囊肿。

二、病理

囊肿多呈圆形,大小不一,邻近骨质被压迫吸收形成凹陷。囊肿外壁由含有弹性纤维和网状血管的结缔组织构成,坚韧而有弹性。囊壁内衬为纤毛柱状上皮、立方上皮或扁平上皮,含有丰富的杯状细胞。囊液棕黄色,可为黏液性或浆液性。如发生感染,囊液为脓性,囊壁有炎性细胞浸润。

三、临床表现

囊肿生长缓慢,早期常无症状,随囊肿增大出现鼻翼处及鼻孔内隆起,同侧鼻塞,鼻内及上唇发胀,偶见上颌部及额部反射性疼痛。若并发感染,囊肿迅速增大,局部疼痛加重,严重者伴鼻唇部红肿隆起。

四、诊断

(一)局部检查

一侧鼻前庭、鼻翼下方、梨状孔外侧部圆形隆起,如囊肿较大,可在上唇和口腔前庭引起隆起,质软、有波动感,一般无触痛。穿刺抽出液体可明确诊断。穿刺抽吸后囊肿缩小,但不久又复隆起。

(二)影像学检查

X线平片或CT平扫显示梨状孔底部低密度圆形、椭圆形阴影,边缘清楚光滑,无上列牙病变。

五、鉴别诊断

鼻前庭囊肿与牙源性囊肿的鉴别见表7-2。

表7-2 鼻前庭囊肿与牙源性囊肿的鉴别

鉴别要点	鼻前庭囊肿	牙源性囊肿
上列牙病变	无	缺牙、龋齿或牙根感染
囊液	透明、半透明,黏液或浆液性液体	姜黄色,黄褐色,酱黑色
胆固醇结晶	不含	含有
放射学检查	梨状孔底部低密度圆形或椭圆形影,边缘光滑,无上列牙病	上颌骨牙槽突骨质破坏或囊内含牙,牙根尖部小圆形囊影,周围骨质有吸收

六、治疗

囊肿较大致鼻面畸形,引起鼻塞,或发生感染者应手术切除。

(一)唇龈沟进路

囊肿隆起部唇龈沟或沟上方横切口,剥离囊肿,以彻底切除囊肿壁为原则。术后鼻腔填塞及鼻唇沟周纱球压迫术腔。

(二)鼻前庭囊肿揭盖术

鼻前庭囊肿揭盖术适用于主要向鼻内生长的囊肿。在前鼻镜或鼻内镜下，切除囊肿顶壁使囊肿开口于鼻腔底。要注意防止开窗口闭合导致复发。

(徐会会)

第二十八节　鼻窦囊肿

鼻窦囊肿是指原发于鼻窦内的囊性肿物，有两种类型。①鼻窦黏液囊肿：鼻窦囊肿中最为常见者。多发于筛窦，其次为额窦和蝶窦，上颌窦较少见。本病多见于青年和中年人，多为单侧，囊肿增大时可累及周围结构，包括眼眶和颅底。囊肿继发感染发展成脓囊肿破坏性变大。最常见额窦黏液囊肿扩展到筛窦，或由筛窦扩展到额窦，以致很难判定原发部位。该病发展缓慢，当患者出现眼部症状时方来就医。②鼻窦黏膜囊肿：可发生于任何鼻窦，但多发生在上颌窦，以上颌窦底和内壁多见。本病可发生于单侧或双侧，生长极缓慢，长大到一定程度可自然破裂，囊液经窦口自行流出。常无症状，多在鼻窦 X 线检查或 CT 检查时发现。

一、病因

鼻窦黏液囊肿发生为多因素综合所致。各种原因导致的鼻窦自然口阻塞，使鼻腔内分泌物不能排出。同时鼻窦黏膜的炎性病变，也可因变应性因素所致的黏膜水肿，产生大量的渗出液逐渐充满窦腔进而压迫鼻窦骨壁变薄吸收，囊肿向周围扩展产生畸形。目前认为骨壁内破骨细胞被前列腺素等物质激活，同时淋巴细胞产生破骨细胞激活因子(OAF)，前列腺素 PGF 和 PGE 对骨质吸收起很大作用，这也是囊肿破坏周围骨壁的原因。

鼻窦黏膜囊肿的病因有两种：①黏膜内黏液腺阻塞，腺体内分泌物潴留在黏膜下形成囊肿，又称黏液潴留囊肿，囊壁为黏液腺管上皮，囊液为黏液。②黏膜炎症或变态反应，毛细血管渗出的浆液潴留于黏膜下层结缔组织内逐渐膨大形成囊肿，又称鼻窦浆液性囊肿，囊壁为有炎症改变的鼻窦黏膜，囊液为半透明的草黄色或姜黄色易凝结液体。

二、病理

鼻窦黏膜多呈水肿和囊肿性变化，黏膜上皮化生，黏膜下炎性细胞浸润，囊内液体为黏液，呈淡黄、黄绿或棕褐色，多含有胆固醇结晶，如有感染为脓性分泌物。

三、临床表现

鼻窦囊肿生长缓慢，局限在窦内时可无任何不适或仅有头痛。若囊肿增大压迫和破坏鼻窦骨壁侵入眶内或颅内则出现相应症状。鼻窦骨壁一经破坏后囊肿即发展迅速，若继发感染演变成脓囊肿则症状加重。

(一)眼部症状

囊肿侵犯眶内可致眼球移位,筛窦囊肿眼球向外移位,额窦囊肿眼球向外下方移位,蝶窦囊肿眼球突出,还可出现流泪、复视、头痛、眼痛等。囊肿压迫视神经及眶上裂,可造成第Ⅱ、Ⅲ、Ⅳ、Ⅴ、Ⅵ对脑神经功能障碍,出现视力减退甚至全盲,眼肌麻痹、眼部感觉障碍和疼痛等症状即眶尖综合征。

(二)面部症状

囊肿增大可出现前额眶顶(额窦囊肿)、内眦(筛窦囊肿)或面颊(上颌窦囊肿)等处隆起。表面皮肤正常,可触及乒乓球感或蛋壳感,若骨质吸收消失可触及波动感。

(三)鼻部症状

自发性间歇性鼻溢液,为囊肿自行破溃囊液经鼻窦口流出所致。较大的囊肿可出现鼻塞,嗅觉减退。鼻内镜检查:筛窦囊肿使筛泡或中鼻道向下膨隆,额窦囊肿鼻顶下塌,蝶窦囊肿嗅沟饱满,上颌窦囊肿鼻腔外侧壁向内移位,面部膨隆,硬腭下塌,表面黏膜正常。

四、诊断

根据病史临床表现,影像学检查等较容易诊断,在局部膨隆处穿刺有棕色或灰色黏液即可确诊。CT 检查对囊肿的诊断和定位起重要作用,为鼻内镜手术治疗提供参考。影像显示肿物呈圆形,密度均匀,边缘光滑,邻近骨质有压迫吸收现象,有菲薄的骨壳,可显示侵入眶内及颅内情况。应与肿瘤、脑膜脑膨出、垂体瘤、脑膜瘤等鉴别(图 7-22、图 7-23)。

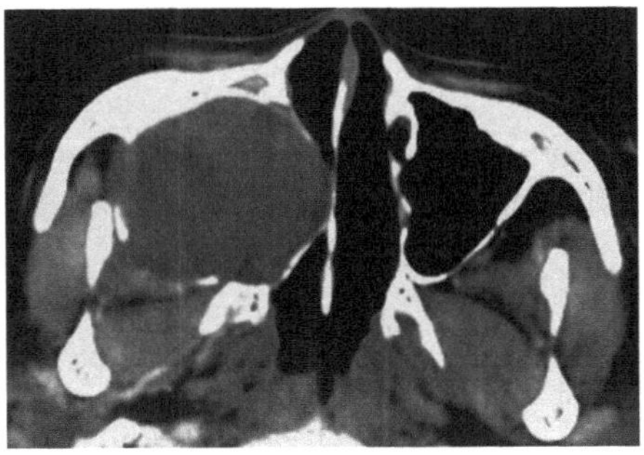

图 7-22　上颌窦囊肿

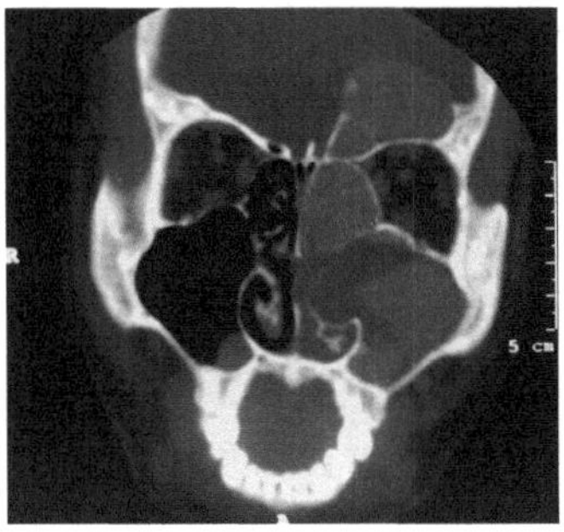

图 7-23　左侧额窦筛窦上颌窦囊肿

五、治疗

诊断明确后,手术是唯一的治疗方法。无症状的小囊肿可以观察暂不处理。治疗原则是建立囊肿与鼻腔永久性通路,以利引流防止复发。手术方法:对较大的额筛囊肿侵入颅内或眶内有分隔者以往采用鼻外进路手术。目前首选鼻内镜鼻内进路手术,保留部分黏液囊肿的囊壁,以免损伤邻近的重要结构,出现严重的并发症。尽可能扩大造瘘口,建立永久通道即可。

大多数并发症如鼻、眼、面和脑部症状,在囊肿手术后便可以逐渐治愈或改善,部分需要配合药物治疗。对脑脊液鼻漏,眶尖综合征需进一步手术治疗。

(徐会会)

第二十九节 鼻腔及鼻窦良性肿瘤

一、血管瘤

鼻腔及鼻窦良性肿瘤中，血管瘤最为常见。血管瘤为脉管组织来源良性肿瘤，可发生于鼻腔及鼻窦任何部位，血管丰富处多见。本病可发生于任何年龄，多见于青壮年。鼻部血管瘤可分为毛细血管瘤和海绵状血管瘤，以前者为多见，多发于鼻中隔，后者好发于下鼻甲和上颌窦内。

（一）病因

血管瘤的病因至今不明，可能与外伤、感染和内分泌功能紊乱有关。也有学者认为本病为先天性良性肿瘤，与胚胎组织残留或异常发育有关。

（二）病理

毛细血管瘤瘤体通常较小，有细蒂或广基，色鲜红或暗红，质软、有弹性，易出血，镜下见由多数成熟的薄壁毛细血管组成，紧密排列成丛状或分叶状。海绵状血管瘤瘤体常较大、基广，质软可压缩，镜下瘤体多无完整的包膜，由大小不一的血窦组成。

（三）临床表现

1.鼻部症状

主要症状常表现为进行性鼻塞、反复鼻出血。

2.压迫症状

肿瘤发展可压迫并破坏周围骨质，侵及邻近器官，引起面部畸形，眼球移位，复视，头痛等症状。

3.全身症状

长期反复的小量出血可引起贫血，严重大出血可致失血性休克。

鼻部检查可见局部颜色鲜红或暗红、质软、有弹性的肿瘤，多见于鼻中隔或下鼻甲前端。原发于上颌窦内的海绵状血管瘤，有时可呈出血性息肉状物突出于中鼻道，若误作息肉摘除，可引起严重出血。

（四）诊断

根据临床表现、体征、影像学检查、病理检查可确诊。在诊断时应注意与鼻腔鼻窦囊肿、出血坏死性息肉、上颌窦恶性肿瘤等相鉴别。

（五）治疗

血管瘤的治疗以手术切除为主，手术选择的原则应为：足够大的视野可充分暴露并彻底切除肿瘤，同时不影响相关组织的功能，术中应彻底切除包括瘤体及连同根部的黏膜。经鼻内镜手术能有效暴露绝大多数肿瘤的范围，又符合微创外科的理念，因此目前已广泛运用于鼻腔鼻窦血管瘤的治疗。对于鼻腔鼻窦内肿瘤较大者，经鼻内镜不能完整切除者，依据瘤体位置、大小，可经上颌窦根治术切口、Denker 切口或鼻侧切开术切口，将瘤体完整切除。血管瘤瘤体大、估计术中出血多者，可在术前经动脉插管行选择性上颌动脉栓塞术，以减少术中出血。

二、内翻性乳头状瘤

内翻性乳头状瘤(papilloma)为上皮源性肿瘤,可发生于鼻腔及鼻窦任何部位,以鼻前庭、鼻中隔、中鼻甲、筛窦及上颌窦多见。该病多见于男性,可发生于任何年龄阶段。

(一)病因

鼻腔及鼻窦内翻性乳头状瘤发病原因至今不确定,多数学者认为该病为一种良性的真性肿瘤,且鉴于该病具有局部侵蚀破坏力,切除后容易复发及有恶变可能等特点,有人认为其应属于上皮组织边缘性肿瘤。其病因可能与炎症的慢性刺激和上皮化生有关。也有研究发现其与人乳头状瘤病毒(HPV)感染有关,应用原位杂交技术在内翻性乳头状瘤已分离出的乳头状瘤病毒DNA 与人乳头状瘤病毒 6 及 11 型的 DNA 相似,但结果仍不确定。

(二)病理

内翻性乳头状瘤多见于鼻窦或鼻腔侧壁,主要表现为上皮过度增生,向基质内呈乳头状增生,可表现为鳞状上皮、变移上皮及纤毛柱状上皮同时存在。上皮向基质内呈内翻、凹入生长,但基底膜完整,故名内翻性乳头状瘤。

(三)临床表现

一般为单侧鼻腔发病,双侧鼻腔受累约为 10%。症状主要为鼻塞,呈进行性加重;流黏脓涕时带血;偶有头痛和嗅觉异常;随肿瘤扩大和累及部位不同而出现相应症状和体征。常同时伴有鼻旁窦炎和鼻息肉,可能与肿瘤压迫静脉和淋巴回流障碍有关。因此部分患者有多次鼻息肉手术史和术中有大出血的病史。

鼻部检查见肿瘤大小、硬度不一,外观呈息肉样,红或灰红色,表面不平,质地较硬,触之易出血。肿瘤多原发于鼻腔侧壁,大者可充满鼻腔,并侵入邻近部位,上颌窦和筛窦最易受侵犯。

(四)诊断

根据临床表现、体征、影像学检查、病理检查可诊断。病理活检可确诊,活检时应从肿瘤不同部位多切取几块组织送检,以免漏诊、误诊。诊断时应注意与疣、乳头状纤维瘤、乳头状腺癌及鼻息肉等鉴别。尤其是 40 岁以上的男性,反复发生的单侧鼻息肉,术后很快复发者,均应常规送病理检查,以除外内翻性乳头状瘤。

内翻性乳头状瘤是鼻部良性肿瘤中应值得重视的肿瘤。其特点:①术后易复发。②多次手术易产生恶性变,其中一部分“癌变”的病例,可能由于癌组织分化程度较高而被误诊为内翻性乳头状瘤。③多发性侵袭性生长易产生组织破坏。

(五)治疗

由于内翻性乳头状瘤具有侵袭性生长、易复发和恶性变的特点,应做根治性切除术。经鼻内镜治疗鼻腔鼻窦乳头状瘤在早期认为适用于较为局限的病变,而随着鼻内镜技术的不断发展,全组筛窦、蝶窦和上颌窦已成为鼻内镜下可观察和处理的范围,因此除已有恶变或已侵犯至鼻外的肿瘤,对于瘤体较大,包括侵犯至后组筛窦、蝶窦及额隐窝的肿瘤都可以经鼻内镜切除。

三、骨瘤及骨纤维增生症

(一)骨瘤

骨瘤是鼻窦常见良性肿瘤,有报道 3%的常规头部和鼻窦 CT 扫描中可发现骨瘤。多见于青年,男性较多,常发生于额窦(80%),其次为筛窦,上颌窦和蝶窦均少见。

1.病因

骨瘤的病因目前大多认为是软骨内成骨组织和膜性组织同时排列于胚胎组织中，导致骨质增生所致，故多发生于额骨和筛骨交界处。其次可由外伤、炎症引起鼻窦壁的骨膜增生而致，约50%骨瘤有额部外伤史。也有学者推论骨瘤是过度发育的筛窦气房扩展入其他鼻窦内，形成骨黏膜泡（如额筛泡、蝶筛泡、上颌筛泡），经慢性炎症引起分泌物凝滞、结缔组织增生和骨化而成。

2.病理

病理上通常分为三型。①密质型（硬型或象牙型）：质硬、较小、多有蒂，生长缓慢，多发生于额窦。②松质型（软型或海绵型）：质松软，由骨化的纤维组织形成，广基、体积较大，生长快，有时中心可液化成囊肿，表面为较硬的骨囊，常见于筛窦。③混合型：外硬内松，常见于额窦。

3.临床表现

骨瘤生长缓慢，小者多无症状。常于鼻窦或头颅X线摄片或CT扫描时偶然发现。大的额窦骨瘤可引起额部疼痛，感觉异常。亦可伴有额窦黏液囊肿，致额窦前壁隆起。如向额窦底部突出，常将眼球向前、向外下推移，引起突眼和复视等症状。骨瘤经额窦后壁或筛板侵入颅内，则可出现颅内组织受压症状，如头痛、恶心、呕吐等。筛窦骨瘤大者可占据大多数气房，并可长入额窦或蝶窦。向眼眶发展者，眼球向外下移位。

4.诊断

根据临床表现、体征、影像学检查可做出诊断。鼻部CT扫描可见圆形高密度阴影，注意与外生性骨疣相鉴别。后者多见于上颌窦，由骨质过度增生而成，可引起面颊部隆起变形。

5.治疗

骨瘤以手术切除为主。骨瘤小者无须急于手术，多数医师提倡定期复查CT，连续观察如果发现病变生长，应该在出现并发症之前手术。如肿瘤较大，症状明显，颅面有畸形或已向颅内扩展、发生颅内并发症者，宜早日手术。随着鼻内镜技术的发展，经鼻内镜行鼻窦骨瘤切除，可在直视下进行操作，具有解剖标志清楚，损伤小、出血少、无面容损伤等优点。如已侵入颅内，应行颅面联合手术。

（二）骨纤维增生症

骨纤维增生症是一种发展缓慢、自限性、以骨的纤维变性为特征的骨骼系统病变，与成骨细胞的分化和成熟缺陷有关，是一种发育异常。好发于儿童及青年，女性较男性多见。

1.病因

病因不明，常有以下学说。

(1)先天发育异常学说：认为因原始成骨的间叶组织发育异常，正常骨组织被吸收后，由纤维组织和发育不良的网状骨小梁所取代。

(2)局部外伤：患者常有明显的外伤史，发生于颌骨的单骨型病变可能与面部外伤后的异常增殖反应有关。此外还有慢性感染、内分泌紊乱、局部血液循环障碍等学说，但均未获证实。

2.病理

患骨膨大，表面硬，无明显界限，患处骨质呈囊性纤维性改变，正常骨结构消失，骨髓腔为灰白色或灰红色增生纤维组织所占据，骨皮质变薄呈囊状变形。病变切面呈灰白或苍黄色，较正常骨质稍软，切割时有砂粒样感和弹性感。显微镜下见主要由增生的纤维组织及新生的骨小梁组成。该病一般分为2型。①单骨型：最常见，约占70%。仅累及单骨，常见于上颌骨、颧骨、额骨、下颌骨。②多骨型：较少见，约占30%。病变累及2处或2处以上骨。值得注意的是

McCune-Albright 综合征患者中多见多骨性骨纤维增生症，同时伴有内分泌疾病及患病侧的皮肤色素沉着。多骨型骨纤维增生症恶变风险较低（0.5%），McCune-Albright 综合征患者恶变风险大约是 4%。

3.临床表现

颅面骨骨纤维增生症以上颌骨和额骨最易受累。该病病程缓慢，初期无明显症状，随病情进展，渐出现患处隆起肿胀，面部不对称。视部位不同，可分别出现眼球移位、复视、视力减退、咬合错位、牙列不整、牙槽和腭部畸形及鼻塞等。检查见患处骨质质地坚硬，无明显界限，压痛不明显。血清碱性磷酸酶含量可有所增高。

4.诊断

根据临床表现、体征、影像学检查诊断。CT 或 X 线显示，患处骨质呈局限或较广泛的囊性膨大变形，膨大处呈均匀、致密如毛玻璃样的阴影（图 7-24）。也可为圆形或卵圆形的囊泡状透明区，周边绕以薄层硬化骨质边缘。

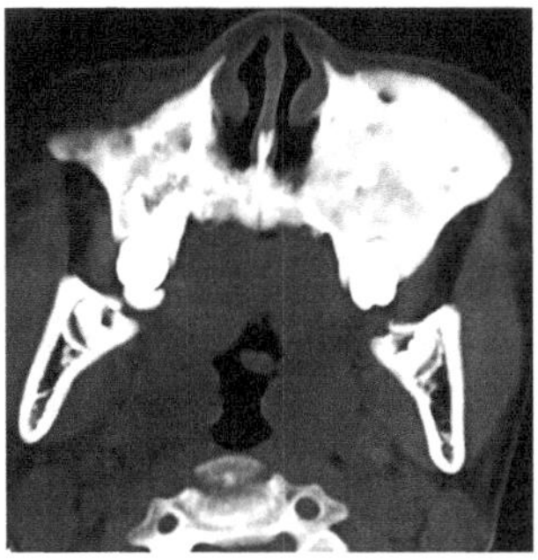

图 7-24 颅面骨骨纤维异常增生 CT

5.治疗

本病发展缓慢，有青春期后停止发展的倾向。症状和面部畸形不明显者可暂不处理。若出现功能障碍或明显面部畸形，可手术刮除病变组织，应注意刮除范围不能过大。但因边界不清，手术不易彻底而导致复发。本病放疗无效。

四、纤维瘤

纤维瘤是分化良好的来源于结缔组织的良性肿瘤。鼻及鼻窦的真性纤维瘤极少见，常常易把炎性假瘤或神经纤维瘤误诊为纤维瘤。

（一）病理

纤维瘤常呈息肉样，呈圆形、广基或有蒂、表面光滑。其硬度及颜色随组织成分而异，细胞少而纤维成分多者，则质硬而色灰白；反之则质软，血管丰富而呈红色。

（二）分型

纤维瘤可分为硬型和软型。硬型质硬，灰白色，细胞少，胶原纤维居多；软型血管丰富呈红色，胶原纤维少。鼻腔及鼻窦纤维瘤多属后者。尚有多种混合型纤维瘤，如纤维骨瘤、血管纤维瘤、黏液纤维瘤等。上颌窦还可发生牙骨质化纤维瘤。

纤维瘤主要由纤维组织及成纤维细胞组成，间有胶原纤维瘤细胞呈长梭形排列成粗细不等的束条，纵横交错，较正常纤维组织紊乱，内含血管多少不一。

纤维瘤病是局部进展性纤维组织肿瘤样增生病变，常不转移，但局部浸润到周围组织，其发病机制未明。

(三)临床表现

纤维瘤多发于青年,生长极慢。发生于鼻窦者,可存在多年而患者不自知,或因诱发鼻旁窦炎始来就诊。发生于鼻腔内者,可来自中鼻甲,发生于其后端者可突向鼻咽部;亦可见于鼻中隔、鼻腔底、筛窦及上颌窦。可表现为进行性鼻塞、鼻出血,肿瘤增大压迫骨质,可致骨质吸收引起变形,患处隆起,出现压迫症状;入眶可致眼球移位、面颊部膨隆、齿槽变形等。易被误诊为恶性肿瘤。鼻内检查见肿物被覆黏膜,色红或灰白,触之稍硬,一般不易出血,易出血者应与起源于鼻咽而侵入鼻腔的纤维瘤或纤维血管瘤鉴别。后者发展较快,血管丰富,触之易出血,检查鼻咽部可见较大肿瘤。应该与平滑肌瘤和纤维肉瘤鉴别。

(四)治疗

手术切除肿瘤较易,一般边界清楚,即使入眶者,也可完整分离切除而不致损伤眼球。手术彻底,一般不致复发。切除不彻底术后常可复发,尤其是软型纤维瘤及黏液纤维瘤较易复发。瘤组织呈浸润性生长侵入骨质者,手术切除范围应稍广泛为妥。

五、软骨瘤

软骨瘤是一种由成熟透明软骨所构成的良性肿瘤。发生于鼻腔及鼻窦者极为少见,男多于女,好发于 20～30 岁的青年人。发生于鼻内者,以鼻中隔多见,发生于鼻窦者以筛窦为多,鼻窦的软骨瘤临床后果严重,有人将此瘤归之于恶性或潜在恶性。

病因未明,较多学者认为可能来源于异位的软骨胚芽或软骨性头颅原基的残余。好发于喉、气管、鼻咽及鼻窦等处,发生于颅底及咽部者较少,也可见于鼻中隔及硬腭。

(一)临床表现

肿瘤体积一般较小,外观呈淡青色或灰蓝色,多有被膜,表面光滑,切面半透明,光滑似正常软骨。较大的肿瘤中心部位可有黏液性变、囊性变、软化、坏死、钙化及骨化等改变。根据其原发部位,可将软骨瘤分为二型。①内生性:发生于无软骨的骨组织中,可多发或单发,易发生于筛骨、蝶骨、鼻中隔及鼻腔外侧壁。②外生性:发生于软骨上,常见于鼻中隔、外耳道、喉部等处。

软骨瘤由分化良好的透明软骨组成,亦可由各型软骨混合而成,与正常软骨不同之处为其软骨囊的大小不一,囊内所含细胞数不定,细胞大小、体积和排列分布较不规则,发育程度亦不等,瘤细胞外有明显陷窝,一陷窝中可有数个细胞,外生性软骨瘤细胞无间变。

软骨瘤一般生长缓慢,也可向周围组织呈浸润生长,肿瘤生长压迫,使邻近骨质吸收,引起患处隆起变形,入眶可引起眼球移位,突入鼻腔则进行性鼻塞加重、鼻溢、嗅觉减退、头痛、鼻出血等。X 线片或 CT 扫描可显示肿瘤界限。病理检查可确诊。有时病理检查为良性时,偶可发生远处转移。亦可见及恶变病例。软骨瘤应与骨瘤、鼻中隔软骨局部增生或鼻咽黏膜的异位软骨小岛鉴别。

(二)治疗

软骨瘤对放射治疗不敏感,治疗方法如同处理恶性肿瘤。以采取鼻外进路彻底切除肿瘤及其邻近可疑组织为主,因复发率高,术后须进行长期随访观察。

六、浆细胞瘤

(一)分类

浆细胞瘤的分类至今仍未完全统一，国内刘兆华等(1980)将其分为如下几类。

1.髓性浆细胞瘤

(1)良性：髓性浆细胞瘤(孤立性骨浆细胞瘤)。

(2)恶性：①髓性浆细胞瘤病(多发性骨髓瘤)。②髓性浆细胞肉瘤(软组织转移性浆细胞瘤)。

2.髓外浆细胞肿瘤

(1)良性：原发性软组织浆细胞瘤。

(2)恶性：原发性软组织浆细胞肉瘤。

(3)转移性浆细胞肉瘤。

有些学者认为各类之间独立存在，多数学者认为各类之间是有联系的，他们认为多发性骨髓瘤是浆细胞恶化系列连续的形式。髓外浆细胞瘤、髓性浆细胞肉瘤有可能转化为多发性骨髓瘤。

髓外浆细胞瘤又称浆细胞肉瘤。髓外浆细胞瘤是局部原发性肿瘤，有时却为多发性骨髓瘤的局部表现，组织学上难以鉴别。

(二)临床表现

髓外浆细胞瘤与耳鼻咽喉科关系密切，80%发生于上呼吸道，其中以鼻腔、鼻窦及鼻咽部为多见，亦可发生于扁桃体、喉咽、喉、腭及口腔等处。男性多于女性，约为 3∶1，多见于 40～60 岁的成年人，有报道最小者年龄为 5 岁。小部分肿瘤可长期局限于髓外，有人称之为良性浆细胞瘤，如不经治疗，最终以恶性而告终；部分肿瘤不久可并发骨髓浆细胞瘤，因此有人将此划归为半恶性肿瘤。肿瘤大小不等，息肉样或广基表面平滑，被覆黏膜可完整，色粉红或灰白，质脆。镜下见肿瘤由不同分化程度的浆细胞组成，一般浆细胞异型性不明显，细胞密集成片或条索，由细纤维血管束支持。

髓外浆细胞瘤无特殊临床表现，易误诊为其他疾病。肿瘤位于鼻腔和鼻窦者，多表现为渐进性鼻塞、鼻出血及流涕，亦可出现突眼、局部疼痛、大出血等。检查见肿瘤大多为单发，少数为多发，在不同部位多发者为 10%，肿物可有蒂或广基，亦可表现为弥漫性黏膜增厚，表面通常成结节状，色红、淡红或灰黄，中等硬度，质脆。鼻窦髓外浆细胞瘤可破坏骨壁，与恶性肿瘤表现相似，临床上亦可出现颈淋巴结转移等表现。

髓外浆细胞瘤的诊断主要靠病理检查，但当病理报告已明确为浆细胞瘤时，并不意味着诊断结束，否则，会贻误病情，导致不恰当的治疗及错误的预后判断等。某些多发性骨髓瘤的病变可向髓外发展，位于软组织的浆细胞瘤可能只是多发性骨髓瘤的局部表现，组织学上虽浆细胞的异型性较多，而单纯从组织上是难以在原发性髓外浆细胞瘤和多发性骨髓瘤之间进行准确鉴别的。为进一步明确诊断，还必须进行血常规、尿常规、肾功能、骨骼拍片、血清或尿蛋白电泳等检查，必要时还需行骨髓穿刺检查等。多发性骨髓瘤患者正常免疫球蛋白减少，而副蛋白增多，在血清蛋白电泳中形成一狭窄高峰，即 M 成分，小便中可有凝溶蛋白，即本斯-琼斯蛋白出现。诊断时还应排除反应性浆细胞肉芽肿，其区别要点是浆细胞肉芽肿基本结构为肉芽组织，即浆细胞数量增多，但浆细胞都成熟，无核分裂象，常无圆形玻璃小体(Russell 小体)，细胞散在，有炎症反应，可见各种炎性细胞，特别是淋巴细胞和组织细胞，毛细血管增生，内皮细胞肿胀。

(三)治疗

与多发性骨髓瘤比较，局限的髓外浆细胞瘤预后较好，有文献报道5年生存率为53%，肿瘤一般对放疗敏感，手术加局部放射治疗是目前最佳的治疗方法，复发者可行保守性放疗，若合并转移则全身化疗。本病易复发，有时复发期极长，局部复发可能导致全身泛化或转移，所以术后宜进行长期观察。

(刘建光)

第三十节 鼻腔及鼻窦恶性肿瘤

一、外鼻恶性肿瘤

外鼻恶性肿瘤多为原发性，患者多为40岁以上的中老年人。较常见的肿瘤有基底细胞癌、囊性腺样基底细胞癌、鳞状细胞癌3种。此外，尚有恶性黑瘤及肉瘤等。也有继发于外鼻其他病变者，如狼疮癌变，但极少见。

由于外鼻恶性肿瘤多属皮肤癌，恶性程度低，发展较慢，且易于发现，可得到早期治疗，预后一般较好。治疗的原则：凡对放疗敏感者，可单纯放疗或手术加放疗；放疗不敏感者则应采取广泛手术切除、再辅以术后放疗。肿瘤小者，病灶彻底切除后可一期整形修复；病变广泛者，不应考虑畸形问题，应根据肿瘤手术的原则，在留有充分安全缘的基础上彻底切除，对可疑受侵犯的骨质也应一并切除。手术后的畸形可在1年后，经观察确无复发或转移者，再行外鼻成形术。

国外有人报道，如果治疗适当，90%以上的囊性腺样基底细胞癌和鳞状细胞癌是可治愈的。早期的外鼻肉瘤预后也佳，但晚期的癌和肉瘤预后较劣。肿瘤一旦发生局部转移，其治愈率则降至30%，鼻部恶性黑瘤的5年治愈率不超过15%。

现将几种外鼻恶性肿瘤简介如下。

(一)基底细胞癌

外鼻基底细胞癌发生于上皮的基底层，常发于鼻翼和鼻尖。开始时在皮肤上出现一个细小有光泽的结节，以后逐渐长大，中心发生溃疡，溃疡表面有痂皮附着，常脱落而有少量出血，无痛。病变继续扩展可破坏鼻、颊及上唇软组织。溃疡边缘较硬，常呈白色隆起，内卷而较整齐，与健康皮肤分界明显。如有色素沉着，则呈棕色或蓝色，此时外观与恶性黑瘤相似。晚期，肿瘤可沿骨膜、软骨膜潜行扩散，但很少侵犯黏膜，极少转移。

紫外线是基底细胞癌发病最主要的环境因素，因此应减少紫外线照射，尤其应避免在强烈的日光下暴晒。对高危人群，应使用遮光剂防护。

(二)鳞状细胞癌

外鼻鳞状细胞癌较基底细胞癌少见。早期常呈小疣状物或皮肤浅表溃疡，逐渐发展成难以愈合的、以红色肉芽作为基底的溃疡，边缘不整齐，触之易出血，有较明显的疼痛，发展较快，常向耳前、下颌下淋巴结转移。故对发生于外鼻的溃疡，经用非手术疗法2周以上无效者，应怀疑有恶变的可能，宜早做活检，明确诊断。

(三)恶性黑瘤

黑瘤由产生黑色素的细胞所组成,可分良性与恶性两种。良性者称黑色素痣,组织学上将其分为交界痣、皮内痣和复合痣。恶性者称恶性黑瘤,多数在色素病变基础上发生、少数可发生自正常皮肤或黏膜的色素细胞;25%～40%的恶性黑瘤以往有色素疾病史,表浅扩展型的黑瘤的1/3、结节型的约1/4在痣的基础上发生。紫外线照射、遗传、外伤及内分泌因素对本病的发生有一定的影响。

根据病变的发生部位,可分为皮肤及黏膜恶性黑瘤两大类。皮肤恶性黑瘤根据其临床表现和病理特征的不同,可分为恶性雀斑型、浅表扩展型、结节型和肢端雀斑型等。黏膜恶性黑瘤的恶性度较发生在皮肤者为高,预后差。

外鼻恶性黑瘤十分少见,原发于鼻腔者则多见于鼻中隔及中、下鼻甲,少数可发生在鼻窦。鼻腔恶性黑瘤的早期症状为鼻塞,血性腐臭分泌物。肿瘤多为外突结节状,表面溃破,棕黑色,可向周围侵犯至上颌窦、筛窦、眶内,破坏鼻中隔至对侧鼻腔,晚期可累及面部软组织,淋巴转移常至颌下和颈深上淋巴结。

如皮肤或黏膜的色素痣在短期内变大、变硬、颜色变深,痒或有痛感,表面潮湿或覆以痂皮,甚至出现溃疡或有出血倾向,以及周围出现卫星结节者,均须考虑有转变为恶性黑瘤的可能。

对恶性黑瘤一般不做切取或钳取活检,除非病灶已有溃疡形成者。因活检有引起肿瘤细胞迅速扩散的可能。切除活检对预后并无不良影响,但活检与根治性手术衔接得越近越好。一经病理检验证实,即将病变组织广泛切除。病灶范围较广,侵犯较深者,应行选择性颈淋巴结清扫术。恶性黑瘤对放疗和化疗均不敏感,近年来有采用免疫疗法,二氧化碳激光和冷冻治疗此病者。

二、鼻腔及鼻窦的恶性肿瘤

鼻腔内原发的恶性肿瘤较少见,鼻窦恶性肿瘤中尤以上颌窦恶性肿瘤最为多见,甚至可高达70%左右。筛窦肿瘤次之,约占20%。原发于蝶窦者约占3%,原发于额窦者最少见,仅占1%左右。肿瘤早期可局限于鼻腔或鼻窦某一解剖部位,晚期肿瘤发展可累及多个解剖部位,很难区分是鼻腔或鼻窦恶性肿瘤。鼻腔及鼻窦恶性肿瘤在我国各地区发病率不一致,北方发病率高于南方,在耳鼻咽喉科范围内仅次于鼻咽癌、喉癌位于第三位。发生于鼻腔及鼻窦的恶性肿瘤中以鳞状细胞癌最为多见,占80%左右,好发于上颌窦,其次为筛窦。此外尚有淋巴上皮癌,移行细胞癌,基底细胞癌,黏液表皮样癌,腺样囊性癌和鼻腔恶性黑色素瘤等。肉瘤可起源于黏膜、骨膜、淋巴组织、脉管、骨、软骨或肌组织,发生于上颌窦者多见,常见的肉瘤包括淋巴肉瘤、网织细胞肉瘤和纤维肉瘤,三者合占肉瘤总数的2/3左右。除以上三类肉瘤外,尚有软骨肉瘤、横纹肌肉瘤、黏液肉瘤、恶性血管内皮瘤及成骨肉瘤等。鼻腔及鼻窦恶性肿瘤患者中仍以男性多见,男女之比约为(1.5～3.0)∶1,可发生于任何年龄组,但绝大多数发生于50～70岁。肉瘤则多见于青年人,亦可见于儿童。

(一)病因

鼻及鼻窦恶性肿瘤的真正病因,至今尚未明确。可能与长期炎症慢性刺激造成黏膜上皮的大面积鳞状化生有关。另外,长期吸入某些刺激性或化学性致癌物质,可以诱发鼻及鼻窦恶性肿瘤。

(二)临床表现

鼻腔及鼻窦恶性肿瘤患者的临床症状一般出现较晚。原发于鼻窦内者初期多无特征性症状,一旦肿瘤超越窦腔之外,侵入邻近器官后,其表现又十分复杂。临床表现根据肿瘤部位范围、病理类型、生物学特性、病程、扩展方向等因素而表现出多样化。

1.鼻腔恶性肿瘤

早期患者常有单侧进行性鼻塞、血涕、恶臭脓涕或肉色水样涕。可有头胀、头痛、嗅觉减退或丧失。晚期患者,由于肿瘤侵入鼻窦、眼眶,表现为相应鼻窦恶性肿瘤的症状。

2.鼻窦恶性肿瘤

症状随肿瘤原发部位和累及范围而异。

(1)上颌窦恶性肿瘤:Ohngren 自内眦和下颌角之间做一想象的斜面,再于瞳孔处做一想象的垂直平面,从而将上颌窦分为 4 个象限(图 7-25)。前内象限所生长的肿瘤易侵入筛窦;而后外象限的肿瘤,晚期易破坏后壁,侵入翼上颌窝和翼腭窝,进而可能破坏翼腭窝顶,或侵入颞下窝而侵犯颅中窝。Sebileau 自中鼻甲下缘做一想象水平线,将上颌窦分为上下两部分。上部分发生的肿瘤,容易通过筛窦或眼眶入侵颅底,故预后不如发生在下部分者为佳。早期肿瘤较小,只限于窦腔内的某一部分。其中以内上角区为多,且多无明显症状。随着肿瘤的发展常有以下症状。①脓血鼻涕:凡一侧鼻腔流脓血性鼻涕,且持续时间较长,在成年人应怀疑本病。晚期可有恶臭味。②面颊部疼痛和麻木:位于上颌窦顶部的肿瘤,容易侵犯眶下神经而发生面颊部疼痛和麻木感,此症状对本病的早期诊断甚为重要。③鼻塞:多为一侧进行性鼻塞,是鼻腔外壁被窦内肿瘤推压内移或被破坏,肿瘤侵入鼻腔所致的。④磨牙疼痛和松动:位于上颌窦底部的肿瘤,向下侵及牙槽,影响磨牙,可发生疼痛松动。常误诊为牙病,但拔牙后症状依旧。

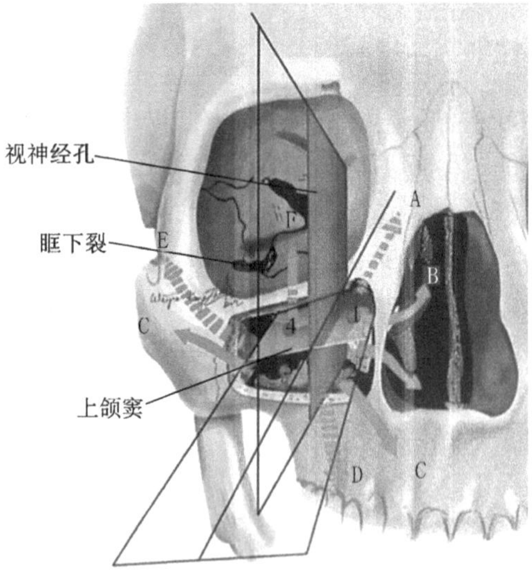

图 7-25 上额窦象限划分及恶性肿瘤发展方向

上颌窦恶性肿瘤晚期破坏窦壁,可向邻近器官扩展引起下列症状。①面颊部隆起:肿瘤压迫破坏前壁,可致面颊部隆起。侵犯面颊软组织,可发生瘘管或溃烂。②眼部症状:肿瘤压迫鼻泪管,则有流泪;如向上压迫眶底,使眶缘变钝,眼球向上移位,眼肌麻痹,眼球运动受限,可发生复视。但视力很少受影响。③硬腭下塌、牙槽变形:肿瘤向下发展,可致硬腭下塌、溃烂,牙槽增厚和牙松动脱落。④侵入翼腭窝:肿瘤向后侵犯翼腭窝或翼内肌时,可出现顽固性神经痛和张口困难。此症状多为晚期，预后不佳。⑤颅底扩展：凡上颌窦癌患者出现内眦处包块，或有张口困难，颞部隆起，头痛，耳痛等症状时，提示肿瘤已侵犯颞下窝而达颅前窝或颅中窝底。⑥颈淋巴结转移：可在晚期发生，多见于同侧下颌下淋巴结。

(2)筛窦恶性肿瘤：在各个鼻窦中，以筛窦体积最小，气房骨壁最薄，上壁有筛板的小孔，有时呈先天性骨质缺损。早期肿瘤局限于筛房可无症状，也不易被发现。肿瘤侵入鼻腔则出现单侧鼻塞、血涕、头痛和嗅觉障碍。当肿瘤增长向各方向扩大时，最易侵犯纸样板进入眼眶，使眼球向外、前、下或上方移位，并有复视。后组筛窦肿瘤可侵入球后、眶尖，常致突眼，动眼神经麻痹，上睑下垂。此外，内眦处可出现包块，一般无压痛。肿瘤侵犯筛板累及硬脑膜或有颅内转移者，则有剧烈头痛。淋巴结转移常在颌下或同侧颈上部的淋巴结。

(3)额窦恶性肿瘤：额窦的前后骨壁之间距离很小，后壁骨壁较薄，有时呈自然缺损。原发额窦恶性肿瘤极少见，早期多无症状。肿瘤发展后，可有局部肿痛、麻木感和鼻出血。当临床发现肿瘤向外下发展时，可致前额部及眶上内缘隆起，眼球向下、外、前移位，可出现突眼、复视。出现上述体征应怀疑肿瘤已有颅内扩展。

(4)蝶窦恶性肿瘤：有原发性和转移性癌两种，但皆少见。早期无症状，待出现单侧或双侧眼球移位、运动障碍和视力减退时，多已属晚期。鼻部CT扫描有助于明确肿瘤来源和侵及范围。

(三)诊断

1.鼻腔及鼻窦恶性肿瘤

症状出现较晚，且易误诊，早期确诊较难。对有上述症状者应提高警惕，尤其是40岁以上患者，症状为一侧性、进行性加重者更应仔细检查。

2.前、后鼻镜检查

鼻腔中新生物常呈菜花状，基底广泛，表面常伴有溃疡及坏死组织，易出血。如未见肿瘤则应注意中、下鼻甲有无向内侧推移现象，中鼻道或嗅裂中有无血迹、息肉或新生物。对每一病例必须进行后鼻镜检查，尤其要注意后鼻孔区、鼻咽顶及咽鼓管咽口情况。

3.鼻腔及鼻内镜检查

纤维鼻咽镜及鼻内镜检查，可观察肿瘤原发部位、大小、外形、鼻窦开口情况。对怀疑有上颌窦恶性肿瘤者，可利用鼻内镜插入窦内直接观察病变或行下鼻道开窗，直接观察病变或取活检；对蝶窦、额窦亦可采用鼻内镜检查；对筛窦仅能窥见其鼻内中鼻甲、中鼻道及嗅裂等部位的异常情况，亦有助于诊断。

4.活检及细胞涂片等检查

诊断依据病理学检查结果，必要时须多次活检。肿瘤已侵入鼻腔者，可行鼻腔内取材活检。上颌窦肿物可经上颌窦穿刺或鼻内镜取肿瘤组织活检或涂片。对病理学检查结果阴性而临床上确属可疑者，可行鼻腔、鼻窦探查术，术中结合冷冻切片检查确诊。

5.影像学检查

影像学检查为鼻部恶性肿瘤必需的检查方法，可显示肿瘤大小和侵犯范围，并有助于选择术式，同时也是随访复查局部有无复发的重要依据，通常以鼻部增强CT检查为主，联合MRI可更加详细地了解肿瘤情况。鼻部CT可见鼻腔或鼻窦软组织肿块影，可破坏周围骨质并扩散，有时伴有阻塞性炎症。注射造影剂增强扫描可见癌组织密度增高，可借此与阻塞性炎症相鉴别。MRI检查的特点在于软组织分辨率高，能够更加清楚地显示肿瘤范围及侵犯深度。

(四)鉴别诊断

1.血管瘤

血管瘤好发于鼻中隔,尤以前下区多见,瘤体呈红色或紫红色,出血量多。

2.内翻性乳头状瘤

内翻性乳头状瘤呈桑葚状,常见于鼻前庭与鼻中隔,临床上常不易与恶性肿瘤区分,因而需做病理检查鉴别。

3.鼻息肉

无经常涕血史。息肉外观色灰白,略透明,质软,表面光滑似荔枝状半透明,可有蒂,触之无出血。

4.上颌窦良性出血性新生物

上颌窦良性出血性新生物包括血管瘤、假性血管瘤、出血性息肉、坏死性上颌窦炎等。其共同特点是病程较长,常有鼻出血,且量较多。鼻部 CT 扫描,窦内常显示团块状肿物,骨破坏多限于内侧壁。

5.上颌窦囊肿

上颌窦囊肿局限于上颌窦内的小囊肿,面颊多无改变。囊肿增大,可产生面颊隆起,肿块呈圆形或类圆形,表面光滑,略有弹性,似乒乓球感觉,鼻部 CT 扫描可显示囊肿的特有形态,经上颌窦穿刺有黄色液体或黏液。

(五)鼻-鼻窦恶性肿瘤的 TNM 分类

根据肿瘤的生长范围和扩散的程度,按国际抗癌协会(UICC)TNM 分类标准第六版(2002)的方案如下。

1.解剖划分

上颌窦、鼻腔和筛窦。

2.TNM 临床分类

T—原发肿瘤。

T_X:原发肿瘤无法评估。

T_0:无原发肿瘤的证据。

T_{is}:原位癌。

(1)上颌窦分级。

T_1:肿瘤局限于上颌窦黏膜,无骨质侵蚀或破坏。

T_2:肿瘤导致骨侵蚀或破坏,包括侵入硬腭或中鼻道,除外侵犯上颌窦后壁和翼板。

T_3:肿瘤侵犯下列任一部位。上颌窦后壁骨质、皮下组织、眶底或眶内侧壁、翼窝、筛窦。

T_{4a}:肿瘤侵犯前部眼眶内容物、颊部皮肤、翼板、颞下窝、筛板、蝶窦或额窦。

T_{4b}:肿瘤侵犯下列任何一个部位,眶尖、硬脑膜、脑、颅中窝,除三叉神经上颌支以外的脑神经、鼻咽部或斜坡。

(2)鼻腔和筛窦分级。

T_1:肿瘤局限于一个亚区,伴或不伴有骨质侵犯。

T_2:肿瘤侵犯单一区域内的两个亚区或扩展至累及鼻筛窦复合体的一个邻近区域,伴有或不伴有骨质侵犯。

T_3:肿瘤扩展侵犯眼眶内侧壁或底壁、上颌窦或筛板。

T_{4a}:肿瘤侵犯下列任何一个部位。前部眼眶内容物、鼻部或颊部皮肤、最小限度的延伸至前颅底窝、翼板、蝶窦或额窦。

T_{4b}:肿瘤侵犯下列任何一个部位。眶尖、硬脑膜、脑、颅中窝、除三叉神经上颌支以外的脑神经、鼻咽部或斜坡。

N—区域淋巴结转移。

N_x:区域淋巴结无法评估。

N_0:无区域淋巴结转移。

N_1:同侧单个淋巴结转移,最大直径等于或小于 3 cm。

N_2:同侧单个淋巴结转移,最大直径大于 3 cm,不超过 6 cm;或同侧多个淋巴结转移,最大直径均不超过 6 cm;或双侧或对侧多个淋巴结转移,最大直径均不超过 6 cm。

N_{2a}:同侧单个淋巴结转移,最大直径大于 3 cm,不超过 6 cm。

N_{2b}:同侧多个淋巴结转移,最大直径均不超过 6 cm。

N_{2c}:双侧或对侧多个淋巴结转移,最大直径均不超过 6 cm。

N_3:淋巴结转移,最大直径大于 6 cm。

注:中线淋巴结视为同侧淋巴结。

M—远处转移。

M_x:远处转移的存在不能确定。

M_0:无远处转移。

M_1:有远处转移。

3.组织病理学分级

G 组织病理学分级。

G_x:组织分级不能确定。

G_1:高分化型。

G_2:中度分化型。

G_3:低分化型。

4.分期

0 期:$T_{is}N_0M_0$

Ⅰ期:$T_1N_0M_0$

Ⅱ期:$T_2N_0M_0$

Ⅲ期:$T_1N_1M_0$,$T_2N_1M_0$,$T_3N_0M_0$,$T_3N_1M_0$

Ⅳ期 A:$T_2N_2M_0$,$T_2N_2M_0$,$T_3N_2M_0$,$T_{4a}N_0M_0$,$T_{4a}N_1M_0$,$T_{4a}N_2M_0$

Ⅳ期 B:任何 TN_3M_0,T_{4b}任何 NM_0

Ⅳ期 C:任何 T,任何 NM_1

TNM 分期不是一成不变的。随着新的诊疗技术在临床的应用,治疗手段和治疗结果随之而变,肿瘤的分类分期也会发生变化,它会随着诊疗技术的发展而不断地补充和完善。

(六)治疗

可分为手术、放射治疗和化学疗法。应根据肿瘤性质、大小、侵犯范围及患者承受能力决定,当前多主张早期采用以手术为主的综合疗法,包括术前放射治疗、手术彻底切除癌肿原发病灶,必要时可行单侧或双侧颈淋巴结清扫术,以及术后放疗、化学疗法等。首次治疗是治疗成败的关键。

1.手术疗法

除少数体积小、表浅而局限的恶性肿瘤外，大多数需经面部做外切口或经口腔切口进行手术，手术的类型较多，术中根据具体情况灵活变换术式。其中鼻侧切开术、上颌骨全切除术、扩大上颌骨全切除术为 3 种基本术式。

(1)鼻侧切开术：鼻侧切开术主要适合于切除鼻腔恶性肿瘤。该术式有利于充分暴露鼻腔，并经适当延长切口可将手术延伸到各鼻窦，但因术野受限，不适于行上颌骨全切除术。

(2)上颌骨全切除术：上颌骨全切除术是处理鼻腔、鼻窦恶性肿瘤的常用术式，尤其适用于上颌窦、筛窦恶性肿瘤。但对于肿瘤已破坏上颌窦后外壁侵入翼腭窝或颞下窝者，较难处理。如果鼻窦恶性肿瘤已侵及眼眶者行上颌骨全切术，同时应行眶内容物摘除术。

(3)扩大上颌骨全切除术：此术式适用于较广泛的上颌骨恶性肿瘤已侵犯颞下窝者，其优点在于术中可结扎上颌动脉，止血效果好；术中扩大术野同时可有效预防或解除张口困难；术中上颌骨后方暴露良好，便于处理翼腭窝或颞下窝肿瘤。

2.放射治疗

单独根治性放射治疗，只适用于对放射线敏感的恶性肿瘤，如肉瘤、未分化癌，但疗效并不完全满意。对晚期无法根治的患者，仅能作为单独的姑息性放射疗法。术后复发者也可行放疗。

3.化学疗法

应酌情予以应用。使用变压化学疗法可提高疗效，其原理在于：用血管紧张素Ⅱ使癌组织的血流量增高而正常组织不变，此时给予化疗药物可增加癌灶内的药物浓度，之后再用血管扩张药降压，癌组织血流突然减少，使进入癌组织内的药不被血流带走，延长了药物的作用时间。

（刘建光）

第三十一节　鼻腔及鼻窦牙

鼻腔牙亦名额外牙或逆生牙，若伴有病侧上列牙齿数目不全者，则称为异位牙。只有当病侧上列牙齿数目齐全者，方称为额外牙或逆生牙。可发生于任何年龄。多发生于鼻腔底部，有时可并发鼻石。额外牙或异位牙若发生于上颌窦底部者，即为鼻窦牙。

一、病因

可为外伤之后果，但多数属先天性异常，即牙始基被挤压于异常位置上发育所致。

二、症状

鼻窦牙可无症状而于体检时偶然发现；鼻腔牙患者早期亦可症状不显著，或仅有一侧鼻腔轻度鼻塞、流涕，当渐进性加重且出现鼻腔异物症状之后始来就诊。

三、检查

鼻镜检查可见鼻腔前端底部有白色或褐色突起硬物，用探针触之质硬且不活动。突起物有时可位于鼻腔外侧壁上或鼻前庭底部。若伴有囊性牙根肉芽肿，则可抽出液体。CT 检查可见一密度增高的牙样阴影，往往牙根在鼻腔或鼻窦底部骨质内，而牙冠向腔内突出。

四、治疗

可在表面麻醉或局麻下拔除鼻腔牙。伴有囊肿者，须同时完整切除。若位于鼻窦内者，则需行鼻窦手术。

（沙颖红）

第三十二节　嗅觉障碍性疾病

一、嗅觉障碍的分类

患者在诉嗅觉障碍时通常只是简单地述说嗅不到气味，实际上嗅觉障碍的表现是复杂的，有些表现形式对于病情的诊断和预后的判定有很重要的意义。因此，对嗅觉障碍进行分类是必要的。

(1)嗅觉障碍的分类方法很多，按其表现形式可分为：①嗅觉丧失：表现为对嗅素的刺激没有反应，不能嗅到嗅素的气味。如果对所有的嗅素都嗅不出气味，谓之完全性嗅觉丧失；只有一部分气味嗅不出，谓之部分性嗅觉丧失；只对特别的一种或几种嗅素嗅不到气味，谓之特殊性嗅觉丧失。②嗅觉减退：表现为对嗅素气味的敏感性降低，嗅阈提高。③嗅觉过敏：表现为对嗅素气味的敏感性提高，嗅阈降低。④嗅觉倒错：有嗅素刺激的存在，亦能感受到气味，但不能正确认识，表现为把甲嗅素误以为乙嗅素；或者在主观上有意加以歪曲，如把香气说成是臭气或把臭气说成是香气。⑤幻嗅：没有嗅素的刺激，但自觉嗅到某种气味。

(2)按照发病部位又可分为：①呼吸性嗅觉障碍：病变多发生于鼻腔，乃是由于含有嗅素的气流受阻或改变方向不能到达嗅区，致使嗅素的气味不能被感受到或者嗅觉敏感度下降。②感受性嗅觉障碍：由于嗅黏膜和嗅神经末梢的病变而发生的嗅觉障碍，虽然有气流到达嗅区，但不能感受或者敏感度降低。③颅内神经性嗅觉障碍：病变发生在筛板以上嗅球、嗅束、嗅通路和嗅皮质中枢引起的嗅觉障碍。如 Alzhemer 病、Parkinson 病、Huntington 病等。④精神性嗅觉障碍：嗅觉感受、传导系统正常，由于各种精神性疾病造成的嗅觉障碍。

还有其他各种分类方法。本章将按嗅觉障碍发生的部位结合其病因分述之。

二、呼吸性嗅觉障碍

通常是由于鼻腔或呼吸道其他部位的结构异常，使得空气不能经呼吸到达嗅区从而造成嗅觉障碍。这类原因常见的有以下几种。

（一）鼻腔结构畸形

先天性前鼻孔或后鼻孔闭锁较少见。鼻中隔偏曲不会单独引起嗅觉障碍，往往是同时伴有其他阻塞性疾患。鼻翼缺损或变形、鼻中隔大穿孔可使呼吸气流改变方向，使气流沿鼻腔底到达后鼻孔而不经过嗅区，从而使嗅黏膜无法感受到嗅素的刺激。

(二)鼻腔阻塞性炎症

常见之急、慢性鼻炎、鼻窦炎、变应性鼻炎皆可引起鼻腔黏膜充血、肿胀或产生大量分泌物使鼻腔阻塞。这类嗅觉障碍主要表现为嗅觉减退，可有波动性，恢复通气后嗅觉多可恢复正常。萎缩性鼻炎也可产生大量涕痂堵塞嗅区。由变应性鼻炎和血管运动性鼻炎引起的嗅觉障碍可伴有味觉的异常；变应性鼻炎尚可在嗅谱图上表现为某种“失嗅带”，且难以恢复。牙源性上颌窦炎者，患者可产生恶臭嗅觉。特殊性鼻炎如梅毒、麻风、鼻硬结病和鼻结核等一般不会引起嗅觉障碍，除非引起鼻气道的堵塞。

(三)鼻腔及鼻咽占位性病变

特别是鼻息肉乃常见嗅觉障碍之原因。大量鼻息肉可引起鼻腔的严重阻塞而导致嗅觉减退或丧失，但手术摘除后多可恢复正常。鼻腔、鼻窦的良性肿瘤、鼻前庭囊肿、鼻窦囊肿、腺样体肥大等也只有在阻塞了鼻气道或压迫了嗅区黏膜时才会发生嗅觉障碍；但这种情况下它们引起的其他症状可能会更为突出而使人们不大注意到对嗅觉产生的影响。

(四)鼻腔异物

除异物本身可阻塞鼻腔外，更可引起鼻腔急性或慢性炎症；尤其是动、植物性异物可引起强烈的反应，使鼻腔黏膜高度充血、水肿和产生大量分泌物堵塞鼻腔。

(五)喉全切除术或气管切开术后

由于患者呼吸气流改道，气流通过气管切口而不是经鼻腔呼吸，故无嗅觉。但如经鼻腔送入含有嗅素的空气，患者仍可产生嗅觉，有时只需做吞咽或颊部的运动，某些气味扩散快的嗅素也可借此轻微的气流作用到达嗅区产生嗅觉。有术后十几年不经鼻腔呼吸者亦未见有嗅黏膜废用之情况。

三、嗅黏膜和嗅神经系统的嗅觉障碍

发生于嗅黏膜感受器或颅内嗅神经系统的病变都可引起嗅觉障碍，很多文献将其分开叙述，但有些致病原因可同时作用于上述两部分或难以区分，故本节为简便起见将其合为一处介绍之。

(一)萎缩性鼻炎

鼻黏膜萎缩干燥，逐渐向上蔓延至嗅黏膜，可致嗅觉减退与丧失。在这类病例中，嗅觉丧失的发病率较高，但并非所有的萎缩性鼻炎患者都有嗅觉障碍，实际上嗅觉正常者仍占多数。

(二)外伤

头颅外伤患者中有5%～10%发生嗅觉障碍，儿童为1%。虽然鼻和脑的外伤并不一定总伴有嗅觉障碍，但严重的外伤却是引起嗅觉丧失的常见原因，有时甚至较轻的外伤也可引起嗅觉丧失，这与它们损伤的部位有关。前额部的外伤最为普遍，外伤通常是由于直接损伤了嗅区黏膜；或者额骨骨折，使通过筛骨筛板的嗅神经断裂，此时常伴有脑脊液鼻漏。枕部撞击伤引起的嗅觉丧失也较常见。外伤所致的水肿和血凝块还可压迫嗅球和嗅神经通道。

医源性损伤是外伤中较特殊的一种，如鼻整形术，前颅底手术等可损伤嗅束和嗅丝；垂体瘤切除术，额叶切除，颞叶切除等可损伤嗅中枢；鼻窦手术、动脉造影等可损伤嗅黏膜。

损伤后的嗅觉如有可能恢复，通常会在伤后几周内恢复；若是患者仅表现为单侧嗅觉损害，因为患者很少主诉嗅觉障碍，诊断将变得十分困难。如果过了3个月之后患者仍诉有嗅觉障碍，则往往是完全性嗅觉丧失而不仅仅是减退，这意味着嗅觉的丧失是不可逆的。少数人可出现嗅觉倒错，这些嗅觉被严重地颠倒了，有时是自发的，而且产生的这些嗅觉往往是不愉快的，诊断通常容易把它们归因于抑郁症等。

(三)肿瘤

鼻腔及其周围的肿瘤可以直接压迫嗅神经或嗅觉通道引起嗅阈提高,但似乎不延长嗅觉疲劳时间。来自颅骨骨板或鼻窦的骨瘤生长缓慢,可以首先表现为一侧的嗅觉丧失。来自嗅沟的脑膜瘤和起源于嗅神经上皮的嗅神经母细胞瘤在其早期唯一有诊断价值的症状就是一侧的嗅觉丧失。

发生于幕上或颅内的肿瘤,不仅该侧的嗅阈提高,嗅疲劳时间也可延长。当肿瘤压迫一侧嗅神经时,患侧的嗅识别阈较健侧高;若两侧嗅神经受累,则两侧嗅识别阈均提高,严重侧更高。额叶的肿瘤除有嗅觉障碍外,更容易表现出视觉障碍、头痛和智力下降等其他症状。垂体瘤未超出蝶鞍时,嗅阈正常;待肿瘤扩大至鞍上时,则嗅阈提高。视神经周围的肿瘤可同时表现出嗅觉障碍和视觉障碍。颞叶肿瘤所致的嗅觉障碍常表现为典型的幻嗅,出现幻嗅时,通常还意味着会有癫痫的发作。

对于肿瘤引起的嗅觉障碍,用 Elsberg 嗅觉检查法对病变的定位有一定的帮助,CT、MRI 等现代诊断技术则更容易发现肿瘤的部位。

(四)病毒和细菌感染

如流感和急性病毒性鼻炎、细菌性鼻窦炎、支气管扩张、牙和牙龈感染、扁桃体炎,真菌、螺旋体、微丝蚴感染等。呼吸道病毒引起的急性鼻炎由于鼻腔阻塞而引起嗅觉减退,这在鼻塞解除后大多可恢复正常,但有人观察到有些患者的嗅觉未像大多数人那样恢复正常,对这类患者的嗅区黏膜活检发现其嗅神经元数量减少,神经元受到损害,有时完全被呼吸上皮所代替,且损伤的程度与嗅觉能力丧失的程度平行。组织学研究还支持中枢神经系统病毒累及的理论,可能是病毒或毒性产物影响到了嗅中枢,通常这类嗅觉障碍很难恢复。

(五)老年性嗅觉障碍

Chalk(1957)曾报道发生车祸的 75 岁以上的老年人有相当一部分是由于他们的嗅觉下降、不能闻到汽油的气味所致。Minchchiffe(1962)也指出,随着年龄的增长,各种感觉包括嗅觉在内的敏感性都有所下降。Van Toller(1985)用 10 种气味纯正、单一的嗅素检查老年人的嗅觉功能,发现他们的嗅觉感受阈和辨别阈均明显提高。通常在 50～80 岁的人中,约有 1/4 的人嗅觉减退,80 岁以上者半数有嗅觉减退。

老年人嗅觉减退的机制尚在研究之中,一般认为是由于中枢神经系统组织萎缩之故。一些病理检查资料显示了老年人嗅觉器官的退行性变化:如嗅上皮的嗅细胞和支持细胞的正常形态和呈带状的细胞核排列消失;嗅球的神经元和神经纤维等中度消失;神经胶质成分增多;嗅中枢海马部和嗅叶的脑组织疏松变化、神经细胞退变和血管壁硬化;以及中枢神经系统的高级部分的退变等。嗅丝减少也是一个重要的原因。目前还发现,至少有两种与痴呆有关的疾病伴有早期嗅觉能力下降:Alzheme 病,Parkinson 病,Alzheme 病患者许多神经纤维缠结和神经斑在整个嗅球和嗅中枢通路中被发现,而在脑的其他区域很少发生。

(六)药物和化学物质

鼻内如经常滴用或涂擦含有石炭酸、锌、明矾、硝酸或其他收敛剂药液,可使鼻黏膜干燥而引起嗅觉减退。抗甲状腺药物如他巴唑、硫尿嘧啶亦可诱发嗅觉减退或丧失。四环素、链霉素、林可霉素、青霉胺加硫酸锌及灰黄霉素偶有影响嗅觉的报告。

Kittel(1970)发现吸烟者的嗅阈较不吸烟者要高 3 倍,吸烟者的嗅疲劳时间仅为不吸烟者的一半，且吸烟者难以辨别大多数食物的香气而影响食欲、胃液分泌和消化功能。

受污染的空气和环境也经常引起嗅觉障碍。其中铅、汞、二硫化碳、甲醛、硫酸、油漆溶剂等均是常见的污染物，它们或损害嗅觉末梢感受器、或损伤嗅神经，甚至引起嗅中枢大脑皮层的损害而造成嗅功能障碍。

(七)放射治疗

鼻腔及鼻窦恶性肿瘤、鼻咽癌及垂体瘤经过放疗后很多人出现嗅觉减退，但大多数在3～6个月有不同程度的恢复。有些患者放疗期间嗅觉可无改变，但放疗后数月嗅阈逐渐提高，经1年后仍有半数有高度嗅觉障碍，提示嗅神经及嗅上皮有迟发性损害；这可能是营养神经的小血管受损、血液循环不良致微血栓形成和周围组织纤维、瘢痕化所致。同时放疗也严重损伤嗅上皮的基底细胞和引起不可逆的呼吸上皮化生。此外，照射野边缘的嗅球也可能受到损害。如果嗅黏膜不在照射野之内，就不会有明显的嗅觉减退。

(八)营养不良及代谢紊乱

维生素A、维生素B_6、维生素B_{12}缺乏，微量元素Zn、Cu缺乏，蛋白营养不良，全胃肠外营养，囊性纤维变性，血α-脂蛋白缺乏，慢性肾衰，肝硬化，痛风，甲状腺功能减退者，肾上腺皮质功能不足(Addison病)，先天性肾上腺增生，库欣病，糖尿病，闭经，促性腺激素过多性腺功能减退，假性甲状旁腺功能减退，全垂体功能减退，巨人症，脑性肥胖症等，也可能是嗅觉障碍的原因。

(九)其他

还有一些先天性嗅觉障碍和原因不明的嗅觉障碍。

四、精神性嗅觉异常

某些精神性疾病伴有嗅觉异常已是没有疑问的事实，这与患者强烈的感情混乱有关，嗅觉在他们身上常常呈现出强烈的主观色彩。有些人并无精神性疾病，也可以表现出某种精神性嗅觉异常。

(一)嗅觉过敏

表现为对嗅素的刺激特别敏感，对平常极其轻微的气味，却感到气味很大，甚至很不舒服、难以忍受。癔症及癫痫发作前期，如“海马沟回性抽搐”可有此症状，神经衰弱、疑心病、狂躁症等也是常见的病因。中枢病变影响到嗅中枢及嗅球、妇女月经期、妊娠期、产褥期、绝经期也有时表现出嗅觉过敏。此外也偶见于某些长期消耗性疾病的病程中；鼻部炎症引起暂时性失嗅之后可有嗅觉过敏，但很快可恢复正常。

(二)嗅觉倒错

在有嗅素刺激的作用下，把甲嗅素说成是乙嗅素或者把乙嗅素说成是甲嗅素。既可以表现为自觉的辨别错误，也可以表现为主观有意的歪曲。前者可见于某种暂时性嗅觉丧失的恢复期，也见于发生于头部的外伤、脊髓结核、应用安替匹林后或是妊娠期，后者则纯属精神症状，见于精神分裂症等。可用检查嗅谱图的方法测试嗅觉。

(三)幻嗅

幻嗅是一种比较常见的精神性嗅觉异常，它和幻听通常构成精神患者的幻觉症状。感觉记忆异常的患者有时会表现出某种幻嗅，如“似曾相识症”，对自己以前从未经历过的嗅素气味却感到好像在什么时候，某个地方嗅到过，这是一种对从前的幻觉，实际上是一种记忆障碍。有些患者并无明显的精神性疾病，却根深蒂固地认为自己的嗅觉不好，他们大多在30岁以下，特别害羞、容易感到窘迫或者十分胆小。

幻嗅有时需要与有口臭的人相鉴别,口臭通常是由有口臭者周围的人所感觉到和提出来的,而其本人并没有感到有什么异常的气味。有些有幻嗅的人常说某人有口臭,实际上是将他们自己幻想出来的嗅觉归之于别人或周围环境。

五、嗅觉障碍的治疗

嗅觉障碍通常只是疾病的一个症状,而非疾病的实质。大多数嗅觉障碍都有因可查,因此区别症状,寻找病因并针对病因进行治疗乃是嗅觉障碍的首要治疗原则。

(一)清除鼻腔阻塞性病灶,恢复鼻腔通气功能

呼吸性嗅觉障碍乃在于含有嗅素的空气不能到达嗅区,阻塞原因去除后,一般可恢复正常嗅觉。据称,有嗅觉减退 40 年者,解除阻塞病因后嗅觉得到恢复。有人认为长期鼻阻塞者会导致嗅黏膜发生失用性改变,即使恢复通气亦难恢复正常嗅觉;但对喉切除术后的患者进行嗅觉观察,有超过 18 年未用鼻呼吸者,将含嗅素的空气吹入其嗅沟,仍有接近正常的嗅觉。

对于因鼻腔解剖结构发生变异而致呼吸阻塞者,如前、后鼻孔闭锁,可施行手术治疗。大多数人认为鼻中隔偏曲并不引起嗅觉减退,故对伴有嗅觉减退的鼻中隔偏曲或鼻中隔黏膜肥厚患者,行鼻中隔矫矫正术未必能改善嗅觉;事实上鼻中隔矫矫正术之目的也常非出自嗅觉障碍。但对鼻中隔严重偏曲同时伴有嗅觉和呼吸障碍者,手术治疗或能收一举两得之效。

鼻息肉、鼻窦囊肿、鼻前庭囊肿、鼻腔及鼻窦良性肿瘤等鼻腔占位性病变若未压迫嗅黏膜至萎缩变性,手术摘除后嗅觉多可恢复正常;但手术若误伤嗅区,可致永久性嗅觉丧失。同样,病变侵犯嗅区黏膜引起严重变性者,嗅觉亦难恢复。

严重的鼻外伤和脑外伤是嗅觉障碍的常见原因,但并非所有的外伤都引起嗅觉障碍。有些外伤所致的嗅觉障碍经及时治疗和整复后也能恢复,恢复通常是在外伤后的几周之内完成的。若 3 个月之后仍无明显改善,则很难恢复。

急、慢性鼻炎及鼻窦炎者应积极控制炎症,促使鼻腔恢复通畅。由下鼻甲肥厚引起的鼻腔阻塞在部分切除下鼻甲后,嗅觉将随通气的改善而改善。慢性鼻窦炎常引起鼻腔分泌物潴留,可在内镜下清理窦口鼻道复合体,使引流恢复通畅。至于变应性鼻炎所造成的嗅觉障碍,因其本身尚缺乏很好的治疗手段,或者治疗可出现波动性,在鼻腔通气后,嗅觉也只是部分恢复或者难以恢复,嗅神经末梢受到损害可能是其原因之一。

(二)药物治疗

药物治疗可配合前述之病因治疗。对于非呼吸阻塞性嗅觉障碍,尚缺乏十分有效的药物,临床有试用下述药物者。

1.维生素类

维生素 A、维生素 B_1、复合维生素 B、维生素 E 等皆可使用。有报道臭鼻症者使用维生素 A 治疗嗅觉障碍获得良好的效果。

2.激素

口服激素对慢性鼻炎、鼻窦炎及鼻息肉引起的嗅觉障碍暂时有效,但如长期服用可引起严重不良反应。局部应用激素,或能改善鼻腔之一般症状,但对嗅功能的恢复无确切疗效。

3.锌治疗

锌存在于分化活跃的系统中,也是 DNA 聚合酶及核糖核酸酶的一种辅助因子,而嗅觉感受

器是由分化十分活跃的细胞组成。Henkin(1976)等证实,嗅觉减退伴有锌吸收障碍或锌代谢正常但有锌缺乏者,补充锌剂有一定的效果。

4.口服、肌内注射或静脉滴注 ATP

ATP 属能量代谢药,广泛参与细胞的代谢与合成,使用之或许有助于改善嗅上皮细胞的新陈代谢。

5.营养治疗

营养状况及食物习惯对嗅觉障碍有一定影响,尤其是老年患者。可根据其食欲、食物偏爱与体重进行指导和调配。

(三)康复治疗

Hilgers 等用训练产生鼻气流的方法使 41 例喉全切除术患者中的 19 例获得了嗅觉功能。此外,也有试用针灸和理疗者。

(沙颖红)

第八章　咽部常见疾病

第一节　咽部先天性疾病

一、先天性鼻咽闭锁

（一）定义与简介

先天性鼻咽闭锁比较少见，一般认为，颊咽膜的未完全破裂而造成先天性鼻咽狭窄，若颊咽膜未破裂则造成先天性鼻咽闭锁，常和后鼻孔闭锁同时存在。分单侧或双侧，可为膜性、骨性或混合性。

（二）临床表现

症状与闭锁类型、程度及年龄有关。新生儿双侧完全性闭锁，如不会用口呼吸则出现呼吸困难，甚至窒息，表现为憋气，促使患儿张口啼哭，空气得以从口而入，从而缓解呼吸困难及发绀，呼吸一旦平静，患儿闭口，呼吸困难再度出现，如此可称为周期性呼吸困难。到童年或成人时可有鼻塞、嗅觉减退或消失、打鼾、张口呼吸、闭塞性鼻音或发音含混不清。鼻腔分泌物常潴留在鼻腔内，不易擤出，也可影响咽鼓管的功能，并发中耳炎，出现听力下降。

（三）诊断

鼻咽闭锁诊断不难，常需与后鼻孔闭锁鉴别。患者张口时即可见软腭与咽后壁之间的粘连，悬雍垂多消失，此处后方常有通向鼻咽部的小通道，以弯探针从升开口插入探查可了解通道的大小及瘢痕向上扩展的情况。用手指从口内触摸可大致查知粘连的范围及瘢痕的厚薄。前鼻孔放置少许棉絮，观察棉絮有无气体吹动，可探知鼻咽有无通道存在。用橡皮导尿管伸入鼻腔，感觉后鼻孔处有阻力，并不能通过鼻咽部，如软腭与咽后壁之间有小孔，可行间接鼻咽镜检查，以了解鼻咽瘢痕粘连的范围及程度，X 线碘油造影，可确定闭锁的程度和部位，必要时可行 CT 检查。纤维（电子）鼻咽镜对该病诊断有较大帮助。

（四）治疗

新生儿双侧完全性闭锁简单的急救方法时立即放置口咽通气管，使患儿经口呼吸。简单的膜性闭锁可用金属扩张子自鼻腔伸入，穿通闭锁膜，并扩张穿孔，也可以激光或等离子刀切开闭锁膜，但保守性手术易导致手术失败。鼻咽成形术是通过手术使闭锁的鼻咽和口咽相通，并保持不再闭锁或狭窄，此类手术方法较多（如拉线法、游离皮片移植法、留置扩张模法等），但效果亦不理想，容易复发。带蒂黏骨膜瓣手术，尤其是Z形切口的整形手术原则应用于鼻咽成形术，从而取得了良好的效果。

现介绍两种常用手术方法如下。

(1)对于轻度膜性闭锁的患者，也可以黏膜瓣翻转法进行整复，做一个基底向下位于口咽的黏膜瓣和一个基底向上的鼻咽黏膜瓣。将鼻咽黏膜瓣向前卷折覆盖软腭的创面，口咽黏膜瓣向后覆盖咽后的创面(图8-1)。

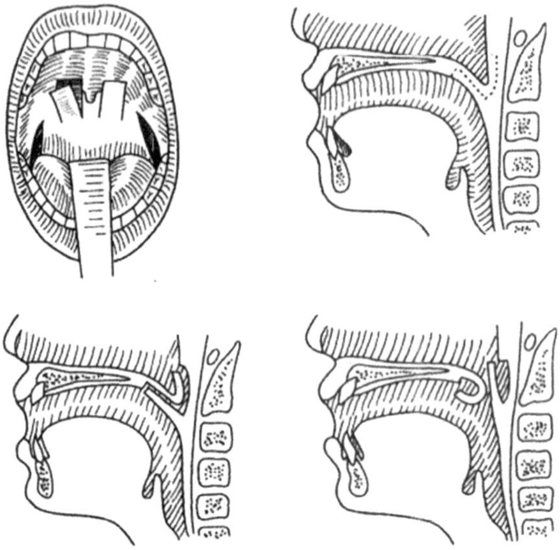

图8-1　先天性鼻咽闭锁术式一

(2)如软腭中间遗有小孔，瘢痕较薄而不太坚实者，先自小孔用弯探针探清粘连的厚度，在悬雍垂两侧咽后壁上各做一基底在上方的黏膜瓣，黏膜瓣的长度约与粘连的长度相近，在黏膜瓣向上卷折时可将软腭的鼻咽一侧的创面完全覆盖并固定之(图8-2)。

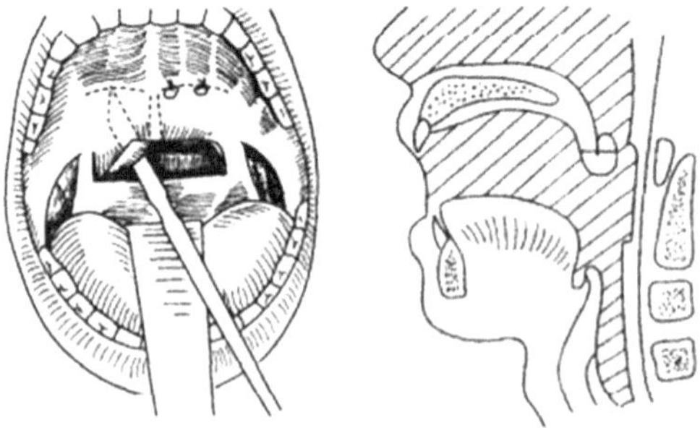

图8-2　先天性鼻咽闭锁术式二

(五)手术失败和并发症

常见的并发症有出血、感染和肺部并发症，术后切口感染或粘连可引起鼻咽再度狭窄或闭锁，从而导致手术失败。

(六)术后处理

术后常规应用抗生素，加强口腔护理，鼓励患者早期进食及讲话，以便锻炼咽肌。咽后壁创面一般可自愈，但必须放置鼻咽扩张模，最好用橡皮指套内装纱条制备而用，因有一定的可塑性。扩张模可从前鼻孔引出，为了防止瘢痕挛缩，在放置扩张膜的同时，在咽后壁尚需放一帘状聚乙烯薄膜，以缝线加以固定，术后 10 天左右待创面自愈后可除扩张膜及薄膜。

（七）展望

鼻咽闭锁手术方法较多，以往多采用“切开＋扩张”的方法治疗，术后维持扩张时间较长，患者往往难以接受和坚持，术后再闭锁发生率高。2002 年报道取游离皮片修补鼻咽腔，不仅可以缩短伤口愈合时间，也较好地控制了伤口感染问题，防止了再次闭锁或粘连狭窄，避免了 Mackenty 手术后需扩张一至数月之苦。

二、甲状舌管囊肿

甲状舌管囊肿是颈部常见的一种先天性畸形，为胚胎期甲状舌管未退化或未完全退化所致，因其常位于颈中线上故又称为颈中线囊肿及瘘管，其发病在性别上无大差异。囊肿的发病率远较瘘管为高。国内报道发病年龄多为 6～16 岁，少数病例可癌变。

（一）病因与病理

甲状腺始基在胚胎第 4 周时自咽前方向颈部移行，以后逐渐下降形成甲状腺舌导管，在胚胎第8～10 周时导管萎缩消失，起始部仅留一浅凹，即舌盲孔，远端形成甲状腺。如果甲状舌管不消失，残存上皮的分泌物聚集，可形成囊肿，即甲状舌管囊肿。如合并感染可出现红肿、破溃，形成瘘管。显微镜下见囊肿皆覆有柱状纤毛上皮或鳞状上皮，有时可见甲状腺组织，在舌骨中部或其骨膜内，常有不规则、覆有上皮的管束。

（二）临床表现

根据胚胎发生的过程，甲状舌管囊肿可发生在舌根至颈中线下部。位于颈中线和邻近舌骨是该病的一个重要特征。最常见的临床表现为颈中线附近舌骨水平无痛性囊性肿物，患者咽或颈部无特殊不适感。无感染时，囊肿表面光滑，边界清楚，随吞咽或伸舌上下移动，但在年龄小的儿童很难引出，年龄较大的患者可能诉间歇性的口臭，是囊液自动进入口腔引起的。推移肿块不能上下或左右移动，颈部肿物的大小经常变化；如发生感染，局部呈现红肿热痛，感染后的脓囊肿破溃或切开引流后未愈则可形成瘘管。甲状舌管瘘的瘘口多位于舌骨与胸骨上切迹之间的颈中线，常有分泌物溢出，在舌背根部可见舌盲孔，压迫舌盲孔周围可见分泌物。偶有甲状舌管囊肿和瘘管癌变，其性质与甲状腺癌相似。

由于它们在解剖上与口腔的联系，1/3 的患者在看病时都伴有感染或既往有感染病史，存在感染的风险也是进行手术治疗的主要指征。主要的病原体包括流感嗜血杆菌、金黄色葡萄球菌与表皮葡萄球菌。

（三）诊断

根据病史和局部检查诊断多不困难。自瘘口外注入亚甲蓝观察舌盲孔有无亚甲蓝溢出，则可进一步明确诊断。颈部 B 超，或以瘘道碘油造影，X 线片检查以明确瘘道走行，CT、MRI 检查能提示肿物大小及与周围的关系，对定性、定位有较高的价值。

（四）鉴别诊断

(1)甲状舌管囊肿应与异位甲状腺鉴别，避免患者仅有的功能性甲状腺组织被切除。异位甲状腺通常都伴有甲状腺功能低下，并且肿物常为实质性，术前可对肿物进行超声检查和促甲状腺素水平测定，或者行放射性核素扫描以确定颈部功能性甲状腺组织的范围。

(2)甲状舌管囊肿还应与皮样囊肿、颏下淋巴结炎鉴别。

(五)治疗

手术是甲状舌管囊肿唯一治愈手段。囊肿经确诊,除感染期外,均应尽早切除。1 岁以内、未发生过感染或较小的囊肿可暂不手术,可推迟到 4 岁以后进行。如有炎症应抗感染,待炎症消退后2～3周再手术。

经典的 Sistrunk 术式是治疗本病的最佳术式,大量的文献证明该术式可以明显降低术后复发率。术前一天将亚甲蓝自瘘管外口注入囊内。术时平卧垫肩,头后仰,儿童一律采用全麻。如疑为异位甲状腺,需快速病理切片证实并找到正常甲状腺方可切除。

1.切口

在囊肿最隆起部位做一与舌骨平行的横切口,两端稍超过囊肿范围;如为瘘管,可在瘘管周围做一梭形切口,两侧适当延长,切开颈阔肌,将切口皮瓣上下适当翻转。

2.分离囊肿或瘘管

向上、下牵开肌肉瓣,即可暴露囊肿。如有粘连,可用小剪刀或血管钳,在已被染为蓝色的囊壁周围,连带少许结缔组织,加以解剖剥离,牵拉病变组织不得过分用力。剥离应自上而下,直至舌骨下缘。

3.舌骨的处理

将舌骨体中部及舌骨膜分离后,将舌骨体中部连同骨膜一并切断。

4.切断囊肿

钳夹舌骨体中部向外牵拉,继续向舌盲孔方向分离瘘管,直节舌体内。此时瘘管很细,操作需特别细致,以免将瘘管撕断。将达舌盲孔时,由助手经口向前顶压舌盲孔处,在剥离至见白色膜时,表示已至黏膜下,在此处结扎、切断瘘管。若在切除过程中与咽腔相通,可用细肠线内翻缝合,封闭咽腔。

5.缝合

生理盐水冲洗术腔,彻底止血,分层缝合,不留空腔。舌骨断端不必缝合。如果术中术腔与咽腔曾有相通,或术腔有污染,或术腔较大时,可于舌骨下置负压引流管。

6.术后处理

由于术后感染可增加复发的风险,因此术后应常规应用抗生素预防感染。

(六)手术失败和并发症

复发是该手术的主要并发症。尽管对不复杂的甲状舌管囊肿进行手术通常可以取得成功。也有一些因素可造成复发。术中未完全切除病变组织,包括舌骨的中央部分,与复发率高有关系。本病术后复发可因处理方式不同而差别甚大,Ein 报道单纯切除囊肿的复发率高达 50%。采用切除舌骨中段及舌盲孔段病变组织后已下降 3%～4%。年龄小于 2 岁、手术当中囊肿破裂、周围皮肤异常可增加手术失败的风险。术前曾有感染或在感染期进行手术常常因为难以彻底切除病变组织而增加复发的可能,然而最近有研究者对 100 位患者进行随访,结果发现术前有感染并未增加复发的可能,而术后感染则增加复发的概率。而究竟是病变组织残留引起感染还是原发性的术后感染并不确定。因此,预防术后复发的关键是术中正确处理。

(1)利用好术中亚甲蓝示踪,尽量切净小的分支:在进行亚甲蓝示踪时,大的囊肿只要细致操作,防止亚甲蓝污染术野,一般可有很好的效果。对于小的囊肿可结合术前的 B 超定位分析,不注射亚甲蓝。然后在分离时不要牵拉断小分支,沿分支分离到舌骨后,切除舌骨中段约 1.5 cm。

电凝舌骨断端，然后环行缝扎。

(2)舌骨切除的范围要足够：Horisawa 等发现，在舌骨水平，甲状舌管最远的分支距中线距离是0.24～0.96 cm。因此要求切除舌骨至少 1.0 cm，并切除其附着组织。一般切除舌骨1.5 cm左右。

(3)对于反复感染或复发的病例，是首先要控制好感染，待炎症消退 2 个月后手术。其次，术中尽可能切除所有的瘢痕组织，如不能切除的可以用电凝烧灼。

三、先天性会厌囊肿

先天性会厌囊肿是一种少见的胚胎性疾病，该病乃皮肤外胚层细胞残余或异位所致。头颈部各器官于胚胎 3～5 用开始生长并逐渐形成，当神经沟闭锁时，皮肤组织随鳃器的外胚层结构移位至胚胎表面，并被包埋于其内而形成囊肿。倘若在胚胎早期发生移位，因皮肤外胚层细胞尚未分化成皮肤的各种结构，便形成表皮样囊肿，且多位于中线部位；如果移位稍晚发生，皮肤外脏层细胞分化已完毕，则形成皮样囊肿，且多位于旁中线位置。有的学者认为表皮样或皮样囊肿的产生与移位时间的早晚无关，而与移位程度有关：皮肤完全移位能则产生皮样囊肿，部分结构移位则形成表皮样囊肿。Helinger 则认为婴幼儿的先天性喉囊肿乃因喉室小囊的病理性扩张，并使其与喉间的孔隙堵塞所致。

(一)临床表现

出声后哭声无力或含混不清、喂养困难、吐奶、呼吸急促、喉喘鸣为常见症状，重者常伴吸入性呼吸困难，并随体位而改变，俯卧位时减轻，仰卧时加重。随着囊肿的增大，症状加剧。就诊时间多在生后 10 天内，且常因合并下呼吸道感染而首诊儿科。Lee 报告出生后 7 小时的新生儿出现喉梗阻，经内镜检查，确诊为本病，生后 20 小时即予切除囊肿。巨大的囊肿，压舌后即可见囊性肿物向上突出口咽，喉镜检查可见广基、乳白色、球状光滑之肿物，基底位于会厌舌面正中或会厌谷。并发喉梗阻时，可见唇周发绀、吸气三凹征等。

(二)诊断

根据病史、临床表现及直接喉镜或纤维喉镜检查，诊断多无困难，病理确诊有待切取囊壁组织送检。发生于婴幼儿或较大儿童者，服造影剂后摄颈部侧位 X 线片可见声门上区有球状充盈缺损区，但新生儿则无须此举，亦实难做到；但可行下咽 CT 扫描，可显示会厌软组织肿块影。颈部 B 超检查显示会厌上方低回声区，有助于诊断。

本病多误诊为新生儿喉喘鸣、新生儿肺炎，因此类患儿多因并发喉梗阻而就诊，病情危重，常因呼吸困难Ⅲ、Ⅳ度时才做喉镜检查，唯一安全有效的紧急诊疗措施仍是喉内镜检查，可酌情选用喉支气管内镜、支撑喉镜及纤维(电子)喉镜等。

(三)鉴别诊断

(1)舌根囊肿或内生性甲状舌管囊肿易误诊为会厌囊肿，对于会厌囊肿术后迅速复发者，需要考虑此病。

(2)先天性喉软化：随着患儿的生长发育，症状多在 1.5～2.0 岁以后自行消失，直接喉镜检查可见会厌呈沟形或 Ω 形，并随呼吸而卷曲、折叠，喉入口呈长裂隙状。

(3)喉蹼：声音嘶哑明显，甚至失声。直接喉镜检查可发现水平面膜状物联结于喉腔两侧使声门狭窄，据此可鉴别。

(4)先天性声门下腔血管瘤：喉镜检查可见声门下有广基、光滑、紫或红色之新生物。

(四)治疗

本病多伴吸入性呼吸困难,随时可窒息而死。一旦确诊应及时治疗。手术则是治疗该病的重要措施,一般在内镜下行囊肿切除术。但术前应及时处理好并发症,掌握好手术时机,谨慎选择好手术方式。

手术可采用无麻或全身麻醉,全身麻醉下手术是最安全的方法,但是由于囊肿所在位置恰好妨碍麻醉插管,给麻醉造成一定困难,所以插管前先应准备好吸引器及不同型号的气管插管。

常用的术式如下。

(1)单纯穿刺抽液,操作简便,可即刻缓解呼吸困难,为有效的抢救手段之,但日后极易复发。

(2)切除部分囊壁,吸净囊液,疗效甚佳,安全性高,复发率极低。有报道采用二氧化碳激光行囊肿袋形切除效果更好,或者等离子低温射频消融术。

(3)有条件者可在显微镜下完争切除囊壁,以免复发。但此类患者多属年幼,病情危重,抢救应争分夺秒,此举似不足取。切除囊壁后可用20%硝酸银或50%三氯醋酸溶液烧灼或电灼基底部,可减少复发。

(4)巨大的会厌囊肿可取颈前径路舌甲膜切开予以切除,但并不适合新生儿。对于伴有呼吸、循环衰竭、一般情况差的患儿,可先行囊肿穿刺抽液,肿物小后再行气管插管或气管切开术。待一般情况改善后再行囊肿切除手术。

(五)术后处理

手术后如果创面较大可以留置胃管鼻饲1周,待复查纤维(电子)镜见手术创面愈合后再拔除胃管。新生儿术后应送ICU监护,密切观察病情变化,为防止术后因喉水肿,引发喉梗阻,常需留置麻醉插管1～2天。术后应加强抗感染治疗及全身支持对症处理。

(沙颖红)

第二节　咽囊炎、舌扁桃体肥大、悬雍垂过长

一、咽囊炎

咽囊炎亦称桑沃地(Thorn waldt)病,鼻咽脓肿及鼻咽中部瘘管。常表现为鼻后部流脓及枕部钝痛。多见于儿童,成年人非常少见。咽囊炎为咽囊的感染,多为腺样体中央隐窝阻塞性炎症所致。

(一)病理与病因

咽囊为胚胎期脊索顶端退化回缩时,咽上皮向内凹陷形成的囊性隐窝。位于鼻咽顶后壁,囊口开口于腺样体中央隐窝下端,囊的大小不一,囊壁为黏膜覆盖。囊的顶端附着于枕骨底部的骨膜上。囊的开口被阻塞时,囊内杯状细胞的分泌物不能排出而形成囊肿;继发感染则成为脓肿;脓肿进一步发展可破裂,则形成化脓性瘘管,前述的众多命名与此有关。咽囊炎多发生于腺样体切除术后,可能与手术后瘢痕封闭隐窝口有关。

(二)症状

主要症状为鼻后部流脓及枕部持续性疼痛。囊腔开放时患者常感鼻咽部有黏脓向下流至口

咽部，有臭味，以清晨为多。有时后吸时，可有痂皮及豆渣样物从口咳出。常伴有恶心、咳嗽，易感冒等症状。囊腔闭锁时枕部可出现放射性疼痛，多为持续性钝痛，与蝶窦炎头痛相似，常伴有颈后肌肉发僵，酸痛症状，且头转动时加重。亦可有耳鸣和耳内闷胀感。少数患者可伴有发热。

(三)检查及诊断

对经常鼻后部流脓且伴枕部持续性钝痛的患者(特别是有腺样体切除术史)，在排除了鼻腔及鼻旁窦炎症和鼻咽部肿瘤后，应考虑有咽囊炎的可能。

在间接鼻咽镜下(或电子纤维鼻咽镜)检查鼻咽部，见鼻咽顶部中央圆形隆起肿胀，或呈息肉样变，黏膜充血。在中线处上可见囊口，常有干痂附着，清除后挤压囊口上方有时见脓液流出，用探针很易探入囊内，并可有豆渣样物或干酪样物。

(四)治疗

彻底切除或破坏咽囊内壁黏膜，以防复发，是其治疗原则。方法：鼻咽部及口咽部用1%丁卡因表面麻醉，用鼻咽镜充分暴露咽囊，并用咬钳咬去囊口周围组织。可选择下列方法破坏囊壁：①25%～50%硝酸银或25%三氯醋酸烧灼法。每周1次，共3次。②用小刮匙刮除囊壁。③激光术破坏囊壁组织。④可采用鼻内镜下切除咽囊壁黏膜。术前还须鼻腔表面麻醉(鼻腔进路)。此法具有视野清晰，亮度高，可吸引，且损伤小，术后效果良好等特点。⑤若咽囊较大，还可切开软腭，在直视下彻底切除囊壁黏膜，但其损伤较大，目前已较少采用。

若有腺样体肥大，则应该切除腺样体，以利引流。

二、舌扁桃体肥大

舌扁桃体肥大又称慢性舌扁桃体炎。多见于20～40岁的青壮年，儿童少见。

(一)病因

舌扁桃体肥大常为舌扁桃体炎及腭扁桃体慢性炎症反复发作的结果。临床上可见腭扁桃体切除后，更易出现舌扁桃体肥大的现象，此被认为是舌扁桃体代偿性增生所致。舌扁桃体肥大还与过度烟酒、好用刺激性食物及发声过度有关。

(二)症状

舌扁桃体肥大主要为局部刺激症状，如咽异物感、阻塞感，且舌扁桃体较大时，症状明显。为缓解其症状，患者常做吞咽动作。还可有刺激性干咳、声嘶症状。且说话多时，上述症状可加重。若舌扁桃体肥大感染急性发作，可出现吞咽困难或并发舌根脓肿。舌扁桃体肥大有时可无任何症状，仅在检查口腔时发现舌扁桃体肥大。

(三)检查

可直接用压舌板压迫舌部，或在间接喉镜下检查，见舌根部有较多颗粒状淋巴组织隆起，分布于舌根及两侧，可一侧较大或两侧对称。肥大较重时，可占满会厌谷，并向两侧延伸，甚至可与腭扁桃体下极相连。

(四)鉴别诊断

舌扁桃体肥大诊断较易，但应与舌根部良性及恶性肿瘤相鉴别。良性肿瘤如舌根部腺瘤、涎腺混合瘤及舌甲状腺等；恶性肿瘤有淋巴肉瘤或淋巴上皮癌。

(五)治疗

1.病因治疗

积极治疗腭扁桃体炎及慢性咽炎等呼吸道疾病。禁烟酒、少吃或不吃刺激性食物。

2.药物治疗

在舌扁桃体局部涂抹5%～10%硝酸银或1%碘甘油，或用复方硼砂（Dobell）溶液含漱，口服抗生素等，均可缓解其症状。

3.手术治疗

舌扁桃体肥大较重并引起明显症状者，可施行舌扁桃体切除术。术前用1%丁卡因口咽及舌根部表面麻醉，可用舌扁桃体切除刀、圈套器或长弯剪刀切除肥大的舌扁桃体。近来可采用低温等离子射频技术行舌扁桃体消融术，具有安全、痛苦小、出血少、疗效好等特点，值得推广。亦可用电凝固术、激光、微波及冷冻方法进行治疗。

三、悬雍垂过长

正常的悬雍垂与舌根部不接触，由于各种原因使悬雍垂变长，与舌根部接触，称为悬雍垂过长。

（一）病因

悬雍垂症状多由口咽及扁桃体的慢性炎症长期刺激所致；而鼻咽及鼻窦的慢性炎症，因其炎性分泌物由后鼻孔流下，刺激悬雍垂，亦可引起悬雍垂过长。上述原因可使悬雍垂发生慢性炎症，悬雍垂肌发生变性，黏膜可水肿并向下垂，致使悬雍垂变长或有增粗，长期刺激可使其纤维化。另外，可见先天发育异常者，但极少见。

（二）症状

悬雍垂症状多为咽部不适感或异物感，并常有恶心、呕吐，特别是在检查咽部及进食时明显。张大口腔并做深呼吸时（此时软腭上抬，咽峡扩大）异物感可消失，闭口后又出现。患者还常有阵发性咳嗽和声音改变，咳嗽于平卧时较易发生，多为悬雍垂刺激咽后壁所致。少数患者可无任何症状。

（三）检查

悬雍垂较松弛，细长，有时亦较粗，其末端肥大呈球形，与舌根部接触，较长时，软腭上举时也不离开舌根。咽部常有慢性炎症。

（四）治疗

禁烟酒及刺激性食物，在治疗咽部及鼻部慢性炎症的基础上，对于症状显著者可施行悬雍垂部分切除。但不可切除过多，以免术后瘢痕收缩，使其过短，又可影响软腭功能。手术方法：悬雍垂根部黏膜下浸润麻醉，用组织钳挟持悬雍垂下端并向前下牵引，在相当于切口处（横行切口）用血管钳钳夹出一印痕，沿此印痕剪去过长部分。切口斜面向后，以免术后进食时刺激创面引起疼痛。如需切除悬雍垂肌，则先切除多余的黏膜，然后钳住肌肉的顶端，向上分离黏膜，肌肉部分切除后。将黏膜切缘盖住肌肉残端缝合。

（王东海）

第三节　急性鼻咽炎

急性鼻咽炎是鼻咽部黏膜、黏膜下和淋巴组织的急性炎症，好发于咽扁桃体。在婴幼儿较重，而成人与较大儿童的症状较轻，多表现为上呼吸道感染的前驱症状。

一、病因

致病菌主要为乙型溶血性链球菌、葡萄球菌，亦可见病毒与细菌混合感染病例。受凉、劳累等因素致使机体抵抗力下降是其诱因。

二、临床表现及检查

（一）临床表现

在婴幼儿，全身症状明显，且较重。常有高热、呕吐、腹痛、腹泻及脱水症状，有时可出现脑膜刺激症状。严重时可出现全身中毒症状。而局部症状为鼻塞及流鼻涕，且多在起病后数天出现。鼻塞严重时可出现张口呼吸及吸乳困难。鼻涕可为水样涕，亦可是黏脓性。成人及较大儿童，全身症状不明显，而以局部症状为主，如鼻塞及流水样涕或黏脓性涕。且常有鼻咽部干燥感或烧灼感症状，有时有头痛。

（二）检查

颈部淋巴结可肿大并有压痛。口咽部检查可见咽后壁有黏脓自鼻咽部流下。鼻咽部检查显示黏膜弥漫性充血、水肿，多以咽扁桃体处为甚，并有黏脓性分泌物附着。婴幼儿因检查难以配合，鼻咽部不易窥见。

三、诊断

成人和较大儿童，由于局部症状明显，检查配合，在间接鼻咽镜及纤维鼻咽镜下较易看清鼻咽部病变情况，故诊断不难。而在婴幼儿，多表现为较重的全身症状，早期易误诊为急性传染病及其他疾病，待局部症状明显时才考虑到此病。故婴幼儿出现鼻塞、流鼻涕且伴有发热等全身症状时，应考虑到本病的可能。颈部淋巴结肿大和压痛有助于诊断。

四、并发症

急性鼻咽炎可引起上、下呼吸道的急性炎症、咽后壁脓肿及中耳炎症。在婴幼儿可并发肾脏疾病。

五、治疗

（1）全身及局部治疗：根据药敏试验结果选用相应抗生素或选用广谱抗生素全身应用，对病情严重者，须采取静脉给药途径，足程足量，适当应用糖皮质激素，以及时控制病情，防止并发症的发生。

（2）另外支持疗法的应用：如婴幼儿须卧床休息，供给新鲜果汁和温热饮料、补充维生素，以及退热剂的应用等。

（3）局部治疗多用 0.5％～1％麻黄碱或 0.05％羟甲唑啉及 3％链霉素滴鼻剂或其他抗生素滴鼻剂滴鼻，以便使鼻部分泌物易于排出，使鼻塞症状改善，抗生素药液易流到鼻咽部，达到治疗目的。

（4）另外局部涂以 10％弱蛋白银软膏亦可减轻症状。

如本病反复发作，在已控制炎症的基础上可考虑行腺样体切除术。

六、预后

成人和较大儿童预后良好。婴幼儿患者可因其并发症或全身中毒症状过重而有生命危险。

（王东海）

第四节　慢性鼻咽炎

一、病因

慢性鼻咽炎是一种病程发展缓慢的慢性炎症，常与邻近器官或全身的疾病并存。急性鼻咽炎反复发作或治疗不当，鼻腔及鼻旁窦炎症时分泌物刺激，鼻中隔偏曲，干燥及多粉尘的环境，内分泌功能紊乱，胃肠功能失调，饮食无节制等因素，均可能为其诱因。而腺样体残留或潴留脓肿、咽囊炎等可能使鼻咽部长期受到刺激而引起炎症。慢性鼻咽炎与很多原因不明的疾病和症状有密切关系：如头痛、眩晕、咽异物感、变应性鼻炎、风湿性心脏病及关节炎、长期低热、牙槽溢脓、口臭及嗅觉消失等。当慢性鼻咽炎治愈后，这些久治不愈的疾病或症状，有时也可获得痊愈或有明显改善。

二、症状与检查

鼻咽干燥感，鼻后部有黏稠分泌物，经常想将之咳出或吸涕，故可频繁咳痰或吸痰，还可有声嘶及头痛等，头痛多为枕部钝痛，为放射痛。检查可见鼻咽黏膜充血、增厚，且有稠厚黏液或有厚痂附着。咽侧索可红肿，特别在扁桃体已切除后的患者，是为代偿性增生肥厚。全身症状不明显。

三、诊断

因病程发展很慢，可长期存在而不被察觉，一般的检查方法难以确诊。而电子纤维鼻咽镜检查不难确诊。Horiguti(1966)建议用蘸有1%氯化锌液的棉签涂软腭的背面或鼻咽各壁，慢性鼻咽炎患者在涂抹时或涂抹后局部有剧烈的疼痛，并有少量出血，或可提示较固定的放射性头痛的部位，也可确诊。如软腭背面的疼痛向前额部放射；鼻咽后壁的疼痛向枕部放射；鼻咽顶部的疼痛向顶部放射；下鼻道后外侧壁的疼痛向颞部放射。

四、治疗

找出致病原因，予以病因治疗。而加强锻炼，增加营养，多饮水，提高机体抵抗力更为重要。局部可用1%氯化锌液涂擦，每天1次，连续2～3周。应用5%～10%硝酸银涂抹鼻咽部，每周2～3次。还可使用3%链霉素滴鼻剂和油剂（如复方薄荷油滴鼻剂、清鱼肝油等）滴鼻，且可应用微波及超短波电疗等物理疗法，以改善其症状。

（王东海）

第五节 急性咽炎

急性咽炎是咽黏膜、黏膜下及淋巴组织的急性炎症，多继发于急性鼻炎或急性扁桃体炎，常为上呼吸道感染的一部分，亦常为全身疾病的局部表现或为急性传染病的前驱症状。本病常见于秋冬及冬春之交。

一、病因

(一)病毒传染

常通过飞沫和密切接触传染，以柯萨奇病毒、腺病毒、副流感病毒多见，其次为流感病毒、鼻病毒等。

(二)细菌感染

主要为溶血性链球菌，肺炎双球菌等。

(三)物理、化学因素

高温、粉尘、有害刺激气体等。

二、临床表现

(一)症状

起病急，起初表现为咽部干燥、灼热，继之疼痛，吞咽时加重，并可放射至耳部。全身症状一般较轻，因年龄、免疫力、细菌毒力、病毒不同而程度不一，可有全身不适、四肢酸痛、头痛、食欲缺乏，并有不同程度的发热。

(二)检查

可见口咽及鼻咽黏膜弥漫性充血、肿胀，腭弓及悬雍垂水肿，咽后壁淋巴滤泡和咽侧索红肿；细菌感染者，有时可见表面有黄白色点状渗出物，颌下淋巴结肿大并有压痛。体温可升高至38 ℃。血常规检查白细胞可增多、正常或减少。

三、诊断

根据病史，症状和体征，本病不难诊断。某些急性传染病(如麻疹、猩红热、流感和百日咳等)的前驱期有类似急性咽炎的症状和体征，应注意鉴别。如在口腔、咽部、扁桃体出现假膜坏死，应排除血液病的可能性。

四、治疗

(1)对症治疗，多饮水，保持排便通畅。

(2)发热者应用抗生素、磺胺类药和抗病毒药(吗啉胍、金刚烷胺等)。

(3)局部可用 1∶5 000 呋喃西林溶液或复方硼砂溶液漱口，度米芬、氯己定、薄荷喉片或碘喉片含服，每天 4～6 片，或抗生素加激素雾化吸入。

(4)中医中药治疗：中医认为本病多为外感风热，宜疏风解表、清热解毒。可用银翘解毒丸、牛黄解毒丸、解毒消炎丸、六神丸等内服。局部可用冰硼散或锡类散吹入咽中。针刺颊车、合谷、少商穴或行下颌角封闭，可使炎症消退，止痛效果好。

（王东海）

第六节 慢性咽炎

慢性咽炎是咽黏膜、黏膜下及淋巴组织的弥漫性炎症，常为上呼吸道慢性炎症的一部分。本病多见，病程长，症状顽固，治疗困难。

一、病因

（一）局部因素

（1）多为急性咽炎反复发作或延误治疗而转为慢性。

（2）患有各种鼻病，因鼻阻塞而长期张口呼吸及鼻腔分泌物倒流，长期刺激咽部，或由慢性扁桃体炎，龋病等影响所致。

（二）物理化学因素

如粉尘，颈部放疗，有害气体刺激，烟、酒过度等都可引起本病。

（三）全身因素

各种慢性病，如贫血、便秘、下呼吸道慢性炎症，心血管疾病，代谢障碍，肝病及肾病等都可引起本病。

二、临床表现

临床主要分为慢性单纯性咽炎、慢性肥厚性咽炎、萎缩性或干燥性咽炎三型。

（一）症状

咽部可有各种不适感，如异物感、灼热、发痒、干燥、微痛、干咳等，痰多不易咳净，晨起用力清除分泌物时，或于刷牙、漱口、讲话多时易恶心。上述症状因人而异，轻重不一。全身症状一般多不明显。

（二）检查

1.慢性单纯性咽炎

黏膜弥漫性充血，小血管扩张，色暗红，附有少量黏稠分泌物。

2.慢性肥厚性咽炎

黏膜增厚，弥漫性充血，色暗红。咽后壁淋巴滤泡增生、充血、肿胀，呈点状分布或融合成块。两侧咽侧索有充血、肥厚。

3.萎缩性或干燥性咽炎

黏膜干燥，萎缩变薄，色苍白，发亮如蜡纸，并有脓痂附着。咽部感觉及反射减退，鼻咽部有黏稠分泌物或脓痂附着，有时可在咽后壁见到颈椎椎体的轮廓。若早期萎缩改变不明显，仅表现为干燥者，称干燥性咽炎。

三、诊断

详细询问病史，仔细检查鼻咽部及喉咽部，以及进行必要的全身检查。特别注意排除鼻、咽、喉、食管、颈部的隐匿病变，如早期恶性肿瘤等，在未能排除这些病变之前需对患者进行追踪观察，以免误诊。

四、治疗

（1）消除各种致病因素，戒除烟、酒，改善生活和工作环境，积极治疗全身性疾病及鼻部疾病。注意营养，加强锻炼，增强体质。

（2）局部可用呋喃西林、复方硼砂溶液、3%氯化钠溶液、2%硼酸溶液等漱口，3%碘甘油涂咽，或者含服碘喉片，薄荷喉片及六神丸等。口服清热生津、滋阴润燥的中药，如元参、麦冬、生地黄、金银花、射干、甘草煎服。肥厚性咽炎患者可用10%～30%硝酸银涂咽或用电凝固法。紫外线照射，冷冻治疗，激光治疗等均可收到一定效果。萎缩性咽炎患者可服维生素 A、维生素 B_2、维生素 C、维生素 E 以促进黏膜上皮增生。

（王东海）

第七节　急性扁桃体炎

急性扁桃体炎是腭扁桃体的一种非特异性急性炎症，常伴有一定程度的咽部黏膜、黏膜下及淋巴组织的急性炎症，是一种常见的咽部疾病。中医称扁桃体为“乳蛾”或“喉蛾”，急性扁桃体炎则为“急乳蛾”或“喉蛾胀”。常发生于儿童及青少年，在季节更替、气温变化时易发病。

一、病因

主要致病菌为乙型溶血性链球菌，葡萄球菌、肺炎双球菌、腺病毒也可引起本病。细菌和病毒混合感染也不少见。正常情况下，咽部和扁桃体隐窝内存在这些病原体。当机体抵抗力因寒冷，潮湿，过度劳累，体质虚弱，烟、酒过度，有害气体刺激等因素而骤然降低时，这些病原体即大量繁殖。加之外界的病原体乘虚而入，从而致病。有时则为急性传染病的前驱症状，如麻疹及猩红热等。急性扁桃体炎往往是在慢性扁桃体炎基础上的急性发作，有传染性，为飞沫或直接接触传染，常散发，偶有暴发流行。

二、分类

（一）急性卡他性扁桃体炎

病变较轻，炎症仅限于表面黏膜，隐窝内及扁桃体实质无明显炎症改变。

（二）急性化脓性扁桃体炎

炎症起始于隐窝继而进入扁桃体实质。隐窝内充满由脱落上皮、纤维蛋白、脓细胞、细菌等组成的渗出物，自隐窝口排出。

三、临床表现

可分为急性卡他性扁桃体炎和急性化脓性扁桃体炎两型。

(一)症状

1.急性卡他性扁桃体炎

症状与一般急性咽炎相似,有咽痛、低热和其他轻度全身症状。

2.急性化脓性扁桃体炎

本型起病较急,局部和全身症状均较重。咽痛剧烈、吞咽困难,疼痛可放射至耳部。全身常有高热、寒战、关节酸痛等全身不适。幼儿病情严重,可出现抽搐或呼吸困难等。

(二)检查

1.急性卡他性扁桃体炎

扁桃体及腭舌弓黏膜充血、肿胀,扁桃体实质无显著肿大,表面一般无脓性分泌物。

2.急性化脓性扁桃体炎

扁桃体充血、肿大,隐窝口有黄白色脓点,可融合成片状假膜,易于擦去。可有下颌下淋巴结肿大。

3.辅助检查

血白细胞总数和中性粒细胞常增多。

四、并发症

扁桃体炎在局部可引起扁桃体周围脓肿、急性中耳炎、急性淋巴结炎及咽旁脓肿等;在全身可引起风湿热、急性肾小球肾炎、心肌炎、关节炎等,应特别警惕心肌炎患者的突然死亡。

五、诊断与鉴别诊断

急性扁桃体炎一般都具有典型的临床表现,故不难诊断。须注意与白喉、猩红热、流行性出血热、樊尚咽峡炎、单核细胞增多症,粒细胞缺乏及淋巴细胞白血病等相鉴别(表 8-1)。血与尿常规检查、血小板计数及咽拭子细菌培养,对于与其他疾病的鉴别诊断有其重要意义。

表 8-1　急性扁桃体炎的鉴别诊断

疾病	咽痛	咽部检查	颈淋巴结	全身情况	实验室检查
急性扁桃体炎	咽痛剧烈,吞咽困难	两侧扁桃体表面覆盖黄白色点状渗出物,有时连成膜状,易于擦去	下颌下淋巴结肿大、压痛	高热、寒战,急性病容	白细胞明显增多
白喉	咽痛轻	灰白色假膜常延伸至腭弓、软腭、咽后壁等区域,假膜坚韧不易拭去,强行剥离易出血	有时肿大呈"牛颈"状	面色苍白,精神萎靡低热,呈现中毒症状	白细胞一般无变化

续表

疾病	咽痛	咽部检查	颈淋巴结	全身情况	实验室检查
樊尚咽峡炎	单侧有咽痛	一侧扁桃体覆盖灰色或黄色假膜，擦去后可见下面有溃疡，牙龈常见类似病变	患侧有时肿大	全身症状较轻	白细胞稍增多
单核细胞增多症性咽峡炎	咽痛一般不重	扁桃体红肿，有时盖有白色假膜，易擦去	全身淋巴结多发性肿大，有“腺性热”之称	高热、头痛，急性病容，有时出现皮疹，肝、脾肿大	异常淋巴细胞、单核细胞增多，可占50%以上
白血病性咽峡炎	一般无咽痛	早期为一侧扁桃体浸润、肿大，继而表面坏死，覆有灰白色假膜，常伴有口腔黏膜肿胀、溃疡或坏死	全身淋巴结肿大	起病出现不规则发热，早期出现全身性出血，以致衰竭	白细胞增多，分类以原始白细胞和幼稚白细胞为主

六、治疗

(1)注意休息，多饮水，保持排便通畅。进食易消化、富含营养的半流质饮食。

(2)本病多由链球菌感染引起，青霉素为首选抗生素。病情较重者可酌情使用糖皮质激素，对症予以解热镇痛药。

(3)局部可选用复方硼砂溶液或1∶5 000的呋喃西林溶液漱口，碘喉片或度米芬喉片含服。抗生素加糖皮质激素雾化吸入也有较好的疗效。

(4)对反复发生急性扁桃体炎者，特别是已有并发症者，应待急性炎症消退后实行扁桃体切除术。

七、预防

应注意锻炼身体，提高机体抵抗力；避免劳累，预防感冒；戒除烟、酒，避免进食辛辣食物，生活规律，保持口腔清洁。

(王东海)

第八节　慢性扁桃体炎

一、病因与发病机制

慢性扁桃体炎多由急性扁桃体炎反复发作或因隐窝引流不畅，隐窝内细菌、病毒滋生并积聚引起感染或变态反应而发展为慢性炎症。也可发生于某些急性传染病之后。根据免疫学说，扁桃体隐窝内细菌、病毒及代谢产物进入体液后，可形成抗体，继之腺体内产生抗原-抗体复合物，能起到一种复合免疫作用，从而认为慢性扁桃体炎是一种自身免疫反应。

二、临床表现

可分增生性(或称肥大性)、纤维性(或称萎缩性)、隐窝性 3 种类型。

(一)症状

患者多有反复急性发作病史。平时可有咽部不适、异物感、干痒、刺激性咳嗽、口臭等症状,部分患者平时无明显自觉症状。如扁桃体过度肥大可引起呼吸、吞咽、语言障碍。伴有腺样体肥大可引起鼻塞、鼾音及分泌性中耳炎症状。由于经常咽下分泌物及隐窝中的细菌毒素,可致消化不良、头痛、乏力、低热等症状。

(二)检查

扁桃体和腭舌弓呈慢性充血,扁桃体大小不定,表面凹凸不平,可见瘢痕,与周围组织常有粘连。有时可见隐窝口封闭,呈黄白色小点,其上盖有菲薄黏膜或粘连物。隐窝口处可有脓性分泌物或干酪样分泌物,挤压时分泌物外溢。常有下颌下淋巴结肿大。临床上按其大小将扁桃体分为三度:Ⅰ度肥大,扁桃体不超过腭舌弓和腭咽弓;Ⅱ度肥大,扁桃体超过腭咽弓;Ⅲ度肥大,两侧扁桃体接近中线或相互接触。除Ⅲ度肥大较有诊断意义外,单凭扁桃体的大小诊断慢性扁桃体炎并不可靠。

辅助检查:血沉、抗链球菌溶血素“O”,血清黏蛋白、心电图等。

三、并发症

慢性扁桃体炎在受凉、淋雨、内分泌紊乱、自主神经系统功能失调及劳动环境不良的情况下,容易成为“病灶”,引起许多严重的并发症。如心血管系统疾病、风湿热、肾炎、阑尾炎、胆囊炎等。目前关于病灶发生机制的说法甚多,多数学者倾向于变态反应的观点。认为是自身抗原和自身抗体结合所致的变态反应。

四、诊断

根据病史、局部检查及实验室检查,诊断不难。患者有急性扁桃体炎反复发作病史。局部检查扁桃体及腭舌弓慢性充血,扁桃体表面凹凸不平,有瘢痕或黄白色点状物,挤压时有分泌物从隐窝口排出。应注意与以下疾病进行鉴别。

(一)扁桃体角化症

慢性扁桃体炎时,隐窝口处的脓栓柔软,可以挤出或拭去。而扁桃体角化症时,角化物坚硬,附着牢固,强行拭去,常导致创面出血。

(二)扁桃体恶性肿瘤

扁桃体恶性肿瘤常为一侧性肿大,生长迅速,有时伴扁桃体溃疡。全身有恶病质表现,如体重迅速下降、免疫力低下等。

(三)隐形扁桃体结核

根据病理切片方可确诊。扁桃体结核可为颈淋巴结结核的原发灶。

五、治疗

(一)非手术疗法

对于不能实施手术者采用此法。应用有脱敏作用的细菌制剂(如链球菌变应原及疫苗进行脱敏），以及各种增强免疫力的药物，如注射胎盘球蛋白、转移因子等。冲洗或吸引扁桃体隐窝，保持扁桃体隐窝的清洁，减少细菌繁殖的机会。采用复发硼砂溶液或生理盐水漱口，清除口腔及咽部分泌物。

（二）手术治疗

实施扁桃体切除术。

1.适应证

（1）慢性扁桃体炎反复急性发作，或虽未反复发作，但曾引起咽旁间隙感染或扁桃体周脓肿者。

（2）扁桃体过度肥大，妨碍吞咽、呼吸，导致营养障碍者。

（3）风湿热、肾炎、关节炎、风湿性心脏病等患者，怀疑扁桃体为病灶者。

（4）因扁桃体，腺样体肥大，影响咽鼓管功能，造成慢性分泌性中耳炎，经保守治疗无效者。

（5）下颌下淋巴结肿大原因不明者。

（6）白喉带菌者，经保守治疗无效者。

（7）不明原因的长期低热，而扁桃体又有慢性炎症存在时。

（8）各种扁桃体良性肿瘤，但对于恶性肿瘤，则应慎重选择病例。

2.禁忌证

（1）急性扁桃体炎发作不满 2 周时，一般不施行手术，需待炎症消退后 3～4 周方可手术。

（2）血液病、高血压、代偿功能不全的心脏病、活动性肺结核等均不宜手术。

（3）风湿热及肾炎等全身症状未控制时不宜手术。

（4）妇女月经期间或月经前 3～5 天。

（5）患者家属中免疫球蛋白缺乏或自身免疫疾病的发病率高者。白细胞计数低于 3×10^9/L 者。

（6）干燥性咽炎患者，除非扁桃体病变严重，否则最好不实施手术。

3.术前准备

（1）认真、详细询问病史及进行体格检查，特别注意有关出血病史的询问及出、凝血机制的检查。

（2）血、尿、便常规，出、凝血时间检查。

（3）胸部 X 线片、心电图检查。全身麻醉患者，还需进行肝、肾功能检查。

（4）全麻患者术前 4 小时禁食，局麻患者，术前酌情进少量流质或半流质饮食。术前半小时皮下注射阿托品（挤切法免用）。患者紧张时可服镇静剂。

4.手术方法

有剥离法与挤切法两种。

（1）剥离法。①麻醉及体位：局部麻醉患者，取坐位或半坐位，咽反射敏感者可于咽部喷 1% 丁卡因，再以 1% 普鲁卡因（加 1∶1 000 肾上腺素）于腭舌弓及腭咽弓黏膜下及扁桃体外侧包膜周围行浸润麻醉。全身麻醉者，取仰卧头低位，操作时注意勿压伤舌及口、唇，勿压落牙齿。②切口：用扁桃体钳夹持扁桃体向内、上牵拉，暴露腭舌弓游离缘与扁桃体之间的黏膜皱襞，以手术刀切开此处黏膜，并向后切开腭咽弓与扁桃体间的部分黏膜。③剥离：用血管钳或剥离器插入腭舌弓切口，并向上、后将扁桃体上极游离，然后用扁桃体钳夹持扁桃体上极，再以剥离器分离扁桃体包膜，由上向下将扁桃体与周围组织分离，直至其下极。④切除扁桃体：用扁桃体圈套器的钢丝套住扁桃体，同时将扁桃体向上提，钢丝向下压，收紧钢丝圈，绞断扁桃体下极根蒂部分，将扁桃体完整切除。⑤止血：切除扁桃体后立即用大棉球压迫扁桃体窝进行止血，见有血管出血，予以结扎。最后用腭弓拉钩牵开腭舌弓，充分暴露扁桃体窝进行检查，如出血已完全停止，且无残余扁桃体组织，一侧手术即告完毕(图 8-3)。用同法切除对侧扁桃体。

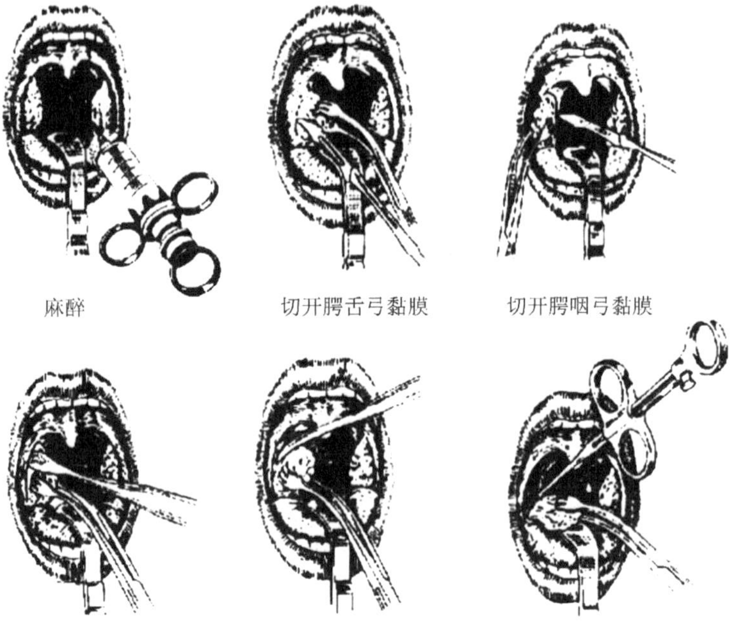

图 8-3　扁桃体切除术(剥离法)

(2)挤切法。①麻醉：全身麻醉或局部麻醉。②操作：患者取仰卧位或坐位，助手将其头部固定，置入开口器后，术者以压舌板压舌，暴露扁桃体下极，右手持挤切刀，从扁桃体下极套入，再转动刀环，使其位于扁桃体和腭咽弓之间，将扁桃体后面及上极套入，并向腭舌弓方向提起，这时扁桃体在腭舌弓下隆起成一"包块"，即用左手拇指或示指将"包块"挤压入环内，随即收紧刀柄，推动刀杆前进，使刀片切入刀环的尽端，以迅速而有力的扭转及提拔动作切下扁桃体。以同法切除对侧扁桃体。助手迅速将患者头部侧转，使其将血吐出(图 8-4)。止血方法同剥离法。

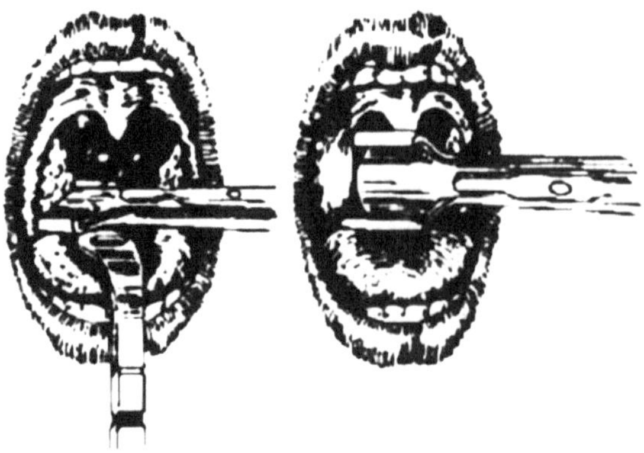

A.套　　B.提

图 8-4　扁桃体切除术(挤切法)

5.术后处理

(1)患者均采用侧卧位。嘱局麻患者将口中分泌物顺口角流出,不要咽下,以便观察是否有出血。全麻患者未苏醒前应注意其是否有吞咽动作,若有,则应检查是否有活动性出血。

(2)术后3小时无出血者,可开始用生理盐水或复方硼酸溶液含漱,进冷的流质或半流质饮食,鼓励患者自然说话。

(3)术后疼痛剧烈并伴有呛咳者,可给予少量可待因镇痛、止咳。

6.术后并发症

(1)出血:分为原发性和继发性两种。前者发生于术后24小时内,多因术中止血不彻底、遗留残体,或肾上腺素的后作用,其次为术后咽部活动过甚所致;后者常发生于术后6～8天,多因伤口感染所致。处理:仔细检查出血处,清除凝血块,用纱球或棉球加压10～15分钟,压迫止血。若出血来自小血管,则应结扎或缝扎止血。弥漫性渗血,纱球压迫不能止血者,可用消毒纱球填压在扁桃体窝内,将腭咽弓、腭舌弓缝合3～4针,纱球留置1～2天。

(2)创口感染:表现为术后腭咽弓、腭舌弓及悬雍垂红肿,白膜不生长或白膜污秽、厚薄不均。患者咽痛较重,常伴有发热。下颌角处常伴有触痛。处理:及时加强抗生素治疗,辅以口服B族维生素、维生素C。勤用漱口液含漱,注意口腔和咽部卫生。

(3)颈部并发症:皮下气肿发生时,嘱患者尽量不做吞咽动作。

(4)肺部并发症:吸入性肺炎、肺脓肿、肺不张等,均较少见。

(5)颅内并发症:极少见。可经血液、淋巴管、咽旁间隙等传入。

(6)全身并发症。①发热:术后1～2天常有低热,若体温较高,持续时间长伴严重全身症状者,需查明原因,予以治疗。②病灶性疾病急性发作:如心、肾、关节等器官的疾病病情加重,术前抗生素的使用对预防此种情况尤为重要。

(路　磊)

第九节　扁桃体周围脓肿

扁桃体周围脓肿为扁桃体周围间隙内所发生的化脓性炎症。早期发生的蜂窝织炎称为扁桃体周围炎;稍后因炎症进一步发展可形成脓肿。本病约占咽喉疾病的4%,多发生于青壮年,老人及儿童少见,男女无明显差异,夏、秋季节发病较多。本病属于中医学“喉痈”范畴,由于该病发生于中医所称的喉关部位,故又称之为“喉关痈”或“骑关痈”。

一、病因

现代医学认为扁桃体周围脓肿多继发于急性扁桃体炎,尤其多见于慢性扁桃体炎屡次急性发作者。由于扁桃体隐窝,特别是扁桃体上隐窝被堵塞,引流不畅,导致感染进一步向深层浸润,最终穿过扁桃体被膜,进入扁桃体周围间隙形成蜂窝织炎,继之组织坏死液化,形成脓肿。常见致病菌有乙型溶血性链球菌、甲型草绿色链球菌、金黄色葡萄球菌等,厌氧菌感染也可致本病发生,混合感染亦有之。

二、病理

本病多发生于一侧，双侧极少见。扁桃体感染向外扩散至周围疏松结缔组织中，形成扁桃体周围炎，大量炎性细胞浸润，使组织细胞坏死液化，融合而形成脓肿。临床上常根据其发病部位的差异而分为前上型和后上型两种。前者脓肿位于扁桃体上极与舌腭弓之间，较常见；后者脓肿位于扁桃体上极与咽腭弓之间，较少见。

三、临床表现与诊断

根据病史、临床症状及局部检查，结合血液分析检查结果，可做出诊断。如在扁桃体周围穿刺抽出脓液，即可确诊为扁桃体周围脓肿。

(一)症状

初起为扁桃体急性感染，3～4 天后，症状不但未减轻反而加重，表现为：一侧咽痛加剧，吞咽时尤甚，疼痛常向同侧耳部或头部放射，常伴发热或加重。再过 2～3 天，疼痛进一步加剧，因病变部位红肿影响口腔、咽部及周围组织的运动，且因疼痛而不敢吞咽，故患者表情痛苦，颈部僵直，头部偏向病侧，且常以手托病侧面颊，不敢转头，口微张开，口角流涎，说话含糊不清，如口中含物；若勉强进食，常呛入鼻腔；若翼内肌受累，则有张口困难。

(二)体征

(1)扁桃体周围炎期：一侧舌腭弓或咽腭弓充血肿胀明显。

(2)脓肿形成期：局部明显隆起、触痛明显，甚至张口困难。若前上型者，病侧软腭及悬雍垂红肿，并被推向对侧，舌腭弓上方隆起，扁桃体被遮盖且被推向内下方；后上型者，则咽腭弓处红肿隆起，扁桃体被推向前下方。同侧颌下淋巴结常肿大触痛。

(三)实验室和其他辅助检查

血液分析可发现白细胞总数明显增高，核左移现象。亦可行血液或脓液细菌培养加药物敏感试验，特别是出现严重并发症者。必要时可行口外或口内超声检查。

(四)鉴别诊断

临床上需要与以下一些疾病鉴别。

1.咽旁脓肿

咽旁脓肿为咽旁间隙的化脓性炎症，脓肿部位在咽侧至一侧颈外下颌角部，伴有颈侧上部压痛，也可出现牙关紧闭及咽部炎症，病侧扁桃体和咽侧壁被推向中线，但扁桃体本身无病变。

2.智齿冠周炎

智齿冠周炎常发生于阻生的下颌智齿周围，检查可见牙冠上覆盖肿胀组织，牙龈红肿、触痛，可发生溃疡或化脓，炎症可扩展到舌腭弓，但扁桃体及悬雍垂一般不受影响。

3.扁桃体脓肿

扁桃体脓肿为扁桃体本身的脓肿，可在扁桃体内抽出脓液，患者扁桃体肿大，扁桃体上隐窝中可见脓液流出，患者多无张口困难。

4.脓性颌下炎

脓性颌下炎为口底的急性炎症，形成弥漫性蜂窝织炎。在口底及颏下有痛性硬块，舌被抬高。压舌或伸舌时感到疼痛和困难，张口受限但非牙关紧闭。感染可扩散至喉部，引起呼吸困难。扁桃体无病变，软腭及舌腭弓无充血隆起。

炎症若经咽侧侵入咽旁间隙，可发生咽旁脓肿；向下蔓延可引起喉炎及喉头水肿等。少数病例可发生颈内静脉血栓、化脓性颈淋巴结炎、败血症或脓毒血症。

四、治疗

扁桃体周围脓肿是较严重的急性感染性疾病。所以，使用足量抗生素控制感染是第一治则；脓肿形成后穿刺或切开排脓很重要，能迅速减轻症状，加速痊愈；脓肿消退后，宜切除扁桃体，以防复发。

（一）脓肿形成前

按急性扁桃体炎治疗。给予足量广谱抗生素药物，常用青霉素钠 400 万～800 万 U，皮试后静脉滴注；或加适量的糖皮质激素，如地塞米松 10 mg 静脉滴注。同时，注意休息，饮食宜清淡易消化。

（二）脓肿形成后

1.穿刺抽脓

既是治疗，也是诊断手段，可了解脓肿是否形成。2%丁卡因表面麻醉后，以 16～18 号粗针头于脓肿最高处刺入抽脓，每天 1 次，一般 2～3 次后可痊愈。

2.切开排脓

在穿刺获脓处，或选择最隆起和最软处切开，如定位不准，可在悬雍垂根部做一假想水平线，从舌腭弓游离缘下端做一假想垂直线，两线交点稍外即为适宜切口。切开后，以长弯血管钳撑开软组织，充分暴露脓腔以便引流。

3.扁桃体切除术

适宜于脓肿引流不畅，虽经多次抽脓或切开排脓仍未愈者。好处是扁桃体被膜与扁桃体窝已被脓肿大部分分离，故剥离扁桃体较易；且切除扁桃体后，引流彻底，恢复快；也起到一次性根治本病的目的。不足之处是张口受限，操作不便。由于抗生素的使用，一般可在穿刺确诊后，即切除扁桃体；也有主张先排脓，3～4 天后再做扁桃体切除，这时局部炎症多已消退，充血肿胀减轻，张口改善，手术较易。

（三）脓肿消退后

为了预防扁桃体周围脓肿反复发作，宜在脓肿消退二周后，切除扁桃体。这时扁桃体周围瘢痕尚未形成，剥离容易。

五、预防与调护

平素注意避免过食煎炒辛辣之品，戒烟戒酒，劳逸结合，注意锻炼身体提高抵抗力，若经常发作扁桃体炎，则应尽快摘除扁桃体。发作期宜清淡饮食，注意勤漱口，保持口腔卫生。

六、预后与转归

本病经及时及适当的治疗，预后良好。若失治误治，可导致咽旁脓肿、颈深部脓肿等严重并发症。

（路　磊）

第十节 咽后脓肿

咽后脓肿为咽后隙的化脓性炎症，因其发病机制不同，分为急性与慢性两型。

一、病因

（一）急性型

由于幼儿咽后隙内有散在的淋巴结，当口、咽、鼻腔及鼻窦发生感染时，可引起咽后隙淋巴结化脓性炎症，进而形成脓肿，因此急性咽后脓肿多发生于3岁以下幼儿。咽后壁损伤后感染，或邻近组织炎症扩散进入咽后隙，也可发生咽后脓肿。

（二）慢性型

由颈椎结核引起，多见于青壮年。

二、临床表现

（一）急性型

起病较急，可有畏寒、发热、吞咽困难、拒食。吸奶时吐奶或奶汁反流入鼻腔，有时可吸入呼吸道引起呛咳。说话含糊不清，如口内含物；睡时打鼾，呼吸不畅。头常偏患侧以减少患侧咽壁张力。如炎症侵入喉部，则呼吸困难加重。检查可见咽后壁一侧隆起、充血，脓肿较大者可将患侧腭咽弓及软腭向前推移。检查时，应注意避免脓肿破裂；如破裂，应速将患儿头部倒置，防止脓液流入气管。一侧或双侧颈淋巴结肿大。

（二）慢性型

多数伴有结核病的全身表现，起病缓慢，无咽痛；随着脓肿的增大，可出现咽部阻塞感。检查见咽后壁隆起，黏膜色泽较淡。颈椎结核引起者，脓肿常居咽后中央。

三、诊断

根据病史及检查，诊断不难。颈部X线检查及CT检查可发现颈椎前软组织隆起；若为颈椎结核引起者，可发现有骨质破坏征象。

四、治疗

（一）急性咽后脓肿

一经确诊，应及早施行切开排脓。取仰卧头低位，用直接喉镜将舌根压向口底，暴露口咽后壁，看清脓肿部位后，以长粗穿刺针抽脓，然后于脓肿底部用尖刀做一纵切口（图8-5），并用长血管钳撑大切口，吸尽脓液。术中应备好氧气、气管切开包、喉镜及插管等器械，以便在意外情况出现时使用。术后使用足量广谱抗生素控制感染。引流不畅者应每天撑开切口排脓，直至痊愈。

（二）慢性咽后脓肿

结合抗结核治疗，在口内穿刺抽脓，脓腔内注入0.25 g链霉素液，但不可在咽部切开。并发颈椎结核者，宜由骨科医师在治疗颈椎结核的同时，取颈外切口排脓。

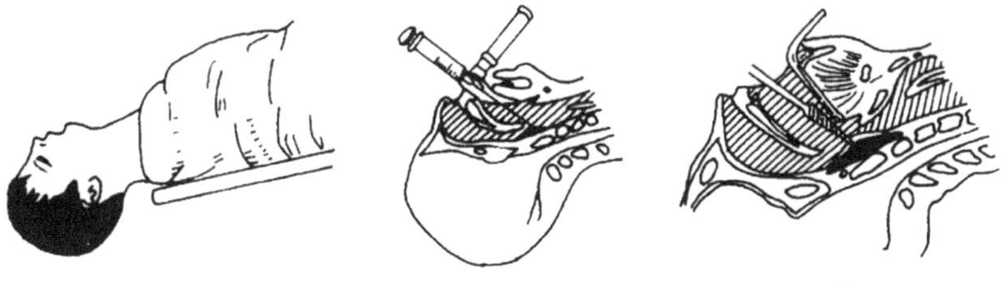

A. 体位　B. 穿刺抽脓　C. 切开排脓

图 8-5　咽后脓肿的手术治疗

（路　磊）

第十一节　咽旁脓肿

咽旁脓肿为咽旁隙的化脓性炎症，早期表现为蜂窝织炎，继而形成脓肿。

溶血性链球菌为主要致病菌，其次为金黄色葡萄球菌、肺炎双球菌等。咽旁脓肿的感染途径较多，如扁桃体、牙齿、鼻部及咽部所属淋巴结等处的急性炎症，均可蔓延至咽旁隙引起感染。

一、临床表现

患者精神萎靡，可有持续高热、畏寒、头痛及食欲缺乏等全身不适。局部主要表现为咽痛及颈侧剧烈的疼痛，吞咽障碍等。咽旁感染侵及翼内肌可出现牙关紧闭，张口困难。

二、体征

急性重病容，患侧颌下区及下颌角后方肿胀，局部坚硬，触痛明显，患者头部偏向患侧可减轻头痛。严重时肿胀范围可上达腮腺，下沿胸锁乳突肌而达锁骨上窝。脓肿形成后，局部变软并有波动感。患侧扁桃体及咽侧壁突向咽中线，而扁桃体本身无明显病变。

三、诊断和鉴别诊断

根据临床表现及有关检查，一般不难诊断，如从颈部肿胀处穿刺抽脓，B 超或 CT 检查可发现脓肿形成。由于脓肿位于深部，从颈外触诊时不易摸到波动感，故不能以有无波动感为诊断咽旁脓肿的依据。

四、治疗

（一）感染初期

给予足量敏感的抗生素和适量的糖皮质激素，局部热敷或理疗。患者卧床休息，多饮水，必要时可给予镇静药。

（二）脓肿形成期

咽旁脓肿形成后必须切开排脓。

1.颈外径路

局麻下以下颌角为中心，在胸锁乳突肌前缘做一纵切口，用血管钳钝性分离组织进入脓腔。排脓后冲洗干净，置入引流条，缝合部分伤口，每天换药，用抗生素冲洗脓腔。

2.经口径路

脓肿明显突向咽侧壁时，可于最突出部分做一垂直切口，用血管钳钝性分离到脓腔，引流脓液。

(三)支持疗法

进食困难者应静脉补液，加强营养，注意水、电解质平衡。

（路　磊）

第十二节　咽部异物

一、概述

咽部异物是咽部常见病，多发生在口咽及喉咽部，鼻咽部异物则较少见。口咽及喉咽异物的常见原因：①饮食不慎，将鱼刺、肉骨、果核等咽下。②儿童嬉戏，将小玩具、硬币、徽章等放入口内不慎咽下。③睡眠、昏迷或酒醉时误咽（如义齿脱落）。④头颈部外伤，枪弹、爆炸物碎片停留在咽部。⑤企图自杀有意吞入异物嵌顿在口咽或喉咽部。⑥咽喉部手术时，棉球纱布被误留在咽喉部。鼻咽异物多因呕吐食物或蛔虫进入鼻咽所致。

二、诊断与鉴别诊断

(一)诊断

根据有吞咽异物或外伤、呕吐的病史，结合上述症状，并行仔细的口咽、喉咽及鼻咽镜检，不难做出诊断。部分患者若有异物史，疼痛症状明显而常规检查未发现异物时，应行表面麻醉后仔细检查。

1.症状体征

口咽及喉咽部异物常有咽喉部的异物感、吞咽困难和部位较固定的刺痛，做吞咽动作或推动喉部时症状加重。尖锐异物可致痰中带血。鼻咽部异物可引起鼻塞，存留时间过久可致腥臭味。口咽及喉咽异物存留过久可致局部感染，形成咽后脓肿、咽旁脓肿及后纵隔炎等。

2.专科检查

以压舌板检查口咽或间接喉镜检查可发现异物，异物存留于鼻咽部时间较长者可见鼻腔内有脓涕，黏膜充血或在下甲后部见脓性分泌物，如异物刺入、刺伤咽部组织可有淤血、血肿等，时间较长时刺入处的周围组织常有炎性表现。较大的口咽和喉咽异物常在颈外扪到明显的触痛区，若将喉头或气管朝此区推压，则疼痛加重。

3.实验室检查

颈部 X 线摄片和吞钡检查可以判断有无异物及并发病的存在。

(二)鉴别诊断

大部分病史明确者，在多次仔细的常规检查后，可以发现异物，容易诊断。患者的自我感觉和X线正侧位片提供了定位的依据，但异物存在的具体部位尚需鉴别。

(1)咽侧壁和扁桃体异物：①在患者感觉有异物的一侧，检查扁桃体的每一个隐窝，观察有无分泌物，有无鱼刺残端外露，必要时，可用枪状镊在隐窝内小心探寻。②用纱布拉舌尖向口外，再用压舌板压迫患侧舌根，检查扁桃体与舌根之间有无异物。③用纱布拉舌尖向口外，把间接喉镜伸至扁桃体后方，观察扁桃体与咽腭弓之间有无异物。

(2)舌根与会厌谷异物：由于该处异物易被口内分泌物浸泡，尤其是当会厌谷伸展不开时，其中异物较难发现。①间接喉镜下见会厌谷有黏液时，应嘱患者吐出或咽下，以便显露隐于其间的异物。②异物存留时间较长，局部可发生炎症充血，鱼刺类异物反复刺破黏膜，可以形成伪膜，此时也容易找到异物。

(3)梨状窝底部异物：用纱布拉舌向口外，嘱患者做嗳气动作，当嗳气时，梨状窝张开，容易暴露异物的存在。发"衣"音，杓会厌襞内移时，即可显露异物。如单侧梨状窝积液，又未见异物，应想到环后区异物的可能。大而硬锐的异物往往存留于梨状窝。还有一种少见的嵌入于咽后壁的异物，咽部常规检查后，必要时再做X线检查。异物如为不透X线者，可在透视下直接观察，并辅以正侧位摄片，较易判断有无异物；如为穿透X线的异物，则需服钡剂检查，宜采用小剂量钡剂反复观察或摄片。咽后壁和梨状窝表面的异物在间接喉镜下就能诊断；梨状窝积液而未见异物者，应想到环后区异物的可能。喉咽和鼻咽部异物容易漏诊，必要时需借助纤维喉镜。如检查未见异物，可能由黏膜擦伤所致，多可在24小时后症状逐渐消失，如果有持续的固定部位的咽下痛，仍提示有异物在咽部滞留，必须再次详查。

(4)咽异感症或慢性咽炎：咽部异物发生数天后就诊者，有咽部异物感而疼痛部位不明确的，应与咽异感症、慢性咽炎相鉴别。

(5)茎突过长：过长的茎突骨折后可误认为咽部异物，喉软骨坏死误诊为咽异物者的报告亦非鲜见，应予鉴别。

三、治疗

一旦发现异物，应用镊子或喉咽、鼻咽异物钳取出异物。对有脓肿形成者，应在局部麻醉下切开排脓，并加强抗感染治疗。

(石红霞)

第十三节　咽部灼伤

一、概述

咽部灼伤多见于4岁以下小儿，约占90%。多因小儿误饮开水或化学腐蚀剂而引起口腔及咽部黏膜的损伤，由于儿童保护性反射不健全，误饮开水或药液后不会吐出，同时当即大哭又将热水或药液吸入喉内或吞下，往往同时引起口腔、咽喉以至食管灼伤，重者还可引起全身中毒症状。

二、诊断与鉴别诊断

(一)诊断

根据患者有明确的误饮史、上述临床症状及体检所见不难诊断。

1.症状体征

主要症状为疼痛、吞咽痛、咽下困难等,若伴发喉水肿,则出现呼吸困难。重度灼伤常有发热、脱水、休克等全身中毒症状。

2.专科检查

唇、口腔、咽部、会厌等处可见充血、肿胀或溃烂,次日则出现白膜。重度灼伤者在2～3周后则形成瘢痕粘连,发生咽喉狭窄,甚至闭锁。

3.实验室检查

化学物腐蚀伤余下的毒物和容器应保存送检,有时必须检测呕吐物及尿、粪便中的毒物,以协助诊断。

(二)鉴别诊断

应与咽喉部挫伤、白喉、喉气管异物、急性喉梗阻等相鉴别。

三、治疗

(一)轻度灼伤

对症治疗,局部创面涂搽甲紫或紫草油,以保护创面。

(二)中和疗法

对强酸、强碱引起的灼伤,可立即用中和剂中和。醋、橘子汁、柠檬汁用以中和碱,镁乳、氢氧化铝凝胶可中和酸。

(三)抗菌药物

应用抗菌药物控制感染。

(四)重度灼伤

应输液维持水、电解质平衡,对有呼吸困难且呈进行性加重的患者,应准备施行气管切开手术。为预防水肿和抑制结缔组织增生,可用糖皮质激素治疗。

(石红霞)

第十四节　咽部狭窄和闭锁

一、概述

咽部狭窄和闭锁可发生于鼻咽和喉咽,多因外伤或感染引起。外伤包括咽部受腐蚀剂灼伤、咽喉机械性外伤、手术切除腺样体时损伤黏膜过多等,均可引起咽部狭窄或闭锁。某些特殊性感染(如梅毒、麻风、硬结病等)亦可诱发本病。鼻咽闭锁较少见,可与先天性后鼻孔闭锁同时发生,或鼻咽癌放疗后继发鼻咽部狭窄或闭锁。

二、诊断与鉴别诊断

(一)诊断

通过下述症状和检查可确立诊断。X线摄片或碘油造影可进一步明确闭锁部位的范围和厚度。

1.症状体征

鼻咽狭窄或闭锁者经鼻呼吸不畅，说话时有闭塞性鼻音，嗅觉失灵，睡时打鼾，不能擤涕。若病变累及咽鼓管咽口，则有听力下降、耳鸣或并发中耳炎。

2.专科检查

通过口咽视诊及间接鼻咽镜和间接喉镜检查可见口咽腔、鼻咽腔或喉咽腔变得狭小及粘连，重者仅剩小的缝隙甚至几乎完全闭锁。

3.实验室检查

鼻腔X线摄片及碘油造影，可进一步明确闭锁部分的位置、范围和厚度。

(二)鉴别诊断

本病应与喉闭锁相鉴别：患儿出生后无呼吸和哭声，可见“四凹征”，但无空气吸入。刚出生时，患儿皮肤颜色正常，但结扎脐带后，不久即发绀。表现为新生儿鼻塞、呼吸困难、发绀及哺乳时加重等鼻腔完全堵塞的症状。检查咽部可见软腭后缘与咽后壁之间有一层薄膜相连，表面光滑，触之软。

三、治疗

(一)喉咽狭窄者

会厌与咽后壁粘连，阻碍吞咽，进食呛咳，呼吸不畅，部分患者需行气管切开术。对特殊感染引起者应先针对病因行对症治疗，待病情稳定后再行整复术。

(二)外伤引起者

应行手术治疗。对轻度狭窄者可行分离、扩张术；对重者狭窄、闭锁者应在切除狭窄后通过转移皮瓣或黏膜瓣行整复重建术。

(三)因鼻咽癌放疗后继发的后鼻孔及鼻咽闭锁者

采用在鼻内镜下的微波手术切除、气化闭锁，疗效满意。

(石红霞)

第十五节　咽角化症

咽角化症为咽部淋巴组织的异常角化，多发生于腭扁桃体和舌扁桃体，发作于咽扁桃体、咽后壁及咽侧索者较少。

喉角化症为喉部黏膜淋巴组织异常角化堆积形成的病变，虽属于良性病变，但是具有恶变的倾向，被列为喉的癌前病变之一，文献报道恶变率为19%。

一、病因

病因未明，多见于青中年女性。尤其在精神抑郁者多见，可能与精神因素有关。也有人认为可能与口腔、鼻窦及咽喉部慢性炎性刺激有关。正常情况下咽喉部黏膜可机械性阻挡异物、微生物进入深层组织，形成天然生理屏障，黏膜中存在免疫球蛋白，可特异性结合抗原形成免疫复合物，形成一层保护屏障。当上皮内的淋巴细胞反复受到抗原刺激时产生增殖反应，异常增生角化，衰老的表层细胞及黏附其上的细菌也不宜脱落，且与其底膜紧密粘连形成感染灶，并刺激咽喉部。也有人认为是一种纤毛菌感染。

二、病理

主要病理变化为局部鳞状上皮角化亢进，堆积成白色小的三角锥形或圆锥形突起，周围黏膜有炎症反应，而黏膜下层正常。可伴有异形上皮。

三、临床表现

无特殊症状，也可全无症状，主要表现为咽喉部有异物感、发痒、干燥、刺痛、不适感及声音嘶哑等症状，发生于舌扁桃体者常因会厌受刺激而觉喉中发痒或咽喉部刺痛感且精神因素可加重上述症状。

四、检查

常规口咽部检查见局部病变黏膜慢性充血，在扁桃体隐窝口有乳白色、尖头及一些碎片状角化物，呈笋样突出，角化物常较坚硬，与组织粘连较紧，不易拔除，其周围有一较红的充血区，若强行拔除角化物则常留一出血创面，但角化物易再生。喉部黏膜充血，表面有白色斑点状锥形隆起，周围有充血区，易脱落，易再生。治疗依病情而定。

五、诊断

本病诊断主要根据患者的症状及扁桃体咽喉检查所见，结合发病年龄和性别可做出诊断。病理活检确诊。

六、治疗

(1)视角化程度而定，轻者若无明显症状，不需治疗，可向患者解释清楚以清除其疑虑，嘱忌烟酒，避免对咽喉部黏膜的刺激，同时加强锻炼改善其全身健康。

(2)对角化较重或一般治疗见效者，可予激光、冷冻及微波治疗去除角化物。

(3)如患者自觉症状较重，病变又仅局限于腭扁桃体或扁桃体成为炎性病灶时则可行扁桃体切除。

(4)喉角化轻症者，可不处理。戒烟酒、避免慢性不良刺激。角化重者，可行支撑喉镜下喉显微手术，清除病变或采用激光等辅助手段。

（石红霞）

第十六节 咽运动性障碍

运动性障碍分为瘫痪和痉挛两种，前者又可分为软腭瘫痪和咽缩瘫痪。

一、软腭瘫痪

软腭瘫痪是咽部瘫痪中最常见的一种，可以单独或合并其他瘫痪出现。

末梢神经麻痹引起的瘫痪，一侧者可无临床症状，双侧者症状明显，常为多发性神经炎所致障碍，故多伴有感觉性障碍出现。多见于白喉之后，少数亦可发生于流感、猩红热、伤寒等病之后。

病变位于颈静脉孔附近引起的软腭瘫痪，常合并出现第Ⅸ、Ⅹ、Ⅺ对脑神经的麻痹（颈静脉孔综合征），多起因于原发性肿瘤、血肿、转移颈淋巴结的压迫或梅毒瘤。中枢性麻痹则见于肿瘤、炎性病变、血管硬化或梅毒，每伴有同侧的唇、舌和喉肌瘫痪。

（一）症状

开放性鼻音。吞咽时食物易逆流入鼻腔，偶尔可经咽鼓管流入中耳；患者不能做吸吮、吹哨或两颊鼓气等动作。检查时，若一侧软腭瘫痪则悬雍垂佩向健侧；发声时，软腭向健侧移动，患侧不能上举。若两侧瘫痪则软腭松弛下垂，不能动作。如咽鼓管开张能力受果，可导致咽鼓管闭塞，出现中耳症状和体征。如发生在自喉之后，每伴有下肢无力、眼调节障碍等症状。

（二）诊断

软腭瘫痪的治疗须与生理性的软腭两侧不对称及因炎症或肿瘤浸润所致的运动障碍相鉴别。

（三）治疗及预后

治疗及预后见咽缩肌瘫痪部分。

二、咽缩肌瘫痪

咽缩肌瘫痪常与食管入口、全部食管或其他肌肉群的瘫痪同时出现。除前述种种病因外，在流行性脊髓灰质炎后可迅速发生。

（一）症状

一侧咽缩肌瘫痪表现为吞咽不畅，进流质饮易发呛，进固体食物较慢，患侧有明显的梗阻感。两侧咽缩肌瘫痪者，吞咽运动明显出现障碍，若伴有喉咽和软腭肌肉麻痹，则完全不能吞咽。此种吞咽障碍与喉咽部炎性或不完全机械性阻塞所引起者相反，即开始时流质食物喉咽困难，常常发生逆流，而固体食物则能吞咽。因在吞咽固体食物时，所需的咽肌收缩作用不及吞咽流质食物来得大，最后食物经常停留在喉咽。若并有喉部感觉或运动机能障碍，则食物易呛入下呼吸道，引起吸入性支气管炎或肺炎，甚至发生窒息。

（二）诊断

咽缩肌瘫痪诊断较易。若为一侧咽缩肌瘫痪，则见患侧咽后壁如幕布样下垂，被牵拉向健侧；若为双侧瘫痪，于触拭患者舌根或咽壁时，见恶心反射消失，咽后壁黏膜上不见有皱襞形成。

在口咽及梨状窝有大量唾液潴留，还须通过X线检查和喉镜检查，排除喉咽器质性病变。

(三)治疗

应针对病因治疗。对末梢性麻痹患者，需应用改善微循环，增加末梢血管血流量，营养末梢神经的药物，如尼莫地平、吡拉西坦、维生素 B_1、弥可保、银杏叶片等促进神经恢复。也可试用感应电刺激疗法和针刺疗法。预防下呼吸道并发症十分重要，需帮助吸出咽部潴留的分泌物。食物宜做成稠厚糊状，吞咽时头向前屈或偏向一侧，以利食物吞咽。严重病例以鼻饲法为宜，但在置放胃管时，务必不使胃管误入下呼吸道，必要时应在直接喉镜帮助下插入胃管。长期应用鼻饲，鼻腔或喉咽部易发生压迫性溃疡，若有必要，可做胃造口术供给营养。

(四)预后

咽缩肌瘫痪与病因有关。软腭瘫痪通常对健康无明显影响。因白喉引起者，可在数周后自愈。咽缩肌瘫痪而有吞咽障碍者，常因并发吸入性肺炎可发生生命危险。

三、咽肌痉挛

单纯的咽肌痉挛大多原因不明。慢性咽炎患者、烟酒过度者、鼻分泌物长期刺激咽部及外界物理化学因素的影响均有可能导致咽肌痉挛的发生。一切可以引起咽肌瘫痪的疾病亦可导致咽肌痉挛，且痉挛可为瘫痪的先兆。

咽肌的阵发性强直性痉挛较少见，癌肿的疼痛可引起，狂犬病、破伤风和脑膜炎及颅内疾病皆可能发生咽肌强直性阵挛。

(一)症状

不明原因的单纯咽肌阵挛性痉挛常在患者不知不觉中出现。软腭和咽肌发生规律的或不规律的收缩运动，甚者每分钟可达60次以上，与脉搏、呼吸无关；入睡后、局部或全身麻醉时，也不停止，但在发声和吞咽时每能暂时抑制阵挛性收缩。

阵挛发作时，患者及旁人常可听到明显的肌肉收缩声。患者自诉可听见自己有耳鸣声，即所谓他觉性耳鸣；耳鸣声与脉搏不一致，压迫颈动脉时不消失，故为肌性他觉性耳鸣，此乃为不同于血管性他觉性耳鸣之处。因腭帆提肌收缩致咽鼓管功能不正常，患者常有自听过响之感。咽后壁及喉均可同时发生节律性震颤。

患者常有吞咽障碍，咽喉不适，反复作呕和局部痛感，常因精神恐惧和紧张而导致咽肌痉挛发作或加重。

(二)诊断

单凭咽、喉部视诊，颇难判断有无咽缩肌痉挛，大多需结合病史和临床症状方能诊断本病。喉咽和食管的X线吞钡剂透视或拍片可见痉挛引起的吞咽障碍。痉挛发作时，钡剂不能顺利咽下，可从咽腔呛入鼻腔或有较多钡剂滞留在会厌谷、梨状窝等处。在诊断中，必须注意与器质性阻塞如肿瘤、异物、瘢痕形成等相鉴别，可行纤维喉镜或纤维食管镜检查。

(三)治疗

对患者耐心地讲明病情，以解除其思想顾虑。缓慢而安静地进食可以减轻痉挛，饮食应无刺激性，多加咀嚼后再咽下。劝告患者改正生活上的不良习惯和改善其周围环境。若为器质性病变引起的痉挛，必须针对病因进行治疗。

可根据不同的病因和病情选用以下药物治疗。

(1)镇静剂如溴化物、艾司唑仑(舒乐安定)等。

(2)氯美扎酮又名芬那露，为抗焦虑药，具有弱安定及松弛肌肉作用，成人剂量为0.2 g，3 次/天。

(3)自主神经调节药物，如谷维素 10 mg，3 次/天。

(4)强壮剂和维生素类药物等。

（石红霞）

第十七节　咽感觉性障碍

一、感觉减退或感觉缺乏

咽部感觉减退或感觉缺乏多为全身其他疾病引起；若单独出现，每为功能性疾病或癔症引起，临床上以感觉减退较多见。全身其他疾病可由中枢性病变或末梢神经麻痹引起。中枢性病变，常起因于脑干中的疾病，如肿瘤、出血、血栓形成、多数性脑脊髓硬化、脑底脑膜炎、延髓麻痹、假延髓性麻痹、延髓空洞症和梅毒等。末梢神经麻痹可由颈静脉孔周围病变累及第Ⅸ、Ⅹ、Ⅺ对脑神经而引起，或由于白喉、梅毒等引起末梢神经炎所致。

咽部感觉减退或缺乏，常与运动性障碍合并出现，亦常与喉部的感觉、运动性障碍同时出现。

(一)症状

若病情仅局限在口咽部，患者多无明显自觉不适。若累及喉咽部或喉部时，进食或饮水常被误呛入下呼吸道，引起反呛和咳嗽，久之可发生吸入性气管、支气管炎或肺炎。

(二)诊断

检查咽部时，可见软腭和咽的生理性防御反射功能明显丧失。若喉部受累，触诊喉部时，喉的反射性痉挛消失；故根据症状和检查较易诊断。病因诊断，往往须请神经科医师协同检查、分析。

(三)治疗

功能性疾病或癔证引起者，可酌情应用钙剂、维生素类药物，颈部穴位药物注射(山莨菪碱、维生素 B_1 等)，喉部理疗等。全身其他疾病引起者应针对病因治疗。

二、感觉过敏或感觉异常

感觉过敏或感觉异常又称咽异感症，常泛指除疼痛以外的各种咽部异常感觉。中医称之为“梅核气”。

(一)病因

产生咽异感症的病因极为复杂，许多有关的生理和病理变化还有待进一步探讨，通常认为与下列因素有关。

1.咽部疾病

各种类型的炎症、扁桃体及会厌病变等。

2.咽邻近器官的疾病

茎突过长、甲状软骨上角过长、咽侧间隙和颈部肿块、喉部疾病(如慢性喉炎、喉部良性肿瘤和恶性肿瘤)、口腔疾病等。

3.远处器官的疾病

消化道疾病、心血管系统疾病、肺部疾病、膈疝等。

4.全身因素

严重的缺铁性贫血、自主神经功能失调、长期慢性刺激(如烟、酒、粉尘和化学药物)、更年期内分泌失调等。

5.精神因素和功能性疾病

咽喉、气管、食管无器质性疾病,主要由大脑功能失调所引起的咽部功能障碍。

(二)临床表现

本症临床常见,30～40岁女性较多。患者感到咽部或颈部中线有团块阻塞感、烧灼感、痒感、紧迫感、黏着感等。位置常在咽中线上或偏于一侧,多在环状软骨或甲状软骨水平,其次在胸骨上区,较少在舌骨水平,吞咽饮食无碍。病程较长的患者,常常伴有焦虑、急躁和紧张等精神症状,其中以恐癌症较多见。

(三)检查

(1)排除器质性病变:对咽异感患者,首先应考虑器质性因素,以免误诊和漏诊。

(2)仔细检查咽部:观察有无黏膜充血、肿胀、萎缩、淋巴组织增生、瘢痕或肿瘤等,还应注意咽黏膜皱褶之间的微小黏膜糜烂、鼻咽顶部的咽囊开口、咽隐窝内的粘连、黏膜下型鼻咽癌、扁桃体实质内的病变等。除视诊外,触诊亦很重要。可采用下列方法进行:①咽部触诊。②颈部触诊。③咽颈部联合触诊。

(3)邻近器官及全身检查。

(四)诊断

根据症状和检查的全部资料进行综合分析后方可做出诊断。诊断中注意区分器质性因素和功能性因素,区分全身因素和局部因素。

(五)治疗

1.病因治疗

针对各种病因进行治疗。

2.心理治疗

排除器质性病变后,针对患者的精神因素如“恐癌症”等,耐心解释,消除其心理负担。

3.对症治疗

(1)避免烟、酒、粉尘等,服用镇静剂。

(2)颈部穴位封闭法,可取穴廉泉、双侧人迎,或加取阿是穴进行封闭。

(3)中医中药治疗。

三、自发性舌咽神经痛

(一)症状

发作性一侧咽部、扁桃体区及舌根部针刺样剧痛,突然开始,持续数秒至数十秒,发作期短,但不能忍受,可放射至同侧舌面或外耳道深部。说话过多、反复吞咽、触摸患侧咽壁时,扁桃体、舌根及下颌角均可引起发作。以2%丁卡因麻醉咽部,可减轻或止住疼痛。

(二)诊断

须排除舌咽神经分布区的炎症或包块压迫,茎突过长等引起的继发性舌咽神经痛,咽、喉结核,鼻咽和喉咽恶性肿瘤。

(三)治疗

应用镇静剂、镇痛剂、表面麻醉剂喷雾均可减轻疼痛和缓解发作。常用静脉滴注激素、低分子葡萄糖,口服卡马西平、苯妥英钠等。局部普鲁卡因封闭有较快的疗效。坚持口服苯妥英钠3～4个月,可获疗效,甚至有报道称不再发作。

对于发作频繁或症状剧烈者,保守治疗无效,可行颅内段舌咽神经切断术或扁桃体窝和高位颈侧进路于颈静脉孔处切断舌咽神经。有学者从下颌下进路切除大部颈段舌咽神经及其末梢细支,该手术术野大,解剖标志清楚,可在局麻下进行。

(石红霞)

第十八节　咽 异 感 症

咽异感症是耳鼻咽喉科临床工作中经常遇到的主诉之一。它是一个症状,而不是一个独立的疾病。我国远在宋代已知有“梅核气”。《南阳活人书》云:“梅核气,……塞咽喉,如梅核絮样,咯不出,咽不下”。目前在临床上,常将咽异感症一词用以泛指除疼痛外的多种咽部异常感觉或幻觉,如球塞感、黏着感、无咽下困难的吞咽梗阻感等。位置固定或不固定。另有一类患者,常诉颈部有紧迫感,重者如束带样,自感呼吸不畅,衣领不能扣紧,检查时则未发现呼吸困难体征,这种情况也可称为咽异感症。中年女性患者居多。

一、产生咽异感症的原因

咽部神经支配极为丰富,感觉和运动神经主要来自位于咽后壁内的咽丛,含有迷走、舌咽、副神经、颅根和颈交感神经的分支。此外,尚有三叉神经第 2 支司喉咽、扁桃体区及软腭的感觉,舌咽神经有直接分支分布于扁桃体下极及舌根,故咽部感觉非常灵敏,在消化道中,咽部感觉的灵敏度仅次于口腔及肛管。全身许多器官的疾病,也可通过神经的反射和传导作用,使咽部发生异常感觉。故咽异感症的产生机制较为复杂,有关的生理和病理生理变化,尚待进一步研究和澄清。

(一)咽及咽邻近器官的因素

无论原发性或继发性,凡病变累及咽腔或咽壁的任何一层组织(黏膜层、腱膜层、肌层、筋膜层、咽壁后的颈深间隙等),使咽部的感觉神经受到刺激,神经兴奋性发生变化,甚至咽肌痉挛或强直,或使吞咽功能受到影响,均可产生咽异感症。

(二)远离器官和全身性因素

迷走神经在胸腔和腹腔诸脏器中有着广泛的分布,这些脏器罹病时可在咽部产生各种异常感觉。这种咽部异常感觉的产生,可能通过迷走神经的反射作用而引起,也可能因迷走神经受刺激后,使环咽肌发生痉挛之故。

关于全身性因素与咽异感症之间的关系,许多学者进行了不少的研究,曾发现一些迹象,但尚未能得出明确结论。有些全身性疾病的消长似与咽异感症的起伏有一定的联系，但两者之间的确切关系并未探明，是时间上的巧合？还是确有关联？

(三)精神因素

精神因素对于咽异感症的发生和症状的轻重起伏有着明显的影响。一些学者认为，这与间脑，尤其是丘脑下部的功能状态有关。

此外，患有咽异感症的患者，常常企图通过咳嗽、咳痰或空咽(吞气症)等动作来解除咽部的不适感觉，结果不仅不能达到目的，反而因为咽部总在不停地运动和将大量空气吞入胃内，使原有的异常感觉更为加重。

二、引起咽异感症的各种疾病

(一)器质性疾病

1.咽部疾病

咽喉部的炎症、肿块、肿瘤及瘢痕、静脉曲张等病变均可引起咽异感症，如各型咽炎，咽-腭及舌扁桃体炎，扁桃体结石，微小脓肿，咽角化症，悬雍垂过长，咽或喉部的良性或恶性肿瘤，舌根部静脉曲张，舌根癌，舌甲状腺，会厌囊肿，咽部憩室等。

2.邻近器官的疾病

(1)食管疾病：如胃食管反流，环咽肌切迹，食管运动功能障碍(痉挛，失弛缓症等)，憩室，早期恶性肿瘤等。有学者认为，胃食管反流性喉炎、咽炎是引起咽异感症的常见原因之一，因为24小时食管pH监测发现，多数患者存在反流现象，且对抗酸治疗有效；但有报告称，这种反流现象在正常人群中的发生率亦高。

(2)颈部疾病：如亚急性甲状腺炎，甲状腺肿瘤，甲状腺功能减退；由颈椎及其软组织病变引起的颈综合征等。

(3)其他：鼻旁窦炎，牙病，原发性口腔干燥症，茎突过长，颈动脉炎，喉上神经炎，声带小结，舌骨(大角)综合征等。

3.远离器官的病变

有些咽异感症患者同时罹患某些胸腔疾病(如各种原因引起的左心扩大，动脉瘤，肺部肿瘤)或上腹部疾病(如各种胃炎、胃十二指肠溃疡、胆石症、幽门痉挛、膈疝、肿瘤等)，当这些胸腔或腹腔疾病经治疗而获得缓解或痊愈时，咽部的异常感觉也随之减轻或消失。

4.全身因素

如烟酒过度、妇女更年期、重症肌无力、破伤风早期、严重的缺铁性贫血等，可因咽部受到长期的慢性刺激，内分泌或自主神经功能紊乱，咽肌无力或痉挛等，而致咽部发生异常感觉。

(二)精神、神经因素

部分患者精神抑郁，或在精神创伤后疑自身咽喉部患有癌症，特别是咽部稍有不适(如干燥感，灼热感等)则更为焦虑不安，四处寻医，以求查出“肿瘤”。

癔症性咽异感症患者常诉咽部有球塞感，位置不固定，上下活动，时轻时重，称为“癔球”或咽球综合征。

三、咽异感症的检查

（一）病史

询问病史时，须持关心同情的态度，不要轻率地否定患者的主观感觉，更不能先入为主，一概认为是由非器质性疾病引起，否则即使症状并非由器质性病变所致，此后也可能加重。除注意患者的病期、发病过程和自觉可疑病因外，还需根据情况，耐心详细询问下述各点。

（1）首先要分辨是咽异常感觉，还是真正的吞咽困难。如是后者，且为渐进性或在进食时加重者，首先须考虑到咽、喉和食管等处的器质性病变，尤其是肿瘤。

（2）问清异物感的特点，如性质、部位、发作时间和有无伴发症状等。

一般来说，器质性病变引起的咽异感症，其部位多恒定不变，患者也常能清楚指明位置。在不同的情况下，症状也可有轻重起伏，如悬雍垂过长者，在大张其口，悬雍垂不接触到舌根时，症状减轻，闭口时加重。患喉咽癌或喉癌，或舌扁桃体肥大而压迫会厌时，吞咽时异物感加重，静止时减轻。患喉上神经炎时，空咽时异感最明显，且可伴“咽痛”。茎突过长者，异感多位于咽的一侧，当颈部转动时可能症状加重。风湿性咽炎则多在阴雨之时症状加重。鼻窦脓液向后流下，存积于咽喉而引起异感者，常觉在甲状软骨高度有球塞感。进食时，脓液随食物咽入食管后，症状可暂时消失，偶在喝热饮料后反而加重。但须注意，凡能上下游动的异常感觉，并非都是“癔球”，因在某些咽喉或咽旁的疾病，吞咽时咽肌收缩，患者可自觉异感的位置也随之稍做上下变动。此外，在喉咽或食管上段癌的早期，因继发的环咽肌痉挛时轻时重，故咽部的异常感觉也随之时起时伏，不可误认为纯属精神因素。

（3）问清过去的检查和治疗经过及治疗效果，以作诊断参考。

（4）必要时询问全身疾病的病史、月经史及有无烟、酒嗜好等。职业有时也与咽异感症有密切关系，如用嗓过度，经常接触粉尘和受化学物质的刺激等，也要加以注意。

（二）检查

局部检查方法，此处不再赘述，只着重说明几点。

1.引起咽异感症的疾病

器质性因素较精神性因素为多见，咽喉部因素较其他部位因素为多见，故检查时，首先要从器质性疾病着想，方可避免误诊，漏诊；而检查则先从咽喉部着手，方免漫无边际。

2.咽喉部检查

视诊要详尽，触诊有时更为重要，常能发现许多视诊不能发现的问题。触诊方法有 3 个：以手指或卷棉子进行咽内触诊；颈部扪诊；一手咽内一手颈外联合触诊。触诊的目的在于：①查知异感所在部位：一般如正确触及病变部位，患者常可立即告知，不适感即在该处。一般说来，病变所在部位常较自觉异感部位略高。②查知病变的性质：如舌根肿瘤，咽喉部埋藏性异物，颈动脉、喉上神经、项肌及颈椎等处的压痛，茎突、舌骨、喉软骨、椎体及翼突钩等处的畸形等，均可通过触诊查知。

3.鼻咽、喉咽及喉部内镜检查

用纤维镜从鼻腔插入，可顺次仔细观察鼻腔，鼻咽，舌根，梨状窝及会厌谷，喉部乃至声门下，并留有清晰照片存档，有病变者可早期诊断，无病变者亦可持图为据，向患者解释其疑虑处。

4.必要时，须对邻近器官或全身进行检查

如血常规、胸部 X 线片、茎突 X 线片或 CT 检查、舌骨 X 线片、颈椎 X 线片、X 线食管钡剂透视或拍片、纤维食管镜检查，甲状腺B超或ECT检查等。

四、诊断中的几点注意

(一)注意器质性因素与精神性因素的关系

患咽异感症的患者，尤其是病期较长者，常兼具器质性和精神性两种因素，或因器质性疾病为时既久，精神疑虑随之丛生，其中以疑癌症者较多见，不可误作纯精神因素而忽视之。

(二)注意全身因素与局部因素的关系

许多局部器质性病变引起的咽异感症，可以仅于全身情况发生变化时(如经绝期、月经期、全身情况衰弱时等)方才出现，注意力特别集中在咽异感上时症状也可加重。另一方面，咽部是许多全身性疾病，如急慢性传染病、造血系统和内分泌系统的疾病的重要反映部位，有时咽部病变乃继发于上述疾病，即产生咽异感症的根本原因，不在咽而在全身。认识此点有助于全面分析病情。

(三)分清主要的和次要的方面

须注意两种情况。一种情况是原发病较隐蔽，而其诱发的咽部病变较明显，诊断中易致颠倒本末，误果为因。例如，将缺铁性贫血或颈综合征引起的咽黏膜萎缩误诊为萎缩性咽炎；鼻旁窦炎引起的舌扁桃体肥大误诊为舌扁桃体炎；糖尿病引起的口腔、咽部黏膜干燥误诊为原发性口腔干燥症等。另一种情况是两病并存，一主一次，但因次者易查，而忽视另有主病存在。例如，慢性咽炎是一常见病，又易发现，故临床上曾见将早期食管癌同时患有慢性咽炎的患者单纯诊断为慢性咽炎，几乎延误食管癌病情。有研究者(1964)曾引述误诊为“慢性咽炎”者3例，后分别确诊为单核细胞增多症，职业性刺激(二氧化氮)及喉咽癌。故在诊断中宜详询症状，尤其是咽部以外的伴发症状，细加分析，详细检查，一遇可疑，不可轻易放过。对一时无把握确诊的病例，还需继续观察，反复检查。例如，曾见一例胃癌患者，主诉仅为咽异物感，经反复检查，始得确诊，术后症状消失。

五、治疗方法

(一)病因治疗

针对各种病因进行治疗，是本病的主要疗法。具体方法此处不加罗列。

(二)认真检查，耐心解释

对合并有精神性因素者，如疑癌症等，须在认真详细检查，排除了器质性因素后，以关切的态度耐心解释，任何不谨慎的语言和草率的检查和处理，均将给患者带来不良影响。而医者认真、负责、关心、同情的态度，又是取得患者信赖的重要基础。

(三)颈部穴位封闭法

无明显器质性疾病者，可用此法。取穴廉泉、双侧人迎，或加取阿是穴；异感部位较低者加用天突穴。用0.25%～0.5%普鲁卡因，每穴注入1.0～1.5 mL，1次/天，3～4次为1个疗程。多数患者在1～2疗程后即可取得明显效果。

(四)中成药

伴有咽部慢性炎症者，可用各种中成药。

(五)镇静及安定药

对癔症、焦虑状态、精神创伤等，可用镇静剂等，并与精神科医师协同治疗。

(石红霞)

第十九节　舌骨综合征

舌骨综合征是指患者感到吞咽时一侧颈部疼痛，可放射到耳部、面部和下颌等处，亦可于咽部有疼痛感或其他不适感，并于舌骨大角区域有明显触痛。

从国内外近年来的文献报道可以看出，舌骨综合征仍然为相关专业的临床医师所关注和重视。

舌骨综合征的发病年龄为 20～70 岁，但以中年人为多见，无明显性别差异，左侧和右侧的发生率相近，两侧同时发病者极少。

一、舌骨的解剖、发育概况及有关诸肌

舌骨居于下颌骨的后下方，借茎突舌骨韧带与颞骨的茎突相连，为口腔底部及颈部一部分肌肉的附着处，不与头颅直接连接。整个舌骨呈马蹄形，分为体和大角、小角各1 对（图 8-6）。舌骨体为舌骨中部一横置的长方形骨板，前面隆凸、面向前上，有舌骨上、下肌群附着；后面凹陷而光滑，面向后下。舌骨大角左右各一，从体的两侧伸向后上方，与体结合处初为软骨性，以后成为骨性结合；大角根部肥厚，中部扁薄，末端成结节状。小角左右成对，是体与大角结合处向上方伸出的圆锥状突起。

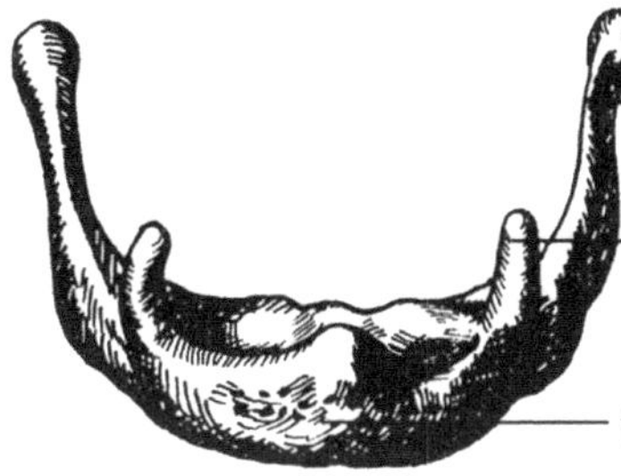

图 8-6　舌骨前面观

舌骨小角和舌骨体的上部来源于第 2 鳃弓，舌骨体的下部和大角则来自第 3 鳃弓。舌骨是由软骨骨化而形成的。舌骨大角的骨化是在胚胎末期开始的，其尖端的软骨直到中年后才完成骨化。舌骨体的骨化开始于出生前后很短的一个时期内。舌骨小角的骨化变异较大。

附着于舌骨的肌肉较多，如二腹肌、茎突舌骨肌、下颌舌骨肌、颏舌骨肌、胸骨舌骨肌、肩胛舌骨肌、甲状舌骨肌、咽中缩肌等。其中，二腹肌的关系尤为密切。

二腹肌有前、后二腹，后腹起自乳突切迹，斜向前下；前腹起自下颌骨二腹肌窝，斜向后下。前后二腹在舌骨大角上方会合于中间腱；中间腱借纤维环连接于舌骨体和舌骨大角结合处（图 8-7），有时还衬以滑液鞘。二腹肌的作用：舌骨固定时，将下颌骨向下拉；下颌骨固定时，将舌骨向上提。二腹肌前腹由三叉神经的运动支（下颌舌骨神经）和感觉支支配；其后腹的运动神经为面神经的二腹肌支，支配肌肉本体感受者为三叉神经的分支；供给（中间腱的）纤维环、滑液鞘和邻近舌骨膜的感觉神经可能是来自第 3 鳃弓的舌咽神经。

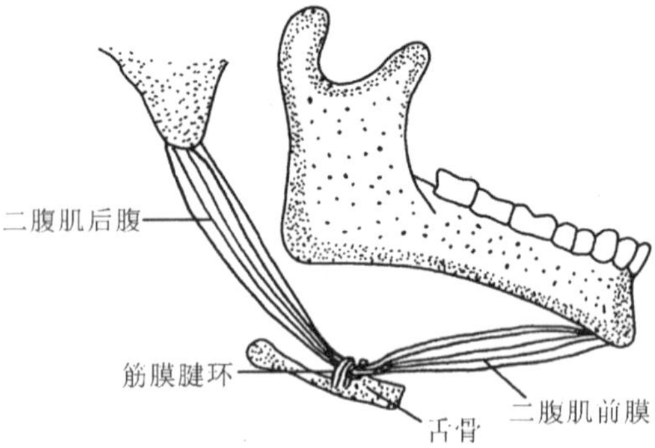

图 8-7　二腹肌及其中间腱

二、病因

(1)附着于舌骨诸肌的肌腱或二腹肌中间腱的退行性变　在颈部,舌骨是极其活动的结构,当呼吸、发音和吞咽时,舌骨均在活动。肌腱纤维的变性或退行性变可能就是舌骨过度活动所致。在下颌张开过程中,二腹肌的前腹和后腹是同步收缩的,但在吞咽时前后二腹的纤维可发生不同步的活动。舌骨是以二腹肌的中间腱为支点而活动的,中间腱承受着颇大的机械张力,因而较易发生变性。

(2)二腹肌中间腱的腱鞘炎或滑液囊炎,以及附着于舌骨并具有滑液鞘的其他肌腱的腱鞘炎或滑液囊炎,可能为舌骨周围邻近组织的炎症或上呼吸道感染引发,亦可为肌腱的过度使用所致。

(3)舌骨大角处骨质过分增生或钙化,或形成假性赘生物或假关节,产生机械性的压迫或刺激。

(4)舌骨结构发育异常:Boyadjian(2001)报告 1 例由于第 2 鳃裂发育异常引起的舌骨综合征,导致吞咽困难。影像学检查显示该患者舌骨小角过长并向内弯曲,从而持续影响口咽侧壁所致。

(5)部分患者的病因尚难确定。

三、症状

舌骨结构的变异所引起的各种症状,均与这一部位的复杂解剖因素有密切关系;如舌骨的不断活动对其邻近部位的血管、神经等会产生相应的影响,二腹肌有三叉神经和舌咽神经的支配等。症状变异较多,各人不尽相同;一般逐渐发病,病程短者数天或数月,长者数年或十余年至数十年。较常见的症状如下。

(1)一侧面部下方和上颈部区域疼痛:此为主要症状或常见症状。疼痛可放射到耳部、面部、下颌、下颌磨牙、颞颌关节、颈部和咽喉部,甚至舌根部;有的还可放射到肩背部或上胸部等。疼痛性质可为钝痛、胀痛、刺痛或搏动样痛。疼痛程度轻重不一,轻者隐痛,重者难以忍受,多在吞咽时加重,故有的患者惧怕进食或吞咽唾液。

(2)咽部症状:不少患者有咽部不适感,多为咽异物感、吞咽梗阻感或咽痛,另有咽胀感、牵拉感、麻木感等;有的患者向患侧转头时症状加重;有的在张口时有阻力感,引起不适。由于舌骨的解剖和功能与咽部肌群联系紧密,增厚或过长的舌骨大角及有关肌腱等病变,可产生自发性和压迫性的刺激，致使咽部和食管产生异常感觉和痉挛等，因而出现多种咽部症状，有的患者尚可出现吞咽困难。

(3)如果颈部大血管受到刺激甚至引起痉挛，则可导致患侧头痛、耳鸣及听力减退等。

四、检查

检查要点是确定颈部触痛部位，排除其他有关病变。

(一)触诊

1.颈部触诊

检查者先用一手的示指和拇指分别置于患者舌骨两侧的大角处，并将舌骨向左右来回活动，即可诱发出患侧的疼痛感觉。然后用一侧手指将舌骨推向患侧并使之固定，用另一手的示指或拇指触诊患侧舌骨大角处及其尖部，即可发现明显触痛点，是时患者常诉说该处即为病痛之所在。向左右两侧滑动舌骨时，还可了解与颈椎有无碰擦。消瘦颈长者触诊较易，肥胖颈短者触诊较难。

2.咽部指诊

无论扁桃体切除与否，在扁桃体窝范围内均未能触及坚硬的骨刺状物，排除茎突过长的可能性。

(二)影像学检查

1.舌骨X线拍片

投影位置十分重要。①颈侧位片：头向患侧偏15°，健侧舌骨大角的投影在上方，患侧舌骨大角的投影在下方。②颈正位片：头向后仰，使颏部与外耳道口的连线尽量垂直于台面。从X线片上可确定患侧舌骨大角是否增厚或过长，以及有无赘生物等。因腱鞘炎和滑囊炎引发症状者，患侧舌骨大角等部位可无明显改变。必要时，亦可做CT扫描，显示更为清晰。

2.颈部或食管等有关部位或结构的影像学检查

如茎突X线片、颈椎和颈部软组织的正侧位X线片或CT扫描，以进一步明确有无茎突过长、茎突舌骨韧带骨化或钙化，颈椎关节强硬性骨肥厚等病变。必要时还可做食管吞钡检查或行荧光电影照相术，以排除食管病变或环咽肌痉挛等吞咽功能障碍。

五、诊断和鉴别诊断

根据以下3点，即可做出诊断：①有面部下方和上颈部区域疼痛并向相关部位放射，或还伴有咽异物感、吞咽梗阻感等病史。②一侧舌骨大角处有明确的触痛点。③排除了茎突过长、颈椎或食管等其他病变。本综合征的诊出率和接诊医师对此征的认识程度密切相关。

舌骨综合征须与下列病征鉴别。

(一)三叉神经痛和舌咽神经痛

1.三叉神经痛

颌面部、咽喉部、耳部及与舌骨相连的肌肉(如二腹肌)等均有三叉神经分布，故均有可能发生原因不明的严重的发作性三叉神经痛，有如放射性电击样、刀割样或撕裂样疼痛，持续时间短，由10多秒钟到数分钟不等，突发突停。每次发作时疼痛情况基本相同。疼痛可由舌的运动或外来刺激引起，如说话、吃饭、洗脸、遭受风吹等；疼痛常由触发区(扳机区)的刺激所诱发。而舌骨综合征的疼痛持续存在，无扳机区的诱发因素等，故可鉴别。

2.舌咽神经痛

此病与三叉神经痛相似，但痛觉分布区域不同。一侧咽部和扁桃体区突然发生剧烈刺痛，可放射至同侧舌、耳内及颈部，发作期短暂。反复吞咽、说话过多或触摸同侧咽壁、扁桃体、舌根等扳机区即可引起发作，此与舌骨综合征的无触发区、时隐时现、不易消失的疼痛较易区别。

（二）缺铁性咽下困难综合征

常发生于患有低血红蛋白性贫血的中年妇女，男性少见，可能与营养不良、胃酸缺少、缺铁和维生素A及B族维生素缺乏有关。主要症状为舌炎、口角炎、舌乳头萎缩、口角皲裂、复发性口腔溃疡和口唇炎，咽干燥、咽黏膜萎缩，食管炎、胃炎，以及低铁性贫血、咽下困难等。X线食管吞钡透视或拍片，以及喉咽和食管内镜检查，可发现食管黏膜光滑、萎缩，少数患者食管上段狭窄，多数患者环后有黏膜蹼，偶可见环后癌。患者应进软食，先用不经胃肠的铁剂治疗贫血，然后改用口服铁剂。食管狭窄可行扩张术。本征患者应长期随访。

（三）环咽肌失弛缓症

咽下缩肌由环甲肌和环咽肌两部分组成，其中环咽肌具有食管入口括约肌的功能，通常呈收缩状态，以防腹压增高时食物反流入咽和吸气时防止空气吸入胃内。正常吞咽时，上、中、下3对咽缩肌依次收缩，环咽肌松弛，将食物团顺利挤入食管。交感神经过度兴奋或迷走神经的疑核到结状神经节（位于颈静脉孔下方、$C_{1\sim2}$横突之前）之间受损时，都可导致环咽肌弛缓障碍（环咽肌痉挛），引起吞咽困难。喉镜检查可见唾液积留于梨状窝、会厌谷，荧光电影照相术可能显示出病态的环咽肌功能障碍，出现环咽肌切迹，有时喉咽部呈现扩张状态或还伴有咽食管憩室。

此外，尚应与颞颌关节综合征、颈动脉炎、神经炎、牙畸形及喉咽和食管肿瘤等鉴别。

六、治疗

（一）采用类固醇制剂与局部麻醉剂制成混合液，于舌骨大角痛点处注射治疗

常用药物：①乙酸甲泼尼龙40 mg/mL加1%利多卡因1 mL的混合液。②泼尼松龙混悬液5 mL/瓶（含泼尼松龙125 mg）加等量1%普鲁卡因（或1%利多卡因）的混合液。③去炎松-A（曲安奈德）10～20 mg加1%～2%利多卡因1 mL的混合液。

注射前，先将对侧舌骨大角推向患侧，使患侧舌骨大角及周围组织固定，找准触痛点，局部皮肤消毒，将上述①或②或③混合液抽取1 mL注射于舌骨大角的触痛部位。注意防止将药液注入血管内或溢出到真皮内，后者可致局部皮肤功能减退和褪色。

一般注射1次后症状即可解除，部分患者须注射2～3次，每次间隔7～10天。

作用机制可能是泼尼松龙或去炎松-A等局部注射，可抑制该部位的非感染性炎症，促进损伤愈合；利多卡因或普鲁卡因局部浸润，可中断或阻止该部位的不良刺激，代以良性刺激，提高神经、肌肉活性，有利于病变组织恢复。

（二）手术切除患侧舌骨大角或相关赘生物

经局部药物注射治疗效果欠佳者，应行手术治疗。手术要点如下。

(1)体位：患者仰卧于手术台上，头后仰并稍向健侧偏斜。

(2)由助手将舌骨推向患侧并固定，在患侧舌骨大角高度做水平切口，分离附着于大角处的软组织。

(3)分离舌骨大角或其相关病变周围的软组织时，注意勿向舌骨后方的深层进入，以免损伤咽壁黏膜，引发咽瘘；并严防伤及颈部大血管和喉上神经与舌下神经。

(4)必须充分暴露舌骨大角并确认后,再切开骨膜,分离出骨质,将舌骨大角或相关赘生物予以切除;遗留的舌骨断端必须削剪光滑,以免损伤周围组织,引起刺激症状。

(三)物理治疗

于患侧颈部舌骨大角区域应用红外线、超短波或氦-氖激光等进行治疗。或服用布洛芬、吲哚美辛等药物,以缓解症状。

(四)药物治疗

应用解热、镇痛、抗炎类药物,如布洛芬、吲哚美辛、奈普生或吡罗昔康(炎痛喜康)等口服,以消退或缓解症状。

(韩闯举)

第二十节　鼻　咽　癌

一、概述

鼻咽癌是鼻咽部最常见的恶性肿瘤。我国为鼻咽癌的高发区,据世界卫生组织估算,全世界80%以上的病例发生在中国。鼻咽癌的发生具有明显的地区聚集性。在世界范围内高发于3个地区:①中国华南地区及东南亚的一些国家。②加拿大西部及美国阿拉斯加州的因纽特人。③非洲北部及西北部的一些国家,如突尼斯、摩洛哥等。在我国,鼻咽癌的总趋势是南部和东部高,北部和西部低,其中广东、海南、广西、福建、湖南和江西六省(区)为鼻咽癌高发区,特别是我国广东省是全世界最高发的地区。从人群分布来看,男性多于女性。性别比是2∶1～3∶1。高发地区鼻咽癌对青壮年的危害最大,发病率与死亡率均在30岁以后明显上升,50～60岁为最高峰。鼻咽癌的死亡率占全部肿瘤死亡率的2.81%,居第八位。其中,男性为3.11%,占第七位;女性为2.34%,占第九位。

鼻咽癌的病因仍未全部揭示。但流行病学研究发现,鼻咽癌出现明显地区性、人群易感性和家族聚集现象,都反映了遗传背景在鼻咽癌发病过程中起着十分重要的作用。另外,EB病毒、吸烟、腌制食品和环境因素与鼻咽癌的关系也很密切。

二、诊断要点

(一)临床表现

(1)原发癌的表现:回缩性血涕或鼻出血、耳鸣、听力减退、头痛、鼻塞。

(2)肿瘤局部扩展所致相应症状:眼部症状、颅骨破坏、脑神经损害、海绵窦综合征、垂体-蝶骨综合征、眼眶综合征、Trotter综合征、Horner综合征、Jackson综合征等。

(3)颈淋巴结肿大。

(4)远处转移:骨、肺、纵隔及肝脏均为易转移的部位。

(二)间接鼻咽镜及内镜检查

因鼻咽部位隐蔽,对怀疑鼻咽癌者,除进行头颈部一般检查外,最重要的是进行鼻咽镜检查。

(三)影像学检查

CT 和 MRI 在鼻咽癌诊断中的作用是准确评价原发肿瘤的范围和淋巴结转移的情况。此外,鼻咽侧位和颅底 X 线片、PET 等对鼻咽癌的定位、临床分期均有诊断价值。

(四)细胞学及组织学检查

细胞学及组织学检查是鼻咽癌确诊的依据。

1.鼻咽部活检

传统间接鼻咽镜下做活检简便易行,但一次确诊率较低,主要与暴露欠佳、钳取不准有关。目前应用纤维鼻咽镜下活检,则通道暴露良好。

2.颈淋巴结细针穿刺细胞学检查或颈淋巴结活检

对临床未发现鼻咽部病灶或多次鼻咽部活检阴性,但可疑为鼻咽癌且颈淋巴结肿大者,再进行颈淋巴结活检或穿刺细胞学检查。

3.抗 EB 病毒抗体测定

血清 IgA-VCA、IgA-EA 抗体的滴度对鼻咽癌有辅助诊断价值。其中 IgA-VCA 的诊断敏感性和特异性均可达 90%左右;而 IgA-EA 诊断鼻咽癌的敏感性为 50%,特异性为 98%左右。为提高诊断效率,通常将两种指标联合应用。

三、病理与分期

(一)病理类型

WHO 认为,根据电镜所见,所有鼻咽癌均属鳞状细胞癌变异,其分型:①鳞状细胞癌(角化鳞状细胞癌)。②非角化癌。③未分化性癌。

大体形态一般分为四型。①结节型:肿瘤呈结节状或肿块状,是最常见的类型。②菜花型:肿瘤呈菜花状,血管丰富易出血。③溃疡型:肿瘤边缘隆起,中央坏死。④黏膜下浸润型:肿瘤向腔内突起,但表面有正常的黏膜组织覆盖。

(二)TNM 分期

1.我国福州会议制定的 TNM 分期方案

T:原发癌。

T_1:病灶局限于鼻咽腔。

T_2:局部浸润,鼻腔、口咽、茎突前间隙、软腭、颈椎前软组织、颈动脉鞘区部分侵犯。

T_3:颈动脉鞘区肿瘤占据,单一前组或后组脑神经损害,颅底、翼突区、翼腭窝侵犯。

T_4:前后组脑神经同时损害,鼻窦、海绵窦、眼眶、颞下窝侵犯或直接浸润 $C_{1\sim2}$。

N:淋巴结转移。

N_0:未扪及肿大淋巴结。

N_1:上颈淋巴结直径小于 4 cm,活动。

N_2:出现下颈淋巴结转移,或上颈淋巴结直径为 4～7 cm,活动。

N_3:锁骨上区淋巴结转移,或上颈淋巴结直径大于 7 cm。固定和皮肤浸润。

M:远处转移。

M_0:无远处转移。

M_1:有远处转移。

病期:Ⅰ期,$T_1N_0M_0$;Ⅱ期,$T_2N_{0\sim1}M_0$;Ⅲ期:$T_3N_{0\sim2}M_0$;Ⅳa 期,$T_4N_{0\sim3}M_0$,$T_{0\sim4}N_3M_0$;

Ⅳb 期，任何 T，任何 N，M_1。

2.美国癌症会(AJCC)TNM 分期方案

T：原发癌。

T_1：肿瘤局限于鼻咽腔内。

T_2：肿瘤扩展到口咽软组织和/或鼻腔。

T_{2a}：咽旁间隙无侵犯。

T_{2b}：咽旁间隙有侵犯。

T_3：骨结构和/或鼻窦有侵犯。

T_4：肿瘤侵入颅内和/或脑神经、颞下窝、下咽、眼眶受侵。

N：区域淋巴结。

N_X：区域淋巴结无法评价。

N_0：淋巴结未见转移。

N_1：单侧颈淋巴结转移，直径不超过 6 cm，淋巴结位于锁骨上窝以上部位。

N_2：双侧颈淋巴结转移，直径不超过 6 cm，淋巴结位于锁骨上窝以上部位。

N_3：颈淋巴结转移。

N_{3a}：直径超过 6 cm。

N_{3b}：锁骨上窝淋巴结转移。

M：远处转移。

M_X：远处转移无法判断。

M_0：远处无转移。

M_1：远处有转移。

分期：Ⅰ期，$T_1N_0M_0$；Ⅱa 期，$T_{2a}N_0M_0$；Ⅱb 期，$T_1N_1M_0$，$T_{2a}N_2M_0$，$T_{2b}N_{0\sim1}M_0$；Ⅲ期，$T_1N_2M_0$，$T_2N_2M_0$，$T_3N_{0\sim2}M_0$；Ⅳa 期，$T_4N_{0\sim2}M_0$；Ⅳb 期，任何 T，N_3，M_0；Ⅳc 期：任何 T，任何 N，M_1。

四、预后因素

(一)病理分型

角化性鳞癌尽管有较少的淋巴结侵犯和远处转移，但其对放射线不敏感，故生存率明显低于非角化性鳞癌。

(二)疾病分期

为影响预后的最主要因素。

(三)性别

男性患者预后较女性患者差。

(四)实验室检查指标

1.血管内皮细胞生长因子(VEGF)

主要通过诱导肿瘤血管生成而增加淋巴结转移机会。

2.乳酸脱氢酶(LDH)

转移患者 LDH 水平常明显高于正常，临床上可根据 LDH 水平的高低确定是否进一步化疗。

3.C-erbB-2

强染色预示着较低的生存率。

4.EB病毒血清学指标

高滴度者生存率低于低滴度者，但高、中滴度有显著差别。

五、治疗

(一)治疗原则

(1)鼻咽癌的治疗以放射治疗为主，临床Ⅰ、Ⅱ、Ⅲ期患者采取根治性放疗。Ⅳ期患者对必要的部位进行姑息性放疗，部分Ⅳ期也可争取做根治性放疗。

(2)放疗以体外放疗为主，必要时辅以腔内放疗，腔内放疗不能代替体外放疗。

(3)临床上应根据不同病情合理应用综合治疗。研究结果显示，单纯放疗对Ⅲ期、Ⅳ期鼻咽癌患者的治疗是不足的。同时，应用放疗再加辅助性化疗，推荐用于治疗较晚期的患者。

(二)治疗方法的选择

1.放疗

(1)根治性放疗：适用于无明显脑神经麻痹和颅骨破坏，颈淋巴结转移未达锁骨上窝，淋巴结直径小于8 cm，无远处器官转移，CT或MRI示鼻咽旁无或仅轻中度浸润者。且肝功能、肾功能、血常规均正常。鼻咽部原发灶的总照射量以66～70 Gy为宜，无颈淋巴结转移的颈部预防照射量为46～50 Gy，有颈淋巴结转移的照射量为56～60 Gy。

(2)姑息性放疗：适用于全身状况一般，广泛颅底骨质破坏伴多组脑神经侵犯，CT或MRI示鼻咽旁有巨大浸润者，颈淋巴结直径大于8 cm，固定或达锁骨上窝者。姑息性治疗的放射剂量为40～50 Gy。宜选择60 Gy射线和高能X射线或高能β射线做放射源体外照射。这些射线具有穿透力强、深度量高、表面量低、骨吸收少的优点，适用于鼻咽癌。

放疗中患者应注意戒烟酒及辛辣食物，注意口腔卫生；注意休息，加强营养；保护放射野皮肤；定期检查血常规及局部检查；嘱患者多做张口动作和按摩颞颌关节，以避免颞颌关节功能障碍。

(3)立体定向放射治疗：立体定向放射治疗可以最大限度地提高肿瘤控制率，降低神经组织的放射损伤。此法对鼻咽癌的应用范围：①常规外照射后，对鼻咽原发灶区追加照射，以提高局部控制率。②鼻咽癌放疗后鼻咽局部和咽旁复发，颅底复发或转移病灶。

2.化疗

对鼻咽癌化疗有3种不同的模式。

(1)诱导化疗：指放疗前的化疗，由于没有放疗造成的纤维化，局部血供良好，保证肿瘤局部的药物浓度。此外，作为首次治疗，患者的营养及免疫功能较好。增加了患者对化疗的敏感性和耐受性。

(2)合并放疗：即放疗同时并用化疗，利用化疗药物与放射线的协同或增敏作用达到更好的肿瘤局部控制，常用于对放疗增敏或放疗中出现血行转移者。

(3)辅助化疗：放疗完成后15～30天开始化疗，适用于存在高度血行转移倾向的病例。

3.颈淋巴结清除术

鼻咽癌全程放疗后3个月颈淋巴结尚未消失者称为颈淋巴结残留，而完全消退后再出现颈淋巴结肿大者称为颈部复发。外科手术是鼻咽癌放疗后颈淋巴结残留或复发的首选治疗。手术能控制和挽救鼻咽癌放疗后颈淋巴结残留或复发，这种挽救性手术不但可提高患者的生存率，而且可以避免再次放疗所引起的并发症，改善生活质量。

(1)适应证：鼻咽原发灶经放疗后已消失，但颈部病灶未控制或放疗后3个月颈淋巴结的复发灶，范围局限，活动(或活动稍差但经过努力可切除者)，可考虑行颈淋巴结清除术。

(2)禁忌证：①颈部的残余或复发病灶与颈深部组织广泛粘连、固定者。②皮肤广泛浸润者。③侵犯颈总动脉或颈内外动脉者。④出现远处转移者。

4.鼻咽癌原发灶切除术

鼻咽癌绝大多数为低分化鳞癌，对放射治疗的敏感性较高，故放射治疗被公认为鼻咽癌主要的治疗手段。但对放射不敏感和放射治疗后残余或复发的病例，可采取选择性的手术治疗。

(1)鼻咽癌手术治疗适应证：①放射治疗后鼻咽腔复发或鼻咽旁轻度受侵，病灶局限一壁或相邻两壁者。②根治量放疗后鼻咽原发灶残留，观察3个月后尚未消失者。③分化较高且对放射不敏感者，如腺癌及鳞癌Ⅰ、Ⅱ级等。

(2)鼻咽癌手术治疗禁忌证：①肿瘤浸润颈动脉鞘区及其内容。②肿瘤浸润颅底/脑神经，或颈椎骨质破坏。③远处已发生转移。④全身情况欠佳或肝肾功能不良者。

六、伽马刀治疗鼻咽癌的适应证

伽马刀在治疗时，因采取MRI精确定位且病灶边缘剂量呈梯度锐减，一般没有放疗引起的诸如全身放射反应、唾液腺放射反应，皮肤、皮下组织反应，张口困难、放射性龋病和下颌坏死，放射性皮肤、皮下组织丹毒，放射性中耳炎，放射性脑脊髓损伤等。治疗一般仅需一次，平均住院日为2天，同时因其采用201个^{60}Co源聚焦极量照射，对于局限的原发灶或腔内复发者比加速超分割放射治疗剂量更大、更集中、疗效也更好。一般原位肿瘤可在2个月至半年完全消失，对于对射线不敏感的腺癌也有很好的疗效。目前国内已广泛使用伽马刀治疗鼻咽癌患者。近期有效率在90%～95%。尽管伽马刀具有上述优点，但也有一定的适应证：①MRI增强肿瘤边界可辨者。②临床Ⅰ、Ⅱ期者最适合于伽马刀治疗，Ⅲ期为相对适应证，Ⅳ期患者仅少数可行伽马刀治疗。③Kaarofsky分级＞40分。④普通放疗复发者。

七、伽马刀术前术后处理

鼻咽癌确诊后，尚应行全身检查，包括淋巴结检查、穿刺活检、胸部X线片、肝肾B超，必要时亦需行胃结肠镜检，以及早发现远处转移。及时综合治疗。术前一天洗头，上头架前半小时给予苯巴比妥0.1 g和地塞米松5 mg，肌内注射。照射完毕后再次给予地塞米松5 mg，肌内注射1次，维生素K_1 10 mg，肌内注射。每天1次共10天。患者出院后应行颈部预防性或治疗性放疗(视有无颈部淋巴结肿大而定)。

八、伽马刀手术治疗鼻咽癌的过程和技术

(一)上立体定向头架

根据术前MRI照片，使病灶在立体定向头架中尽量居于中间位置，一般应使头架尽可能偏前，偏患侧低置，至少应在耳垂下2 cm，头略俯，一个简单的方法是将立体定位盒先装在立体定位头架上以后，再固定于患者头颅，避免了头架上以后，再固定于患者头颅，避免了头架位置不当时，立体定位盒不能正确安放的缺点。确定好立体定位头架位置后。再将上钉子处分别用2%普

鲁卡因做皮内、皮下和骨膜下局部浸润麻醉，使立体定位头架与患者颅骨固定。

(二)定位方法

将立体定向头架与特制的MRI适配器结合行MRI定位扫描，一般根据肿瘤大小选用3～5 mm层厚 T_1 权重增强连续扫描。依据扫描显示的肿瘤大小和形状，分别利用几何图形法、图解法及电子计算机等进行校正，正确计算出病变靶点的三维坐标值。

(三)规划及剂量计算

将皮源距、靶点坐标值、等剂量中心、准直器型号等参数输入计算机。在MRI增强片上可以清楚显示肿瘤边界及其与周围组织的关系，肿瘤侵犯海绵窦和颅前窝、颅中窝骨质破坏也能较清楚地显示，并可防止伪影，使肿瘤对脑组织浸润的诊断不受影响。据此，放射诊断医师，能清晰地勾画出肿瘤的轮廓，选用35%～50%等剂量曲线覆盖肿瘤，伽马角选择100°～110°，照射肿瘤的周边剂量一般为18～20 Gy。通过Gammaplan软件计算处理后，绘制出各层面的三维等剂量曲线并经影像显示，使其与颅内病灶边缘准确重叠，对较大和形态不规则的病变可通过改变等剂量曲线形状和选用多个等剂量小心照射，使其与病灶形态精确吻合。等剂量曲线图呈以照射中心为100%。向周边逐渐递减的百分比图。

若所设计曲线图在某些重要结构，如视神经、视交叉、脑干、视丘下部及脑神经达到超过这些结构所能耐受的剂量时，需要堵塞通过这些结构的放射线孔洞，以避免对这些重要结构的损伤。

(四)高能聚焦照射治疗

将剂量规划计算出的靶点X、Y、Z数据分别在立体定位架和准直器上调定，固定患者立体定位架于准直器内，堵塞通过晶状体的射线孔洞，校正照射时间后，设定照射时间，启动治疗按钮。高能聚焦照射病灶。治疗期间，医务人员通过电视监护，并可通过麦克风与患者通话。

(五)术后处理

治疗完毕后，取下立体定位架。因鼻咽癌的立体定位头架位置低，所以枕部的两个钉子常位于肌肉丰富的区域，取出钉子时应注意及时按压止血。

(韩闯举)

第二十一节　咽部脊索瘤

脊索瘤起源于胚胎脊索残余。胚胎3～4个月时，脊索发育成节段，以后逐渐被吸收，若有残余，出生后在某些诱因作用下，残余上皮迅速增生形成脊索瘤。脊索瘤一般分为颅部(蝶枕部)、脊椎部和骶尾部，咽部脊索瘤均属颅部脊索瘤，颅部脊索瘤发生于颅底斜坡处的蝶枕联合处，肿瘤可向周围组织生长，向上累及蝶窦、蝶鞍及鞍旁，向下累及鼻咽部，向后压迫脑干、脑神经及基底动脉。本病好发于中年男性，可破坏局部骨质，属低度恶性肿瘤。

一、病理

显微镜下可见典型的空泡细胞和黏液基质，瘤细胞被纤维组织分隔成小叶状，瘤细胞大小不一，呈多角形、圆形或不规则形。

二、临床表现

病程较长，常见有头痛，因肿瘤所在部位及发展方向不同，其临床表现也有差异。

（一）鞍区脊索瘤

鞍区脊索瘤可压迫垂体，垂体功能低下，可导致内分泌功能障碍，若视交叉受压，则可出现视力下降和视野受损。

（二）鞍旁脊索瘤

鞍旁脊索瘤累及海绵窦，使动眼、滑车和展神经受压。

（三）斜坡脊索瘤

斜坡脊索瘤可压迫脑干，出现步行障碍，锥体束征，常累及第Ⅵ、Ⅶ对脑神经，若发生双侧展神经受累，则为其特征。

临床表现为进行性鼻塞、脓性鼻涕、嗅觉减退、闭塞性鼻音、夜间鼾声、耳鸣、耳闭、听力下降、CT 显示为不同程度的溶骨性破坏其内可见斑块状钙化累及颅底者常破坏斜坡和蝶鞍或两者同时破坏 MRI 对软组织有较高分辨率。T_1WI 为低信号或等信号，T_2WI 为等信号或高信号，增强扫描呈不规则强化。MRI 冠状位、矢状位图像对瘤体部位及侵犯邻近结构和器官显示更清楚，增强扫描瘤体低至中度强化（图 8-8）。本病应与鼻咽纤维血管瘤、鼻咽癌、颅咽管瘤鉴别。尤其是鼻咽癌累及颅底者，有时难以区别，一般鼻咽癌骨质破坏以岩尖破裂孔区为主，并常伴有第Ⅴ、Ⅵ对脑神经受累或淋巴结转移。脊索瘤无颈淋巴结肿大，EB 病毒血清学检查多为阴性。最后确诊有赖于病理切片。

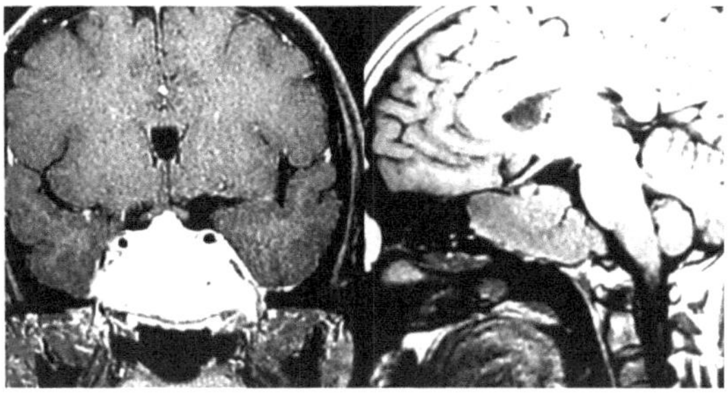

图 8-8　脊索瘤的 MRI 表现

三、治疗

脊索瘤以手术切除为主，各种手术入路的选择以求尽可能全的切肿瘤，由于其生长部位复杂，常需要采取联合入路，在选择术式和入路时应考虑：大多数瘤体位于硬膜外，因此对咽部脊索瘤可选用中线入路，如经口-硬腭入路，经蝶窦入路，经上颌窦或颜面入路，面中掀翻入路，或扩大的额下硬膜外入路，若有枕骨髁被破坏，影响颅颈关节稳定性者，应加固，随着内镜手术的广泛应用，以上入路已部分可在内镜下完成，且内镜具有不同角度（30°、70°、90°）的特点，有利于手术中减少残留，尤其对斜坡区脊索瘤，对部分术后有残留灶或因部位特殊，无法手术患者可应用高能 X 线先治疗，随着放射治疗手段的发展，已开展用质子和光子混合照射治疗，其 5 年生存率高于单纯手术组。

（韩闯举）

第二十二节　咽旁间隙肿瘤

咽旁间隙肿瘤的发病率不高。原发良性肿瘤中,50%源于涎腺,大部分为源于腮腺深叶的多形性腺瘤;30%为神经源性肿瘤,多数为源于第Ⅸ～Ⅻ对脑神经和交感神经的神经鞘瘤、神经纤维瘤及副神经节瘤。20%为软组织瘤,包括血管瘤、脂肪瘤、畸胎瘤、横纹肌瘤和纤维瘤。

一、病理类型

绝大多数为良性肿瘤(80%以上),少数为恶性肿瘤。根据肿瘤来源良性肿瘤可分为以下3类。

(一)源于涎腺者

可来源于腮腺,下颌下腺,舌下腺及所有其他较小的涎腺,以多形性腺瘤最常见。来自腮腺浅叶的多形性腺瘤,一般不侵入咽旁间隙,且早期即在耳下有包块可见或扪及,故易发觉。发生于腮腺深叶或腮腺尾部的肿瘤则易向咽旁隙发展。多形性腺瘤发展较慢,质韧而光滑,与咽黏膜无粘连。

(二)神经源性肿瘤

多来自颈交感神经节或周围感觉神经,次为来自第Ⅸ、Ⅹ、Ⅺ、Ⅻ对脑神经的颅外段或膈神经。按病理分类,可分为来自施万鞘的施万瘤,也称神经鞘(膜)瘤,来自神经其他鞘膜层的神经纤维瘤,以及来自交感神经节、含有神经节细胞和轴突的神经节瘤,以上均属于良性肿瘤。成交感神经瘤虽也来自交感神经,但含未成熟细胞,则属高度恶性,多见于儿童。此外,交感神经节、颈动脉体、颈静脉球体、迷走神经的结状神经节、舌咽神经的神经节等处的副神经细胞,也可在咽旁隙发生肿瘤,统称为副神经节瘤,分称则有颈动脉体瘤,颈静脉球体瘤等,视其来源而定。咽旁隙神经鞘瘤及神经纤维瘤生长很慢,有完整包膜,质较硬,表面光滑,常不能移动,多见于颈部中段深处。神经节瘤则较软,生长迅速,有恶变倾向。

(三)其他较少见肿瘤

有脂肪瘤、纤维脂肪瘤、副甲状腺肿瘤、黏液瘤、淋巴瘤、脊索瘤、畸胎瘤、黏液脂肪瘤、血管平滑肌瘤及各种原发性或继发性恶性肿瘤等。皮样囊肿、先天性颈侧囊肿、颈内动脉瘤、颈淋巴结炎等虽非肿瘤,但因也发生于颈深间隙内,应该善加鉴别。

咽旁间隙恶性肿瘤较少见,以恶性涎腺肿瘤、腺样囊性癌、鳞状细胞癌、恶性淋巴瘤等较常见。

二、症状

咽旁间隙肿瘤引起的局部症状,与肿瘤的部位、性质、生长速度及患者年龄等有关。大致可分为邻近器官受累及神经受累两类症状。

(一)邻近器官受累症状

(1)咽部不适感或异物感。

(2)肿瘤较大,则发生咽下困难,发声不清或有鼻音。

(3)肿块侵及鼻咽则发生耳鸣、听力减退或鼻塞,阻塞咽腔或压迫喉部,则出现呼吸困难。侵入翼腭窝或位于下颌骨升支与颈椎横突之间,即有张口困难。颈部运动可能发生障碍。

(二)神经受累症状

在良性肿瘤多出现较晚。因神经受压、被牵拉或肿瘤原发于神经之故。

(1)颈部疼痛、咽痛或一侧耳痛,均较少见。

(2)颈交感神经受累,出现同侧颈交感神经麻痹综合征。迷走神经受累,出现同侧声带麻痹,发声嘶哑。舌下神经受累则舌半侧麻痹,可能出现说话不清。舌咽神经及副神经受累者少见。

三、检查及诊断

(1)如为良性肿瘤,则在咽侧壁、颈侧,或在以上两处可见局部膨隆,有时则见下颌下三角区或腮腺部位隆起。表面光滑,无炎症表现。双手扪诊,肿块稍可移动,偶有触痛。

(2)注意有无颈交感神经或脑神经受累症状。

(3)影像学检查:CT、MRI可提供肿瘤的位置、大小、范围,肿瘤边缘是否光滑等重要信息。磁共振血管造影可以清楚地显示肿瘤与颈部大血管的关系,对制定手术方案有重要的参考价值。

(4)病理检查:可以确定肿瘤的性质及种类。切开肿瘤采取标本一法,因须切开肿瘤包膜,有引起肿瘤扩散及发生术后粘连的可能,为以后施行根治手术造成困难,故一般不予采用。细针穿刺抽吸细胞学检查可获得较高诊断率,此法安全、快捷。如通过病史及临床检查,已可大致判断为良性肿瘤,术前可不做病理检查,经行手术加以完整切除,再送病理检查。

四、治疗

咽旁间隙肿瘤的治疗以手术切除为主。手术路径有经口径路、颈侧径路、颈腮腺径路、下颌骨裂开外旋径路、上颌骨外旋径路。手术径路选择的原则是:最大限度地暴露肿瘤以便完整切除之,而对功能及外形美观则损害的程度最小。在遵循上述原则的前提下,根据肿瘤的位置、大小、性质、侵犯范围、与神经血管之关系及临床医师的经验,选择适当径路切除肿瘤。

(一)经口径路

切除咽旁间隙肿瘤采用经口径路,有操作简单、损伤小、颈部不留瘢痕等优点;但其缺点更为突出:术野窄小,暴露困难,术中多凭手指感觉分离,颈部重要神经血管不在医师的直视及掌控范围内,难免伤及,而且一旦损伤大血管,难以止血。肿瘤较大,位置较高就难以完整切除肿瘤。现在一般已不用此路径。

(二)颈侧切开术

如切开咽黏膜,进入咽腔则称为咽侧切开术,是切除喉上部、喉咽及食管上端肿瘤的常用手术方法之一。切除咽旁隙肿瘤时也常用之。手术多取胸锁乳突肌前缘径路,切除部分舌骨及甲状软骨进入喉咽。肿瘤位于咽旁间隙者,则不切开咽黏膜,以免引起感染或发生咽漏。

(三)颈侧切开术及其3种不同的手术方法

1.适应证

(1)声门上区癌,肿瘤较小,仅侵及会厌或杓会厌襞者。或喉咽癌,肿瘤较小,且局限于咽会厌襞或梨状窝者,可行颈(咽)侧切开术,将肿瘤及其周围一定范围内的健康组织一并切除。

(2)喉咽部巨大良性肿瘤不能经口内径路切除者。

(3)较大的咽旁良性肿瘤,不能经口内径路切除者。

(4)局限于喉咽后壁、侧壁或颈段食管较小的恶性肿瘤,未侵及喉体(图 8-9),为保留喉部而只做喉咽或颈段食管切除者。

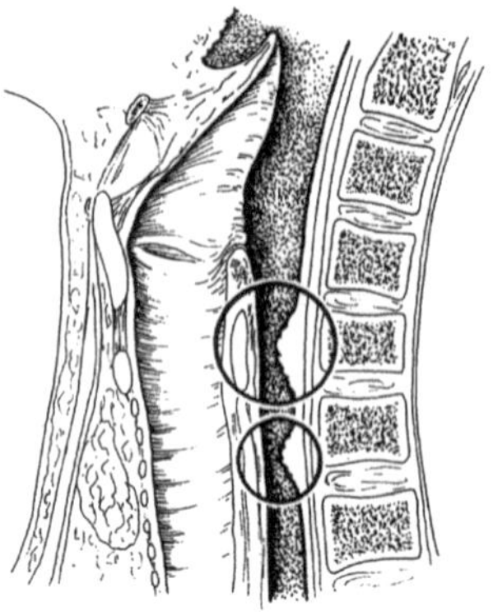

图 8-9 喉咽及颈段食管较小的恶性肿瘤

(5)喉咽或食管上段黏膜下埋藏性异物,或异物已穿入颈深间隙形成颈深部脓肿者。

2.术前准备

除按常规准备外,术前须做间接和直接喉镜检查,必要时还须做食管上段镜检,配合 X 线拍片或 CT 扫描,了解肿瘤或异物的位置和范围,以便选作适当切口及皮瓣。

3.麻醉

大多采用全身麻醉。视具体情况,麻醉前可先行气管切开术,经气管切开口使用带气囊的气管套管进行静脉复合麻醉,以防血液及分泌物流入下呼吸道。咽旁肿瘤不需切开咽腔者,事先可不行气管切开术,而采用气管内插管术。

4.第 1 种手术方法

位于会厌、杓会厌襞、咽会厌襞、梨状窝、喉咽后壁或侧壁的癌,其操作步骤如下。

(1)切口:有以下做法。第 1 切口在患侧胸锁乳突肌前缘,上起下颌角,下止环状软骨平面。如此切口不够用,再从第 1 切口的起点与舌骨平行切至颈中线做第 2 切口(图 8-10A)。如术前估计手术范围较大(如侵犯食管上端)或需同时清扫颈部淋巴结者,须将第 1 切口向下延长至胸骨上窝,第 2 切口则改自甲状软骨切迹高度水平向外与第 1 切口联结,略成 T 字形。在颈阔肌下分离皮瓣并予牵开,术野得以扩大(图 8-10B)。第 2 切口起自下颌角,沿胸锁乳突肌前缘切开,至相当于癌肿所在部位高度向前做一舌形皮瓣,再折回胸锁乳突肌前缘,切口下端止于胸骨上窝(图 8-10C)。舌形皮瓣的大小视咽部黏膜可能发生缺损的范围而定,皮瓣的基底须较其顶端为宽,分离时需包含颈阔肌,将皮瓣向后外翻转。

(2)清扫颈部淋巴结:颈部淋巴结已受侵犯者,需先做颈部淋巴结清扫术。

(3)暴露咽壁:必要时分离并切断附着于舌骨的舌骨舌肌及胸骨舌骨肌,用骨剪切除同侧舌骨大角。分离并切断附着于患侧甲状软骨板的甲舌骨肌及胸骨甲状肌(图 8-11A)。将同侧咽下缩肌自甲状软骨板附着处分离。必要时在甲状软骨板的后缘切开软骨膜,将后 1/3 的软骨膜剥离后,切去甲状软骨板的后 1/3(图 8-11B)。将咽下缩肌向后外方牵引,咽壁即行暴露。

(4)切开咽腔,暴露肿瘤:于肿瘤周围的正常组织切开咽侧壁,进入咽腔(图 8-11B)。视肿瘤大小向上下扩大咽壁切口,使肿瘤充分暴露。

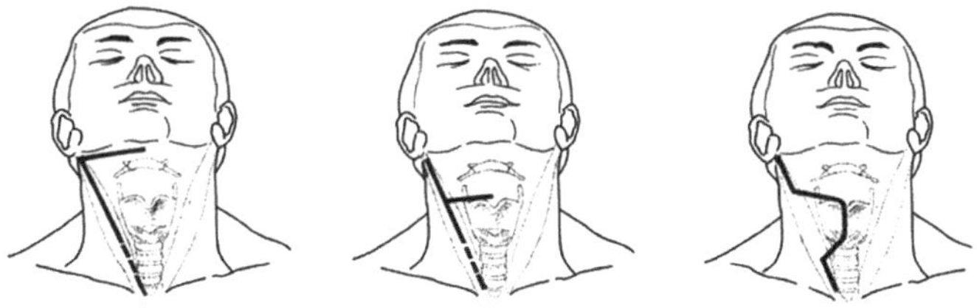

图 8-10　颈侧（咽侧）切开术的 3 种切口

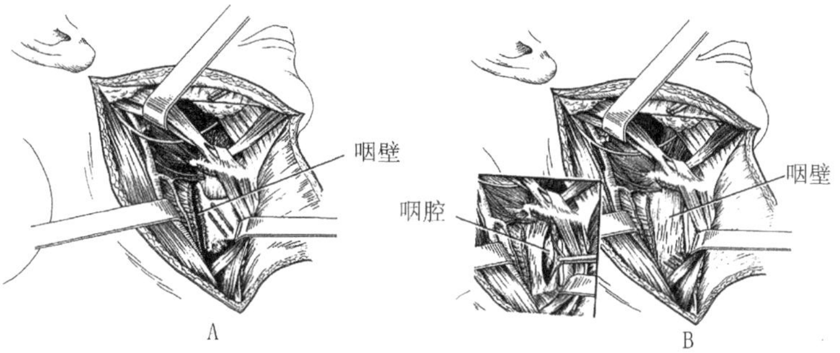

图 8-11　咽侧切开术

A.暴露咽壁；B.切开咽腔

(5)切除肿瘤：良性肿瘤则从其根部切除。如为恶性，还需要包括一定范围的健康组织，尽量于距肿瘤边界约 1 cm 处切除肿瘤。

(6)修补咽壁：肿瘤切除后黏膜缺损不多者，可直接将咽壁切缘对合缝合咽壁，关闭咽腔，然后逐层缝合颈侧切口。如缺损稍大，也可植入替尔什皮片或裂层皮片，修补咽壁缺口。若缺损范围太大，可将皮瓣翻入咽腔，将黏膜切缘与皮瓣边缘相对缝合，暂时留一个咽口留待以后修补。其方法：①T 形切口者，用肠线将切口前上部皮瓣缝于舌黏膜切缘；前下部皮瓣缝于喉黏膜切缘；后部皮瓣则覆盖胸锁乳突肌，缝合于咽后或咽侧黏膜切缘。②舌形皮瓣切口者，将舌形皮瓣翻入咽腔，将咽黏膜与皮瓣切缘缝合，如颈段食管做了部分切除，也可用皮瓣修补。咽壁修补后，插一个鼻胃管于食管中，用碘仿纱条填塞遗留于颈侧的漏口。术后 1 周，如无喉阻塞，可将气管套管拔除。

(7)二期缝合：术后 3～4 周，创口如无感染，可视颈侧漏口大小，于漏口周围边缘相当距离处切开皮肤（如瘘管直径为 4 cm，则距离漏口周围边缘 2 cm 处切开），分离皮下，做成两个舌形带蒂皮瓣，将皮面向内翻转，创缘彼此缝合，再自创面周围做皮下分离，将颈部皮肤切口拉拢缝合，覆盖皮瓣，从而闭合颈侧漏口。

5.第 2 种手术方法

处理咽旁隙良性肿瘤或颈深部异物，操作步骤如下。

(1)体位：仰卧，肩下垫枕，头尽量后伸并偏向健侧。

(2)切口：胸锁乳突肌前缘切口。长短视病变部位及范围而定。

(3)暴露肿瘤：沿切口分离皮下组织及颈阔肌，暴露胸锁乳突肌，将其向外后方牵开。必要时结扎切断部分向前分支的血管，肿瘤即可暴露。如肿瘤位置较高，可用拉钩将下颌骨升支向前拉开，使下颌骨半脱位，术野得以扩大。对暴露特别困难的高位肿瘤，可将下颌骨（宜在下颌骨角处)予以暂时切断,以便术野获得充分暴露。

(4)切除肿瘤:详细检查肿瘤包膜与周围组织的粘连情况,用手指于肿瘤包膜外面进行钝性分离,注意不要损伤颈部重要血管与神经。腮腺深叶肿瘤通常位于茎突前间隙,切除时,可循下颌角进入,用手指在茎突及附着其上的肌肉的前方进行分离,将肿瘤的后界分开。某些血管源性的肿瘤(如颈动脉体瘤),如血管壁与肿瘤包膜粘连较紧,要切开部分粘连的包膜,任其遗留于血管上,再分离瘤体,即可避免损伤血管。对某些神经源性肿瘤(如神经鞘瘤),如来自一根细小又不很重要的神经,纵加切断,也无大碍,但重要神经如遭受损伤,则可引起严重后果,特别是第Ⅶ、Ⅸ、Ⅹ、Ⅺ、Ⅻ对脑神经,要小心分离,避免损伤。如肿瘤位于茎突后间隙,须沿颈动脉鞘向上分离,入茎突后间隙后以手指分离肿瘤。分离肿瘤内侧时,如舌骨、甲状软骨或腮腺阻碍操作,必要时可将上述组织加以部分切除。分离时宜尽量贴近肿瘤包膜,勿损伤咽、喉黏膜。肿瘤周围组织完全分离后,即可完整取出。

(5)缝合切口:详查伤口,妥善止血,置橡皮引流条,然后缝合。咽、喉黏膜未破损者,不需置入鼻胃管。

(6)术后并发症:以颈深部感染较为常见。手术前后适量应用抗生素,术后保持口腔清洁,勤换伤口敷料,多可预防。如重要神经受到损伤,术后可能出现颈交感神经麻痹综合征、面神经下支麻痹、软腭及咽肌麻痹、舌下神经麻痹,轻者可自愈,重者不易恢复。术中因损伤大血管而出现险象者,也时有报告。

6.第3种手术方法

下颌骨裂开径路咽旁间隙肿瘤切除术。

(1)适应证:①位于咽旁间隙上部,接近颅底较大的良性肿瘤或包绕颈内动脉孔的血管源性肿瘤。②咽旁间隙原发性或转移性恶性肿瘤。③侵犯咽旁间隙的口咽、喉咽癌,无远处转移者。④全身情况良好,能耐受全身麻醉及手术。

(2)麻醉:气管插管全身麻醉。

(3)切口:将胸锁乳突肌前缘切口,沿下颌骨体下缘向前延长至颏下(图8-12)。

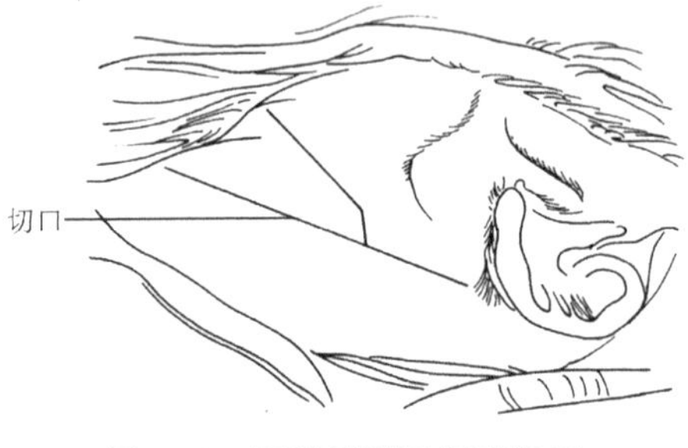

图8-12 下颌骨裂开径路切口

(4)分离皮瓣:沿下颌体外骨膜表面分离面颊部皮瓣,至缩肌前缘。拔除第2磨牙。用电锯锯开下颌体,于下颌骨锯断后端,沿着舌侧牙龈与其平行并相距0.8～1.2 cm处行后切开口底黏膜,达咽侧壁黏膜。向外牵拉下颌骨,充分暴露咽旁间隙肿瘤(图8-13)。在直视下沿肿瘤边缘分离,完整切除肿瘤。

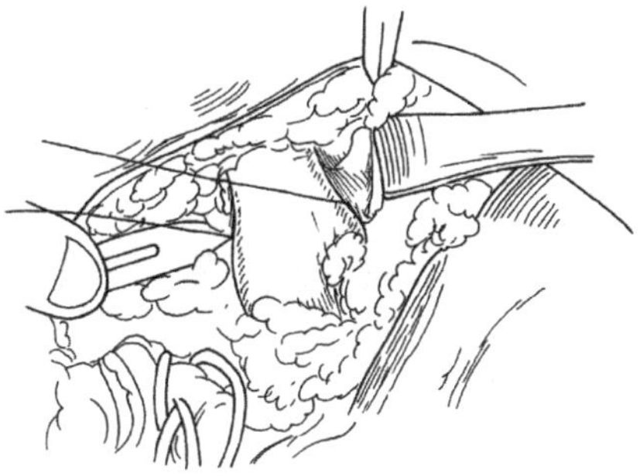

图 8-13　锯断下颌骨

(5)缝合咽侧壁黏膜:用多孔钛板固定下颌骨(图 8-14),置负压引流管一根,还原缝合皮下组织、皮肤。

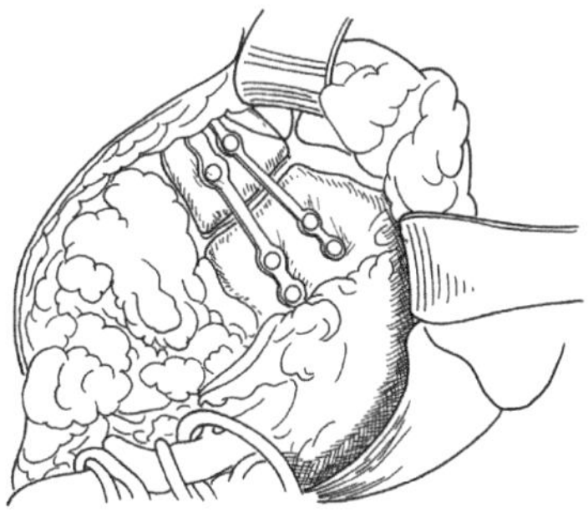

图 8-14　钛板固定下颌骨

(韩闯举)

第九章　喉部常见疾病

第一节　先天性喉蹼

喉腔内有一先天性膜状物，称为先天性喉蹼。其发生与喉发育异常有关，喉发生经历了喉的上皮增生、融合致喉腔关闭到封闭上皮溶解、吸收，喉腔重新建立的过程，若溶解、吸收过程受阻，则在喉腔内遗留一层上皮膜，是为喉蹼。本病可伴有其他先天性畸形，亦有一家中数人发生的报告。喉蹼按发生的部位分为声门上蹼、声门间蹼、声门下蹼 3 型(图 9-1)，以声门间蹼最为常见。绝大多数在喉前部，仅 1%～2%为杓间蹼。Gerson(1983 年)报道一种新的畸形称为喉咽蹼，此蹼起自会厌侧后缘，伸向咽侧壁、后壁，构成钥匙孔样声门。

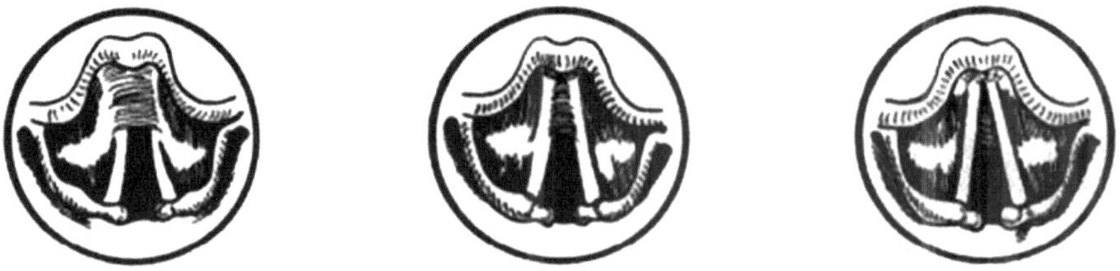

A　　　　B　　　　C

图 9-1　**喉　蹼**

A.声门上喉蹼；B.声门间喉蹼；C.声门下喉蹼

喉蹼为一层结缔组织，上面覆有鳞状上皮，下面为喉黏膜和黏膜下组织。厚薄不一，薄者半透明，呈蛛网状，厚者坚实多纤维组织。一般前部较厚，后部游离缘较薄。大小不一，有的甚小，仅在前联合处，有的甚大成一隔膜，将喉腔大部分封闭，称为喉隔(图 9-2)。若隔膜将喉腔完全封闭，称为先天性喉闭锁。

一、临床表现

婴幼儿喉蹼与儿童或成人喉蹼症状不全相同，亦随喉蹼大小而异。婴幼儿喉蹼：喉蹼较小者可无症状或出现哭声低哑，但无呼吸困难。喉蹼较大者可出现：①先天性喉鸣，通常为吸气性或双重性。②呼吸困难，程度不等，吸气、呼气均有困难，夜间及运动时加剧。③声嘶或无哭声，吮乳困难。上述症状常在哭闹或发生呼吸道感染时加重。喉闭锁患儿生下时无呼吸和哭声，但有呼吸动作，可见四凹征，结扎脐带前患儿颜色正常，结扎不久后出现新生儿窒息，常因抢救不及时而致死亡。

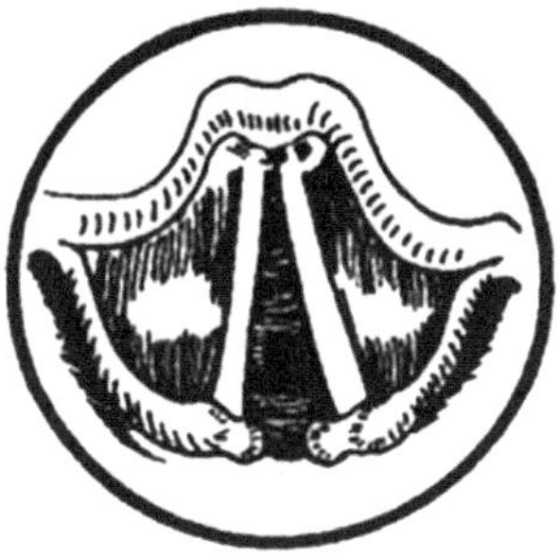

图 9-2 喉 隔

较大儿童或成人喉蹼一般无明显症状，有时有声嘶或发声易感疲倦，活动时有呼吸不畅感。

二、诊断

根据上述症状，行喉镜检查可明确诊断。婴幼儿或新生儿必须用直接喉镜检查，检查时需准备支气管镜和行气管切开术。喉镜下见喉腔有灰白色或淡红色膜样蹼或隔，后缘整齐，多呈弧形，少数呈三角形。吸气时膜扯平，在哭或发音声门关闭时，蹼向下隐藏或向上突起如声门肿物。喉部完全闭锁较为罕见。

三、鉴别诊断

婴幼儿先天性喉蹼应与其他先天性喉发育异常，如先天性声门下狭窄、喉软骨软化等鉴别。喉蹼患儿哭声弱而发声嘶，后两者正常，直接喉镜检查可鉴别。

先天性喉蹼还应与产钳引起的杓状软骨脱位或声带麻痹相鉴别，除根据病史外，喉镜检查时应仔细检查杓状软骨的位置及声带运动情况。

较大儿童或成人喉蹼应根据病史鉴别是先天性还是后天性。后天性喉蹼多因患白喉、结核、狼疮、喉软骨膜炎等病或喉外伤、喉手术、气管插管引起。

四、治疗

婴幼儿喉蹼属结缔组织，治疗后多不再形成，而且早日治疗对喉腔正常发育有裨益，并可减少呼吸道感染，因此，不论有无症状，均宜尽早治疗。此种患儿喉蹼可在喉镜下剪开，或用二氧化碳激光切除；喉闭锁患儿应立即在直接喉镜下插入支气管镜将隔膜穿破，吸除气管、支气管内分泌物，人工呼吸，可救活患儿。据报道，隔膜有时可为骨性，此时应立即行气管切开术。

较大儿童或成人喉蹼因炎症反应多较厚，并已发生纤维化，治疗不易成功，易于复发，无明显症状者可不予治疗，声嘶明显或影响呼吸者须行手术治疗。手术治疗有下述几种方法。

(1)喉显微镜下切除或激光切除喉蹼：有时需置扩张管。

(2)沿一侧声带边缘将喉蹼切开，切开的蹼修剪后将游离缘缝于对侧，以免重新粘连。

(3)喉裂开术切除喉蹼：主要适用于完全性喉蹼和靠后部的喉蹼。为防止粘连，可取下唇黏膜移植于声带两侧之黏膜缺损区，若术前有呼吸困难，须放置扩张管。

杓间蹊目前尚无公认的好的治疗方案，治疗包括长期插管、切除或激光切除喉蹼、气管切开、杓状软骨切除等。

因呼吸困难行气管切开术，但未处理喉蹼，经戴管数年，患儿喉发育不良，气管上端梗阻，应按喉和气管梗阻处理。可用硅胶喉内模扩张法。模塞大小、位置要合适，使喉和气管扩张，但不可太紧。每2周换一次模塞，共3～4个月，直到形成足够大喉腔后，再换小一号模塞，再维持2～3个月，以促进上皮生长。

（沙颖红）

第二节 婴幼儿喉喘鸣

婴幼儿喉喘鸣是指从新生儿到幼小儿童的喉部喘鸣性疾病而言的。成人喉部疾病突出的症状为声嘶，婴幼儿喉部病变突出的症状为喘鸣。喘鸣是一种刺耳的高声调呼吸声，喉部病变常引起吸气性喘鸣；其机制可从流体物理学的伯努利原理得到解释（图9-3）。该原理指明气体（或液体）压力随着流速增加而减小。这种流体动力学现象最常见到的例子就是机翼，其上面的弯曲度即曲率较下面大，沿翼顶流过的气流速度快而压力较小，沿翼底流过的气流流速较慢而压力较大，由于上下面的压力差，机翼得以上升。

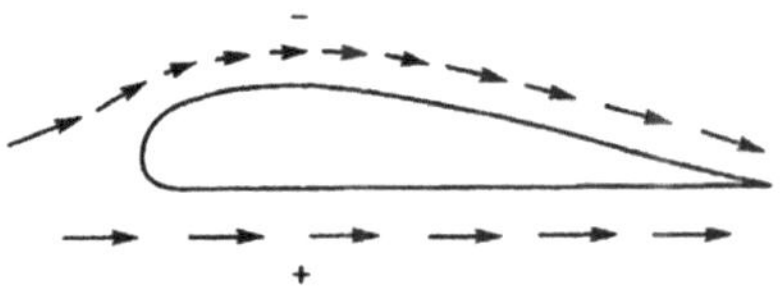

图9-3 伯努利原理

一、喘鸣发生的部位及其特征

喘鸣可以是从声门上、喉或气管发出的呼吸声。喘鸣的特征随着阻塞部位和程度的不同而有异，在呼吸周期中喘鸣的时相和特点有助于确定阻塞的部位。

（一）声门上病变引起的喘鸣

声门上病变引起的喘鸣，可称为声门上喘鸣，因其常发生在吸气期，故又称吸气性喘鸣。究其原因，可从上述的伯努利原理中得知：当气体在呼吸道流动时施加于气道壁的压力随气流速度的加快而减小，如（图9-4）所示，若阻塞的部位是在无坚实组织固定或支撑的声门上或喉部（婴幼儿喉部组织更柔软），当吸入的空气流速加大通过喉腔时，就会产生相应的负压，牵拽杓会厌襞和楔状软骨凹陷入气道，因而造成气道变窄或关闭，产生吸气性喘鸣或吸气性呼吸困难。患儿呼吸越费力，吸入气流速度就越快，产生的负压也就愈大，其净效应就是气道进一步减少，呼吸困难加重。在吸气期产生的负压还引起锁骨上窝、胸骨上窝和肋间隙凹陷及鼻翼翕动。

（二）声门病变引起的喘鸣

声门病变引起的喘鸣称声门性喘鸣，可为吸气性或呼气性，视具体病变而定。喉蹼原发于声门前部，而且较为固定，喘鸣一般呈双相性，但吸气性喘鸣较显著，因为吸气期气流速度较大。而喉膨出或喉囊肿所引起的阻塞可能是间歇性的，主要表现为吸气期喘鸣。

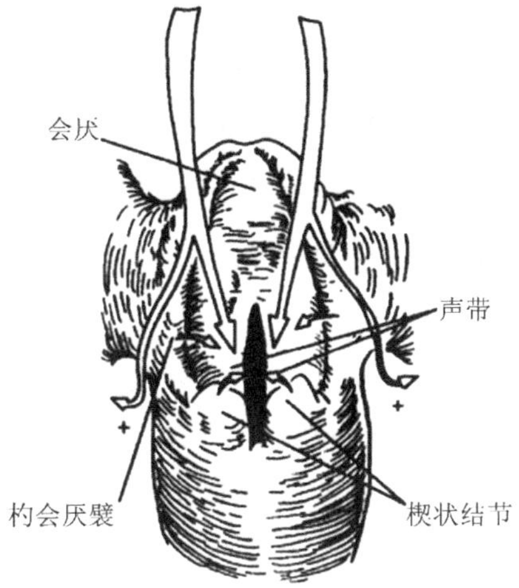

图 9-4　吸入性喉喘鸣产生的机制

(三)声门下病变引起的喘鸣

声门下的病变常常是固定的,出现双相性喘鸣。但吸气性喘鸣常较明显,因为吸气相的气流速度较大。由于呼气相气流速度较小,呼气性喘鸣不够响亮;若以听诊器置于喉部进行听诊,便可听到并证实呼气性喘鸣声。

(四)胸段气管管腔内病变引起的喘鸣

胸段气管管腔内的病变,则以呼气性喘鸣为主,因为在呼气期产生的正压可使气道变窄。

二、引起婴幼儿喘鸣的相关性疾病

引起婴幼儿喘鸣的疾病较多,且大多都在有关章节中分别做了阐述,此处仅按先天性和后天性两类疾病陈述病名。引起婴幼儿喘鸣者则以先天性疾病为主因。

(一)先天性疾病

可按喘鸣发生于喉部的内在性喘鸣性疾病和喘鸣发生于喉以外部位的外在性喘鸣性疾病分为两类。

1.内在性喘鸣性疾病

喉软骨软化、喉蹼、两歧会厌、会厌过度发育、喉膨出、喉囊肿、声带麻痹、喉裂、声门下狭窄如声门下血管瘤等。

2.外在性喘鸣性疾病

先天性甲状腺肿、气管软骨软化、气管食管瘘、食管受压性咽下困难(降主动脉发出的异常右锁骨下动脉在食管后方通过,压迫食管,引起咽下困难,亦可影响气道)、小颌、舌下垂、舌肌软弱、巨舌及甲状舌管囊肿等。

(二)后天性疾病

后天性疾病亦可分为内在性喘鸣性疾病和外在性喘鸣性疾病两类。

1.内在性喘鸣性疾病

内在性喘鸣性疾病主要有喉乳头状瘤、急性喉炎、急性喉气管支气管炎、喉痉挛、急性会厌炎、血管神经性水肿、白喉、假膜性声门下喉炎、喉结核、疹热病(麻疹、百日咳)、声门下或气管活动性异物、分娩引起的喉外伤、产后外伤(如气管插管引起的声带水肿或肉芽肿)等。

2.外在性喘鸣性疾病

外在性喘鸣性疾病主要有咽后脓肿、咽侧脓肿、食管上段异物、胸腺肥大、水囊瘤、舌甲状腺、甲状腺肿所引起的喉和气管外部受压、气管狭窄或痂皮、分泌物堵塞及阻塞性睡眠呼吸暂停综合征等。

三、婴幼儿喘鸣性疾病的检查和诊断要点

(一)病史采集

首先要了解患儿发病年龄,如出生后立即发生喘鸣,大多可能为声带麻痹或后鼻孔闭锁;而出生后最初的4～6周发生的喘鸣,则可能为喉软化所致。在1～3个月出现的呼吸困难或喘鸣可能为声门下良性病变,如血管瘤。在半岁以内未必会发生假膜性喉炎。异物所致的气道阻塞大都发生于1～3岁,应注意询问有无吸入或咽下异物的病史。腺样体、扁桃体肥大一般多在3～8岁出现。

喘鸣程度的变化对阻塞部位的探寻提供了很好的线索。如当哭叫、激动或喂养等增加气道的需要量时喘鸣就加重,这可能是喉软化或声门下血管瘤引起的。若在睡眠时喘鸣加重,大多可能为腺样体、扁桃体肥大或喉软化。如在张口或哭叫时喘鸣减轻,阻塞部位大多可能为腺样体肥大、后鼻孔闭锁或鼻旁窦炎。

母亲妊娠、分娩的情况亦应询问了解。是否为早产婴儿,分娩时有无出现呼吸困难,若有插管抢救的历史尤为重要。拔管后出现的喘鸣可能为声门下水肿或黏液性分泌物阻塞所致。若在拔管后2～3周出现喘鸣与呼吸困难,则可能为声带肉芽肿形成或声门下狭窄的早期表现。出生后头3周内的气道阻塞就要想到喉软化或先天性声门下狭窄。

(二)体格检查

注意喘鸣声在呼吸周期出现的时相,以确定为吸气性喘鸣亦为呼气性喘鸣,或双相性喘鸣。必要时可在喉部进行听诊,以检查声音较弱小的呼气性喘鸣声或气管内活动性异物对喉部的撞击声。患儿若有烦躁不安,是低氧症的表现,应注意及时给氧和设法改善气道通气状况。发绀一般出现较晚,若等待发绀发生后才做处理,将会贻误抢救时机。

在患儿安静状态下测量呼吸频率。小儿呼吸频率的特点是年龄愈小,频率愈快。据中国医科大学(1964)对1 579名健康小儿检查的结果,我国新生儿(1个月以内者)的呼吸频率一般为40～44次/分,1个月至1岁(婴儿)呼吸频率平均为30次/分,1～3岁(幼儿)为24次/分,3～6岁(学龄前期)为22次/分。如患儿的呼吸频率比上述相应年龄组明显增快,即为呼吸急促。这可见于烦躁不安、高热、严重贫血、代谢性酸中毒或呼吸性碱中毒等情况;亦可见于肺炎、胸膜积液、哮喘或肺水肿等病变。若患儿的呼吸频率与相应年龄组正常儿童者相比明显减慢,即为呼吸徐缓,可发生于代谢性碱中毒、呼吸性酸中毒及某些中枢神经系统疾病。患有喘鸣性疾病的婴幼儿若出现或伴有以上某些症征或病变,必须注意检查与鉴别。

胸部听诊了解两侧呼吸音是否对称,有无增强或减弱区域,有无喘鸣声,并确定最大强度的部位。

如患儿能合作,可将其下颌骨轻轻地向前推移,此时若喘鸣声减轻,则可能表明病变是在口腔或喉咽部。将患儿置于俯卧位,使咽喉部松软组织向前坠移,有助于减轻喉软化的喘鸣。

用棉花纤维分别置于左右前鼻孔,观察有无空气出入,以排除后鼻孔闭锁或鼻腔病变。用压舌板压舌根以检查口咽部,但对怀疑为会厌水肿或有明显呼吸困难的患儿应特别小心或避免做

此检查。

（三）辅助检查

对病情比较稳定的患儿可考虑做进一步的检查，以较全面地掌握病情，明确诊断。

1.影像学检查

颈部正、侧位X线透视和拍片。如会厌和杓状软骨突处水肿是声门上炎的特征，在颈部侧位X线片上，可显示水肿性肿胀的会厌及杓状软骨突向后肿起。声门下狭窄在颈部正位和侧位X线片上均可显示出来。一侧声带麻痹在颈部前、后位X线片上的显示，如同该侧声门下肿块。喉膨出、气管管腔内增生性病变、咽后脓肿或肿物等均可经X线拍片显示出来。CT扫描可更清晰显现上述病变。

2.实验室检查

如血液常规分析包括红细胞计数、血红蛋白测定、白细胞计数及分类计数和血细胞比容等检测、血气分析及血氧饱和率测定等，以了解有无贫血、感染、酸碱平衡状态或呼吸性酸碱平衡失常及低氧血症等。

3.喉镜检查

必要时可采用坐位（即让家长或助手抱着）或仰卧位行小儿直接喉镜检查，察看喉咽和喉部情况，以利于明确诊断。但必须做好充分准备，谨慎操作；对适应证亦应从严掌握，不可麻痹大意，匆忙行事，以免加重呼吸困难，危及生命。

四、婴幼儿喉喘鸣的治疗

前已述及，引起婴幼儿喉喘鸣的疾病较多，症征不尽相同，但轻重不一的喘鸣声与程度不等的呼吸困难则是共有的症状，也是必须处理的主要问题。

一般而言，患儿若症状较轻，无明显呼吸困难者，可不必急于处理，但需密切观察病情，给予充足而合理的营养，待其逐步发育成长达2岁左右，症状多可自行消除而自愈。

若患儿症状明显，呼吸困难较重，首先应设法减少患儿哭闹，适当给氧，情况允许时，应做相关部位的影像学检查，或立即进行直接喉境（包括纤维喉镜或电子喉镜）检查，以探寻和发现病因，以便治疗。如发现为喉囊肿，即应穿刺抽液后，咬去部分囊壁。如为会厌过大或过软，可行会厌部分切除术。如为喉蹼，可在直接喉镜下予以剪开或切除。严重喉软骨软化者，可在喉内镜下切除杓会厌襞，以缓解呼吸困难和吞咽困难。

个别患儿呼吸困难严重，而病因一时难以明确，或病因虽已明确，但短期内难以解除者，应考虑施行气管切开术，以避免发生窒息，挽救患儿生命。随后积极诊治病因。

（刘乃斌）

第三节　急性喉气管支气管炎

急性喉气管支气管炎为喉、气管、支气管黏膜的急性弥漫性炎症。多见于5岁以下儿童，2岁左右发病率最高。男性多于女性，男性约占70%。冬、春季发病较多，病情发展急骤，病死率较高。按其主要病理变化，分为急性阻塞性喉气管炎和急性纤维蛋白性喉气管支气管炎，二者之间的过渡形式较为常见。

一、急性阻塞性喉气管炎

急性阻塞性喉气管炎，又名假性哮吼，流感性哮吼，传染性急性喉气管支气管炎。

(一)病因

急性阻塞性喉气管炎病因尚不清楚，有以下几种学说。

(1)感染：病毒感染是最主要的病因。本病多发生于流感流行期，故许多学者认为与流感病毒有关，与甲型、乙型和亚洲甲型流感病毒，以及Ⅴ型腺病毒关系较密切。除流感外，本病也可发生于麻疹、猩红热、百日咳及天花流行之时。病变的继续发展，与继发性细菌感染有密切关系。常见细菌为溶血性链球菌、金黄色葡萄球菌、肺炎双球菌、嗜血流感杆菌等。

(2)气候变化：本病多发生于干冷季节，尤其是气候发生突变时，故有些学者认为与气候变化有关。因呼吸道纤毛的运动和肺泡的气体交换均须在一定的湿度和温度下进行，干冷空气不利于保持喉气管和支气管正常生理功能，易罹患呼吸道感染。

(3)胃食管咽反流：胃食管咽胃酸反流也是常见的病因。检测全时相咽部 pH 常低于 6。

(4)局部抵抗力降低：呼吸道异物取出术、支气管镜检查术及呼吸道腐蚀伤后也易发生急性喉气管支气管炎。

(5)体质状况：体质较差者，如患有胸肺疾病(如肺门或气管旁淋巴结肿大)，即所谓渗出性淋巴性体质的儿童易患本病。

(6)C_1-酯酶抑制剂(C_1-INH)缺乏或功能缺陷，为染色体显性遗传性疾病。

(二)病理

本病炎症常开始于声门下区的疏松组织，由此向下呼吸道发展。自声带起始，喉、气管、支气管黏膜呈急性弥漫性充血、肿胀，重症病例黏膜上皮糜烂，或大面积脱落而形成溃疡。黏膜下层发生蜂窝织炎性或坏死性变。初起时分泌物为浆液性，量多，以后转为黏液性、黏脓性甚至脓性，有时为血性，由稀而稠，如糊状或黏胶状，极难咳出或吸出。

基于小儿喉部及下呼吸道的解剖学特点，当喉、气管及支气管同时罹病时，症状较成人更为严重。气管的直径在新生儿为 4.0～5.5 mm(成人为 15～20 mm)，幼儿每公斤体重的呼吸区面积仅为成人的 1/3，当气管、支气管黏膜稍有肿胀，管腔为炎性渗出物或肿胀的黏膜所阻塞时，即可发生严重的呼吸困难。

(三)临床表现

一般将其分为三型。

1.轻型

多为喉气管黏膜的一般炎性水肿性病变。起病较缓，常在夜间熟睡中突然惊醒，出现吸气性呼吸困难及喘鸣，伴有发绀、烦躁不安等喉痉挛症状，经安慰或拍背等一般处理后，症状逐渐消失，每至夜间又再发。此型若及时治疗，易获痊愈。

2.重型

可由轻型发展而来，也可以起病为重型，表现为高热，咳嗽不畅，有时如犬吠声，声音稍嘶哑，持续性渐进的吸气性呼吸困难及喘鸣，可出现发绀。病变向下发展，呼吸困难及喘鸣逐渐呈现为吸气与呼气均困难的混合型呼吸困难及喘鸣。呼吸由慢深渐至浅快。病儿因缺氧烦躁不安。病情发展，可出现明显全身中毒症状及循环系统受损症状，肺部并发症也多见。

3.暴发型

少见，发展极快，除呼吸困难外，早期出现中毒症状，如面色灰白、咳嗽反射消失、失水、虚脱，以及呼吸循环衰竭或中枢神经系统症状，可于数小时或一日内死亡。

局部纤维喉镜或纤维支气管镜检查，可见自声门以下，黏膜弥漫性充血、肿胀，以声门下腔最明显，正常的气管软骨环显示不清楚。气管支气管内可见黏稠分泌物。喉内镜检查不仅可使呼吸困难加重，还有反射性引起呼吸心搏骤停的危险，因此，最好在诊断确有困难并做好抢救准备时使用。对反复发作的急性喉气管炎可行 pH 计监测胃食管咽反流。肺部 CR 片或 CT 扫描有时可见因下呼吸道阻塞引起的肺不张或肺气肿，易误诊为支气管肺炎。

（四）诊断和鉴别诊断

根据上述症状，尤其当患儿高热后又出现喉梗阻症状，结合检查可明确诊断。须与气管支气管异物、急性细支气管炎、支气管哮喘、百日咳、流行性腮腺炎、猩红热等相鉴别，与白喉、急性感染性会厌炎的鉴别参见表 9-1。

表 9-1　急性喉气管支气管炎与急性会厌炎和白喉的鉴别

鉴别点	急性喉气管支气管炎	急性感染性会厌炎	白喉
发病率	较常见	稀少	非常稀少
发病年龄	6 个月至 3 岁	2～6 岁	6 个月至 10 岁
起病	较急，1～2 天	突然，6～12 小时	较缓，2～4 天
病因	病毒，尤其是副流感病毒Ⅰ型	B 型嗜血流感杆菌	白喉杆菌
病理	声门下肿胀为主，黏膜的渗出物阻塞气管树	声门上区严重肿胀可发生菌血症	喉假膜形成可发生毒血症
发热	中度发热	高热	发热不明显
临床主要特点	慢性进行上呼吸道梗阻、喉鸣、哮吼性咳嗽	严重的喉痛、吞咽困难声音低沉、迅速进行性喉梗阻	慢性发作性头痛、喉痛、哮吼性咳嗽、声嘶、喘鸣
预后	如果呼吸能维持数天内可自行消退	如不及时建立人工气道可发生严重的呼吸循环衰竭	可发生窒息、中毒性心肌炎循环衰竭

（五）治疗

对轻型者，治疗同小儿急性喉炎，但须密切观察。对重症病例，治疗重点为保持呼吸道通畅。

（1）给氧、解痉、化痰、解除呼吸道阻塞，对喉梗阻或下呼吸道阻塞严重者须行气管切开术，并通过气管切开口滴药及吸引，清除下呼吸道黏稠的分泌物。中毒症状明显者，须考虑早行气管切开术。

（2）立即静脉滴注足量敏感的抗生素及糖皮质激素。开始剂量宜大，呼吸困难改善后逐渐减量，至症状消失后停药。

（3）抗病毒治疗。

（4）室内保持一定湿度和温度（湿度 70%以上，温度 18～20 ℃为宜）。

（5）忌用呼吸中枢抑制剂（如吗啡）和阿托品类药物，以免分泌物更干燥，加重呼吸道阻塞。

（6）胃食管咽反流在新生儿和婴幼儿时期是一种生理现象，出生 1 年后随括约肌功能及胃-食管角的发育成熟，食物由稀变稠而逐渐消退。治疗措施有：①睡眠时可抬高床头，减少胃酸反流。②低脂饮食，避免睡前进食。③必要时加用降低壁细胞酸分泌的药物、H_2 受体阻滞剂

（西咪替丁）、氢离子泵抑制剂（奥美拉唑）、胃肠蠕动促进剂（西沙必利）。④重者甚至可手术治疗。

二、急性纤维蛋白性喉气管支气管炎

急性纤维蛋白性喉气管支气管炎，也称纤维蛋白样-出血性气管支气管炎，纤维蛋白性化脓性气管支气管炎，流感性（或恶性，超急性）纤维蛋白性喉气管支气管炎，急性膜性喉气管支气管炎，急性假膜性坏死性喉气管支气管炎等。多见于幼儿，与急性阻塞性喉气管炎虽同为喉以下呼吸道的化脓性感染，但病情更为险恶，病死率很高。

（一）病因

（1）阻塞性喉气管炎的进一步发展。

（2）流感病毒感染后继发细菌感染。

（3）其他：创伤、异物致局部抵抗力下降，长时间气管内插管，呼吸道烧伤后等。

（二）病理

与急性阻塞性喉气管炎相似，但病变更深。主要特点是喉、气管、支气管内有大块或筒状痂皮、黏液脓栓和假膜。呼吸道黏膜有严重炎性病变，但无水肿，黏膜层及黏膜下层大片脱落或深度溃疡，甚至软骨暴露或发生软化。因黏膜损伤严重，自组织中逸出的血浆、纤维蛋白与细胞成分凝聚成干痂及假膜，大多易于剥离。

（三）症状

类似急性阻塞性喉气管炎，但发病更急，呼吸困难及全身中毒症状更为明显。

（1）突发严重的混合性呼吸困难。呼吸时呈干性阻塞性噪响，可伴有严重的双重性喘鸣。咳嗽有痰声，但痰液无法咳出。如假膜脱落，可出现阵发性呼吸困难加重，气管内有异物拍击声，哭闹时加剧。

（2）高热，烦躁不安，面色发绀或灰白，可迅速出现循环衰竭或中枢神经系统症状，如抽搐、惊厥、呕吐。发生酸中毒及水、电解质失衡者也多见。

（四）检查及诊断

检查参见急性阻塞性喉气管炎，常有混合性呼吸困难，胸骨上窝、肋间隙、上腹部等处有吸气性凹陷，伴以锁骨上窝处呼气性膨出。呼吸音减弱或有笛音，甚至可闻及异物拍击声。用力可咳出大量黏稠的纤维蛋白性脓痰及痂皮，咳出后呼吸困难可明显改善。如行支气管镜检查，可见杓状软骨间切迹、气管及支气管内有硬性痂皮及假膜。结合症状可确定诊断。

（五）治疗

同急性阻塞性喉气管炎，应及早进行血氧饱和度监测和心电监护。较严重者，需行气管切开术，但术后通过气管套管口滴药消炎稀释，必要时须反复施行支气管镜检查，将痂皮及假膜钳出和吸出，以缓解呼吸困难。

（六）并发症

常见的并发症为败血症或菌血症，其次是心包炎、弥漫性支气管肺炎、脑膜炎、脑炎等。

（七）预后

一般预后良好，如并发麻疹和支气管肺炎者预后较差。

（沙颖红）

第四节　环杓关节炎

喉关节炎中因环甲关节炎发生较少，且症状不明显，以下主要介绍常见的环杓关节炎。

一、病因

(1)全身性关节疾病的局部表现，如风湿性或类风湿关节炎、痛风、强直性脊柱炎、系统性红斑狼疮和其他胶原病，甚至可能是青少年风湿性关节炎早期唯一的表现，临床25%～33%的类风湿关节炎累及环杓关节。

(2)喉炎、喉软骨炎等喉部急性或慢性炎性疾病直接侵及关节，多见于链球菌感染，也可发生于特殊性传染病，如结核或梅毒性溃疡等。

(3)喉内及喉外部创伤可引起一侧或双侧关节炎，如内镜、麻醉插管、置管时间过长、管径过粗、长期鼻饲等。受到颈前部钝性撞击、挤压时，常易损伤环杓关节。

(4)继发于急性传染病，如伤寒、流感之后。

(5)放射治疗后。

二、病理

喉关节炎的病理为炎性改变过程。对于风湿性及类风湿性环杓关节炎病理改变：初期关节滑液层及软骨炎症，包括关节渗出、滑膜增生及炎性细胞浸润。后期滑膜增厚，血管翳形成，并沿关节面蔓延，释放酶及其他软骨破坏介质，关节软骨发生破坏、吸收，纤维组织增生可代替消融的软骨，产生关节腔纤维强直，最终发生骨强直及关节变形。

三、临床表现

(一)急性期

急性期常见声嘶和喉痛，早期在吞咽和发声时喉部异物感，以后喉痛可逐渐加重，并常向耳部放射。声嘶及呼吸困难视炎症、红肿程度和声带固定的位置而定。声带固定于外展位可出现声嘶或失声，红肿较剧或声带固定于内收位者，可出现呼吸困难、喘鸣。原发病的症状，如伴有风湿性或类风湿关节炎症状等。喉镜检查可见杓状软骨处黏膜充血、肿胀，可累及杓间区、杓会厌襞的后段及室带。声带可固定于内收或外展位。在喉结两侧或一侧甲状软骨后缘中央或环状软骨后部有压痛。

(二)慢性期

慢性期也称僵直期。多见于反复急性发作后，一次急性发作也可转为慢性。其症状决定于关节固定的位置，可出现声嘶或呼吸困难，喉部症状多不明显。若为一侧病变，患侧声带较健侧高，发声时健侧杓状软骨可接近患侧杓状软骨。有时可见环杓关节区黏膜增厚、溃疡，形成肉芽瘢痕等。

四、诊断与鉴别诊断

急性环杓关节炎较易诊断，喉痛、声嘶、杓状软骨区充血肿胀，发声时声门呈三角形裂缝是急性环杓关节炎诊断的主要依据，尤其是杓状软骨区的充血肿胀。要识别是否为风湿性，应注意其他关节酸痛史，行血沉，抗“O”检测及抗风湿治疗是否有效。慢性环杓关节炎极似喉返神经麻痹，可根据病史、频闪内镜、拨动杓状软骨是否活动及喉肌电图等与喉返神经麻痹鉴别。

五、治疗

针对病因积极治疗，外伤或一般炎症引起者，可予局部理疗如透热疗法，药物离子（水杨酸）透入。急性发作期以声带休息为主，全身使用糖皮质激素及抗生素，亦可关节腔内注射。风湿或类风湿性患者，可口服水杨酸制剂。待炎症消退后行喉镜检查，可在支撑喉镜下用喉钳推动患侧杓状软骨，试行杓状软骨拔动术，术后适时发声和深呼吸，以防关节僵硬。

（沙颖红）

第五节 喉软骨膜炎

喉软骨膜炎为喉软骨膜及其下隙的炎性病变。急性及原发性者较少，慢性及继发性者居多，常使软骨坏死形成脓肿。

一、病因

喉软骨膜炎的原因很多，可概括为如下3类。

（一）喉部外伤

喉部各种外伤如切伤、刺伤、裂伤、烧伤和挫伤等均极易伤及喉软骨膜和软骨。喉裂开术或其他喉部手术，如过多分离甲状软骨膜时，可发生甲状软骨膜炎；高位气管切开术常损伤环状软骨，麻醉插管及喉部内镜检查，如损伤杓状软骨，或插管时间太久，压迫杓状软骨，均可引起杓状软骨膜炎；喉部吸入较大而硬的异物直接损伤喉软骨亦可引起本病。

（二）放射线损伤

喉部软骨对各种放射线的耐受性极低，在颈部用深度X线、镭锭、放射性核素或其他高能量放射治疗和进行治疗时，常出现一些放射性喉软骨反应，引起喉软骨膜炎及软骨坏死等并发症。并发症发生的时间与放射剂量的关系，并非完全一致。有些患者在放疗期间或结束时发生反应，多数患者为延迟反应，常在放疗后3～6个月，甚至1年至数年之后才发生，故应详细追问病史。

（三）全身疾病

罹患上呼吸道感染、伤寒、白喉、猩红热、麻疹、天花、结核、梅毒及糖尿病等疾病时，病菌或毒素可累及喉部各软骨，引起喉软骨膜炎；或因病菌感染，损害喉黏膜形成溃疡，溃疡深达喉软骨膜而致病。

（四）喉部恶性肿瘤

喉部恶性肿瘤晚期发生深部溃疡，继发感染，也可引起喉软骨膜炎及软骨坏死。

二、病理

喉软骨膜炎多发生于杓状软骨，环状软骨及甲状软骨次之，会厌软骨膜感染者最少。外伤性喉软骨膜炎，常累及多个喉软骨。软骨膜发生炎症后，渗出液积留于软骨膜下隙，渐成脓液，使软骨膜与软骨分离，软骨缺血而坏死。病变之初，喉内部显现水肿或红肿，有时喉外部亦有肿胀。喉软骨膜炎亦有不化脓者，愈后瘢痕生成较多，明显增厚。喉结核最易侵及杓状软骨，并常波及环状软骨，使其强直。喉部梅毒病变，则多侵及甲状软骨。

三、症状

（一）疼痛

吞咽痛及喉部压痛为此病的主要症状。当颈部运动或压迫喉部时均发生疼痛或钝痛，吞咽时疼痛加剧，有时疼痛放射到耳部或肩部。

（二）声嘶

早期发声易疲劳，进一步发展，声调变低变粗，言语厚涩，渐至声音嘶哑。

（三）吞咽困难

杓状软骨及环状软骨发生软骨膜炎时，杓状软骨高度肿胀，梨状窝亦肿胀，引起吞咽困难。

（四）呼吸困难

如喉内黏膜高度充血水肿，使声门窄小，严重者发生吸入性呼吸困难，并可发生窒息。

（五）全身症状

体温多正常或低热，急性病例及混合感染，其体温可高达 40 ℃，少数患者有乏力、畏寒等不适。如因全身疾病引起者，则有明显的全身原发病症状。

四、检查

（一）颈部检查

甲状软骨膜炎患者，颈前部多有肿胀发硬，并有明显的压痛，有时颈部出现红肿，淋巴结也常肿大。

（二）喉镜检查

检查所见视病变位置和范围不同而异。如病变限于一侧杓状软骨，则患侧杓状突明显肿胀，表面光滑发亮。甲状软骨喉腔面软骨膜发炎时，喉室带、声带、杓状突均发生肿胀。如病变在环状软骨板时，常于梨状窝处发生肿胀，环杓关节多被侵及发生强直，致患侧声带固定。

五、诊断

根据病史及检查所见，一般诊断较易，但宜查出其原因，以便确定治疗方法。喉软骨膜炎与喉脓肿有时不易辨别。喉软骨膜炎极易演变为喉脓肿，必要时可进行穿刺检查，以便确诊。

六、治疗

治疗原则：防止炎症的扩散及喉软骨坏死化脓。因为喉部软骨为各自的软骨膜所包绕，互相分隔。如果病变蔓延发展，或处理不当（如切开或穿刺），可使炎症迅速扩散。如没有明显的喉脓肿形成，一般不主张施行探查性穿刺或切开。

(1)早期应用足量的抗生素及激素治疗。

(2)局部理疗或热敷,有减轻疼痛,促使感染局限化之功效。

(3)患者尽量少说话,进流质饮食。

(4)针对病因,积极治疗,如有异物,应尽早取出。

(5)严密观察病员的呼吸情况,如有明显的呼吸困难,应行气管切开术。

(6)喉软骨坏死化脓,则按喉脓肿治疗。

(沙颖红)

第六节 急性会厌炎

急性会厌炎又称急性声门上喉炎,是发生于声门上气道,危及生命的严重感染。具有起病急、进展快、易致喉阻塞的临床特点,可引起喉阻塞,导致窒息而死亡。成人、儿童均可患本病。全年均可发生,但冬、春季节多见。

一、病因

(一)感染

感染为本病最主要的原因。致病菌有流感嗜血杆菌、葡萄球菌、链球菌、肺炎双球菌等,也可与病毒混合感染。

(二)变态反应

细菌、病毒感染可诱发变态反应性炎症引起会厌明显肿胀。有学者提出是由于变态反应而引起会厌的继发感染。

(三)其他

异物、创伤、吸入有害气体、误吞下化学物质及放射线损伤等均可引起会厌的急性炎症。

二、临床表现

(一)症状

1.全身症状

起病急,体温多在38~39 ℃,症状重,多有畏寒、发热,可表现为精神萎靡,全身乏力等症状。婴幼儿常突发于夜间,因咽喉疼痛而惊醒。

2.局部症状

多数患者有剧烈的咽喉痛,吞咽时疼痛加重。说话时语音含糊不清。会厌高度肿胀时可引起吸气性呼吸困难,甚至窒息。成人患者虽有上述局部症状,但声带多半未受累,故很少有声音嘶哑的表现。

(二)检查

患者呈急性病容,严重者可有呼吸困难。口咽部检查多无明显改变。间接喉镜检查可见会厌明显充血、肿胀,严重时呈球形或黏膜表面可见黄白色脓点。在检查时应尽量避免刺激会厌而引起恶心,加重呼吸困难。儿童患者检查时配合困难,但常有声嘶症状,甚至喉鸣。

三、诊断

患者主诉有剧烈咽喉疼痛，吞咽时加重，有喉鸣。检查口咽黏膜充血明显，间接喉镜下可见室带皲裂、充血、肿大，严重时会厌可呈“马蹄”形或表面出现黄色脓点。

四、治疗

(1)抗感染。全身应用足量抗生素和糖皮质激素，如青霉素类、头孢菌素类抗生素，地塞米松等。

(2)吸氧及口腔清洁、雾化吸入。

(3)会厌有脓肿形成时要及时切开引流。如患者有呼吸困难，且静脉使用抗生素和糖皮质激素后呼吸困难无改善者应及时进行气管切开，保持呼吸道通畅。

(刘乃斌)

第七节　急性喉炎

一、成人急性喉炎

急性喉炎指以声门区为主的喉黏膜的急性弥漫性卡他性炎症，亦称急性卡他性喉炎，是成人呼吸道常见的急性感染性疾病之一，占耳鼻咽喉头颈外科疾病的1%～2%。急性喉炎可单独发生，也可继发于急性鼻炎和急性咽炎，是上呼吸道感染的一部分，或继发于急性传染病。男性发病率较高，多发于冬、春季。

(一)病因

1.感染

感染为其主要病因，多发生于伤风感冒后，在病毒感染的基础上继发细菌感染。常见感染的细菌有金黄色葡萄球菌、溶血性链球菌、肺炎双球菌、卡他莫拉菌、流感杆菌等。

2.有害气体

吸入有害气体(如氯气、氨、硫酸、硝酸、二氧化硫、一氧化氮等)及过多的生产性粉尘，可引起喉部黏膜的急性炎症。

3.职业因素

如使用嗓音较多的教师、演员、售货员等，发声不当或用嗓过度时，发病率常较高。

4.喉创伤

如异物或器械损伤喉部黏膜。

5.其他

烟酒过多、受凉、疲劳致机体抵抗力降低易诱发急性喉炎。空气湿度突然变化，室内干热也为诱因。

(二)病理

初起为喉黏膜急性弥漫性充血，有多形核白细胞及淋巴细胞浸润，组织内渗出液积聚形成水肿。炎症继续发展,渗出液可变成脓性分泌物或成假膜附着。上皮若有损伤和脱落,也可形成溃疡。炎症若未得到及时控制,则有炎性细胞浸润,逐渐形成纤维变性。有时病变范围深入,甚至可达喉内肌层,也可向气管蔓延。

(三)临床表现

1.声嘶

声嘶是急性喉炎的主要症状,多突然发病,轻者发声时音质失去圆润和清亮,音调变低、变粗。重者发声嘶哑,甚至仅能耳语或完全失声。

2.喉痛

患者喉部及气管前有轻微疼痛,发声时喉痛加重,感喉部不适、干燥、异物感。

3.喉分泌物增多

常有咳嗽,起初干咳无痰,呈痉挛性,咳嗽时喉痛,常在夜间咳嗽加剧。稍晚则有黏脓性分泌物,因较稠厚,常不易咳出,黏附于声带表面而加重声嘶。

4.全身症状

一般成人全身症状较轻,小儿较重。重者可有畏寒、发热、疲倦、食欲减退等症状。

5.鼻部、咽部的炎性症状

因急性喉炎多为急性鼻炎或急性咽炎的下行感染,故常有鼻部、咽部的相应症状。

喉镜检查可见喉黏膜的表现随炎症发展于不同时期而异,其特点为双侧对称,呈弥漫性。黏膜红肿常首先出现在会厌及声带,逐渐发展至室带及声门下腔,但以声带及杓会厌襞显著。早期声带表面呈淡红色,有充血的毛细血管,逐渐变成暗红色,边缘圆钝成梭形,声门下黏膜明显红肿时,托衬于声带之下,可呈双重声带样。发声时声门闭合不全,偶见喉黏膜有散在浅表性小溃疡,黏膜下瘀斑。喉黏膜早期干燥,稍晚有黏液或黏液脓性分泌物附着于声带表面时声嘶较重,分泌物咳出后声嘶减轻。

(四)诊断与鉴别诊断

根据症状及检查,可初步诊断,但应与以下疾病鉴别。

1.喉结核

多继发于较严重的活动性肺结核或其他器官结核。病变多发生于覆有复层鳞状上皮处的喉黏膜,如喉的后部(杓间区、杓状软骨处),以及声带、室带、会厌等处。喉结核早期,喉部有刺激、灼热、干燥感等。声嘶是其主要症状,初起时轻,逐渐加重,晚期可完全失声。常有喉痛,吞咽时加重,当喉软骨膜受累时喉痛尤为剧烈。喉分泌物涂片或培养,必要时活检可明确诊断。

2.麻疹喉炎

由麻疹病毒引起,其病情发展与麻疹病程相符。在出疹高峰伴有明显声嘶、咳嗽或犬吠样咳嗽声,随着皮疹消退迅速好转,较少发生喉梗阻。继发细菌感染引起的喉炎,往往病情较重,可能导致喉梗阻。幼儿麻疹病情较重者,大都有轻度喉炎,几乎是麻疹的症状之一。麻疹喉炎出现喉梗阻者,可按急性喉炎治疗,首先控制继发性感染,同时予糖皮质激素,如病情无改善,仍表现较重的呼吸困难,可进行气管切开术。注意有无膜性喉气管支气管炎,不可忽视下呼吸道的梗阻。

(五)治疗

1.一般治疗

尽量不讲话,使声带休息。

2.局部治疗

超声雾化吸入，所用的雾化药液为庆大霉素和地塞米松，每天 1 次。也可在热水内加入薄荷、复方安息香酊等药物，慢慢雾化吸入。

3.全身治疗

如病情较重，有细菌感染时可全身应用抗生素和糖皮质激素。

4.中药治疗

胖大海等对急性喉炎有一定的疗效。

（六）预防

（1）平时加强户外活动，多晒阳光，增强体质，提高抗病能力。

（2）注意气候变化，及时增减衣服，避免感寒受热。

（3）在感冒流行期间，尽量减少外出，以防传染。

（4）生活要有规律，饮食有节，起居有常，避免着凉。在睡眠时，避免吹对流风。

（5）保持口腔卫生，养成晨起、饭后和睡前刷牙漱口的习惯。

（6）适当多吃梨、话梅等水果、干果，以增强咽喉的保养作用。

（7）保持室内空气新鲜，温度应在 18～20 ℃，湿度应保持在 60%～70%。

二、小儿急性喉炎

小儿急性喉炎是小儿以声门区为主的喉黏膜的急性炎症，多在冬春季发病，常见于 6 个月～3 岁的婴幼儿。由于小儿喉部的解剖特殊，如喉腔狭小，喉软骨柔软，会厌软骨舌面、杓状软骨、杓状会厌襞、室带和声门下区黏膜下组织松弛，黏膜淋巴管丰富，故发炎后易肿胀发生喉阻塞。小儿咳嗽功能不强，不易排出喉部及下呼吸道分泌物，更使呼吸困难加重。因此，小儿急性喉炎的病情常较成人严重，若不及时诊治，可危及生命。根据其发病急、发展快、病情重的特点，本病属于中医学“急喉风”的范畴。

（一）病因

中医学认为本病的发生多由于感受风寒或风热之邪，肺气失于宣肃，气道不利，而小儿脏腑娇弱，喉腔较窄，若邪犯喉窍，易致气血失和，痰热壅滞，脉络淤阻而成急喉风。现代医学认为本病的病因同成人急性喉炎，可同时或继发于急性鼻炎、咽炎、气管支气管炎之后，亦可与麻疹、流行性感冒、水痘、腮腺炎、百日咳或猩红热等急性传染病并发。大多数由副流感病毒、腺病毒、麻疹病毒引起，继发感染的细菌为金黄色葡萄球菌、乙型链球菌、肺炎链球菌等。小儿营养不良、抵抗力低下、变应性体质及腺样体肥大、慢性鼻炎、鼻旁窦炎、扁桃体炎易诱发本病。

（二）病理

主要为喉黏膜充血、水肿，有多形核白细胞浸润，病理改变主要以声门下区为甚，炎症向下发展可延及气管。声门下肿胀区的黏膜表面可形成较薄的点状假膜，拭去后见有渗血点，重者黏膜下有蜂窝组织炎性、脓肿性或坏死性病变。

（三）临床表现与诊断

1.症状

起病较急，多有发热、声嘶、咳嗽等上呼吸道感染症状。初起以喉痉挛为主，声嘶多不严重，哭闹时有喘声，继而炎症侵及声门下区，则成“空”“空”样咳嗽声，夜间症状加重。病情较重者可出现吸气性喉喘鸣，吸气期呼吸困难，胸骨上窝、锁骨上窝、肋间及上腹部软组织吸气期内陷等喉阻塞症状。严重患儿口鼻周围发绀或苍白，指趾发绀，有不同程度的烦躁不安，出汗。如不及时治疗，则面色苍白，呼吸无力，循环、呼吸衰竭，昏迷，抽搐，甚至死亡。

2.体征

喉镜检查可见喉黏膜充血、肿胀，声带亦充血呈红色，上有扩张血管，声门常附有黏脓性分泌物，声门下黏膜肿胀向中间突出而成一狭窄腔。

3.实验室和其他辅助检查

对较大能配合的儿童可行间接喉镜或纤维喉镜检查。直接喉镜检查须特别慎重，以防诱发喉痉挛。血氧饱和度监测对诊断亦有帮助。

4.鉴别诊断

临床上根据其特有症状，如声嘶、喉喘鸣，“空空”样咳嗽声，吸气性呼吸困难，诊断多无困难。必要时可行喉镜检查。但应注意与以下疾病相鉴别。

(1)呼吸道异物：多有异物史，呛咳，呼吸有痰鸣，吸气期呼吸困难等症。颈侧位 X 线片对不透 X 线的异物，可明确诊断。其喉部一般无炎症表现。

(2)咽白喉：起病较缓，常有全身中毒症状。咽喉检查可见片状灰白色白膜。涂片和培养可找到白喉杆菌。

(3)喉痉挛：常见于较小婴儿。吸气期喉喘鸣，声调尖而细，发作时间较短，症状可骤然消失。无声嘶。

(四)治疗

急性喉炎为急症、重症，可发生喉梗阻而有窒息，危及生命之虞。发病初期可行中医治疗，若病情发展，呼吸困难严重，应立即配合西医治疗。

一般治疗与成人急性喉炎相同。本病治疗的关键是解除喉阻塞，故须立即使用抗生素，静脉注入肾上腺皮质激素以控制炎症及消除喉水肿，可大大减少气管切开术的必要性。呼吸急促者应给予氧气吸入。

1.抗生素和肾上腺皮质激素治疗

要及早使用足量、有效的抗生素控制感染，给药途径以静脉滴注为宜。氨苄西林，儿童 50～100 mg/(kg・d)，分 2 次静脉滴注；或用头孢呋辛钠，儿童新生儿 30～100 mL/(kg・d)，分 2～3 次静脉滴注。以上疗程 2～3 天。肾上腺皮质激素能抑制炎症反应，减轻血管和结缔组织的渗透作用，使血管张力增强，减轻喉水肿的发生和加剧。对出现吸入性呼吸困难者可首先静脉推注地塞米松 2 mg，然后继续静脉滴注地塞米松，0.2 mg/(kg・d)维持，24～48 小时减量或停药。短时间内大剂量激素配合足量抗生素，15～60 分钟后呼吸困难可明显缓解。

2.局部治疗

超声雾化吸入可增加呼吸道湿度，液化黏稠的分泌物，促进呼吸道黏膜水肿的消退，并吸入治疗药物。可用庆大霉素 4 万 U、糜蛋白酶 4 000 U、地塞米松 2 mg，联合雾化吸入。或可将三联药物加入玻璃雾化吸入器中，通过中流量水氧雾化吸入。

3.支持疗法

治疗中保证足够的入液量和营养，注意水、电解质平衡，保护心脏功能，避免发生急性心力衰竭。

4.镇静疗法

适量的镇静药物可降低患儿的恐惧和烦躁，增加有效呼吸和降低氧耗量。可口服苯海拉明每次 0.5～1.0 mg/kg,每天 3 次。

5.气管切开术

对严密观察下使用足量抗生素和激素等综合方法治疗,若经 2～4 小时病情无缓解,出现进行性呼吸道梗阻者,应尽早行气管切开术,以挽救生命。婴幼儿气管切开术最好在先插入支气管镜和高频给氧下进行,以减少手术并发症的发生。

(五)预防与调护

小儿急性喉炎常因感冒受凉等诱因而诱发,其发病常继发于急性鼻炎、咽炎、气管和支气管炎之后,故本病的预防应注意流感、麻疹等传染病及鼻腔、咽部、气管和支气管的急性炎症,并积极治疗鼻炎、咽炎、气管和支气管炎等疾病。

(六)预防与转归

小儿急性喉炎是急性喉炎中较危急的病证,若处理不当,可有危及生命的可能,故治疗上应予以足够的重视。若治疗及时得当,一般预后较好。

(刘乃斌)

第八节 慢性喉炎

慢性喉炎是指喉部黏膜因一般性病菌感染或用声不当所引起的慢性炎症,可波及黏膜下层及喉内肌。根据病变程度的不同,可分为慢性单纯性喉炎、慢性肥厚性喉炎和慢性萎缩性喉炎。

一、病因

(1)急性喉炎反复发作或迁延不愈之结果。

(2)用声过度,发声不当。常见于教师、演员、歌唱家及纱厂女工等。长期持续高声讲话,过高、过长时间的演唱均可导致本病。

(3)从事某些具有刺激性致病因子的职业,如高温作业、粉尘工业、化学工业等,以及烟酒过度均易引起慢性喉炎。

(4)鼻、鼻窦、咽部的感染是产生慢性喉炎的重要原因之一,其机制:①上述各处的炎症直接向下蔓延。②鼻塞时经常用口呼吸。③炎性分泌物流入喉部。④上述各处的病变,常使发声的共鸣作用发生障碍,易致发声不当和增加喉肌的疲劳。

(5)肺、气管及支气管感染,其脓性分泌物与喉部长期接触,可继发慢性喉炎。

(6)某些全身性疾病(如心、肾疾病,糖尿病,风湿病等)使血管舒缩功能发生紊乱,喉部长期淤血,可继发慢性喉炎。

二、病理

初期,黏膜有弥漫性充血,腺体分泌增多和淋巴细胞浸润,黏膜肿胀、浸润可向深部侵入喉内肌层。上述病变称为慢性单纯性喉炎。病变继续发展,则有纤维变性及腺体萎缩,黏膜上皮由纤毛上皮变为多层鳞状上皮,黏膜由暗红色转变为灰蓝色并增厚,腺体分泌减少。临床称为慢性肥厚性喉炎。

三、症状

(一)声音嘶哑

声音嘶哑是最主要的症状。初起为间歇性。如累及环杓关节,则晨起或声带休息较久后声嘶反而显著,但一般为用嗓越多则声嘶越重。继之声嘶渐变为持续性。完全失声者很少见。

(二)喉部分泌物增加

常感觉有痰液黏附,每当说话,需咳嗽以清除黏稠痰液。

(三)喉部常有不适感

如刺痛、烧灼感、异物感、干燥感等。患者借咳嗽以求暂时减轻喉部不适感觉,这种咳嗽常为无分泌物的干咳,即所谓"无用之咳",是慢性喉炎的一个特有症状。

(四)痉挛性咳嗽

萎缩性喉炎可有痉挛性咳嗽,结痂为引起痉挛性咳嗽之原因,故常有痂块或黏稠分泌物随咳嗽排出,有时其中带有少量血液。

四、检查

间接喉镜下,按病变的程度,有以下 3 种类型。

(一)慢性单纯性喉炎

喉黏膜弥漫性充血、红肿,声带失去原有的珠白色,呈粉红色,边缘变钝。黏膜表面可见有黏液附着,常在声门间连成黏液丝。

(二)慢性肥厚性喉炎

喉黏膜肥厚,以杓间区较明显。声带明显肥厚,向中线靠拢时有缝隙,呈闭合不良状。室带常肥厚而遮盖部分声带。杓会厌襞亦可增厚。

(三)萎缩性喉炎

喉黏膜干燥、变薄而发亮。杓间区、声门下常有其绿色或黑褐色干痂,如将干痂咳清,可见黏膜表面有少量渗血,声带变薄,其张力减弱。

五、诊断与鉴别诊断

根据患者的症状、病程及喉镜检查,一般不难做出诊断。喉结核和早期喉癌在临床症状上与慢性喉炎相似,应仔细鉴别。

(一)喉结核

喉结核常发生于喉的后部,即声带后端,杓状软骨间切迹或杓状软骨表面的黏膜发生结核性浸润,和慢性喉炎的黏膜增厚极易混淆。前者,黏膜颜色早期多呈贫血状,病变常以一侧为显著,易发生多发性浅表溃疡或水肿。此外,可发生剧烈喉痛。喉结核原发性者很少,故结合肺结核的全身症状,肺部 X 线检查,痰液培养和测量体温等检查,对于诊断可疑病例甚为重要。

(二)喉癌

多发生于喉的前部,早期大都局限于一侧,病变发展较快,声嘶发展迅速。凡见一侧声带肿胀、表面粗糙不平伴运动障碍或呼吸不畅者,不可忽视肿瘤的可能性,需反复进行喉镜检查,必要时行喉部可疑部位的活检,以求早期诊断。

六、预防

(1)注意口腔卫生,坚持早晚及饭后刷牙。

(2)减少烟酒和粉尘刺激,还需纠正张口呼吸的不良习惯。

(3)应加强身体锻炼,增强体质,预防呼吸道感染,少用烟酒,积极治疗咽部周围器官的疾病。

(4)合理安排生活,保持心情舒畅,避免烦恼郁闷。

(5)保持室内合适的温度和湿度,空气新鲜。宜吃清淡、具有酸、甘滋阴的一些食物,如水果、新鲜蔬菜、青果等。经常含服四季润喉片、薄荷喉片等。

(6)积极治疗胃部疾病。

(路　磊)

第九节　萎缩性喉炎

萎缩性喉炎又称干燥性喉炎,其特征是喉黏膜及黏膜腺体明显萎缩。

一、病因

常在鼻、鼻旁窦、鼻咽部患化脓性炎症、萎缩性炎症(臭鼻症)、梅毒等之后发生。喉部放疗后、长期慢性单纯性喉炎亦常发生。

二、临床特征

(一)症状体征

患者常诉咽喉发干、发黏,需咳嗽以清除黏痰;咳嗽和声嘶在晨起时严重,可咳出痂皮,偶继有咯血,咳出痂皮后声嘶可好转;说话时感觉疼痛。

(二)专科检查喉镜检查

喉黏膜干燥发亮、粗糙,常有痂皮,多在杓间,呈黄绿色或带黑色;喉内、声门下可有少量绿色黏痰;将痂皮除去可见黏膜有渗血创面,但少见溃疡面;声带变薄,张力减退。

三、治疗

本病以对症治疗为主,用喷雾法润湿喉部,可用以下药物配方:①以生理盐水配制,含6%甘油、6%乙醇(其浓度为70%)、玫瑰水10滴。②用碱性溶液或复方薄荷油。内服碘化钾30 mg,每天3次,有刺激残留腺体分泌功能的作用。

四、预防

(1)积极防治原发病。平时加强户外活动,增强体质,提高抗病能力。

(2)减少粉尘刺激,纠正张口呼吸的不良习惯。

(3)居室空气宜湿润,不宜太干燥。在夏天可多洒泼冷水,冬天可在火炉上放一不加盖的水壶。

(4)饮食方面,宜清淡且易消化的食品,不宜厚味油腻及生冷。禁烟、酒及辛辣食物,少食油炸食品。适当多吃梨、话梅等水果,以增强咽喉的保养作用。

(5)保持口腔卫生,养成晨起、饭后和睡前刷牙漱口的习惯。

(路　磊)

第十节　声带小结

声带小结又称为歌者小结,典型的声带小结为双侧声带前、中 1/3 交界处对称性结节状隆起。声带小结按其发展过程可分为 3 个阶段。早期其基质为水肿状,可有血管增生及扩张,表面为正常的鳞状上皮,外观似小息肉,其病理改变和息肉相似。中期基质有纤维化及透明变性,表面仍为正常鳞状上皮,此时小结的外观较坚实;晚期的小结基质和中期相似,但表面上皮有增厚及角化,也可有棘细胞层增厚和角化不全,故外观色苍白。

一、病因

目前认为长期用声过度或用声不当是本病的重要原因。声带前是膜部,后 1/3 是软骨部(即杓状软骨),膜部的中点即声带前、中 1/3 交界处,该处在发声时振幅最大,用声过度或用声不当会导致该处形成小结。

二、临床特征

主要为声嘶,早期程度较轻,为声音稍"粗"或基本正常,仅用声多时感疲劳,时好时坏,呈间歇性。以后逐渐加重,由间歇性发展为持续性,因声嘶演员不能唱歌或教师无法上课。

三、治疗

(一)保守治疗

早期声带小结通过噤声,让声带充分休息,可自行消失。儿童的声带小结也可能在青春发育期自行消失。

(二)手术治疗

经保守治疗无效者可在表麻下经电子喉镜或纤维喉镜行声带小结切除,也可在全麻支撑喉镜下行喉显微手术将小结切除。术后应噤声 2 周,并用抗生素及糖皮质激素雾化吸入,每天 1 次。

四、预防

(1)不要用嗓过度:用嗓过度是指滥用超过本人能力范围的嗓音(用声)。对于演唱及讲话过多的职业人员,要避免长时间连续高声演唱或大声讲话。每人的发声能力有音高(声音频率范围)、音强(声带张力)、音时(发音用声的时间)3 个方面,超过此范围将发生声带病变。声嘶常在喉肌疲劳情况下发生,喉肌疲劳一般较难恢复,职业用声者在练声要注意喉肌需得到有规律的休息。掌握正确的发声方法,对预防声带小结很有帮助。

(2)演员唱歌,老师授课前不宜饮食过饱,最好 2 小时前不要进食。

(3)变声期、月经期、妊娠期,声带均有生理性改变,此期声带组织娇嫩,创伤后不易恢复,此期应注意防止发声疲劳,要注意声音休息。

(4)生活习惯不良,长期吸烟或饮酒、吃辣椒嗜好及唱后冷饮,咽喉腔、声带黏膜常处于充血状态,加上发声过度或不当,易造成声带损伤而成小结和息肉。因此要尽量改变此类习惯。

(5)要改掉清嗓的习惯:很多人可能经常用这个动作来咳掉喉中的痰或者使自己的声音更加清晰,但这个动作使声带瞬间严重拉紧,容易造成声带损伤。

(6)声带息肉,声带小结手术后最好要噤声 1～2 周。

(7)感冒时要注意声音休息,尤其是感冒出现声嘶后,或者已经诊断为喉炎。

(8)高音歌唱由于声带关闭太紧,两侧声带相互摩擦,故发生歌唱职业病的较多。若需用声时就要尽可能地采用低音发出,防止声带摩擦。

(9)多吃含维生素 C 的食物、新鲜蔬菜、水果。适当参加体育锻炼,增强体质。

(10)教育儿童不要大声喊叫,尤其是好动的男性儿童,容易患声带小结。

(11)学习“吊嗓”,经常进行“声带按摩”。

(路　磊)

第十一节　声带息肉

喉息肉发生于声带者为声带息肉。

一、病因

(一)用声不当与用声过度

声带振动时声带黏膜下的血管中血流变慢,甚至有时可停止。如振动剧烈可发生血管破裂形成血肿。因覆盖声带的复层扁平上皮能伸展而不易破裂,血肿可扩大致周围组织中发生局部循环障碍,出现继发性水肿血管扩张等。血肿扩大到一定程度,声带振动时,其黏膜运动在血肿基部减弱,使其得到部分修复,但可继发淋巴细胞浸润的炎症变化。

(二)上呼吸道病变

感冒,急、慢性喉炎,鼻炎、鼻旁窦炎等可作为声带息肉发生的诱因。在有上呼吸道炎症存在的基础上滥用声带发声,容易发生声带息肉。

(三)吸烟

吸烟可刺激声带,使血浆渗入任内间隙。很多报告认为声带息肉样变常与吸烟有关。

(四)内分泌紊乱

声带息肉样变性多见于更年期妇女,可能与雌激素有关。甲状腺功能减退或亢进也有一定关系。

(五)变态反应

根据声带息肉给予糖皮质激素治疗好转和声带息肉的光镜及电镜组织学所见,有学者认为与变态反应有关。

二、病理

声带息肉多见于声带边缘前中 1/3 交界处。对此有 3 种解释：①该处是膜部声带的中点，振动时振幅最大而易受损伤。②该处存在振动结节，在其上皮下易产生血流静止与淤积。③该处血管分布与构造特殊，且该处声带肌上下方向交错，发声时可出现捻转运动，使血供发生极其复杂的变化。

声带息肉的病理组织学变化主要在黏膜上皮下层有水肿、出血、血浆渗出、血管扩张、毛细血管增生、血栓形成、纤维蛋白物沉着，黏液样变性、玻璃样变性及纤维化等。还可有少量炎性细胞浸润。偶见有钙化。

三、症状

主要为声嘶，息肉垂于声门下腔者常伴有咳嗽。巨大的息肉位于两侧声带之间者，可完全失声，甚至可导致呼吸困难和喘鸣。

四、检查

喉镜检查，见声带边缘前中 1/3 交界处有表面光滑、半透明、带蒂的新生物。有时在一侧或双侧声带游离缘呈基底较宽的梭形息肉样变（图 9-5）。亦有呈弥漫性肿胀遍及整个声带的息肉样变者。息肉色灰白或淡红，偶有紫红色，大小如绿豆、黄豆不等。曾见有悬垂于声门下腔的巨大息肉，状如紫色葡萄，呼吸困难呈端坐状，亦有突然堵塞声门裂而引起窒息者。此种巨大息肉，其蒂常位于声带前联合。声带息肉一般单侧多见，亦可两侧同时发生。少数病例为一侧息肉，对侧为小结。带蒂的声带息肉可随呼吸气流上下活动，有时隐伏于声门下腔，检查时易于忽略。

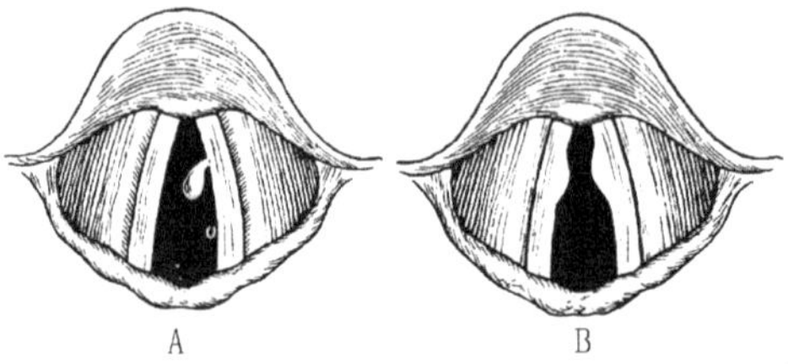

图 9-5　声带息肉

A.带蒂息肉；B.广基息肉样变

五、治疗

在间接或支撑喉镜下切除息肉。特别巨大的息肉需行喉裂开术者极少见。手术效果一般良好。如未留残根，很少复发。值得注意的是，息肉的好发部位也即癌肿的好发部位。早期的癌肿和初起的息肉，肉眼颇难鉴别，故切除的息肉均应常规送病理检查，以免误诊。局部麻醉不能配合之病例，可在气管插管全麻下经直接喉镜切除息肉。

（路　磊）

第十二节　喉部水肿

喉水肿为喉部松弛处黏膜下有组织液渗出。

一、病因

(1)药物过敏：如注射青霉素，口服碘化钾、阿司匹林等。

(2)过敏体质患者食用致敏的食物如蟹、虾等易引起变应性喉水肿。

(3)遗传性血管神经性喉水肿是一种常染色体显性遗传病，患者血中 C_1 酯酶抑制物(C_1-INH)缺乏或功能缺陷，常反复发作喉水肿。

(4)咽喉部急性感染、外伤、化学气体伤等也可引起喉黏膜水肿。

(5)心脏病、肾炎、肝硬化、黏液性水肿等全身性疾病。

二、临床特征

发病迅速，尤其变应性、遗传性血管神经性者发展快，常在几分钟内发生喉喘鸣、声嘶、呼吸困难，甚至窒息。喉镜检查见喉黏膜弥漫性水肿、苍白。感染引起者可在数小时内出现喉痛、声嘶、喉喘鸣和呼吸困难。喉镜检查见喉黏膜深红色水肿，表面发亮。

三、治疗

(一)解除喉梗阻

解除喉梗阻为治疗喉水肿的当务之急，如有重度喉梗阻者，应当机立断，及时行气管切开术；或立即应用足量糖皮质激素，咽喉部喷雾 1∶2 000 肾上腺素或麻黄碱溶液(30 mg/mL)0.2 mL每小时喷于喉部一次，使水肿尽快消除。随后雾化吸入糖皮质激素及抗生素。非感染性喉水肿亦可于间接喉镜或直接喉镜检查下，用喉刀于水肿处做划痕法使渗液流出，消除水肿。手术包括在显微喉镜下矢状切开声带黏膜，把积聚的渗液吸出，然后用显微钳或剪子将声带黏膜多余的条状物去除。做此手术时不要损伤前联合，故有人主张分期做。

急性期控制后，用抗生素、抗组胺制剂和肾上腺皮质激素维持量，直到水肿完全消退。

(二)病因治疗

检查咽喉部及全身疾病，查出病因，以便对因治疗：①治疗感染性喉水肿，应追寻咽、喉、颈部的化脓病灶，若已形成脓肿，则切开排脓，并给予足量抗生素控制，如此可使喉部水肿易于消退。②非感染性水肿因心、肝、肾病所发生者，宜同时行各病的内科治疗。治疗血管神经性水肿，可皮下或肌内注射肾上腺素(1∶1 000)1/3 mL，每隔 10 分钟注射 1 次，共用 2～3 次即可解除喉部症状，同时静脉注射氢化可的松，静脉或口服抗组胺药物，禁用鸦片或镇静剂，以免妨碍气道分泌物的排出。对遗传性血管性水肿的治疗有条件者可静脉注射 36 000 U 的补体 1 抑制剂(C_1-INH)患者应把此药放在家以便急用。如此类患者需做小手术如拔牙等，可在术前预防性使用此剂量。

四、预防

积极防治原发病，平时应加强锻炼，增强机体抵抗力，及时治疗邻近器官的急性炎症和相关的全身性疾病，注意防治过敏性疾病。对遗传性血管性喉水肿的治疗目前尚缺乏有效措施。平时应预防以减少其发作次数或减轻其发作程度。预防的目的是控制 C_1 的激活。直接给患者 C_1-INH 并不合适，因该药半衰期短且价格昂贵。雄激素（达那唑）可防止该病发作。现已证实达那唑可促使肝脏合成 C_1-INH，而防止本病发作。鉴于达那唑的不良反应，故不宜对每个患者均做长期预防性治疗，只有那些反复发作喉水肿的患者，才宜在密切观察肝功能的条件下进行长期治疗。对喉水肿，发作间隔期长的病例，可采用间歇治疗，即在感冒、劳累、外伤、手术，尤其口腔小手术（如拔牙）时，为防止喉水肿发作，可短期使用达那唑，剂量可偏大些。急性发作期达那唑无效。

对于因过敏而导致喉水肿的患者，一定要回避变应原。如少数人对乙醇过敏，则不宜饮酒。

（路　磊）

第十三节　喉部脓肿

喉部脓肿较咽部脓肿少见，男性较女性多，多发于 20～60 岁。

一、病因

（一）继发于喉部疾病

（1）急性会厌炎、急性喉炎、喉部水肿等。病菌可侵及喉黏膜下层，形成局部脓肿。

（2）喉结核、梅毒等，如继发感染形成溃疡，喉软骨也容易坏死化脓而形成喉脓肿。

（3）喉软骨膜炎，可演变为脓肿。

（二）外伤

任何机械性、物理性和化学性刺激都可以伤及喉黏膜及喉软骨，感染后可形成脓肿。手术外伤如喉裂开术、气管切开术、喉内插管及喉内镜检查等，可损伤喉黏膜，继发感染，则可形成脓肿。

（三）邻近器官疾病的蔓延

（1）口腔龋齿、牙槽脓肿、急性化脓性扁桃体炎，咽部脓肿等，炎症均可直接向下扩散和蔓延至喉部，或经淋巴和血行播散至喉部引起喉脓肿。

（2）颈部急性蜂窝织炎，炎症局限形成脓肿，脓液直接腐蚀甲状软骨而继发喉脓肿。

（四）放射线损伤

喉部放射治疗如照射野太广，短期内所用剂量较大，可并发喉软骨膜炎，软骨坏死及化脓。

（五）深部真菌感染

原发者少见。常在喉部慢性特种传染病及喉部恶性肿瘤等长期应用广谱抗生素、肾上腺皮质激素及抗肿瘤药物或放射治疗之后发生。致病真菌多为隐球菌、念珠菌、放线菌等。

喉脓肿常为混合性感染，致病菌为溶血性链球菌、葡萄球菌、肺炎链球菌、绿脓杆菌、大肠埃希菌等。由烧伤、放射线所引起的喉脓肿则以绿脓杆菌、金黄色葡萄球菌多见。

二、症状

(一)全身中毒症状

大多数患者起病急骤,常有寒战、发烧、全身不适、食欲缺乏,脉搏、呼吸快速。

(二)局部症状

视脓肿的位置,范围及性质,有不同程度的喉痛、吞咽痛、声嘶及呼吸困难等症状。脓肿未形成前,局部充血水肿较明显,常有声嘶,呼吸困难,喘鸣。如脓肿已形成,因疼痛较局限而明显,有时可发生反射性耳痛,体温正常或为低热。

喉脓肿如发生在喉后部,则有吞咽疼痛及吞咽困难,或至少有喉部梗阻感。喉脓肿如发生在杓状软骨,可早期引起杓状软骨坏死,继而发生环杓关节固定。喉脓肿如发生在环状软骨,常致一侧或双侧环杓关节固定,呼吸困难,吞咽困难较明显。喉脓肿如发生在甲状软骨,常引起声带、室带、喉室、声门下区同时肿胀。喉脓肿向颈部穿破,或喉脓肿由颈部感染引起者,在颈部有时可出现坚硬木板样浸润块。如脓肿较大,可压迫整个喉体向一侧移位,并可压迫颈交感神经节,出现 Horner 综合征。

三、检查

(一)喉外部及颈部检查

颈部常有压痛,活动喉体则疼痛加剧。脓肿可引起甲状软骨坏死,炎症扩散蔓延至颈部,使颈部红肿发硬,以后逐渐软化有波动感,穿刺可抽出脓液。脓肿穿破颈前皮肤,可形成瘘管,瘘口周围有肉芽组织增生。颈部及颌下可触及肿大的淋巴结。

(二)喉镜检查

应注意观察喉腔黏膜有无充血、水肿,环杓关节是否固定,梨状窝有无积液及瘘管形成等。

浅而小的脓肿多局限于会厌舌面、杓会厌襞及杓状突等处;范围较大的脓肿,表示喉深部已受感染。

(三)X 线检查

应常规行胸部透视检查,注意有无纵隔影增宽及肺结核。摄颈部侧位片,以检查有无异物存留及喉软骨软化或骨化等;亦可观察会厌,喉室及梨状窝有无变形。CT 扫描、MRI 更有助于诊断。

四、诊断

一般诊断喉脓肿不困难。但在早期,喉黏膜常呈弥漫性充血、水肿,喉部压痛亦不明显,易误诊、漏诊。必须严密观察病情之发展。必要时可行穿刺抽脓,以便确诊。

五、并发症

(一)窒息

喉脓肿破裂或喉内黏膜高度肿胀均可引起窒息,需立即进行气管切开术。

(二)炎症

向下蔓延扩展可致喉气管支气管炎,炎症向下直接侵入纵隔,可引起纵隔炎及纵隔脓肿,脓液如被吸入肺部可发生肺脓肿。

(三)感染

可向上循颈动脉鞘传入颅内发生脑膜炎、脑脓肿或引起颈内静脉栓塞及颅内血栓性静脉炎。

(四)喉狭窄

脓肿如破坏喉软骨及喉内组织,治愈后常有瘢痕收缩及粘连,引起喉狭窄。

六、治疗

(一)切开引流术

喉内脓肿多在直接喉镜下进行切开排脓。脓肿切开前,先用无菌技术穿刺抽取脓液,留作细菌培养及药物敏感试验。在脓肿最突出处切开,脓液排除后,用吸引器头或用闭合之异物钳细心探触脓腔,注意有无异物存留或坏死软骨,如有发现,应立即取除。

喉外部肿胀者,可于颈部施行手术引流脓液。要注意保护颈部重要血管、神经、喉部肌肉及正常的喉软骨膜,以防止后遗瘢痕狭窄。切口置橡皮引流条,每天检查伤口引流情况。喉脓肿消退后,如有喉狭窄可能时,应及时行喉扩张术。

(二)应用足量的抗生素

脓肿切开引流后,仍需应用足量的抗生素治疗。

(三)全身支持疗法

对体温较高者,可应用药物或物理降温;有呼吸困难者,应予输氧,及时纠正酸中毒,并做好气管切开术的准备,必要时进行气管切开术。病情较重者,应进食高热量易消化的饮食,及时输液,必要时可少量输血。

(四)手术治疗

因放射线引起的喉软骨广泛坏死,并形成多发性喉脓肿者,还须考虑施行喉全切除术;但术后并发症较多,医师、患者及其家属都必须有充分的思想准备,相互配合,以期取得最佳的疗效。

(路　磊)

第十四节　开放性喉外伤

开放性喉外伤指颈部皮肤、软组织有伤口与喉腔相通的喉外伤。累及喉软骨、软骨间筋膜及喉黏膜。常见的原因有切伤和刺伤、爆炸裂伤、勒伤及撞击伤等。受伤部位常发生于甲状软骨、甲状舌骨膜、环甲膜及气管,而环状软骨则较少见,伴有甲状腺损伤亦不少。严重者可多处同时受伤(图 9-6)。

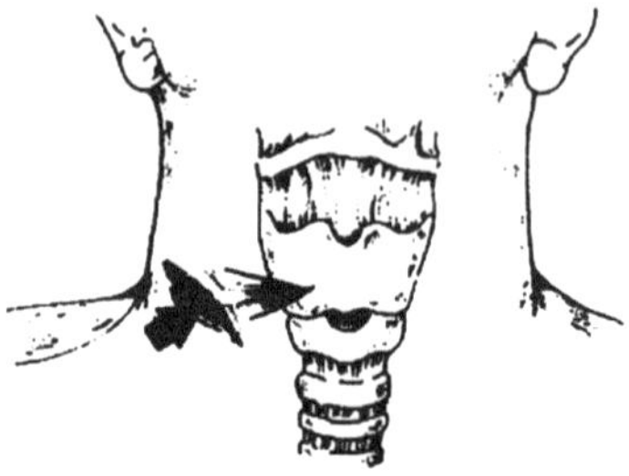

图 9-6　喉穿破伤

一、临床表现

开放性喉外伤的临床表现因创口的深浅、范围而异。

(一)出血

严重的出血常是损伤喉动脉、面动脉舌下支、甲状腺动脉或甲状腺组织。如颈部动脉受伤大出血易出现休克、死亡。若静脉被切断、破裂,出血较多,且可形成气栓。无大血管损伤者,常有血痰伴呼吸而喷出。

(二)皮下气肿

皮肤伤口与喉伤口不在同一位置,咳嗽时空气由喉裂口进入颈部软组织,而造成皮下气肿,可扩展到面、胸、腹部。

(三)呼吸困难

由于喉软骨骨折、喉腔变形、伤口组织塌陷或黏膜肿胀;血液流入下呼吸道内;气管外伤或气胸等而引起呼吸困难。

(四)声嘶或失声

声带损伤或喉返神经、环杓关节脱位或喉腔开放引起声嘶或失声。

(五)吞咽困难

因外伤后咽、喉痛使吞咽障碍;喉咽、梨状窝或食管受累而出现吞咽困难。

(六)颈部伤口

伤口形态与致伤原因有关,刀伤时伤口大,整齐,常为单一伤口。尖锐器伤皮肤伤口小,伤口深及常有多个。有严重皮下气肿。铁丝、电线等勒伤,伤口细小,仅有皮肤少许渗血。枪伤一般为贯通伤,颈部伤口小局限。爆炸伤伤口边缘不整,常有异物停留于组织内。

二、检查

(一)出血量及活动性出血的来源

应诊时首先用有效的方法止住活动性出血,并根据血液的性状、出血的动态和预计出血量等初步判断可能损伤的组织。只有做好良好的照明及抢救准备,才能探测伤口。一般说来,颈部大动脉受伤,多在现场死亡。患者能送来院急诊,说明还有抢救机会。

(二)伤口的位置及范围

明确伤口的位置及喉气管的关系,检查伤口与气道相通是否顺畅,如有组织层覆盖或不完全覆盖,会加重皮下气肿。

(三)全身状况

全身状况包括患者的生命体征,如呼吸、脉搏、血压等。

(四)辅助检查

在病情许可下,行喉 CT 检查、内镜检查,确定有无合并食管损伤、喉咽损伤、甲状腺及颈部大血管等损伤。

三、治疗

(一)保持呼吸道通畅

自伤口处插入气管插管或带气囊的 Y 形气管套管,并打胀气囊,防止血液流入下呼吸道。

必要时应行环甲膜切开或气管切开。在野外,可在原开放的瘘道或稍加扩大后放入气管套管或中空导管应急。然后行进一步检查。

(二)止血及抗休克

颈部外伤时大出血有原发性及继发性两种,危害性极大,因此在建立呼吸道通路时应同时行止血措施。急救时,颈部用环行绷带紧包扎止血会影响脑部供血;结扎血管止血需具备一定的条件。填塞压迫是简单有效的止血方法,待患者情况好转或在有条件的地方再行血管结扎手术。在无条件行进一步抢救时,切勿取填塞物,以免引起大出血。

出血剧烈,填塞物无效时,应用于压迫止血及防止气栓形成,同时行颈部血管探查术。将皮肤伤口向下扩大,在近心端将受伤之颈内静脉结扎。动脉裂口可用细丝线缝合,或行血管吻合术。而结扎颈总动脉、颈内动脉只在最后为挽救患者生命时才采用。

(三)喉损伤的处理

根据受伤部位及范围,采取不同的处理方法。

1.舌骨上损伤

伤口切断舌骨上肌群,直到咽腔,或切断会厌游离缘。手术时应将伤口拉开,间断缝合修复咽腔黏膜,再逐层缝合舌骨上肌群。注意舌下神经及舌动脉有否受伤。缝合后不需要放置喉模。

2.甲状舌骨膜

受伤机会较多。切口经过会厌前间隙,可横断会厌,如小块会厌游离可切除。如会厌根部断离,应将会厌根部拉向前缝合,以免引起呼吸困难。缝合原则是分层对位缝合,以恢复原有功能,不需留置喉模。注意保护未断离的喉上神经。

3.甲状软骨中上部

常损伤喉内的声带、杓会厌襞和室带。缝合时应尽量保留喉腔黏膜,并复位缝合。将会厌拉向前缝合,留置喉模 3 个月左右。

4.甲状软骨中下部

在该处除损伤声带外,易损伤喉内肌、杓状软骨和环状软骨,可导致环杓关节脱位,严重影响声带活动。严重外伤者,可伤及下咽,甚至咽后壁。缝合时应注意声带黏膜复位及将两侧声带尽量恢复到同一平面。尽量保留软骨,如为小块已游离无软骨膜附着的软骨,估计难以成活者,应及时取出。对位缝合甲状软骨板,喉腔内放置喉模 3～6 个月。

5.环甲膜

如损伤仅及环甲膜,气管切开后单纯缝合即可。如伤口深可伤及环杓关节、环状软骨,甚至喉咽、气管入口及椎前筋膜等。应行低位气管切开后,分层缝合,留置喉模 3～6 个月。

6.气管

由于伤及颈部气管时,常累及甲状腺、食管及喉返神经。如伤及气管旁的大血管,患者常来不及就诊已死亡。手术时可用丝线将气管对位缝合,食管伤口分层缝合。如能找到离断喉返神经断端可即行吻合或后期处理。缝合后可放置 T 形管或镍钛记忆合金支架支撑 3～6 个月,以防狭窄。食管损伤者术后应停留胃饲管。

7.喉大范围缺损

应尽量按其解剖结构修复,以恢复其呼吸及发声功能。临床常用于修复的材料和方法有以下几点。

(1)会厌组织:将会厌自前间隙处分离后,向下牵拉,修复喉腔前面或左右前外侧面,留置喉模2周左右。该方法取材容易，方法简便，会厌的支架作用好，修复效果好。患者呼吸功能良好，大多数均能拔管。但患者在短期内有呛咳，特别是进食流质时，一般在3个月左右好转。

(2)颈前带状肌：可用单侧单蒂或双蒂、双侧单蒂或双蒂胸骨舌骨肌瓣翻转缝合，修复喉前外侧壁。此法除取材容易、简便外，可同时修复喉的侧壁及前壁，但支架作用稍差，术后发声较差，需留置喉模1～3个月，如仍有狭窄，需再次置入喉模。

(3)舌骨肌瓣：取适当长度的舌骨，保留骨膜及附着的胸骨舌骨肌，将舌骨缝于缺损的喉前壁或外侧壁，并放置喉模3～6个月。此法的支架作用好，适用于损伤范围小的病例。术中应注意保留舌骨膜，同时舌骨及附着肌肉不能短于1.5 cm，否则舌骨易缺血坏死，令修复失败。

(4)全喉重建术：严重喉外伤、尽管喉体碎裂也要灵活运用各种重建技巧，重建呼吸通道。以期达到患者伤愈后能经口呼吸和保持语言能力。不能因为伤后喉解剖结构紊乱，自己能力所不能及，而草率地将残余喉组织剪除。如因爆炸全喉缺失，应急处理可形成颈前气管造口，日后才行Ⅱ期发音重建术。

(5)联合修复：常用于并有喉外器官严重损伤，如颈前皮肤大范围缺损、下咽部或颈段食管损伤等。常用的有胸大肌皮瓣、颈阔肌皮瓣及胸锁乳突肌皮瓣，吻合血管的肱桡肌皮瓣、股外侧肌皮瓣等游离皮瓣和肌皮瓣联合修复。

四、喉模的类型和放置方法

喉模是喉气管成形术必用品，使用时应因地制宜、因人选用。现将常用的喉模种类和放置方法介绍如下。

(一)硅胶管

1.放置方法

取2 cm长、外径约为1.3 cm的硅胶管将上端缝合(减少误吸)，选择可起固定作用的双侧甲状软骨板，以粗针头为引导将细不锈钢丝依次穿过一侧皮肤－甲状软骨－硅胶管－对侧甲状软骨板－皮肤，同法在上方处再穿过细钢丝一条。手术结束时将钢丝拉紧，判断管上缘水平略超过损伤区域后，分别用纽扣穿钢丝固定于双侧颈部皮肤外(图9-7)。

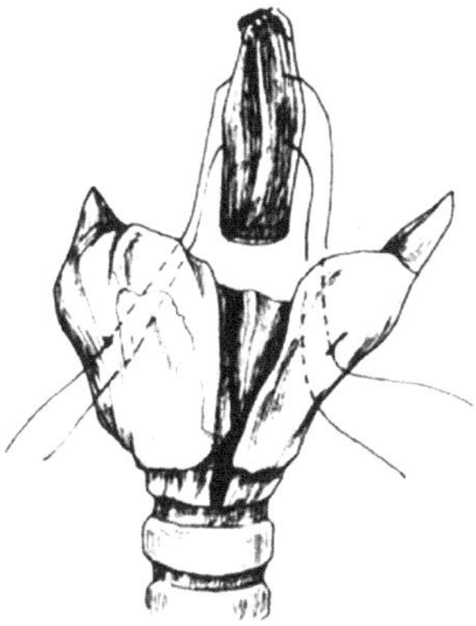

图9-7　硅胶管喉模固定法

2.取出方法

喉腔黏膜表麻或全麻下进行。切记先夹住喉模顶端，再剪断颈部固定钢丝，经口腔取出喉模。

(二)T 形硅胶管

硅胶管无毒性、对组织刺激轻微，长期佩戴无不适感；支撑力较好，不易变形。堵塞 T 形硅胶管(图 9-8)的支管，不影响患者呼吸，自我护理也方便。

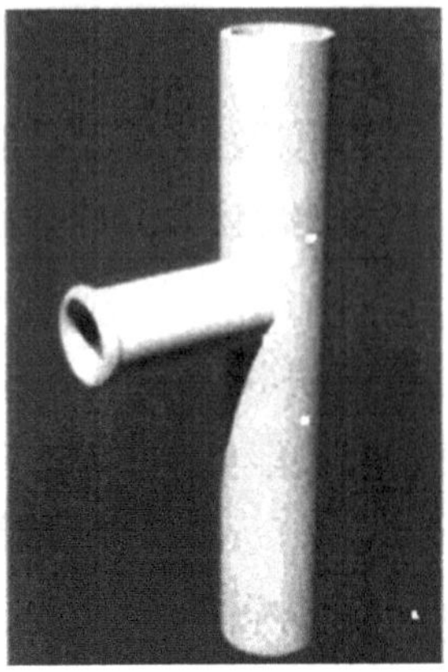

图 9-8　T 型硅胶管

1.放置方法

根据患者年龄和身材大小、病变部位和范围，选择合适的规格及裁剪合适的形状和长短(表 9-2)，管端修剪圆滑平整。放置时支管自气管造瘘口处伸出，上端可达披裂上缘或向前与会厌根部平齐(图 9-9)。

表 9-2　T 形硅腔管规格

规格编号	主管外径(cm)	支管外径(cm)	适用年龄
1	0.8	0.6	幼儿
2	1.0	0.8	儿童
3	1.1	0.9	儿童
4	1.2	1.0	青少年
5	1.3	1.1	青少年
6	1.4	1.2	成年女性
7	1.6	1.4	成年男性

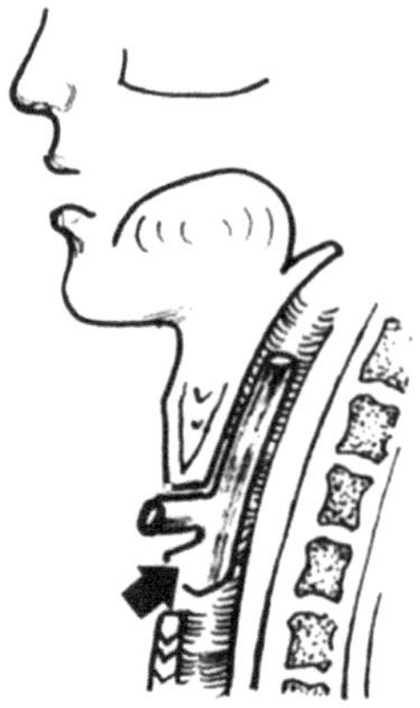

图 9-9　T 形硅胶管安放图

2.T 形硅胶管与气管套管联合应用

临床经验表明，T 形硅胶管安放后，支管不能长期作为通气道。因为 T 形硅胶管不配有内套，一旦 T 形硅胶管的近心端形成痂皮，会影响管腔通畅，出现“活瓣样”的呼吸困难。解决这个问题的方法是，支管适当剪短，以较小号气管套管自支管内放入，使气管套管口突出，T 形硅胶管垂直管下缘。按常规气管套管的清洁方法清理内套，有的科室在临床上常将气管套管和T 形硅胶管联合使用，效果颇佳(图 9-10)。

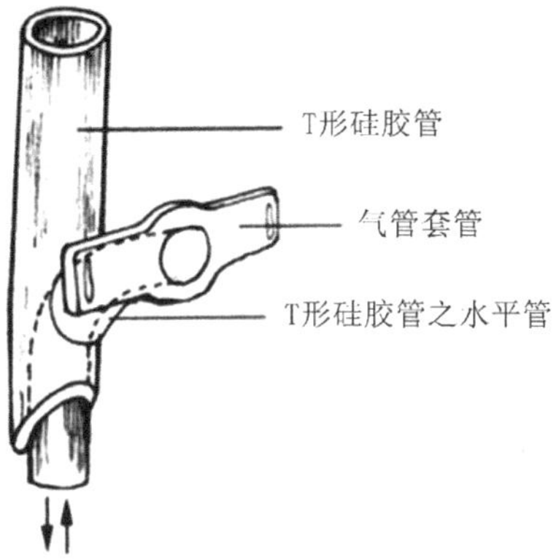

图 9-10　T 型硅胶管与气管套管联合应用

3.拔管方法

沿气管瘘口下缘与 T 形支管间隙深入细长血管钳，夹住 T 主管与支管连接之下部，向上推压支管再向外拉，即可取出。放置气管套管，并堵管观察 1 周，无呼吸困难可拔管。

4.T 形管拔除的时机

(1)Ⅰ型喉外伤有广泛黏膜损伤，戴管 2 个月左右。

(2)Ⅱ型喉外伤，戴管 3～6 个月。

(3)Ⅲ型喉外伤，喉软骨破碎内陷者，戴管 6～12 个月。

(4)重的Ⅲ型及Ⅳ型喉外伤戴管 1.5～2.0 年。

(三)乳胶指套喉模

1.特点

(1)制作方便，可根据患者的年龄、损伤部位及范围制作不同规格的喉模。

(2)喉模柔软，具有一定的支撑作用，又有一定的柔软性。

(3)对创面的摩擦及压迫小，不易生长肉芽。

(4)缺点是不宜长期停放。

2.制作

剪取消毒手套的示指套，在套内装剪碎或小块状的碘仿纱或海绵，在两端用丝线扎紧，在扎紧处的外端分别缝扎 10 号丝线两条，指尖端处丝线约 30 cm 长，另一端长约 20 cm。制作后的喉模(适用于成人男性)长 5 cm，宽 1.5 cm 左右(图 9-11A)。

3.放置固定

在喉内黏膜复位缝合、软骨复位后，根据患者的年龄、损伤的范围和部位制作合适的喉模。放置固定方法有两种：颈外固定如图 9-11B 所示。鼻腔-颈部固定法(图 9-11C)：将喉模放入喉腔(指端向上)，自一侧鼻腔放入导尿管到喉腔将喉模上端丝线自前鼻孔引出并固定，注意丝线不宜牵拉过紧,以防损伤软腭。下端丝线自气管切开处引出并固定。

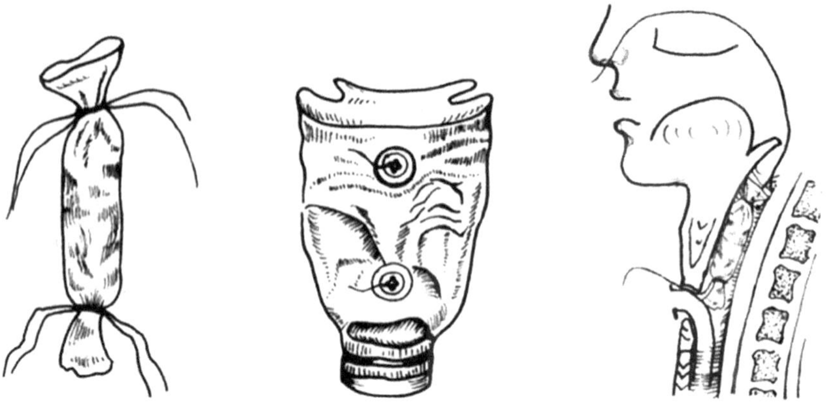

A　　B　　C

图 9-11　指套喉模固定法

A.指套喉模;B.指套喉模喉前上下固定法;C.指套喉模鼻腔-颈部固定法

4.取出方法及时机

口及喉咽黏膜表麻,将下端固定丝线剪断,在口腔用血管钳夹住上端丝线,在前鼻孔处剪断固定丝线,然后自口腔取出喉模。

一般指套喉模放置时间为 2 周,因口内有丝线,放置时间长患者感到不适。同时丝线对软腭、鼻腔可造成一定的损伤,因此指套喉模一般用于喉内黏膜外伤。

(四)镍钛形状记忆合金支架

1.特点

镍钛形状记忆合金作为一种新型材料,已广泛应用于临床各领域。镍钛形状记忆合金在相变区具有形状记忆特性和超弹性,在低温下(0 ℃左右,处于马氏状态)比较柔软,可以变形。将其加热到人体温度时(高温相状态)立即恢复到原来形态,产生持续柔和的支撑力,起到矫形或持续支撑作用。其优良的生物相容性、形态记忆功能、超弹性、耐腐性、耐磨性、无毒性等特征,被称为 21 世纪的新型材料。

记忆合金支架有附膜支架和裸支架。附膜支架可阻止喉黏膜肉芽向支架内生长,放置一段时间后可经直接喉镜下取出。裸支架放置后,喉黏膜可长入网格内,支架与组织相容,起到支撑作用。

2.放置方法

根据患者情况,选择合适大小、形状的记忆合金支架。将记忆合金放入冰中,冷却缩小后,置入喉腔内,受体温作用金属立刻恢复原状,固定并支撑喉腔。由于裸支架不能取出,放置时不能高于声带水平。所以,受伤部位高于声门水平者不适宜放置裸支架。常规的圆筒网状支架常用于声门下、气管的支撑。声门区的支撑最好用特制的喉模。

3.取出时间及方法

附膜支架根据患者的受伤程度和范围决定,一般放置 3 个月左右。表麻或气管内麻下,在直接喉镜或支气管镜下取出。

(韩闯举)

第十五节 闭合性喉外伤

闭合性喉外伤是指受钝器撞击或挤压而颈部皮肤无伤口的喉外伤，包括挫伤、挤压伤、扼伤等。

一、病因

多为外界暴力直接打击喉部所致，如撞伤、拳击伤、钝器打击伤、自缢或被他人扼伤。喉部可出现软骨骨折、喉黏膜损伤、声带断裂、环杓关节脱位等。

二、临床表现

（一）症状

1.局部疼痛及压痛

吞咽时疼痛加重，可放射到耳部。

2.声音嘶哑

由于喉头水肿、喉返神经损伤或环杓关节脱位引起。

3.咯血

喉黏膜损伤者，可有少量咯血；伤及血管时，可出现大咯血。

4.颈部皮下气肿

喉黏膜损伤时，空气可进入气道外周围组织而发生颈部皮下气肿，严重时气肿可扩展到面部、胸部和纵隔。

5.呼吸困难

喉黏膜发生严重的肿胀、血肿，环状软骨弓骨折，双侧喉返神经损伤等均可引起呼吸困难，甚至窒息。

（二）检查

1.间接喉镜或纤维喉镜检查

可见喉黏膜肿胀或血肿，声门变形，声带断裂或声带运动障碍。

2.喉部 CT 检查

可显示喉软骨骨折情况。

三、治疗

（1）如无呼吸困难，可先予以抗感染、镇痛类药物，严密观察患者的呼吸及皮下气肿发展的情况。

（2）如有喉软骨骨折，尤其是环状软骨骨折，导致喉黏膜严重损伤如撕裂、声带断裂、环杓关节脱位等，则需行相应处理。术后必要时应放置喉模，防止喉狭窄。

（3）如有呼吸困难者，应行气管切开术。

（4）鼻饲伤后 7～10 天内应予以鼻饲，这样可减少喉的运动，减轻喉部疼痛，以利于损伤部位的愈合。

（韩闯举）

第十六节　喉烫伤及烧灼伤

喉吸入灼热刺激物、有毒烟雾或化学物质后引起的黏膜充血、水肿或坏死。常为头面部烫伤及烧灼伤的合并损伤。

一、病因

火灾现场吸入高温的烟尘、气体，误咽强酸、强碱等化学腐蚀剂及高温液体，常合并咽、气管、食管等的化学腐蚀伤。

二、临床表现

临床上根据合并的下呼吸道损伤程度将喉烫伤及烧灼伤分为轻、中、重三度，以利于判断伤情和指导治疗。

(一)轻度

如损伤仅在声门区以上，患者可有声音嘶哑、喉痛，同时伴有咽痛，吞咽困难，鼻、口、喉黏膜充血、水肿。

(二)中度

损伤在气管隆嵴水平以上，此时除有轻度的临床表现之外，还有刺激性咳嗽、吸气性呼吸困难、烦躁不安。

(三)重度

损伤已达支气管、肺泡，除有中度的临床表现外，临床上还可出现剧烈咳嗽，脓血痰。喉烧伤治愈后可遗留气道狭窄，引起呼吸困难和发音异常。

三、治疗

(一)急救处理

1.创面的早期处理

热灼伤时，可立即含冰块或用凉水漱口，以减轻疼痛和烫伤程度。强酸、强碱烧伤时，除立即用清水冲洗口腔、咽、喉外，酸烧伤者用2%～5%碳酸氢钠溶液、碱烧伤者用食醋或1%盐酸涂创面和雾化吸入。

2.全身治疗

对大面积烧伤者应充分补液，按输液公式计算的输液量再增加13.5%。注意维持电解质平衡。

(二)保持呼吸道通畅

排除咽喉部异物、大水疱及分泌物。对咳嗽无力可能引起窒息者，应及早行气管切开术。保持气道湿润，以防呼吸道被分泌液干燥结块所阻塞。

(三)控制感染

吸入性损伤极易并发支气管和肺部感染，应及时使用和调整敏感抗生素。对咳嗽频繁者，宜留置胃管并予以鼻饲。

(刘建光)

第十七节　气管内插管喉损伤

气管内插管麻醉术是各类外科手术常用的，其对气道管理方便、安全性高等优点，使得它成为临床应用最广的麻醉方法。为此，气管内插管时的喉损伤的发生率也随之增加。损伤表现：喉气管黏膜擦伤、裂伤；环杓关节损伤脱位及造成喉内溃疡、肉芽形成及日后形成瘢痕狭窄等。其中喉气管黏膜擦伤、裂伤较为常见，喉溃疡、肉芽及瘢痕较为少见，而环杓关节脱位是较罕见的并发症。

一、发生原因

(1)选择导管过粗，声门裂被导管撑大。咽后壁、喉腔后部及气管前壁内表面三处受压点，易受伤处首先是声带突部位，其次是气管前壁，因此，临床上发现较常见该两处有溃疡或肉芽。

(2)患者体胖，颈粗短，喉腔暴露不良，插管时麻醉喉镜深入过深，上提者喉镜用力不当。损伤环后区及强力推动环杓关节。

(3)患者清醒状态或喉痉挛时强行插管。

(4)插管停留时间过长。

(5)术中频繁改变患者头位或患者常有吞咽、呕吐、咳嗽，增加导管与黏膜的摩擦，引起喉黏膜损伤。

二、常见的损伤及治疗

(一)环杓关节脱位

1.病因

全身麻醉或急救的气管插管较易造成环杓关节脱位，原因有以下几点。

(1)操作者插管动作不熟练、带盲目性，或在患者清醒、尚未用肌松剂时就进行插管，患者剧烈咳嗽或声门痉挛，操作者在半盲目状态下插入麻醉导管，易造成环杓关节脱位。插管时将患者颈部过度后仰，也可能是造成环杓关节脱位的原因之一。据报道，插管过程中所造成的环杓关节脱位多见于左侧，这是因为插管者习惯用左手持喉镜挑起舌根及会厌以暴露喉部，杓会厌襞被拉紧，并将杓状软骨向上、外牵引，此时用右手插入麻醉导管，如果在声门闭合时强行用力插入，则易推压左侧声带，可将该侧杓状软骨向前牵引导致脱位，或直接推压左侧杓状软骨而致其脱位。此外，麻醉导管下 1/3 的凸面主力作用于左杓状软骨上，使其向后推移。

(2)麻醉时间过长，使环杓关节长时间受麻醉导管压迫。特别是在麻醉导管留置过程中，如果患者头部偏向一侧，则导管的重力集中压在该侧环杓关节上，易致其脱位。有个别报道环杓关节因长期受压而发生坏死。

(3)麻醉清醒前由于患者出现刺激性剧烈咳嗽及吞咽动作易致环杓关节脱位。

2.治疗

(1)环杓关节复位术：环杓关节脱位的治疗原则是尽早恢复杓状软骨的正常位置，若杓状软骨区及杓会厌襞充血、肿胀较严重，可待肿胀基本消退后再行复位。复位需早期进行，超过 2 周则可因关节纤维化而效果不佳，如果迟于 1～2 个月之后，则无法复位。复位的方法有以下几点。

间接喉镜下杓状软骨拨动法复位术：此方法简单易行，最多被采用。①术前准备：术前 2～3 小时禁食，术前半小时皮下注射阿托品 0.5 mg，向患者说明手术的目的及注意事项，取得患者的合作；有活动义齿者应取下。②麻醉：用 0.5%～2%丁卡因咽部、喉部喷雾 3～4 次，必要时声门及梨状窝滴入 1～2 次，丁卡因总量不超过 60 mg。③复位拨动方法：受试者取坐位，头位应摆正，颈部放松，嘱患者自己将舌头拉出口外，术者左手持大号间接喉镜，右手持裹以棉片的弯头喉钳，置入间接喉镜后，将喉钳徐徐放入患侧梨状窝，并移至杓状软骨处做与其脱位反方向的拨动。即：如为前脱位，则将喉钳置于杓状软骨前内方，在患者发“依”音时，向后向外轻轻拨动杓状软骨；如为后脱位者，则喉钳置于杓状软骨后外方，在患者吸气时，向前向内拨动。拨动时注意，如为左侧杓状软骨前脱位，要使杓状软骨从前、下、内向后、外、上复位时，必须同时做顺时针方向旋转，否则，其尖端顶着喉腔外侧壁，不利于复位；如为右侧杓状软骨前脱位，则相反。拨动 4～5 下后进行观察，如复位成功，则杓状软骨及声带的活动度明显增加，发声好转。如未成功，隔天可重复拨动一次。

纤维喉镜下杓状软骨拨动法复位术：适用于间接喉镜下喉部暴露不理想，或咽反射较敏感，间接喉镜下拨动不成功者。有人主张试用此法。但纤维喉镜及纤细组织钳的活动力度不大，要避免用力过度，而损坏高值纤维喉镜。患者取平卧位，置入纤维喉镜，如果患者咽反射敏感，可通过喉镜的负压孔再滴入少许 1%～2%丁卡因，将纤维喉镜缓缓推至声门区，并紧贴环杓关节，根据杓状软骨脱位方向（前脱位或后脱位），转动喉镜手柄使镜头向后向外或向前向内撬动，直视下观察杓状软骨复位成功与否。

直达喉镜下杓状软骨拨动法复位术：术前准备及麻醉方法同上，个别咽反射特别敏感或精神特别紧张者需行全身麻醉。患者取仰卧垂头位或头后仰抬高位，全身放松，平静呼吸，术者左手持喉镜，将喉镜导入咽腔，挑起会厌，暴露喉部，右手持裹以棉片的直接喉钳拨动杓状软骨，拨动方法同间接喉镜下操作。

喉外推拿复位法：有报道一种环杓关节脱位喉外推拿复位方法为患者取坐位、平视，头略转向健侧，术者站在患者患侧，用同侧手中、示指将患者喉头轻推向患侧，此时拇指指尖及侧缘慢慢滑入该侧甲状软骨板后缘及深处，即喉咽腔。自上而下移动拇指，当触及硬物感（为杓状软骨）时即嘱患者发“依”音，同时用拇指将硬物向前、内推数次。一般连续治疗 2～3 次即愈。

（2）急性期黏膜充血、肿胀、损伤者，可口服或静脉使用抗生素及雾化吸入治疗。

（3）病程较长而出现关节纤维化的患者，经尝试拨动杓状软骨不成功，如果声带固定于旁中位，且对侧声带运动无法代偿者，可行患侧声带注射、填充或杓状软骨内收术以改善发音。

（4）双侧杓状软骨发生前脱位，双声带外展受限，出现喉阻塞，则需气管切开术。

（二）喉接触性溃疡

喉溃疡是喉科少见疾病，病因非单一。常与炎症和声带过度活动或局部损伤有关。气管插管损伤是本病的原因之一。此外，野外或噪声环境下作业、感冒时烟酒或用声过度也容易产生喉内黏膜受损，继而形成与插管后发生病变一样的喉溃疡或肉芽肿。病变常位于一侧或双侧声带中后 1/3 交界处，即声带突处。声带黏膜损伤后，形成浅表溃疡，再继发感染而引起软骨膜炎并形成肉芽肿，习称为接触性溃疡。患者在术后出现喉痛不适和声嘶，逐渐出现持续性发声易疲劳、声嘶、刺激性咳嗽等。偶有咳嗽致肉芽肿表面血管破裂而少量痰中带血，双侧大块肉芽可引起呼吸不畅。

间接喉镜或纤维喉镜下可见声带及杓状软骨黏膜、声带中后 1/3 杓状软骨声带突上可见白色、淡红、大小不定的小溃疡或肉芽肿，直径大小不定，直径可达 5～9 mm。其外观具有炎性病变的特征。但有时确难与乳头状瘤或恶性肿瘤鉴别。喉接触性溃疡的治疗方法有一般治疗和手术治疗。①一般治疗：去除损伤因素，适当声休、止咳，并辅以含抗生素和肾上腺皮质激素的蒸汽或超生雾化吸入治疗。浅层损伤较易治愈，但如肉芽生长应手术治疗配合。②手术治疗：除去肉芽组织，减少声带的重量，促进逐步伤口愈合是手术的目的。

（刘建光）

第十八节　喉部异物

喉部异物是一种非常危险的疾病，多发生于 5 岁以下幼儿。声门裂为呼吸道狭窄处，一旦误吸入异物，极易致喉阻塞。

一、病因

喉部异物种类甚多，花生米、各种豆类等坚果占一半以上；鱼骨、果核、骨片、饭粒亦较常见。此类异物多因幼儿在进食时突然大笑、哭闹、惊吓等而误吸入喉部。钉、针、硬币等金属物体，笔帽、小玩具、气球碎片等塑料制品亦很常见，儿童口含这些物体时，若突然跌倒，哭喊、嬉笑时，亦易将其误吸入喉部。异物吸入后嵌顿在声门区，造成喉部异物。

二、临床表现

较大异物嵌顿于喉腔后，立即引起失声、剧烈咳嗽、呼吸困难、发绀，甚至窒息，严重者可于数分钟内窒息死亡。较小异物则常有声嘶、喉喘鸣、阵发性剧烈咳嗽。若喉黏膜为尖锐异物刺伤，则有喉痛、发热、吞咽痛或呼吸困难等症状。

三、检查

喉镜检查可发现声门上异物。声门下异物有时为声带遮盖而不易发现。听诊可闻及吸气时喉部哮鸣音。

四、诊断

依据喉异物吸入史；喉镜检查发现异物；喉前后位和侧位 X 线片；喉部 CT 扫描、纤维喉镜检查多可确诊并明确异物形状、存留部位及嵌顿情况，为异物取出提供依据。

五、治疗

由于喉异物发病突然，严重堵塞呼吸道，因而发生于院外的喉异物应尽早处理，以手指抠异物不可取，其可能导致堵塞进一步加重。腹部冲击法是喉异物院前急救的重要方法。喉异物的手术如下。

(1)间接喉镜或纤维喉镜下取出术：适用于异物位于喉前庭以上，能合作的患者。喉黏膜表面麻醉后，间接喉镜下取出异物，细小异物亦可在纤维喉镜下取出。

(2)直接喉镜下取出术:成人、少儿均可采用。可给予全身麻醉,术前禁用镇静剂,因其可抑制呼吸,导致通气不足加重呼吸困难。

(3)异物较大、气道阻塞严重、有呼吸困难的病例,估计难以迅速在直接喉镜下取出时,可先行气管切开术,待呼吸困难缓解后,施行全身麻醉,再于直接喉镜下取出。

(4)喉异物取出后,应给予抗生素、糖皮质激素雾化吸入以防止喉水肿、支气管炎、肺炎的发生。

六、预防

教育幼儿进食时不要大声哭笑,平时不要将针、钉、硬币等物含于口中,食物中的鱼骨、碎骨等要挑出,果冻类食物不要吸食,以免误吸入呼吸道。喉部外伤及异物是耳鼻咽喉科医师临床工作中经常遇到的急重症之一,如能正确诊断、及时处置,恰当治疗,则可使患者转危为安并迅速康复。若诊断不清,治疗不及时、方法不当,则将给患者造成极为严重的不良后果,甚至牺牲患者的生命。

(刘建光)

第十九节　喉　阻　塞

喉阻塞又称喉梗阻,是由于喉部邻近组织的病变,使喉部发生阻塞而出现严重的呼吸困难,如抢救不及时,可致患者窒息死亡。由于幼儿喉部的解剖生理特点,其声门狭小,喉黏膜下组织松弛,喉部神经易受刺激而引起痉挛,故喉阻塞的机会较成人多,病情变化也很大,应引起足够的重视。

一、病因

(1)喉部炎性疾病,如咽白喉、小儿急性喉炎、急性会厌炎、急性气管支气管炎、咽后脓肿等。

(2)喉部外伤,如喉部挫伤、切割伤、烧灼伤、喉部骨折等。

(3)喉部异物。

(4)喉部水肿,如喉炎性水肿、喉血管神经性水肿、药物变态反应等。

(5)肿瘤,如喉癌、喉乳头状瘤、喉咽肿瘤、甲状腺肿瘤等。

(6)畸形,如喉蹼、喉软骨畸形、喉瘢痕狭窄、先天性喉鸣等。

(7)声带瘫痪,两侧声带麻痹而致外展性瘫痪。

二、诊断与鉴别诊断

(一)诊断

1.症状体征

主要为吸入性呼吸困难。表现为吸气运动加强,时间延长,吸气深而慢,但通气量并不增加。胸骨上窝、锁骨上窝、肋间隙、上腹部于吸气时内陷(图 9-12),伴有吸气时哮鸣声,发绀、烦躁不安、脉搏加快是喉阻塞的晚期症状。小儿咳嗽如犬吠样,烦躁,呼吸次数于初起时不增加或缓慢,继则增多而表浅,并有缺氧现象。

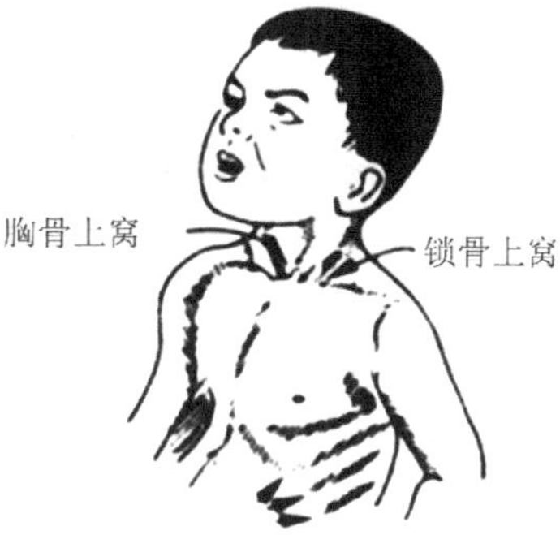

图 9-12　吸气相三凹征

2.分度

根据喉阻塞的轻重，分为四度。

(1)一度：安静时无呼吸困难表现。活动或哭闹时有轻度吸气期呼吸困难，稍有吸气性喉鸣和轻度吸气期胸廓周围软组织凹陷。

(2)二度：安静时也有轻度吸气期呼吸困难。吸气性喉鸣和吸气期胸廓周围软组织凹陷，活动时加重，但不影响睡眠和进食，亦无烦躁不安等缺氧症状，脉搏正常。

(3)三度：吸气期呼吸困难明显。喉鸣声甚响，胸骨上窝、锁骨上窝、上腹剑突下、肋间等处软组织吸气期凹陷显著，并因缺氧而表现出烦躁不安、不易入睡、不愿进食、脉搏加快等症状。

(4)四度：呼吸极度困难。由于严重缺氧和二氧化碳增多，患者出现坐卧不安、手足乱动、出冷汗、面色苍白或发绀、定向力丧失、心律不齐、脉搏细弱、血压下降、大小便失禁等，如不及时抢救，可因窒息、昏迷及心力衰竭而死亡。

(二)鉴别诊断

喉阻塞引起的呼吸困难，临床上还必须与支气管哮喘，气管支气管炎等引起的呼气性、混合性呼吸困难相鉴别。

三、治疗

(一)急救

应争分夺秒地采取急救措施，迅速解决阻塞症状。

(二)病因治疗

在一定情况下，可先取出喉内异物，咽后脓肿切开排脓，以解决喉阻塞。对情况紧急者，可在气管切开后再进行病因治疗，同时给氧、加压人工呼吸等。

按呼吸困难程度，分别采用药物或手术治疗。

一度：明确病因，积极治疗。炎症引起者应及早足量静脉注射糖皮质激素和抗生素。

二度：若为异物，应立即做手术取出，炎症引起者及时应用糖皮质激素和抗生素，并酌情做好气管切开的准备。若为喉内肿瘤阻塞引起者，应做气管切开术，以缓解病情，为下一步治疗打好基础。

三度：严密观察病情，做好气管切开术的准备，在较短时间内药物治疗改善不明显、全身情况差者，宜尽早行气管切开术。

四度：立即行气管切开术。十分紧急时，可先行环甲膜切开术，以抢救生命。

（刘建光）

第二十节　喉运动神经性疾病

喉麻痹是指喉肌的运动神经损害所引起的声带运动障碍;喉内肌除环甲肌外均由喉返神经支配,当喉返神经受压或损害时,外展肌最早出现麻痹,其次为声带张肌,内收肌麻痹最晚。喉上神经分布到环甲肌,单独发生麻痹少见。

一、病因

按病变部位分中枢性、周围性两种,周围性多见,两者比例约为 1∶10。由于左侧迷走神经与喉返神经行径长,故左侧发病者较右侧约多一倍。

(一)中枢性

每侧大脑皮层之喉运动中枢有神经束与两侧疑核相联系,故每侧喉部运动接受两侧皮层的冲动,因此皮层引起喉麻痹者极罕见。常见的中枢性病因如脑血管出血、血栓形成、脑肿瘤、脑脓肿、脑外伤、脑脊髓空洞症、延髓肿瘤、小脑后下动脉血栓栓塞、脊髓痨等。迷走神经颅内段位于颅后窝,可因肿瘤、出血、外伤、炎症等引起喉麻痹。

(二)周围性

因喉返神经及迷走神经离开颈静脉孔至分出喉返神经前的部位发生病变,所引起的喉麻痹。按病因性质可分为以下几种。

1.外伤

包括颅底骨折、颈部外伤、甲状腺手术等。

2.肿瘤

鼻咽癌向颅底侵犯时,可压迫颈静脉孔处的迷走神经而致喉麻痹;颈部转移性淋巴结肿大、甲状腺肿瘤、霍奇金氏病、颈动脉瘤等亦可压迫喉返神经而发生喉麻痹;胸腔段喉返神经可由主动脉瘤、肺癌、肺结核、食管癌、心包炎等压迫而发生麻痹。

3.炎症

白喉、流行性感冒等传染病,铅等化学物的中毒。急性风湿病、麻疹、梅毒等可发生喉返神经周围神经炎而致喉麻痹。

二、临床表现

由于神经受损伤程度不同,可出现 4 型麻痹(图 9-13、图 9-14)。

(一)喉返神经不完全麻痹

单侧者症状不显著,常在体检中发现。曾有短时期的声嘶,随即恢复。除在剧烈运动才可出现气促外,常无呼吸困难。间接喉镜检查,在吸气时,患侧声带居旁正中位不能外展,而健侧声带外展正常。发音时声门仍能闭合。

双侧喉返神经不完全麻痹,因两侧声带均不能外展,可引起喉阻塞,呼吸困难为其主要症状,如不及时处理,可引起窒息。间接喉镜检查见两侧声带均居旁正中位,其间仅留小裂缝。发音时,声门仍可闭合。

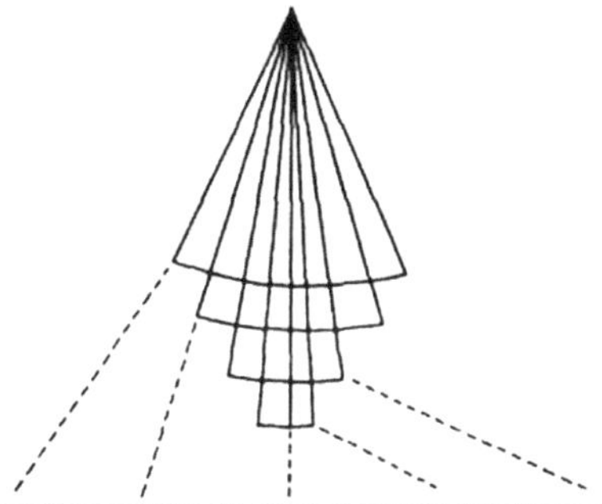

位置	完全外展	轻外展	正中位	旁中位	中间位
功能	深吸气	吸气	发音	耳语	发音困难
作用肌	外展肌	外展肌	内收肌	环甲肌	无
麻痹肌	无	内收肌	外展肌	内收肌 外展肌	全部
声门宽度（mm）	19	13.5		3.5	7

图 9-13　声带运动位置

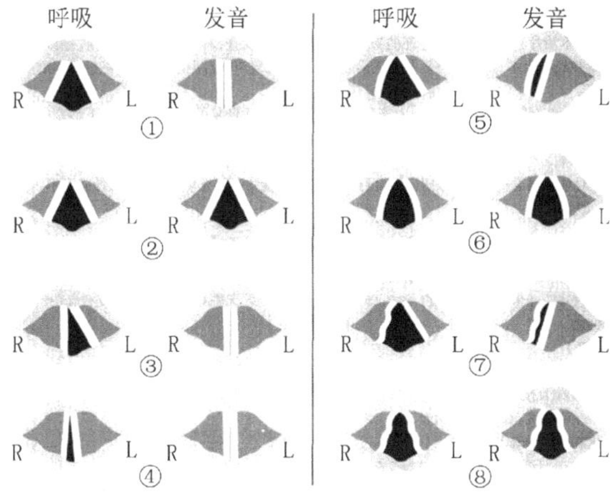

图 9-14　间接喉镜下所见各型声带瘫痪

注：①正常喉部；②两侧内收肌瘫痪；③单侧外展肌瘫痪；④单侧喉返神经全瘫；⑤两侧喉返神经全瘫；⑥两侧喉返神经全瘫；⑦单侧喉返神经及喉上神经瘫痪；⑧两侧喉返神经及喉上神经瘫痪

(二)喉返神经完全麻痹

单侧者发音嘶哑，易疲劳，说话和咳嗽有漏气感。后期有代偿作用，发音好转。间接喉镜检查，因患侧除环甲肌以外的外展及内收肌的功能完全丧失，患侧声带固定于旁正中位，即介于中间位与正中位(发声位)之间。初期发音时，健侧声带闭合到正中位，两声带间有裂隙，后期出现代偿，健侧声带内收超越中线向患侧靠拢，发音好转。呼吸时，因健侧声带运动正常，故无呼吸困难。

两侧喉返神经完全麻痹时，发音嘶哑无力，音频单调，说话费力，犹如耳语声，不能持久。自觉气促，但无呼吸困难。因声门失去正常的保护性反射，不能关闭，易引起误吸和呛咳，气管内常积有分泌物，且排痰困难，呼吸有喘鸣声。间接喉镜检查，双侧声带固定于旁正中位，边缘松弛，不能闭合，也不能外展。起病急者，双侧声带呈正中位，以致发生呼吸困难，但较少见。

(三)喉上神经麻痹

喉上神经麻痹患者后声带张力丧失，不能发高音，声音粗而弱。间接喉镜检查，声带皱缩，边缘呈波浪形，但外展、内收仍正常。单侧者，对侧喉黏膜的感觉仍存在。两侧者因喉黏膜全麻木，饮食、唾液误吸入下呼吸道，可发生吸入性肺炎。

(四)混合性喉神经麻痹

混合性喉神经麻痹为喉返神经及喉上神经全部麻痹，单侧者常见于颈部外伤、手术损伤。发音嘶哑更为显著。喉镜检查见患侧声带固定于中间位。以后因健侧声带代偿，发音稍好转。双侧者两侧声带均呈中间位。

三、治疗

(一)病因治疗

对有明确病因者，给予相应的治疗，积极解除病因。

(二)气管切开术

对双侧声带麻痹引起呼吸困难者，要及早行气管切开术，以改善患者呼吸状况。

(三)喉返神经恢复治疗

1.药物治疗

局部及全身应用神经营养药、糖皮质激素及扩张血管的药物，对神经功能恢复有一定辅助作用。

2.手术治疗

对有手术适应证的患者可行喉返神经探查，神经吻合术、神经肌蒂移植术、舌下神经喉返神经吻合术、膈神经喉返神经吻合术治疗，是恢复声带自主运动、治疗喉返神经麻痹最为理想的方法。

(四)恢复和改善喉功能的治疗

对半年以上，神经功能无恢复可能性者可行以下治疗方法。

(1)对双侧喉返神经麻痹，可行一侧杓状软骨切除术或声带外展移位固定术，使声门后部开大，改善呼吸功能。

(2)对单侧喉返神经麻痹的患者，可行声带黏膜下脂肪组织充填术、甲状软骨成形术，使声带向内移位，改善发音。

(沙颖红)

第二十一节　喉感觉神经性疾病

喉部单纯的感觉神经性障碍较少见，常伴有运动性障碍。喉感觉神经性疾病有感觉过敏及感觉异常和感觉减退、麻痹两种。

一、喉感觉过敏及感觉异常

喉感觉过敏为喉黏膜对普通刺激特别敏感，平时的食物与唾液等触及喉部时，常引起呛咳及喉痉挛。喉感觉异常是喉部发生不正常感觉，如刺痛、瘙痒、烧灼、干燥或异物感等异常感觉。多因急、慢性喉炎，长期嗜烟酒，耳、鼻、咽、齿部疾病通过迷走神经的反射作用所致。也常见于神经衰弱、癔症、更年期等患者，亦可发于多用喉的歌唱家、教师、售票员等。

（一）临床表现

患者觉喉内不适、灼痛、蚁走、发痒、异物感，好做咳嗽、吐痰或吞咽动作企图清除分泌物，易发生反射性呛咳。

（二）检查

喉镜检查无明显异常发现。应注意梨状窝有无积液，环状软骨后方有无病变，排除环后区、喉咽部肿瘤。

（三）治疗

进行认真的检查，详细解释，消除患者的顾虑。局部可酌情进行感应电理疗，作为精神治疗，转移其注意力。

二、喉感觉麻痹

喉感觉麻痹为喉上神经病变，按轻重分单侧性、双侧性，部分感觉麻痹或完全感觉麻痹，常伴有喉肌瘫痪。

（一）病因

影响到喉感觉神经中枢、通路及末梢感受器的疾病均可引起喉黏膜感觉障碍，包括以下几点。

1.中枢神经性疾病

颅内肿瘤、颅脑外伤、脑出血、脑血栓、癫痫、延髓型脊髓灰质炎、多发性硬化症、意识丧失等。

2.外周神经损伤

喉外伤及手术、头颈部手术及创伤、颅底肿瘤、急性感染性神经炎等，其中以甲状腺手术误伤喉上神经及喉返神经为多见，常伴有喉运动神经麻痹症状。

3.其他因素

食管反流、喉插管黏膜损伤、头颈部放射线治疗损伤、喉原发性肿瘤及缺氧、遗传、年龄因素等。

（二）临床表现

单侧喉感觉麻痹可无症状。两侧者，饮食时因失去反射作用，而易误呛入下呼吸道，故有吞咽障碍，进食时发作性呛咳；气管切开的患者气管分泌物中含有大量的唾液和食物。唾液或食物的颜色标记亦有助于明确诊断。

（三）检查

喉镜检查如以探针触及喉黏膜，可发现喉黏膜反射减退或消失。胸部 X 线片有时可发现吸入性肺炎和肺不张。目前，空气脉冲刺激喉上神经分布区黏膜来进行喉感觉功能评估的方法最为客观，空气脉冲刺激经前端有孔的纤维喉镜释放，对梨状窝和杓会厌襞黏膜进行刺激，测定喉咽感觉阈值。

(四)治疗

轻症患者于饮食、吞咽时,宜少用流质,采用糊状黏稠食物,进行吞咽锻炼。重症者行鼻饲法。同时查出病因,予以治疗,以促使喉部感觉的恢复。抗病毒类药物的应用,维生素 B_1、维生素 B_{12} 等神经营养剂、三磷酸腺苷及改善血管微循环障碍药物的临床应用也有一定意义。目前,喉感觉神经的重建,包括耳大神经与喉上神经吻合术等取得了一定的进展。

(王艳玲)

第二十二节 喉痉挛

一、成人喉痉挛

喉痉挛是支配声带或喉入口运动的肌肉发生痉挛,或两者同时发生。

(一)病因

1.局部刺激

局部刺激引起的反射性喉痉挛最常见。如进行喉部检查或治疗时,异物通过或存留于喉部时,急性或亚急性喉炎,咽部应用腐蚀剂刺激喉部,声带边缘的肿瘤,悬雍垂过长等,均可发生反射性喉肌痉挛。

2.喉返神经受刺激

颈部或纵隔淋巴结肿大,肿瘤、主动脉瘤、肺结核等致喉返神经受刺激。甲状腺手术时损伤喉返神经,除可能引起喉麻痹外,也可诱致喉痉挛。

3.中枢神经性疾病

脊髓结核运动性共济失调为最常见。喉痉挛可为此病之初发症状,或为喉麻痹之前驱症状。癫痫常发生喉痉挛,狂犬病患者喉外展肌亦呈痉挛状态。

4.神经官能性疾病

癔症患者常反复发生喉痉挛样表现。

(二)症状

骤然发作的呼吸困难,吸气粗长伴喘鸣,呼气呈断续的犬吠声,患者易惊慌失措。多为时甚短,常在深吸气后发作终止而呼吸如常。

成人喉痉挛可有以下不同的表现形式。

1.痉挛性咳

痉挛性咳为较常见和发作较轻的一种类型,如无器质性疾病,多为神经官能性疾病的一种无用的清理咽部的表现,神经衰弱者多易患此病。耳、鼻、咽及胸部有敏感病区,因反射作用而发生。如取出外耳道耵聍栓塞时可诱发痉挛性咳。发作时表现为一种短促、哮吼性或炸裂性咳嗽,无痰液及声嘶。多于白天发作,入夜停止。无一定间隙期,可持续数月至数年之久,而不致影响患者健康。喉部检查无特殊发现。治疗以镇静、解痉为主。辅以喉部理疗和心理治疗。

2.痉挛性失声

该病多发生于用声较多而情绪紧张者。痉挛发生于刚欲说话或正在说话时,突然失声,不能发出一字。如勉强发声，则觉喉部疼痛。停止说话，痉挛即止。喉镜检查：声带紧张呈内收位，发声时声门紧闭或发生不规则运动。余无阳性体征可见。治疗以静息少语和发声训练为主。情绪紧张者可给予镇静剂。

（三）检查

喉镜检查：吸气时两侧声带仍相接触，极似两侧外展肌瘫痪，但实为内收肌痉挛所致，可使患者不停地发声，后因必须吸入空气，随着患者的一次深吸气，声带乃向外展。

（四）诊断

根据典型之症状和检查，诊断一般较易。但应在发作间歇期行颈、胸部、喉部及神经系统检查，以便查出其病因而予以治疗。

（五）治疗

对精神因素引起者，可向患者说明此病特征，每当发作时必须保持镇静，闭口用鼻缓缓呼吸，发作常可自行消退。在发作时慢慢地喝一点热饮料，做颈部热敷，或吸入亚硝酸异戊酯，也可使痉挛停止。若为器质性疾病所引起者，除对病因治疗外，须考虑做气管切开术，以免发生窒息。

二、喉晕厥

喉晕厥是一种因喉部原因引起的短暂意识丧失的综合征，颇少见，多发于男性，又名“喉中风”“喉眩晕”及“剧咳后晕厥”等。现就其病因及发病机制和临床表现等分述于下。

（一）病因及发病机制

病因尚不明确，可能因喉部受到某些刺激或喉、气管的炎症等原因。与精神紧张，过度疲劳，烟酒过度，焦虑等因素亦有关。其发生机制有如下假说：①喉部受到刺激后，发生连续剧烈的咳嗽，导致胸内负压增高；当胸内负压增高达一定程度时压迫胸内静脉，使回心血量明显减少，左心排血量减少，引起暂时性的大脑缺血。②胸内压力增高也可经椎间孔传递于脑脊液使之压力增高，加重脑部缺血。③脑组织的缺血引起神经系统功能障碍，出现晕厥。④迷走神经受反射性刺激，使心搏动暂时停止而发生脑贫血。⑤属于一种眩晕，与梅尼埃病相似；亦有谓此病为癫痫之一种小发作者。

（二）临床表现

发作时极似癫痫，初感喉部灼热不适，继之痉挛性咳嗽，眼花缭乱，眩晕倒地。面色苍白或充血，面部及手足抽搐，舌部可被咬伤，短暂（数秒钟）的意识丧失后清醒。喉部检查：可见声带充血，余正常。此病发作次数不定，有毕生仅发一次者，预后佳。

（三）诊断及鉴别诊断

诊断较易，但应与癫痫及脊髓结核运动性共济失调之喉危象鉴别。膝反射丧失及 Argyll Robertson瞳孔（对光反应消失，调节反应存在的一种缩小的瞳孔）等症，为脊髓结核运动性共济失调之特征，可资鉴别。

（四）治疗

针对病因，排除喉部的刺激因素。如有喉、气管的炎症应予以治疗。并使用镇咳镇静剂。发作时用开口器置于口内以免咬伤舌部，并可吸入亚硝酸异戊酯终止发作。屡发者亦可用“单声换气咳嗽”来控制连续性的剧烈阵咳，即嘱患者在每一声咳嗽后吸气，以减低胸内压力，中断恶性循环。

三、蝉鸣性喉痉挛

蝉鸣性喉痉挛多发生于婴幼儿，半岁至3岁最多见。

(一)病因

可能与血钙含量过低有关，多发于体弱、营养不良或患佝偻病者。上呼吸道或消化道疾病常为此病之诱因。如鼻部疾病、腺样体肥大、慢性扁桃体炎、肠道寄生虫病及便秘等均可诱发此病。症状的产生是由于喉内收肌痉挛，促使声门闭合所致。

(二)症状

多在夜间突发吸气性呼吸困难伴吸气性喘鸣，面色发绀，惊恐不安，重者可大小便失禁。每次发作时间很短。患儿常在呼吸最困难时，做一次深吸气，症状立即消失，但可连续发作。每次发作后，患儿又可入睡，翌晨醒后，呼吸如常。发作时及病后均无声音嘶哑和发热现象。喉镜检查，多无异常发现。

(三)诊断

本病之特征为突然发作，骤然终止，无发热及声嘶。患儿全身健康状况及营养状况不良等有助于诊断。应注意与呼吸道异物、咽白喉、先天性喉喘鸣等相鉴别。

(四)治疗

发作时将患者衣服解松，以冷水浇面，击拍臀部，背部或拽引舌部，均可使痉挛消退。改善患者健康及营养状况，多晒太阳，补充维生素A、维生素D等也甚重要。

四、预防

(1)积极防治原发病。

(2)对于小儿，平常应多晒太阳，给予维生素A、维生素D，改善营养，增强体质。

(3)应避免在浅麻醉下行气管插管和进行手术操作，并应避免缺氧和二氧化碳蓄积。拔管时最好在患者处于完全清醒的状态下进行。利多卡因可用于防止扁桃体切除术后拔管后的喉痉挛。拔管前1～2分钟，静脉滴注1～2 mg/kg可明显减少咳嗽及小儿喉痉挛发生率。但是此时必须保证存在吞咽动作。

(4)细嚼慢咽，避免食物呛咳所致的喉痉挛发生。

(王艳玲)

第二十三节　喉部良性肿瘤

喉部良性肿瘤是指发生于喉部，在临床上及病理学上均具有良性特点的真性肿瘤。临床上许多由炎症、外伤及新陈代谢紊乱等所致的肿瘤样物如息肉、囊肿、淀粉样变、结核病、机化血肿等，虽然在形态和症状方面与真性肿瘤有许多相似之处，但在组织病理学上却有很大差别，故本节仅述及真正的喉部良性肿瘤，其他假性肿瘤将在有关章节中叙述。

真性良性肿瘤的特点：多起源于上皮或结缔组织，由高度分化的成熟细胞构成，不向邻近组织浸润或转移他处，无出血和溃烂倾向，不引起恶病质。喉部良性肿瘤以乳头状瘤最多见，其他如神经鞘瘤或神经纤维瘤、血管瘤、软骨瘤、纤维瘤、腺瘤、黏液瘤、脂肪瘤、淋巴管瘤及肌瘤等，则较少见。

一、喉乳头状瘤

喉乳头状瘤是喉部最常见的良性肿瘤。喉乳头状瘤的性别差异不大，可发生于任何年龄，10 岁以下儿童更为常见。儿童的乳头状瘤较成人生长快，常为多发性，且易复发，但随年龄的增长有自限趋势。成人乳头状瘤易发生恶变。

(一)病因

喉乳头状瘤病因尚不十分明了，但近来病毒感染说颇受重视。持此观点者认为，喉乳头状瘤与皮肤寻常疣和尖锐湿疣一样，其致病因子是乳头状瘤病毒，属乳多空病毒之亚型。该学说还有待进一步证实，但已有不少间接证据支持：①小儿喉乳头状瘤与母亲妊娠期或分娩期的尖锐湿疣有一定的病因学关系。Cook 等(1973 年)调查 49 例喉乳头状瘤患者，发现 31 例有明确的母亲尖锐湿疣病史，且 21 例在妊娠及分娩时有尖锐湿疣。尖锐湿疣是由乳头状瘤病毒感染所致。②Ullman(1923 年)将一位 6 岁男孩的喉乳头状瘤接种于其前臂，90 天后接种部位出现了典型的皮肤疣，其后又将一患者的喉乳头状瘤无细胞滤过液接种于自己及其助手的手臂上获得成功。Ishikwa (1936 年)成功地重复了 Ullman 的试验。③Quik 等(1980 年)用免疫辣根过氧化物酶染色法证实与病毒有关的颗粒存在于喉乳头状瘤的黏膜表面。Lack 等(1980 年)用 PAP 法测出人乳头状瘤病毒有一种特异性抗原，并用抗血清与喉乳头状瘤作用后染色，发现有 74%呈阳性反应，且在电镜下证实 3 例阳性反应患者的细胞内含有病毒样小体。④在某些喉乳头状瘤的治疗过程中，患者所患的皮肤寻常疣亦同时自行消退(Strong，1976 年)。⑤喉乳头状瘤的播散性，复发性和自发缓解性等均符合病毒性疾病的临床特点。但是，Stephens 等(1979 年)用电镜观察了各乳头状瘤组织，其中未见到乳多空病毒，仅在疣状组织中发现。故病毒感染学说尚有待进一步完善。

临床观察发现，小儿喉乳头状瘤在青春发育期常有自愈倾向。女性患者的喉乳头状瘤的多发和自愈与妊娠，绝经期有关。说明本病可能与内分泌有关。

此外，还有电解质(镁、钙)代谢紊乱学说、慢性刺激学说等，但未被广泛接受。

(二)病理

喉乳头状瘤为来自上皮组织的肿瘤，由多层鳞状上皮及其下的结缔组织向表面做乳头状突出生长。于横切面上乳头呈圆形或长圆形团块，中心有疏松而富有血管的结缔组织，常不浸润其基底组织，可单发或多发。单发者多见于成人，好发于一侧声带边缘或声带前联合，也有两侧均受累者。多发者多见于儿童，可生长于声带、室带、喉室等处。可以自行移植扩展至声门下或气管、支气管中。呼吸道内的多发性乳头状瘤亦称为呼吸道乳头状瘤病。Weiss 和 Kashima (1983 年)报告 39 例喉乳头状瘤，侵犯至声门下者占 69%，气管内有病变者占 26%。向气管内侵犯的促发因素有存在声门下病变；有气管切开术史；并与切除肿瘤之次数及病程长短有关。预防向气管内扩散的方法有尽量避免做气管切开术；在行喉内手术时，应注意肿瘤的播散及不损伤气管黏膜；早期发现气管内可疑病变并及时治疗。Cohen 等(1983 年)分析 90 例小儿喉乳头状瘤，出现气管，支气管扩散者很少，并认为与少用气管内插管麻醉、避免气管切开术及术中不损伤气管内黏膜有关。

小儿喉乳头状瘤易复发，成人喉乳头状瘤可发生恶性变，各家的观察结果不一。

(三)症状及检查

本病发展缓慢,常见症状为声嘶或失声。肿瘤大者,可引起咳嗽,喘鸣及呼吸困难。长期持续性呼吸困难者,可发生漏斗胸及代偿性红细胞增多。喉镜检查,见肿瘤呈苍白、淡红或暗红色,视血管的多寡及有无继发感染而定。表面常呈桑椹状或仅粗糙不平如绒毛而无乳头可见。带蒂者常随呼吸气流上下活动,安静呼吸时可隐入声门下腔不易发现,发声时则翻于声带上清楚可见。

(四)诊断

本病诊断不难,根据病史进行喉镜检查,并进行活组织检查即可确诊。对中年以上的喉乳头状瘤患者,须严密观察。对于屡次多发者,需反复活检,以便及时发现有无恶变倾向。

(五)治疗

目前所采用的各种方法均不十分满意。应根据患者年龄、肿瘤大小、部位、范围及多发情况综合考虑治疗方案。

1.手术疗法

后乳头状手术疗法在直接喉镜或间接喉镜下用喉钳咬除肿瘤。对于范围较广或侵犯黏膜下层的多发肿瘤,或超过青春期多次多发的病例,可行喉裂开术。术前或术后酌情行气管切开术。切除肿瘤后,可用鸦胆子油局部涂布。手术时常难以准确判断肿瘤的范围,Yoshpe(1993 年)报告用 0.5%~5.0%的醋酸溶液浸湿卷棉子头端,涂布于疑为乳头状瘤处,乳头状瘤与正常黏膜界限分明,有乳头状瘤处变为白色,正常黏膜色泽无改变,有助于彻底切除肿瘤,提高疗效。

2.物理疗法

(1)激光治疗:Steinberg(1971 年)首次应用二氧化碳激光治疗喉乳头状瘤以来,现已广泛应用。将激光束通过显微喉镜破坏肿瘤,其优点是准确,无出血,视野清楚,损伤小,术后并发症少,缓解期长,气管切开率低,是目前治疗喉乳头状瘤的有效方法之一。但激光治疗亦有并发症,最常见者为前联合蹼样粘连,偶见后联合粘连或持续性的声带水肿。

(2)冷冻法、超声法、电烧灼法等:因破坏组织深,水肿反应重,常需行气管切开术,现已逐渐弃用。

乳头状瘤对放射治疗不敏感,对儿童还可损害喉软骨,影响喉的发育,并可促进肿瘤恶变,现已不主张应用。

二、小儿喉乳头状瘤

小儿喉乳头状瘤远较成人多见,80%发病于 7 岁以前,更集中于 4 岁以下。多由生产时经产道感染,HPV-DNA6.11 型与喉乳头状瘤的发病关系密切。

小儿喉乳头状瘤最易发生于声带上,呈蓬松绒毛状或菜花状向喉前庭或声门下腔蔓延。也可发展至对侧。重者整个喉部、气管、支气管乃至肺实质均可受侵犯。

初始声嘶,继之失声。重者有呼吸困难,但很少发生吞咽困难。活动的乳头状瘤嵌入声门裂或声门下腔,可能突然发生窒息。部分患者最后出现喉阻塞症状而需行气管切开术。通过直接喉镜检查加病理检查,可做出诊断。

小儿喉乳头状瘤极少发生恶变,但亦有文献报道 1 例 12 岁女孩喉乳头状瘤发生恶变。小儿喉乳头状瘤很易复发,复发原因有两种学说。①激活潜在的、不活动的病毒学说:Abramson 等(1988 年)提出喉的人类乳头状瘤感染有两种状态,一是病毒潜伏不发病,另是病毒活动引起喉乳头状瘤。潜伏病毒被某些因素激活是复发之原因。②种植学说：Mounts 等(1984 年)认为外科手术中病毒种植是复发的原因。在青春期后，喉乳头状瘤复发趋势可能减退，甚至可以自然消失。提示性激素可能对该病的病程有一定作用。但也有在成年后，复发趋势并不减退反而上升者。

对于小儿喉乳头状瘤，目前尚无特效疗法，最常用的方法是手术疗法加免疫疗法。

(一)手术疗法

如有条件，在显微直接喉镜下用二氧化碳激光气化肿瘤。如没有激光设备，可在直接喉镜或支撑喉镜下用咬切钳咬除肿瘤。术中应注意保护喉黏膜，不宜片面追求“彻底”，以免引起并发症。有呼吸困难者宜行气管切开术。对无呼吸困难的患儿，不宜行气管切开。

(二)免疫治疗

1.干扰素治疗

干扰素又称病毒抑制因子，是由某些物质(如病毒等)作用于细胞后，诱导细胞产生的广谱抗病毒物质。目前主要有 3 种干扰素即人白细胞干扰素、人成纤维细胞干扰素和类淋巴细胞干扰素。近年来，一些学者应用干扰素所具有的抗病毒特性及抑制细胞分裂增殖作用、特别是对间变细胞的作用和调节免疫系统的作用，试用干扰素治疗小儿喉乳头状瘤，取得较好的疗效，但还需进一步观察。

Gobel(1981 年)和 Schouten 等(1982 年)比较了白细胞干扰素和成纤维细胞干扰素对小儿喉乳头状瘤的疗效，建议临床上应首选白细胞干扰素。Goepfert 等(1982 年)、Haglund(1981)年、Zenner(1987 年)、Lusk 等(1987 年)经过观察均肯定了白细胞干扰素对小儿喉乳头状瘤的效果，而且对已向声门下，气管内扩散者也有显著的控制作用。手术切除喉乳头状瘤后再配合干扰素治疗效果较佳。Haglund 等(1981 年)报告 2 例喉乳头状瘤经手术切除后用人白细胞干扰素治疗未见复发。治疗前应进行全身检查包括身高、体重、胸片、血与尿常规、肝与肾功能、免疫球蛋白计量和内腔镜检查喉、气管并活检等。在治疗期间每 2～6 周做化验及内腔镜检查一次，以作给药的参考。一般为每次 3×10^6 U 肌内注射，每周 3 次。McCabe 等推荐：儿童剂量为 3×10^6 U开始，成人为 $4\times10^6\sim10\times10^6$ U 开始，每周 3 次。病情稳定后每 3 月减少药量 1/3。半年后以开始剂量的 1/3 维持治疗 6 个月即可停药。

用干扰素治疗停药后复发仍较常见。Haglund 等(1981 年)报告 7 例喉乳头状瘤在用干扰素治疗时都得以控制，但其中 5 例于停药或减少剂量 2～8 个月后肿瘤又复发，再给予干扰素治疗肿瘤又消退。有 1 例在第 2 次停药后肿瘤再次复发，给干扰素治疗肿瘤再度消退，这一现象说明在干扰素治疗过程中肿瘤并非自行消退，从而肯定了干扰素对喉乳头状瘤的疗效。另外亦说明对干扰素的剂量及疗程值得进一步探讨。

不良反应一般多有畏寒、发热、厌食，少有呕吐。但这些症状多在注射后 48 小时内消失。有些患者在局部注射处可有红斑及胀痛，但很快即可消失。少数患者白细胞可下降至 4×10^6/L 以下，血小板也可下降，但停药一周后可恢复正常。肝功能谷丙转氨酶(SGPT)、谷草转氨酶(SGOT)可以升高，这与用药的剂量和给药时间长短有关。上述不良反应儿童多于成人。发现这些不良反应后，可暂时停药或减少剂量，待其恢复正常后，再重复治疗。没有其他严重的毒性反应或长期后遗症。

2.转移因子

自体疫苗、卡介苗等治疗均无肯定作用，现应用较少。

三、血管瘤

喉血管瘤较少见，有毛细血管瘤和海绵状血管瘤两种类型。前者较多。毛细血管瘤是由成群的薄襞血管构成。间有少许结缔组织，如结缔组织多时，则称为纤维血管瘤。海绵状血管瘤由窦状血管所构成，柔如海绵，不带蒂而漫布于黏膜。

喉部血管瘤症状多为声嘶、咳嗽、偶见咯血，亦有无症状者。婴幼儿血管瘤有时甚大，可致喉阻塞、窒息。喉镜检查：血管瘤多位于声带、喉室、假声带与杓会厌襞处。肿瘤突出于黏膜表面，光滑，肉芽样或结节状，但不似血管瘤样肉芽肿的有明显溃疡面，常呈红色或紫色。

如无症状，可暂不处理。因其根基有时较广，手术难以彻底切除。如有经常咯血而肿瘤较局限者，可考虑电烙术或激光治疗。小的海绵状血管瘤可用鱼肝油酸钠等硬化剂做肿瘤内注射，对出血严重者，宜行气管切开术并喉裂开术下切除肿瘤。

值得注意的是小儿声门下血管瘤，对生命威胁较大，Ferguson 等（1961 年）报告，其死亡率约 50%。小儿声门下血管瘤的症状有喘鸣、犬吠样咳嗽、声嘶、咯血，半数患者伴有头、颈部皮肤血管瘤。通过内镜检查，典型的声门下血管瘤呈光滑粉红或蓝色的肿块。肿瘤可向声带后联合侵犯。对有呼吸道阻塞症状的患儿，应行气管切开术，同时并用其他疗法，如放射治疗。Benjamin 等（1983 年）报告用放射性金沙埋入治疗 11 例及外部放疗治疗 7 例声门下血管瘤均取得满意疗效。此外，还可并用激素、冷冻、激光及硬化剂注射等治疗。

四、软骨瘤

喉软骨瘤罕见，约占头颈部肿瘤的 0.12%，或占喉部肿瘤的 0.5%。1822 年 Heusinger 首先描述此病。好发年龄为 30～70 岁，男性发病率为女性的 3～5 倍。可发生于任一个喉软骨，但以环状软骨最易受累，甲状软骨、杓状软骨、会厌软骨等次之。亦有原发于声带或室带的，表现为带蒂的喉内肿块。喉软骨瘤可发源于正常软骨或软骨外的胚胎残余，故有内生性和外生性之分。肿瘤由透明软骨构成，在瘤内如有骨质形成，则称为骨软骨瘤。

喉软骨瘤的症状视肿瘤的原发部位和大小而异。软骨瘤向喉内和气管内生长时，可表现为声嘶、喘鸣，吞咽障碍及进行性呼吸困难。向喉外生长者，可表现为颈部包块，质坚硬，无压痛，与喉软骨不能分开，随吞咽活动，应注意与甲状腺肿瘤鉴别。喉内软骨瘤多位于环状软骨板处，喉镜检查可见半圆形，基底较宽的肿瘤，灰白色，表面光滑，覆盖有正常黏膜。内生软骨瘤对正常软骨有破坏作用，外生性者则仅有压迫作用，使其下方的正常软骨变薄，甚至使喉软骨失去正常的支架功能。

X 线片、断层或 CT 扫描对诊断喉软骨瘤有帮助。散在性钙化颇常见，小梁状或斑点状钙化对诊断有特殊意义。对外生性者可行针吸细胞学检查。但确诊喉软骨瘤的最可靠方法是组织病理学检查。

手术切除是治疗的主要方法。原发于杓状软骨和声带者可经内镜切除。发生于甲状软骨者可在黏膜下切除而不进入喉腔。发生于环状软骨者最易累及环状软骨板，切除 1/2 以上的环状软骨势必破坏喉的软骨性支架致喉狭窄，应慎重处理。Tiwari（1987 年）应用喉裂开术治疗 2 例环状软骨瘤，手术时用电钻将肿瘤磨除，保留软骨膜，术后随访 3.5～5.5 年未见复发。因喉软骨瘤生长缓慢，故 Tiwari 认为保守性手术加密切随访观察是治疗环状软骨瘤的最佳方法。

五、髓外浆细胞瘤

喉浆细胞瘤为上呼吸道髓外浆细胞瘤中较少见者。多为单发性，大小不一，常局限，但也可浸润到周围组织内。有人将之视为半恶性肿瘤。肿瘤由浆细胞组成，成束或片状分布，富于毛细血管。组织学检查时应注意和炎性浆细胞浸润及浆细胞肉芽肿鉴别。

声嘶及咳嗽为常见症状，也可发生咯血、吞咽困难及呼吸困难。少数患者有附近淋巴结或远离器官转移。喉镜检查：肿瘤多发于会厌，其次为声带、室带和喉室。肿瘤表面光滑或结节状，色红或灰黄，中等硬度，质脆。可有蒂或广基。多为单发，少数为多发。

在浆细胞瘤诊断中值得特别注意的是，当病理报告已明确为浆细胞瘤时，并不意味着诊断已到此结束，否则，将会贻误病情，导致不恰当的治疗及错误的预后判断等。因为，某些多发性骨髓瘤的病变可向髓外发展，位于软组织的浆细胞瘤可能只是多发性骨髓瘤的局部表现。多发性骨髓瘤患者可有骨瘤、骨骼肿物、贫血、发热、出血倾向、肾功能障碍和反复感染等。少数患者可无任何症状。X 线片上可见典型的多发性圆形或椭圆形穿凿样溶骨病变或骨质疏松、病理性骨折。骨髓涂片可见数量不等的骨髓瘤细胞。血液生化学检查以高球蛋白血症为主要特点之一，清蛋白、球蛋白的比例倒置，小便中可有凝溶蛋白，即本斯-琼斯蛋白出现。

局限性浆细胞瘤可于手术彻底切除后对近基底部组织进行电灼或激光烧灼。肿瘤一般对放疗敏感，术后加行术后放疗效果更佳，复发者可行再次手术切除。对范围广泛不能手术切除者可行保守性放疗。

本病易复发，某些患者可于治疗 10 余年后复发并发生转移或泛化。故术后宜长期随访观察。

六、脂肪瘤

喉部脂肪瘤甚少见，可发生于任何年龄。肿瘤由脂肪细胞及结缔组织构成。表面光滑，大小不一，色微黄或略带红色，质软而有弹性，有蒂或无蒂。大者呈分叶状。肿瘤多位于会厌，杓会厌襞，梨状窝等处。

临床表现视肿瘤之部位及大小而定。小者常无症状，大者可有声嘶，吞咽困难或呼吸困难。带蒂的脂肪瘤可阻塞声门致窒息。

治疗为手术切除。有蒂而较小者可在间接喉镜或支撑喉镜下摘除；无蒂或有蒂较大者可行喉裂开或咽切开术切除。

七、纤维瘤

喉纤维瘤为起源于结缔组织的肿瘤，较少见。瘤组织由纤维细胞及纤维束组成，血管较少。瘤体大小不一，小者如米粒，大者可阻塞呼吸道。多发生于声带的前中段或位于声带前联合而垂入声门下腔。也可发生于室带，会厌或声门下区。主要症状为声嘶，发展缓慢，不恶变。肿瘤大时可有喉阻塞症状。检查见肿瘤有蒂或无蒂，质稍硬，光滑，色灰白或淡红。

手术切除是有效的治疗方法，小者可在间接喉镜或直接喉镜下摘除，大者可行喉裂开术切除。

八、神经鞘瘤

喉部神经鞘瘤极少见。肿瘤细胞来自神经鞘膜，呈圆形、椭圆或梭形，表面光滑，质韧，有包膜。肿瘤组织由细长的梭形细胞构成，在较密集的细胞中可见成束的细胞核，彼此平行，呈栅状排列。

声嘶、咳嗽、吞咽及呼吸困难为其常见症状。喉镜检查见肿瘤多位于杓会厌襞后方或突入梨状窝，色淡红，表面光滑，覆盖黏膜完整。向内可遮蔽室带、声带而使声门裂变窄。向外可突出于下颌下。向后可与喉咽后壁接触。肿瘤压迫迷走神经或喉返神经，可发生声带运动障碍。

诊断主要根据活检报告，术前确诊较难。

手术切除为主要治疗方法。小者可在支撑喉镜或悬吊喉镜下切除。大者宜行颈侧切开术，自黏膜下将肿瘤完整切除。肿瘤有包膜，一般较易分离，术中出血不多。

九、喉淋巴管瘤

喉淋巴管瘤甚少见。发生于喉部淋巴管较丰富的区域如会厌、喉室及杓会厌襞等处。肿瘤由扩张的淋巴管组成。肿瘤生长缓慢，早期多无临床症状，肿瘤长大可有声嘶及影响呼吸、吞咽等。喉镜检查见肿瘤呈海绵状，色灰白或淡红，基底宽广，受压时瘤体可缩小，确诊有赖于病理切片报告。

治疗方法为手术切除。视肿瘤大小、基底宽窄及部位，可经直接喉镜或行喉裂开术，颈侧切开术切除肿瘤。

（王　霞）

第二十四节　喉　　癌

喉癌是喉部原发性常见的恶性肿瘤，可由局部向周围扩展，或向区域性淋巴转移，也可转移至远处脏器。根据癌瘤起源的部位，分为声门上（包括会厌喉面及其尖部、杓会厌皱襞、喉室带与喉室）、声带（包括声带及前连合）和声门下（占据声带以下部位，不包括声带底面）3个区域。颈淋巴转移有单侧和双侧，同侧和对侧。喉癌的发病率男女之比约为7∶1；多发生于50～60岁，30岁以下及70岁以后极为少见，但近年来年轻人的喉癌发病率有增加的趋势。喉癌可经过采用手术、放射治疗，配合化学治疗、中药治疗与免疫综合疗法等，以缓解症状或提高生存率，延长其生存期。本病属于中医学“喉菌”范畴。

一、病因病机

（一）病因

现代医学认为喉癌的致病原因迄今尚难确定，一般认为与下列因素对诱发本病有关。

1.发声劳累

发声时声带是振动摩擦最剧烈的部位，亦为肿瘤的好发部位，据观察，约有60%的喉癌是原发于声带部分，而声带的中段又是最常发生的部位，这是发声的要区，声带息肉也好发于此。因此，发声劳累，可能为发病诱因之一。

2.吸烟与饮酒

近年来有许多文献报道，吸烟可以引起呼吸道肿瘤，当烟草燃烧时，产生烟草焦油，其中有苯丙芘这一致癌物质。有人用烟草焦油每天在家鼠的耳部涂一次，半年后发生皮炎，渐成溃疡，一年后即死于癌症。据临床观察，烟草烟可以使纤毛运动停止或迟缓，同时增加黏液的黏性，易引起慢性支气管炎，黏膜水肿和充血，上皮增厚和鳞状化生，成为肿瘤发生的基础。此外，香烟中砷的含量较一般食物约高 50 倍，也可能是致癌的因素。饮烈性酒者，食管和胃黏膜常受刺激，故和食管癌、胃癌的发生不无关系。但饮酒不与喉部直接接触，故认为饮酒与喉癌发生直接关系尚缺乏有力的证据。

3.空气污染

在工业生产中，工场内空气如被砷、烟草、铬等的尘灰污染，长期大量吸入，有致癌的可能，因此，应该重视工业中的防护。此外，对于汽油燃烧所产生的废气问题，也应引起重视。

4.病毒感染

关于病毒与肿瘤发生的关系，近年已受到重视，高危型人乳头状瘤病毒（HPV-16/18）已被认为是肿瘤病毒，在人类管腔恶性肿瘤中常可检测到它的存在；体外试验发现其有使细胞恶性转化的作用。喉癌和喉乳头状瘤之间存在着密切的关系，但是否和病毒感染有关，尚需进一步研究。

5.放射性物质

长期接触放射性（如镭、铀、氡等）核素，可以致癌。

6.性激素及体内微量元素

喉是第二性征器官，也被认为是性激素的靶器官，喉癌患者男性明显多于女性。喉癌患者其血清睾酮水平明显高于正常，而雌激素侧降低；当肿瘤切除后，其血清睾酮水平则迅速下降。体内微量元素，如 Zn、Se 等缺乏将使酶的结构和功能发生变化，影响细胞的分裂和增殖，导致基因突变。

7.梅毒

有人认为梅毒的慢性感染可刺激组织引起癌病，喉癌和喉梅毒或喉结核同时发生，但尚不能证明癌肿是由梅毒所引起。

8.癌基因的激活和抗癌基因的失活

在人体的真核细胞基因组中存在着癌基因和抑癌基因，它们与癌症的发生、发展有密切的关系。

以上只是可能和喉癌发生密切相关的一些因素，也可能是几个因素的联合作用下，促发了癌症。

（二）发病机制

喉癌的发病机理，目前尚未明了，因此，对癌前期病变的临床研究，极为重要。现已证实某些喉部病变和癌肿的发生存在着一定的关系，对其潜在危险性，已渐被重视。

1.喉白斑病

有人认为白斑病属于声带的良性病变，并不一定发展为癌；但有人则将白斑病视为癌前期角化不良的黏膜上皮改变。喉白斑病是黏膜上出现白色的斑块，一般为慢性长期刺激所引起，可发生于喉部的感染、用声过度、嗜酒、吸烟或有害气体刺激等情况中。病变发生在黏膜层，由于上皮增生和角化物堆积形成白色斑块，黏膜变厚，上皮细胞增生，细胞大小和形状不规则，有核分裂相及幼稚角化现象，表面细胞角化不全，上皮下有炎症变化，但基膜还完整，有时上皮细胞向黏膜间质呈不规则的突出。一般认为，喉白斑病癌变所需时间，尚无定论，故应密切随访观察，必要时进行活检，以免延误治疗时机。

2.喉乳头状瘤

喉乳头状瘤是一种良性肿瘤，为黏膜浅部的肿瘤，一般不影响声带的运动。但如发生于中老年人的喉乳头状瘤，常有癌变趋势。另外，喉乳头状瘤进行放射治疗后，癌变的机会更多，故有人反对用放射疗法治疗喉乳头状瘤。

二、病理

原发性喉恶性肿瘤以鳞癌为最常见，腺癌、未分化癌及淋巴肉瘤只占极少数。可发生于喉内所有区域，但多见为声门区癌和声门上区癌，声门下区癌仅占喉癌的极少数。喉部继发性肿瘤较少，一般直接从邻近器官的癌肿浸润而来，如食管、喉咽或甲状腺的癌肿等；从远处转移的恶性肿瘤则极为少见，可从肾上腺瘤、皮肤黑色素瘤、消化道腺癌、乳腺癌或肺癌转移而来。原位癌为一种最早期的癌肿，属浸润性癌的前期，可发生于喉的任何部位，大多位于声带和室带，以声带前端最多见，病变局限于上皮层中，镜检仅见黏膜上皮发生癌变，其基膜依然完整，与喉白斑病的关系密切。一般认为原位癌占喉癌的6%～9%，浸润癌约占喉癌的90%以上，镜下观察不同分化程度的浸润性鳞状细胞癌，其中分化好的瘤细胞较大，呈多角形或圆形，胞浆较多，有明显的角化及细胞间桥，少许核分裂；中等分化的瘤细胞呈圆形、卵圆形或多角形、大小形态不一、核分裂常见，一般不见细胞间桥，可见少量角化；分化差的瘤细胞呈梭形、椭圆形或不规则形，体积较小，胞浆较少，核分裂常见，没有角化和细胞间桥，间质有时呈不同程度的异形性。

声带癌是喉癌中最多见，约占60%，声带的前中1/3段为其好发之处，原发于后段者极少见。当声带癌侵入组织深部后，其发展突然加速，可能由于声带肌肉表面存在一层坚韧的弹性组织，为对感染和癌肿浸润的天然屏障，一旦被穿透，肿瘤则易于迅速发展。声门上癌约占喉癌的30%～40%，发展和转移比声带癌为快，这与癌细胞分化较差，该处血供及淋巴管丰富有关。声门下癌是喉癌中最少见，声门下区为一隐蔽部位，其细胞形态学较之其他部位的癌肿无显著区别，虽其癌肿的发展似不如声门上癌快，但因部位较为隐蔽不易早期发现，确诊时常已至晚期。

喉癌的大体形态分类如下。

(1)溃疡型：癌组织稍向黏膜表面突起，表面可见向深层浸润的凹陷溃疡，边界不清。

(2)结节型：癌表面为不规则隆起，多有较完整的被膜，可见散在的、深浅不一的小溃疡，边界较清楚。

(3)菜花型：癌组织轻度突出于黏膜表面呈颗粒状生长，表面为浅在弥漫性溃疡，边界不清。

(4)包块型：癌组织明显突出于黏膜表面，呈团块状，表面被膜多完整。

三、喉癌的分型分期

癌肿的分型分期是非常重要的，有了统一的规定以后，对观察疗效才能有共同的标准，对预后也可做出比较正确估计，有利于防治研究工作的开展。国际上采用的TNM分型分期法(T表示原发肿瘤，N表示局部淋巴结，M表示远处转移)，是根据癌肿的生长范围，扩散程度所制订的。现将国际癌肿中心(UICC)1997年公布的TNM分类标准介绍如下。

(一)喉的分区

(1)声门上区,喉上部(包括边缘区):①舌骨上会厌(包括会厌尖,舌面和喉面)。②舌会厌襞、喉面。③杓状软骨,声门上部(不包括喉上区)。④舌骨下会厌。⑤室带(假声带)。

(2)声门区:①声带。②前连合。③后连合。

(3)声门下区。

(二)TNM 临床分类

1.原发肿瘤(T)

T_x:原发肿瘤不能确定。

T_0:无原发肿瘤之证据。

T_{is}:原位癌。属早期浸润性癌,是指癌细胞仍局限于上皮层内,未穿破基膜。

(1)声门上区。

T_1:肿瘤局限于声门上区的一个亚解剖部位,声带活动正常。

T_2:肿瘤侵犯声门上区一个以上亚解剖部位或声门区,声带活动正常。

T_3:肿瘤局限于喉内,伴声带固定和/或侵犯环后区、梨状窝内侧壁或会厌前组织。

T_4:肿瘤侵犯超出甲状软骨和/或扩展喉外组织,如口咽、颈部软组织。

(2)声门区。

T_1:肿瘤局限于声带(可侵犯前连合或后连合),声带活动正常。

T_{1a}:肿瘤局限于一侧声带。

T_{1b}:肿瘤局限于两侧声带。

T_2:肿瘤扩展至声门上和/或声门下区,和/或伴有声带活动受限。

T_3:肿瘤局限于喉,伴声带固定。

T_4:肿瘤侵犯甲状软骨和/或扩展至喉外其他组织,如口咽、颈部软组织。

(3)声门下区。

T_1:肿瘤局限于声门下区。

T_2:肿瘤侵犯声带,声带活动正常或受限。

T_3:肿瘤局限于喉,伴声带固定。

T_4:肿瘤侵犯甲状软骨和/或扩展至喉外其他组织,如口咽、颈部软组织。

2.区域淋巴结(N)

N_x:区域淋巴结不能确定。

N_0:无区域淋巴结转移。

N_1:同侧单个淋巴结转移,最大直径等于或小于 3 cm。

N_2:同侧单个淋巴结转移,最大直径大于 3 cm,不超过 6 cm,或同侧多个淋巴结转移,最大直径均不超过 6 cm;或双侧或对侧多个淋巴结转移,最大直径均不超过 6 cm。

N_{2a}:同侧单个淋巴结转移,最大直径大于 3 cm,不超过 6 cm。

N_{2b}:同侧多个淋巴结转移,最大直径均不超过 6 cm。

N_{2c}:双侧或对侧多个淋巴结转移,最大直径均不超过 6 cm。

N_3:淋巴结转移,最大直径大于 6 cm。

注:中线淋巴结视为同侧淋巴结。

3.远处转移(M)

M_x:远处转移的存在不能确定。

M_0:无远处转移。

M_1:有远处转移。

(三)组织病理学分级

G:组织病理学分级。

Gx:组织分级不能确定。

G_1:高分化。

G_2:中度分化。

G_3:低分化。

(四)喉癌的分期

喉癌的分期见表 9-3。

表 9-3 喉癌的分期

0 期	T_0	N_0	M_0
Ⅰ期	T_1	N_0	M_0
Ⅱ期	T_2	N_0	M_0
Ⅲ期	T_3	N_0	M_0
	$T_{1\sim3}$	N_1	M_0
Ⅳ期 A	T_4	N_1	M_0
	T_4	N_1	M_0
	任何 T	N_2	M_0
Ⅳ期 B	任何 T	N_3	M_0
Ⅳ期 C	任何 T	任何 N	M_1

四、临床表现与诊断

喉癌的症状与体征根据癌肿部位和病变发生的情况而定,每一型都有其特有症状和体征,现按不同型的喉癌,将其症状分述如下。

(一)症状

1.声门上型

此型可分为会厌癌、喉室带癌和喉室癌 3 种。开始常无显著的症状,早期由于肿物的存在,可感到咽部不适和异物感。若癌肿表面溃烂,则患者可有轻度的咽喉疼痛,随病情的进展,可渐渐加重。当癌肿向喉咽部发展时,疼痛可散射到同侧耳部,并可影响进食,可有咳嗽,但不剧烈,癌肿溃烂后,常有痰中带血,并有臭痰咳出,这种症状多见于晚期的病例。声门上癌患者早期无声音嘶哑,但癌肿侵及声带,或溃烂处的分泌物黏附于声带时,则有声音改变。因肿瘤堵塞所致呼吸困难,多在晚期才出现。此类型淋巴结转移出现较早,常先发于同侧颈总动脉分叉处,不痛,质硬,逐渐长大,并可向上、下沿颈内静脉深处的淋巴结发展。由于此型喉癌在早期无明显的症状和体征,不易引起患者和医师的注意,发展又比较快,故确诊时患者多已到晚期。

2.声门型

此型为喉癌中最常见的类型，声带癌好发于声带前 1/3 和中 1/3 交界处的边缘，肿瘤很小就可以影响到声带的闭合和发声，所以声音嘶哑出现最早。由于声带表层的血管和淋巴管分布均较少，故肿瘤发展极为缓慢，开始声嘶时轻时重，因癌肿增长，影响声带闭合，声嘶渐渐加重甚至失声。肿瘤和局部分泌物的刺激可引起咳嗽，但不严重；当癌肿表面出现溃烂，则有痰中带血，但很少有大量咯血；疼痛和吞咽困难较少见，仅出现于晚期。声门为喉腔最狭的部位，癌肿长到一定的体积，就可以堵塞声门，引起呼吸困难。癌肿局限于声带时，颈部转移极少；当癌肿向声门上、下区发展时，则可发生颈侧淋巴结或喉前、气管前淋巴结的转移。

3.声门下型

此型病变较为隐蔽，早期常无症状，喉镜检查也不易发现。如癌肿表面已溃烂，则可发生咳嗽，并有痰中带血现象；如果癌肿向上发展，侵犯声带深层组织，影响声带运动，则有声音嘶哑；癌肿继续增大，可堵塞气道，引起呼吸困难。位于后壁的癌肿，易侵及食管前壁，可引起吞咽困难。

(二)体征

1.声门上癌

会厌癌是会厌喉面的癌肿，早期检查时可见会厌下垂，癌肿被会厌尖部遮住，不易发现而容易漏诊；对可疑的病例应将会厌钩起，可发现菜花样、结节样或块状的癌肿病变；会厌癌易侵入会厌前间隙，此时可见会厌谷有结节状肿块，逐渐长大，并向舌根部扩展。喉室带癌的主要体征常为一侧喉室带红肿，外观呈结节状或菜花样，有时发生表面溃疡；也可向前侵及会厌基部，或绕至对侧；由于喉室带的肿起，同侧声带常被遮住；向杓会厌皱襞发展时，可见到杓状软骨运动受限制。喉室癌在喉镜下可见到乳头样新生物自喉室突出，声带和喉室带间距离增宽，如癌肿发生于喉室深部，从喉室小囊向上发展，则可见喉室带肿起，但表面光滑，为正常黏膜所被覆，活检时常不易取到癌肿组织；如癌肿向后侧发展，则可见到同侧梨状窝内壁肿起，使其变狭，但黏膜表面很少出现溃疡。

2.声门癌

早期病变为声带边缘粗糙、增厚，随后发展成乳头状粉红色或灰白色新生物，其基底部声带略有充血，声带运动正常，但闭合不紧密；少数癌肿光滑，基底较宽；癌肿可向前发展，超越前连合达对侧声带；向后达后连合时声带运动常受限制，最后固定；局限于声带部位的癌肿，以乳头状或结节状为多见，极少出现溃疡。

3.声门下癌

早期声门下癌因被声带所遮住，喉镜检查不易发现。待癌肿逐渐长大，可在声带边缘露出乳头状或块状新生物。若不见新生物，但发现一侧声带固定，则应考虑声门下癌的可能性。

(三)实验室和其他检查

1.喉纤维镜检查

喉纤维镜(或电子喉镜)检查可弥补间接喉镜的不足，尤其是对咽部反射强烈或解剖异常而间接喉镜检查有困难的病例，可取得较为满意的结果；必要时可通过声门进入声门下区检查间接喉镜所不能探查之处。

2.颈部检查

首先应观察喉体的大小有无异常，并可将喉体向左右推动，正常者因与颈椎发生摩擦感(Moure 征)，如摩擦感消失，须考虑到癌肿已累及喉咽部。系统的触摸颈淋巴结有无肿大，尤其要注意喉前、气管前及颈总动脉分叉处有无质硬肿大的淋巴结。

3.病理活检

活检是喉癌确诊的主要依据。标本可在间接喉镜下、纤维喉镜(或电子喉镜)下采集。

4.喉部X线、CT、MR检查

此类检查对喉癌的诊断和作为预后的参考极为重要,与间接喉镜、纤维喉镜(或电子喉镜)相比,能更清楚地显示癌肿的部位和浸润的范围。

(四)诊断

喉癌的临床诊断依据如下。

(1)凡中年以上者,有声音嘶哑逐渐加重并超过3周,或咽喉部有异物感或不适感;或伴有咽喉疼痛、逐渐加重并放射至同侧耳部;或有吞咽困难的病史。

(2)间接喉镜、喉纤维镜(或电子喉镜)、颈部检查,喉部X线、CT、MR检查可发现上述相应的体征,并通过病理活检确诊。

(五)鉴别诊断

1.喉结核

喉结核的主要症状为声嘶及咽喉部疼痛,声音嘶哑而低弱,疼痛比较剧烈,常妨碍进食。喉镜检查可见喉黏膜苍白水肿,有浅表溃疡,上覆有黏脓性分泌物;病变多发生于喉的后部,声带运动多不受影响,多同时患有进行性肺结核,痰内结核杆菌检查及喉部活检均为鉴别时的重要依据。

2.喉白斑病

喉白斑病的主要症状为声嘶,病程长,进展慢,一般认为是喉癌的前期病变,喉镜检查可见喉内扁平或疣状白色斑块,对此病的诊断有赖于多次的活体组织检查,并须长期密切随访。

3.喉乳头状瘤

喉乳头状瘤有单发性和多发性,有带蒂和基底较广的两种,表面粗糙,色淡红,病程较长;喉癌均为单发,极少带蒂,且乳头状瘤病变仅在黏膜表层,即使范围较广,也无声带运动障碍。确诊尚需进行活检。

4.喉息肉

喉息肉表面光滑,常有蒂,基底无浸润,喉癌则表面粗糙或如菜花样,基底广,可资鉴别。

5.喉梅毒

喉梅毒病变多见于喉的前部,常为梅毒瘤,继而溃烂较深,破坏组织较多,愈合后有瘢痕收缩粘连;患者声音嘶哑而有力,疼痛轻,有性病史,检查血液华康氏反应和喉部活检可确诊。但应注意梅毒和喉癌可以并存,甚至和喉结核三者同时存在。

6.喉室脱出或喉气囊肿

喉室脱出或喉气囊肿病变表面均光滑,并无溃疡。X线检查可见含气空腔,诊断多无困难。

7.其他肿瘤

如喉软骨瘤、喉淀粉样瘤、喉纤维肉瘤、淋巴肉瘤、黑色素瘤等肿瘤,其症状及体征均不易与喉癌鉴别,须进行活检以确诊。

(六)常见并发症

喉癌最为常见的并发症有原发性癌肿由局部向周围扩展,或区域性淋巴结转移,也可以转移至远处器官。按其分化程度和原发部位可有以下3种方式的扩散转移。

1.直接扩散

晚期癌肿常向黏膜下浸润扩散，但受到一些因素的制约，在一定的时间内有其扩散规律。目前已证实，喉的发生来源于两个胚基，声门上来源于颊胚基，声门区和声门下区则来源于气管支气管原基。胚胎发生上的差异及喉的软骨、弹性膜、韧带对肿瘤扩散所发挥的屏障作用，以及喉内淋巴管和血管的走向差异，使声门上癌早期很少侵犯声带，而声带癌亦很少侵犯声门上区。

原发于会厌的声门上喉癌除了可经会厌软骨上的血管和神经小孔向前侵犯会厌、会厌间隙外，也可经杓状会厌襞扩散至梨状窝、咽喉侧壁，或经黏膜和声门旁间隙而侵犯声带，晚期也可破坏甲状软骨，使喉体膨大，并有颈前软组织浸润。声门型喉癌多起源于声带前中 1/3 的游离缘，一般向前后发展。前连合和杓状软骨声带突对肿瘤的扩张起一定的阻挡作用，如突破前连合腱则可扩散至对侧声带，或向上侵犯声门上区，向下突破弹力圆锥后侵犯至声门下区，也可穿破甲状软骨使喉体增大。声门下癌向下蔓延至气管，向上侵犯声带，亦可向前破坏环甲膜侵犯颈前肌肉及甲状腺，向后侵犯食管。

2.颈淋巴结转移

喉癌患者有无颈淋巴结转移对其预后有着重要的影响。颈淋巴转移发生的时间与肿瘤的原发部位，肿瘤细胞的分化程度及患者对肿瘤的免疫力有着密切的关系。一般来讲，肿瘤细胞分化程度越差，患者免疫力越低，则颈淋巴结转移发生越早。颈淋巴结转移规律一般于喉、喉咽淋巴的流向相符。淋巴管稠密丰富的部位，颈淋巴结转移率高；反之则低。声门上区淋巴管丰富，肿瘤细胞的分化程度低，因而颈淋巴结转移癌发病率高。声带癌因分化程度高，声门区淋巴管稀少而很少发生转移；少数患者可出现喉前、气管旁淋巴结转移，然后扩散至颈深淋巴结上群和中群。声门下型喉癌常转移至气管旁淋巴结，然后至颈深淋巴结中群和下群。

3.血行转移(远处转移)

少数晚期患者可发生血行转移，转移部位可为肺、肝、肾、骨、脑垂体等。

五、治疗

喉癌是常见的恶性肿瘤，一般采用手术、放射治疗，配合化学治疗、中医药与免疫综合治疗，以缓解病情、改善症状，提高生存率及延长其生存期。

近年来，对喉癌的治疗在设备和技术上有了明显的进步，尤其是放射治疗上的进步。有些学者认为放射治疗对早期喉癌的疗效，几乎和手术相似；对晚期的病例，亦有控制和姑息的作用，但远期效果还较差。在手术治疗方面，目前有两种趋势，一部分学者认为喉是重要的发音器官，在不影响治愈率的条件下，应尽量加以保留，或部分保留，使患者术后能正常或比较正常地发音。但对颈部淋巴结的处理，则主张扩大外科手术范围，将未肿大的颈部淋巴结进行预防性清除，希望提高五年生存率。另一些学者则主张采用放射与手术的综合疗法。

(一)放射治疗

放射治疗的最大优点，是能够保持喉部基本正常的呼吸及发音功能，特别对职业上要求讲话的患者，更迫切要求采用放射治疗。当然放射治疗还有其不足之处，对具体的病例是否采用放射治疗，目前认为可根据临床经验及临床症状、体征来做出估计决定。

(1)喉癌的放疗敏感性：采用放射治疗，首先要估计对放疗是否敏感，这也就涉及患者的预后。喉癌大多数为鳞癌，一般对放射线敏感，根据癌细胞的分化程度，可分为 4 级，Ⅰ级分化最好，Ⅳ级分化最差；一般认为差的则对放射线敏感，反之则敏感性差，但敏感性好并不一定预后就好。也有人认为喉癌细胞分化程度的差别与放射敏感度并无关系，重要的是在放疗过程中，不断地观察癌肿的消退情况，然后才能正确判断其是否敏感。另外癌肿外观形态及其原发部位，与癌肿的放射敏感性常有密切关系：增生型对放射最敏感，癌肿表浅或有溃疡的中度敏感，浸润型无溃疡的敏感度最差；一般表浅的癌肿，仅侵及黏膜层的疗效较好，经放疗后可以完全消失；如癌肿深入黏膜下组织（如喉内肌、弹性圆锥或会厌的纤维软骨层）时，则疗效较低；声带癌侵及甲杓肌时，可使其活动受限制，对放射线不敏感；声带上部或边缘的癌肿，对放射线最敏感，疗效最好。

(2)喉癌放射治疗的选择：声带前中部癌（局限于声带，其前未达前连合，后不到后连合，声带活动良好）的疗效较好，经放疗后声带可恢复正常或接近正常；较晚期的声门癌，一般不适于采用放疗；会厌上部癌对放射线不敏感，放疗效果较差；声门上癌（包括喉室带、喉室及会厌喉面）的早期表浅癌肿，可试用放疗，但效果不如手术；声门下癌对放疗的敏感性较差，一般不适于用放疗。此外，放疗亦可以用于晚期的喉癌病例，其方法有两个：一是放疗与手术综合治疗，适用于晚期癌肿已超出常规手术适应证的范围，即由喉部向会厌谷、喉咽侧壁或梨状窝侵犯，或声门下癌侵入气管，颈部出现淋巴结转移的病例。其优点是：①对不适于手术的病例，经放疗后，仍有采用手术治疗的希望；②经放疗后，可使癌肿缩小，癌细胞活力受到抑制，可以缩小手术的范围，较易彻底清除病变；③可使转移性颈淋巴结变小，甚至消失；④声门下癌有向下浸润者，经放疗后再进行全喉切除，可减少气管造瘘处的癌肿复发率；⑤由于手术时间选择适当，伤口愈合受影响不大，瘘管发生明显减少。手术应在放疗结束后 3～6 周内进行，这时手术进行比较顺利，术中出血不多，组织中纤维化尚未形成，血管尚未缩小，术后伤口愈合比较正常；如果手术延迟到 12 周以后，将逐步增加困难。此综合疗法是一种治疗晚期病例值得考虑的方法。二是姑息治疗，对晚期不能手术的病例，可进行适量的放疗，以减轻症状，达到延长生命的目的；但对手术后的病例，因为癌肿的血供被破坏，对放射不敏感，故很难奏效。

(3)放射治疗的方法：目前多采用^{60}Co外放疗，可减少皮肤反应，放射剂量以 60～70 Gy，在 6～7 周内完成，比较适当。一般接受 15～20 Gy 后，癌肿和正常组织的界限比较明显，原声带运动差的，放疗中可以好转；放疗中可出现轻度水肿、中等度黏膜反应，可控制每天的放射量，以避免喉部严重水肿；在放疗开始 2～3 周内，声音无重大变化，以后出现声音嘶哑，到 60 Gy 时，可能全部失声，但在结束后 4 周时，声音可开始恢复。放疗结束后喉部反应开始消退，软组织反应亦减轻，癌肿应该消失，如 4～6 周后仍有可疑之残余癌肿，此时应做活检，如病理为阳性时，，应立即切除全喉，不应再等待。另外，除采用^{60}Co 作为放射源外，近年来也有采用直线加速器，或对放射不敏感的病变采用快中子线。

(4)放射治疗后的并发症：放疗后，患者常感到喉干及刺激感，发音的质量较差，容易疲劳；如前连合处发生粘连，则影响更大。此外，重要的并发症如下。①皮肤放射反应：一般只出现干性皮炎，很少见到湿性皮炎。②喉水肿：这种反应常由于短期内使用大剂量放射线所造成。声门上型者更易发生。放疗中过度发声，吸烟饮酒也可促使其发生。癌栓堵塞淋巴管也是形成水肿的原因。③软骨膜炎：此种并发症出现时，喉出现水肿，局部有压痛，并可放射至耳内。

晚期患者经放疗后，如有水肿、溃疡存在，声带仍固定，虽经多次活检仍不能证实有癌肿时，有人主张做全喉切除，以免重复活检，耽误治疗时机。此外，放疗本身是一种致癌因素，癌变往往在放射后 20～30 年出现，故有人主张患者年龄在 45 岁以下者不宜放疗。

(二)手术治疗

手术方法治疗喉癌经过 100 多年，其方法有了很大的发展，因手术治疗的疗程短，根治性强，术后对全身和邻近部位的不良反应较少，至今仍是治疗喉癌的重要手段。但术后患者要失去部分或全部喉组织，造成发音困难和正常呼吸道被改变。因此有人主张，在不影响治愈率的情况下，尽量保存或部分保存喉的组织。但也有人主张扩大手术范围，不但要广泛切除喉及其周围组织，对临床上还未证实颈部转移的病例也要做预防性颈淋巴廓清术。目前大部分的学者认为，对不同部位、不同病期的喉癌，应采取不同的手术方法，以达到彻底治疗，并尽量保留发声和呼吸功能的目的。现将各种手术方法介绍如下：

(1)直接喉镜下摘除术：对极早期的声带中部癌，或会厌尖部小癌肿，可在直接喉镜下摘除或剥除，同时可加电凝固处理。其优点是简单快速，可保留发音功能，对患者损害少，但效果不大可靠，目前大多数人不主张采用。

(2)喉裂开术：是部分喉切除术的一个类型。因一般只切开甲状软骨，而不涉及环状软骨，故又称甲状软骨切开术。早期声带癌不论分化程度如何，只要局限于一侧声带中段，前部未接近前连合，后部未侵及声带突，声带运动正常者，都适合进行喉裂开术，其五年生存率可达 90%。手术一般在针麻或局麻，或全麻下进行。术后待气管套管一拔除，患者即能说话，虽有明显嘶哑，但语言尚清晰；术后 2～3 个月，手术侧可见一由纤维组织形成的代偿性声带，除不能活动外，极似原来的声带，此时发声也有所改善；如术后喉部有肉芽生长，应做摘除并送病理检查；术后极少出现喉腔狭窄和呼吸困难，呼吸和饮食都能维持正常。

(3)前连合手术：又称为前侧部半喉切除术。前连合处的癌肿，由于前连合韧带直接附着于甲状软骨，故容易侵及软骨。此术适合用于一侧声带癌未侵及同侧声带突，对侧声带前端稍受侵及，两侧声带运动正常；或癌肿浸润声门下区，在 5 mm 以内，未侵及环甲膜的病例。麻醉方法同喉裂开术。术后效果不如喉裂开术，由于甲状软骨切除较多，虽经植皮，但喉腔声门均有明显缩小，可能发生喉狭窄；由于声带损伤过多，发声必受影响。

(4)上半喉切除术：一般适用于喉上部癌肿。此术自 1947 年首先报道以来，经过不少人的改进，已具有临床实用价值。对喉上部癌肿，如能适当地选用本手术，不但可以保留喉的生理功能，维持基本正常的生活，并可从事一定的生产劳动。癌肿局限于会厌喉面，向下未侵及前连合，与声带之间尚有安全边缘；或杓会厌皱襞未受侵犯，环杓关节活动正常，无水肿，亦未侵犯带；或会厌前间隙可能已被侵犯，但尚未穿透甲状舌骨膜；或会厌谷已被侵犯，但未及舌部的病例可施行本手术。麻醉方法可选用针麻、局麻。如黏膜或软骨膜有破损时，可出现涎液漏，若已形成漏口，一般也可在较短的时间内自行愈合；术后大多数的患者，可有进食呛咳，应鼓励患者加强锻炼，功能必能恢复。但也有部分病例，特别是声门不能紧闭者，进食时呛咳剧烈，不得不再行全喉切除术。另如术前曾进行过放疗或术中切除上半部甲状软骨时，将软骨膜剥离过多，可致软骨炎，常引起喉腔狭窄，应予注意。术后可出现喉部水肿，如无特殊情况，一般可逐渐消退；术后一周就可以说话，以后渐增加说话量，如两侧杓状软骨和声带正常，说话可接近正常水平。上半喉切除的疗效比较满意，可和全喉切除术相似。

(5)垂直半喉切除术：是一种在喉裂开术和声带切除术基础上发展起来的部分喉切除术，其目的为用以治疗较广泛的声带癌，同时用重建的方法，保留喉的呼吸、发声和保障下呼吸无误吸现象。适用于一侧声带癌，病变范围前达前连合，或后达声带突，或两者均有之，向声门下发展不超过 5～19 mm，声带运动正常或受限制；或声带癌已超越前连合，侵及对侧声带前端，但不逾声带前 1/3；或放疗后有残余、复发的病例。手术宜采用在全麻下进行。术后可能出现声门狭窄，或由于手术后喉内组织缺损致误吸等的并发症。其 5 年生存率可以达到 70%左右，效果与全喉切除术近似，但垂直半喉切除术有保留发声功能的优点，故值得采用为治疗喉癌的一种手术方法。

(6)全喉切除术：全喉切除术是治疗喉癌使用最广，疗效较高，应用最早的手术。全喉切除术最大的缺点是手术后患者终身失去喉头，造成呼吸和发声困难。现虽然对某些早期或局限性喉癌已改用喉部分切除术，或放射治疗，但目前全喉切除术仍不失为治疗喉癌的主要方法。此术适用于癌肿占据一侧或两侧声带，并有声带固定(此种病例颈淋巴结转移的机会极少，全喉切除的效果最好)；或前连合处已有严重侵犯，并可能侵及声门下区或甲状软骨；或声门上区如喉室带或会厌部癌，体积较大，可能已有颈淋巴结转移；喉和喉咽边缘部癌肿，如杓会厌皱襞及环后癌(因此处淋巴管特别丰富，易出现早期颈淋巴结转移)；声门下癌对放射敏感性差，也不适宜行部分喉切除病例。手术在针麻(我国独创的麻醉术，具有安全。局部反应轻，有利于伤口愈合等优点)、全麻或局麻下进行。

喉是发音的重要器官，全喉切除术虽是治疗喉癌使用最广，疗效较高的方法，但手术后由于因气管的改道和喉的丧失，使患者失去了发声功能，给患者在工作和生活上带来极大的困难，这是这个手术的最大的缺陷。经过上百年的研究证明，全喉切除术后完全可以再发声说话，问题在于是如何发声，声音质量的好坏和用什么方法训练发声。目前一般通过施行重建发音手术、安装人工喉、食管音训练等方法来使患者能发出比较正常的声音和过比较正常的生活。

(三)化学治疗

凡不适合进行手术或放射治疗的病例，给予化学治疗有可能使症状和病情缓解，延长生命期。化疗主要用于喉癌晚期或治疗后复发的病例，或辅助放射治疗、手术治疗。

常用的化疗药物：博来霉素、环磷酰胺、氟尿嘧啶、甲氨蝶呤、平阳霉素、硝卡芥等。可单药化疗或联合化疗。

(四)免疫治疗

目前临床应用较多的是非特异性免疫治疗，如转移因子、干扰素、白介素-2 等。近来特异性免疫疫苗的应用也日益受到重视。

(五)对症及支持疗法

根据患者不同的情况，给予输液、抗感染、止血、止痛，是提高患者生存质量的重要因素。

六、预防与调护

节制烟酒；注意环境卫生，做好劳动保护，避免接触各种刺激性气体及粉尘；加强防癌普查，做到早期发现，早期诊断，早期治疗，特别是对患有喉乳头状瘤、喉白斑等喉部慢性疾病者要积极治疗，定期复查，以防疾病发展转变为喉癌。

七、预防与转归

喉癌早期治疗生存率及喉功能保存率均较高，晚期病例预后较差。

(王　霞)

参考文献

[1] 尹承江.临床眼耳鼻喉头颈外疾病诊疗学[M].天津:天津科学技术出版社,2020.
[2] 张敬一.五官科医师处方手册[M].郑州:河南科学技术出版社,2020.
[3] 赵晨,薛善群,杨杭.实用五官科诊断与治疗[M].天津:天津科学技术出版社,2020.
[4] 莫宏兵,卢晓蕾,刘佳,等.五官科疾病诊断与治疗[M].重庆:重庆大学出版社,2022.
[5] 赵丹,柴传红.实用五官科疾病诊疗[M].北京:科学技术文献出版社,2020.
[6] 王静.新编耳鼻喉疾病临床治疗要点[M].开封:河南大学出版社,2020.
[7] 曹华琳.现代耳鼻喉科疾病诊治[M].南昌:江西科学技术出版社,2020.
[8] 王宇,石德晶,王玉婷.五官科疾病诊疗精要[M].北京:中国纺织出版社,2021.
[9] 王顺兰.实用耳鼻咽喉头颈外科常见病诊治与预防[M].北京:科学技术文献出版社,2020.
[10] 冯宣付.耳鼻喉临床诊治精要[M].北京:科学技术文献出版社,2021.
[11] 孙志强,王文利,周丽.新编五官科疾病诊断与治疗[M].北京:华龄出版社,2022.
[12] 迟艳侠.五官科常见疾病综合诊疗[M].北京:中国纺织出版社,2020.
[13] 张霞.五官科疾病临床检查与诊疗[M].天津:天津科学技术出版社,2020.
[14] 周旭峰.现代耳鼻喉学基础与实践[M].北京:中国纺织出版社,2021.
[15] 赵新.现代耳鼻咽喉头颈外科疾病综合治疗[M].北京:科学技术文献出版社,2020.
[16] 胡静.实用五官科疾病诊治精要[M].北京:中国纺织出版社,2020.
[17] 王园园.新编五官科疾病综合治疗学[M].长春:吉林科学技术出版社,2020.
[18] 王涛,赵永坤,杨钦龙,等.临床五官科疾病诊断与治疗[M].西安:世界图书出版西安有限公司,2021.
[19] 邢光前.耳鼻咽喉科查房手册 第2版[M].郑州:河南科学技术出版社,2021.
[20] 赵刚.现代五官科疾病诊疗实践[M].北京:中国纺织出版社,2022.
[21] 崔勇.现代耳鼻喉疾病诊疗进展与实践[M].昆明:云南科技出版社,2020.
[22] 刘汝洋.现代耳鼻喉科临床诊治要点[M].南昌:江西科学技术出版社,2020.
[23] 李芳.五官科麻醉及围术期管理[M].北京:科学技术文献出版社,2020.
[24] 李德生.实用眼耳鼻喉头颈外科学疾病诊断与治疗[M].天津:天津科学技术出版社,2020.
[25] 王云霞,阎妍.耳鼻喉健康顾问[M].郑州:郑州大学出版社,2020.
[26] 付玉贵.耳鼻咽喉头颈外科常见疾病规范化诊疗[M].长春:吉林科学技术出版社,2020.
[27] 赵志新.五官科疾病诊疗护理与康复[M].天津:天津科学技术出版社,2020.

[28] 南杰.五官科疾病诊疗及药理学[M].天津:天津科学技术出版社,2020.
[29] 秦良卿.实用耳鼻喉疾病诊治[M].哈尔滨:黑龙江科学技术出版社,2020.
[30] 钱迪.现代耳鼻喉科疾病诊治学[M].开封:河南大学出版社,2021.
[31] 黄珍珍,谢怡,陈元胜.现代五官医学[M].天津:天津科学技术出版社,2020.
[32] 薛朝华.临床五官疾病综合救护精要[M].南昌:江西科学技术出版社,2020.
[33] 宋镇.实用耳鼻喉疾病治疗学[M].沈阳:沈阳出版社,2020.
[34] 刘佳辉.嗜酸性中耳炎的诊断和治疗进展[J].中国处方药,2022,20(05):157-158.
[35] 彭敏,张丹梅.嗜酸性粒细胞型慢性鼻窦炎与哮喘的关系[J].中国眼耳鼻喉科杂志,2022,22(01):102-105.
[36] 刘阳,李进让.肌紧张性发声障碍的外文文献计量学分析[J].中国听力语言康复科学杂志,2022,20(01):28-32.
[37] 赵秋月.糖皮质激素治疗成人慢性鼻窦炎的研究进展[J].中国城乡企业卫生,2022,37(04):55-57.
[38] 黄如萍.布地奈德联合地塞米松雾化吸入治疗急性咽喉炎的疗效观察[J].中国医学文摘(耳鼻咽喉科学),2022,37(03):9-12.
[39] 刘佳辉.金嗓利咽丸联合雾化对慢性咽喉炎的治疗效果[J].中国城乡企业卫生,2022,37(02):168-170.
[40] 徐涛,孙敬武,汪银凤.变应性真菌性鼻窦炎的发病因素与治疗策略[J].中华耳鼻咽喉头颈外科杂志,2022,57(01):72-78.